C. Henke, S. van de Loo, J. Rieger, R. Seiler

80 Fälle Neurologie

Christian Henke, Simone van de Loo,
Johannes Rieger, Rebecca Seiler

80 Fälle Neurologie

Aus Klinik und Praxis

3. Auflage

Mitautorin der Vorauflage:
Solmaz Ghasemzadeh-Asl (Kap. 6, 11, 21, 39, 41, 43, 50, 67, 76)

Mitautor der 1. Auflage:
Martin Voß (Kap. 6, 8, 15, 21, 25, 48, 50, 51, 54, 57, 68, 69, 76)

ELSEVIER

Elsevier GmbH, Bernhard-Wicki-Str. 5, 80636 München, Deutschland
Wir freuen uns über Ihr Feedback und Ihre Anregungen an kundendienst@elsevier.com

ISBN 978-3-437-41235-6
eISBN 978-3-437-05678-9

Aus Gründen der Barrierefreiheit sind die Bilder in elektronischen Ausgaben dieses Buches mit Alt-Text-Beschreibungen (Alternativ-Text) versehen, die von Elsevier bereitgestellt werden. Mehr Informationen erhalten Sie unter https://www.elsevier.com/about/accessibility.

Bücher und Zeitschriften, die von Elsevier veröffentlicht werden, entsprechen den geltenden Produktsicherheitsanforderungen. Für etwaige Bedenken oder Fragen zur Produktsicherheit wenden Sie sich bitte an unseren autorisierten Vertreter, Elsevier B.V., productsafety@elsevier.com.

Elsevier nimmt eine neutrale Position in Bezug auf territoriale Meinungsverschiedenheiten oder Zuständigkeitsansprüche in seinen veröffentlichten Inhalten ein, einschließlich Landkarten und institutionellen Zugehörigkeiten.

3. Auflage 2025

Wichtiger Hinweis: Die medizinischen Wissenschaften unterliegen einem sehr schnellen Wissenszuwachs. Der stetige Wandel von Methoden, Wirkstoffen und Erkenntnissen ist allen an diesem Werk Beteiligten bewusst. Sowohl der Verlag als auch die Autorinnen und Autoren und alle, die an der Entstehung dieses Werkes beteiligt waren, haben große Sorgfalt darauf verwandt, dass die Angaben zu Methoden, Anweisungen, Produkten, Anwendungen oder Konzepten dem aktuellen Wissensstand zum Zeitpunkt der Fertigstellung des Werkes entsprechen.
Der Verlag kann jedoch keine Gewähr für Angaben zu Dosierung und Applikationsformen übernehmen. Es sollte stets eine unabhängige und sorgfältige Überprüfung von Diagnosen und Arzneimitteldosierungen sowie möglicher Kontraindikationen erfolgen. Jede Dosierung oder Applikation liegt in der Verantwortung der Anwenderin oder des Anwenders. Die Elsevier GmbH, die Autorinnen und Autoren und alle, die an der Entstehung des Werkes mitgewirkt haben, können keinerlei Haftung in Bezug auf jegliche Verletzung und/oder Schäden an Personen oder Eigentum, im Rahmen von Produkthaftung, Fahrlässigkeit oder anderweitig übernehmen.

Obwohl alle Werbemittel mit ethischen (medizinischen) Standards übereinstimmen, stellt die Erwähnung in dieser Publikation keine Garantie oder Anerkennung der Qualität oder des Wertes dieses Produkts oder der Aussagen der Herstellerfirmen dar.

Für die Vollständigkeit und Auswahl der aufgeführten Medikamente übernimmt der Verlag keine Gewähr.
Geschützte Warennamen (Warenzeichen) werden in der Regel besonders kenntlich gemacht (®). Aus dem Fehlen eines solchen Hinweises kann jedoch nicht automatisch geschlossen werden, dass es sich um einen freien Warennamen handelt.

Bibliografische Information der Deutschen Nationalbibliothek
Die Deutsche Nationalbibliothek verzeichnet diese Publikation in der Deutschen Nationalbibliografie; detaillierte bibliografische Daten sind im Internet über https://www.dnb.de abrufbar.

25 26 27 28 29 5 4 3 2 1

In ihren Veröffentlichungen verfolgt die Elsevier GmbH das Ziel, genderneutrale Formulierungen für Personengruppen zu verwenden. Um jedoch den Textfluss nicht zu stören sowie die gestalterische Freiheit nicht einzuschränken, wurden bisweilen Kompromisse eingegangen. Selbstverständlich sind **immer alle Geschlechter** gemeint.

Planung: Inga Schickerling; Projektmanagement: Julia Stängle
Redaktion: Dr. Nikola Schmidt, Berlin;
Bildrechteklärung: Lisa Neulinger
Herstellung: Der Buchmacher, Arthur Lenner, Windach
Satz: Thomson Digital, Noida/Indien
Druck und Bindung: Drukarnia Dimograf Sp. z o. o., Bielsko-Biała/Polen
Umschlaggestaltung: SpieszDesign, Neu-Ulm unter Verwendung von Stefan Hilden, hildendesign.com, München
Titelfotografie: © Colourbox.com

Aktuelle Informationen finden Sie im Internet unter www.elsevier.de

Vorwort

Liebe Leserinnen und Leser,

wir möchten Sie herzlich einladen, mit der neuen Auflage „80 Fälle Neurologie“ Ihre Vorbereitung auf die Staatsexamens-Prüfung durchzuführen. Nach fünf Jahren zur Vorauflage wird wieder einmal deutlich, wie viel Fachwissen und Grundlagenverständnis sich innerhalb so kurzer Zeit in der Medizin, aber insbesondere innerhalb der Neurologie, verändert hat. Die Neurologie im Besonderen ist ein sehr dynamisches Fach, in dem sich in den vergangenen Jahren sowohl diagnostisch als auch vor allem therapeutisch viele Neuerungen und Verbesserungen für die Patienten ergeben haben.

In der Neuauflage wurden die vorbestehenden 80 Fälle in Hinblick auf Krankheitsverständnis und diagnostische und therapeutische Verfahren aktualisiert. Weiterhin können und wollen wir damit keinen Anspruch auf Vollständigkeit erheben, hoffen aber dennoch, einen weiten Einblick in die Welt der Neurologie geben und zum erfolgreichen Abschluss der Staatsexamens-Prüfungen beitragen zu können. In der neuen Auflage haben wir zusätzlich gemäß dem neuen Curriculum auch übergeordnete Themen wie Patientenvorstellung, Kommunikationstipps und Wechselwirkungen einfließen lassen, um auch hier direkt an die neuen Erwartungen anzuknüpfen.

Wir wünschen viel Spaß beim Bearbeiten der Fälle und drücken Ihnen die Daumen bei den anstehenden neurologischen Behandlungen und Prüfungen.

Nieder-Olm, April 2025
Christian Henke

Danksagung zur 2. Auflage

Unser besonderer Dank gilt Herrn Prof. Steinmetz, Klinik für Neurologie der Universitätsklinik Frankfurt am Main, für die geistige Grundsteinlegung für dieses Projekt. Ohne seine exzellente und stets zielorientierte Ausbildung wäre dieses Projekt niemals entstanden und auch nicht fortgesetzt worden. Auch war die Arbeit mit den Lektoren, die dieses Projekt über mehrere Monate betreut haben, Frau Kosel und Frau Dr. Schmidt sowie mit den Mitarbeitern der Redaktion, stellvertretend sei Frau Schickerling genannt, immer hilfreich, angenehm und produktiv. Wir möchten ferner allen Kollegen danken, die uns mit Fällen und Bildmaterial unterstützt haben, insbesondere Herrn Dr. Jun-Suk Kang sowie den Mitarbeitern aus dem Institut für Neuroradiologie an den Helios Dr. Horst-Schmidt-Kliniken in Wiesbaden (Prof. Stephanie Tritt), die uns die Erlaubnis am und den Zugang zum Bildmaterial gaben. Zu guter Letzt möchten wir selbstverständlich noch unseren Familien danken, ohne deren Rückendeckung dieses Projekt gleichfalls nicht möglich gewesen wäre.

Abkürzungen

A., Aa.	Arteria(e)
ACE	Angiotensin-converting Enzyme
ACI	Arteria carotis interna
ACM	Arteria cerebri media
ADEM	akute disseminierte Enzephalomyelitis
AEP	akustisch evozierte Potenziale
AF	Atemfrequenz
AICA	Arteria cerebelli inferior anterior
AIDS	Acquired Immunodeficiency Syndrome
AK	Antikörper
ALS	Amyotrophe Lateralsklerose
ANA	antinukleäre Antikörper
ANCA	antineutrophile zytoplasmatische Antikörper
AP	Alkalische Phosphatase
aPTT	aktivierte partielle Thrombinzeit
ASR	Achillessehnenreflex
ASS	Acetylsalicylsäure
AST	Antistreptolysin-Titer
AT-III	Antithrombin III
AV	atrioventrikulär
AVM	arteriovenöse Malformation
AZ	Allgemeinzustand
bds.	beidseits
BE	Broteinheit, Base Excess
BPPV	benigner paroxysmaler Lagerungsschwindel
BSE	Bovine Spongiforme Enzephalopathie
BSG	Blutkörperchensenkungsgeschwindigkeit
BZ	Blutzucker
CAA	zerebrale Amyloidangiopathie
CBD	kortikobasale Degeneration
CCT	kraniales Computertomogramm
CIDP	chronische inflammatorische demyelinisierende Polyneuropathie
CJD	Creutzfeldt-Jakob-Erkrankung
CK	Kreatinkinase
cMRT	kraniales Magnetresonanztomogramm
CO_2	Kohlendioxid
COMT	Catechol-O-Methyltransferase
CRP	C-reaktives Protein
CRPS	komplexes regionales Schmerzsyndrom
CT	Computertomografie
d	Tag
DM	Dermatomyositis; myotone Dystrophie
DMFP-PET	^{18}F-Desmethoxyfallypride-Positronenemissionstomografie
DSA	digitale Subtraktionsangiografie
EDS	Ehlers-Danlos-Syndrom
EDSS	Expanded Disability Status Scale
EEG	Elektroenzephalogramm
EKG	Elektrokardiogramm
EMG	Elektromyogramm
EPU	elektrophysiologische Untersuchung
EZ	Ernährungszustand
FDG-PET	^{18}F-fluoro-2-desoxy-D-glukose-Positronenemissionstomografie
FMD	fibromuskuläre Dysplasie
FSME	Frühsommer-Meningoenzephalitis
FVC	forcierte Vitalkapazität
g	Gramm
GCS	Glasgow Coma Scale
GBS	Guillain-Barré-Syndrom
GOT	Glutamat-Oxalacetat-Transaminase
GPT	Glutamat-Pyruvat-Transaminase
γ-GT	γ-Glutamyl-Transferase
h	Stunde
HAART	hochaktive antiretrovirale Therapie
Hb	Hämoglobin
HCO_3^-	Bikarbonat
HCV	Hepatitis-C-Virus
HDL	High Density Lipoprotein
HF	Herzfrequenz
Hg	Quecksilber
HIV	Human Immunodeficiency Virus
HMSN	hereditäre motorisch-sensible Neuropathie
HSV	Herpes-simplex-Virus
HTLV	humanes T-lymphotropes Virus
IBM	Einschlusskörperchen-Myositis (Inclusion Body Myositis)
ICB	intrazerebrale Blutung
IE	internationale Einheiten
IFN	Interferon(e)
IgA, G, M	Immunglobuline A, G, M
IL	Interleukin
i. m.	intramuskulär
INO	internukleare Ophthalmoplegie
INR	International Normalized Ratio
IPS	idiopathisches Parkinson-Syndrom
IRIS	inflammatorisches Immunrekonstitutionssyndrom

i. v.	intravenös
KG	Kraftgrad
kg KG	Kilogramm Körpergewicht
KHK	koronare Herzkrankheit
KIS	klinisch isoliertes Syndrom
KM	Kontrastmittel
KOF	Körperoberfläche
LDH	Laktatdehydrogenase
LDL	Low Density Lipoprotein
LÖD	Liquoröffnungsdruck
LP	Liquorpunktion
LWK	Lendenwirbelkörper
LWS	Lendenwirbelsäule
m	Meter
M.	Musculus
MER	Muskeleigenreflexe
mg	Milligramm
µg	Mikrogramm
MIBG-Szintigrafie	Metaiodobenzylguanidin-Szintigrafie
min	Minute(n)
ml	Milliliter
mm	Millimeter
MMN	multifokale motorische Neuropathie
MMST	Mini-Mental Status Test
MAO	Monoaminooxidase
MRT	Magnetresonanztomografie
MS	Multiple Sklerose
MSA	Multisystematrophie
N.	Nervus
NMO	Neuromyelitis optica
NPH	Normaldruckhydrozephalus
NSAID	nichtsteroidale antiinflammatorische Substanzen
NSAR	nichtsteroidale Antirheumatika
PAS	Periodic Acid Schiff
pAVK	periphere arterielle Verschlusskrankheit
PBZ	Pyramidenbahnzeichen
PDPH	Post-dural Puncture Headache
PET	Positronenemissionstomografie
PK	Parkinson-Krankheit
PM	Polymyositis
PML	progressive multifokale Leukenzephalopathie
PNP	Polyneuropathie
p. o.	per os
PSP	progressive supranukleäre Blickparese
PROMM	proximale myotone Myopathie
PTT	partielle Thromboplastinzeit
py	pack years
RF	Rheumafaktor
RR	Blutdruck nach Riva-Rocci
RSV	Respiratory Syncytial Virus
rt-PA	Recombinant Tissue-type Plasminogen Activator
RTW	Rettungswagen
s	Sekunde(n)
SAB	Subarachnoidalblutung
s. c.	subkutan
SEP	somato-sensibel evozierte Potenziale
SIADH	Syndrom der inadäquaten ADH-Sekretion
SIH	spontane intrakranielle Hypotension
SSNRI	selektive Serotonin-Noradrenalin-Wiederaufnahmehemmer
SPECT	Single-Photon Emission Computed Tomography
SSRI	seletive Serotonin-Wiederaufnahmehemmer
SUCA	Arteria cerebelli superior
SVT	Sinusvenenthrombose
SWK	Sakralwirbelkörper
T_3, T_4	Triiodthyronin, Thyroxin
TEA	Thrombendarteriektomie
TEE	transösophageale Echokardiografie
TGA	transiente globale Amnesie
THS	tiefe Hirnstimulation
TIA	transitorisch ischämische Attacke
TNF	Tumornekrosefaktor
TPZ	Thromboplastinzeit
TSH	Thyreoidea stimulierendes Hormon
TTE	transthorakale Echokardiografie
V., Vv.	Vena, Venae
VAS	visuelle Analogskala
VZV	Varicella-Zoster-Virus
Z. n.	Zustand nach

Abbildungsnachweis

Der Verweis auf die jeweilige Abbildungsquelle befindet sich bei allen Abbildungen und Tabellen im Werk am Ende des Legendentextes in eckigen Klammern. Alle nicht besonders gekennzeichneten Grafiken und Abbildungen © Elsevier GmbH, München.

E346	Boron-Boulpaep, Medical Physiology, 1st updated ed. 2005: 223
E868	Michael-Titus, A. T. et al.: The Nervous System, Systems of the Body Series, 2nd ed. 2010, Churchill Livingstone
F210-010	Teasdale G, Jennett B. Assessment of coma and impaired consciousness. A practical scale. Lancet. 1974; 2(7872): 81-84.
F1093-004	Bijlenga P, Gondar R, Schilling S, Morel S, Hirsch S, Cuony J, Corniola MV, Perren F, Rüfenacht D, Schaller K. PHASES Score for the Management of Intracranial Aneurysm: A Cross-Sectional Population-Based Retrospective Study. Stroke. 2017 Aug;48(8):2105-2112.
G753-003	Salmon, J. F.: Kanski's Clinical Ophthalmology. Elsevier/Saunders, 10th ed. 2025
G1377	Reimer, J., Franke, G.H., Ross, B., Gerken, G., Heemann, U. (2000). HIV-Infektion: CDC-Klassifikation und Lebensqualität. In: Brockmeyer, N.H., Hoffmann, K., Reimann, G., Stücker, M., Altmeyer, P., Brodt, R. (eds) HIV-Infekt. Springer, Berlin, Heidelberg.
H556-001	Wetterling T, Kanitz RD, Besters B, et al. A new rating scale for the assessment of the alcohol-withdrawal syndrome (AWS scale). Alcohol Alcohol. 1997;32(6):753-760.
L106	Henriette Rintelen, Velbert
L138	Martha Kosthorst, Borken
L231	Stefan Dangl, München
L238	Sonja Klebe, Löhne
L266	Stephan Winkler, München
M460/T420	Dr. H. Pellkofer/Abteilung für Neuroradiologie, Klinikum der Universität München
M1478/L143	PD. Dr. Johannes Rieger, München/Heike Hübner, Berlin
M464	Prof. Dr. med. Friedhelm Zanella, Institut für Neuroradiologie, Goethe Universität Frankfurt
P618	Christian Henke, Klinik für Neurologie der Helios Dr. Horst-Schmidt-Kliniken, Wiesbaden
P318	Prof. Dr. med. Helmuth Steinmetz, Klinik für Neurologie, Goethe Universität Frankfurt
R367/L138	Neumeister, B./Bessenthal, I./Böhm, B. O.: Klinikleitfaden Labordiagnostik, 4. Auflage. Elsevier/Urban & Fischer 2009 / Martha Kosthorst, Borken
R404	Osborn, A. G.; Hedlund, G. L.; Salzman, K. L.: Osborn's Brain: Bildgebung, Pathologie und Anatomie. 2. Aufl. Elsevier Urban&Fischer, 2019
S700	Sobotta-Archiv aus Paulsen/Waschke. Sobotta Atlas der Anatomie. 25. A. 2022 © Elsevier GmbH
S702-L127	J. Mair aus Waschke/Böckers/Paulsen. Sobotta Anatomie: Das Lehrbuch. 2. A. 2019 © Elsevier GmbH
T534	Prof. Dr. med. Matthias Sitzer, Klinik für Neurologie, Klinikum Herford
T1050	Prof. Dr. med. Ulrike Ernemann, Diagnostische und Interventionelle Neuroradiologie, Universitätsklinikum Tübingen
T889	Edinger-Institut des Klinikums der Goethe Universität Frankfurt am Main
T953-001	Helios Dr. Horst Schmidt Kliniken, Wiesbaden
V492	abavo GmbH, Buchloe

Fehler gefunden?

An unsere Inhalte haben wir sehr hohe Ansprüche. Trotz aller Sorgfalt kann es jedoch passieren, dass sich ein Fehler einschleicht oder fachlich-inhaltliche Aktualisierungen notwendig geworden sind.
Sobald ein relevanter Fehler entdeckt wird, stellen wir eine Korrektur zur Verfügung. Mit diesem QR-Code gelingt der schnelle Zugriff.

https://else4.de/9783437412356

Wir sind dankbar für jeden Hinweis, der uns hilft, dieses Werk zu verbessern. Bitte richten Sie Ihre Anregungen, Lob und Kritik an folgende E-Mail-Adresse: kundendienst@elsevier.com

Inhaltsverzeichnis

Inhaltsverzeichnis nach Krankheitsbildern

Inhaltsverzeichnis nach Fachgebieten

Andere neurologische Probleme

Anfallserkrankungen

Basalganglienerkrankungen und andere neurodegenerative Erkrankungen

Demenzen

Erkrankungen des peripheren Nervensystems

Gefäßerkrankungen

Gefäßerkrankungen des ZNS

Infektionen des Nervensystems

Kommunikation im ärztlichen Alltag

Metabolische Störungen

Metabolische Strörungen

Motoneuronerkrankungen

Myopathien und myasthene Syndrome

Neoplasien

Neuroimmunologische Erkrankungen

Neuroorthopädische Erkrankungen

Schmerzsyndrome

Schwindelsyndrome

Traumen

Zerebrale Vaskulitiden

Übergaben und Vorstellungen

Christian Henke

Fallbeschreibung

Ein Patient wird durch den Rettungsdienst in Notarztbegleitung in Ihrer Notaufnahme vorgestellt, nachdem er, von Angehörigen beobachtet, in sich zusammengesunken sei und anschließend kurzzeitig an beiden Armen und Beinen motorisch entäußert habe. Der Patient wurde durch den Notarzt stabilisiert und musste bei beginnendem Aufklaren nicht schutzintubiert werden.

Bei Ankunft in der Notaufnahme erfolgt die Übergabe an den diensthabenden Neurologen, der anschließend den wacher werdenden Patienten nochmals fachspezifisch nachuntersucht. Nach Entscheidung zur stationären Aufnahme erfolgt die Verlegung auf Station, wo der Assistenzarzt den Patienten ausführlich aufnimmt und sich mit seinem Oberarzt bespricht. Während des stationären Aufenthalts mit Diagnostik, Konsilen und einer Chefarztvisite erfolgt letztlich die Verlegung nach Hause in die Hände des weiterbehandelnden Hausarztes.

Wie man sieht, gibt es viele Schnittstellen, Übergaben und Vorstellungen zu bewältigen. Diese sollten immer mit effektiver Kommunikation durchgeführt werden, um dem Risiko des Informationsverlusts vorzubeugen.

1. **Was versteht man unter „SAMPLER“?**
2. **Wer sollte welche Informationen aus der Notaufnahme an die Station weiterleiten?**
3. **Was sollte in einem Anamnesegespräch auf der neurologischen Station enthalten sein?**
4. **Wie ist eine strukturierte neurologische Untersuchung aufgebaut?**
5. **Welche Formen der Patientenvorstellung werden unterschieden? Welche Inhalte gehören an welche Stelle?**
6. **Wann ist ein Konsil indiziert und welche Informationen gehören hinein? Welche Informationen müssen wie an die nachbehandelnde Klinik oder Praxis gelangen?**

1. SAMPLER

Unter dem SAMPLER-Schema versteht man eine strukturierte Anamnese-Erhebung durch den Rettungsdienst oder Notarzt, der die akut relevanten Fragen abdeckt. Hierzu gehören neben den klassischen Fragen nach Symptomen und Vorgeschichte auch anästhesiologisch-intensivmedizinisch relevante Themen, wie Essenseinnahme (wegen möglicher Intubation) oder Allergien:

- **S:** Signs and Symptoms (Symptome).
- **A:** Allergies (Allergien).
- **M:** Medication and drugs (Medikamente).
- **P:** Past medical history (Anamnese).
- **L:** Last meal (letzte Mahlzeit).
- **E:** Events prior to incident (Ereignisse vor dem Vorfall).
- **R:** Risk factors (Risikofaktoren).

Für den Routinegebrauch auf Station eignet sich dieses Anamnese-Schema nur bedingt, da insbesondere der Bereich Anamnese nochmal mehrfach untergliedert werden muss. Dennoch bietet das Schema auch hier zunächst einen guten Anhalt für den ungeübten Anamnese-Erheber.

Als weitere Merkhilfe für die detailliertere Anamnese kann das **OPQRST-Schema** herangezogen werden:

- **O:** Onset (Beginn).
- **P:** Provocation / Palliation (Faktoren für Verbesserung oder Verschlechterung).
- **Q:** Quality (Qualität von Schmerz oder Sensbilitätsstörung).
- **R:** Radiation (Ausstrahlung und Lokalisation).
- **S:** Severity (Stärke / Ausprägung der Symptomatik).
- **T:** Time (Zeitlicher Verlauf [Fluktutation, Progredienz, etc.])

2. Übergabe zur Station

Die Akutversorgung in der Notaufnahme umfasst das Anamnesegespräch sowie eine orientierende neurologische Untersuchung. Anschließend entsteht häufig bereits ein Eindruck, ob die Patienten aufgenommen werden müssen oder ambulant verbleiben können. Als **Akutuntersuchungen,** insbesondere bei Aufnahme von Patienten, sollten eine Laboruntersuchung und ggf. eine Bildgebung erfolgen (zerebral oder spinal je nach Symptom). In akuten und potenziell lebensbedrohlichen Fällen kann auch eine akute Liquordiagnostik in der Notaufnahme indiziert sein (z. B. Nachweis oder Ausschluss einer Meningitis oder Enzephalitis).

Die zusammengetragenen Ergebnisse, gemeinsam mit den erhobenen Symptomen, formen eine **Syndromdiagnose** und letztlich die **Verdachtsdiagnose** sowie **Differenzialdiagnosen.** Anhand dieser wird das diagnostische Prozedere festgelegt und die Diagnosen werden abgearbeitet. Die Diagnostik sollte lediglich noch der Bestätigung oder dem Ausschluss der vermuteten Pathologie dienen.

Zur Verlegung auf Station gehören eine schriftliche **Aufnahmedokumentation**, eine **Arzt-zu-Arzt-Übergabe** sowie eine **Pflege-zu-Pflege-Übergabe,** damit relevante Informationen nicht verloren gehen. Eine Aussage wie „Das steht doch alles im schriftlichen Aufnahmebefund" ist unangemessen und spiegelt nicht die Notwendigkeit der Kommunikation wider.

MERKE

70 % der Fehler, die im Krankenhaus geschehen, sind bedingt durch menschliche Faktoren (human factors), worunter insbesondere eine unzureichende oder insuffiziente Kommunikation fällt. Fehlendes Fachwissen einer einzelnen Person hingegen führt lediglich in ca. 5 % der Fälle zu relevanten Fehlern.

3. Anamnesegespräch

Das Anamnesegespräch sollte einem festen Ablaufschema folgen, damit keine relevanten Fragen vergessen werden. Welche Reihenfolge dabei gewählt wird, spielt letztlich keine Rolle, solange alle relevanten Fragen gestellt werden.

Zu Beginn empfiehlt sich eine offene Frage, damit der Patient beginnen kann, die für ihn relevantesten Beschwerden zu erklären **(aktuelle Eigenanamnese).** Hierbei bekommt man bereits einen Eindruck von Sprache, Wachheit und kognitiven Funktionen des Patienten. Nachdem der Patient die Symptome geschildert hat, folgen gezielte Nachfragen durch den Arzt, um eine genauere Differenzierung möglicher Differenzialdiagnosen vornehmen zu können (Begleitsymptome, Risikofaktoren, Charakter, Stärke, Lokalisation, lindernde oder verstärkende Faktoren etc.).

Wichtige Fragen sollten auch enthalten:

- **Vorerkrankungen.**
- **Krankenhausaufenthalte.**
- **Medikamente,** ggf. auch welche Medikamente wirkungslos abgesetzt worden sind.
- **Sozialanamnese:** Familienstand, Wohnsituation, Beruf, Kinder.
- **Familienanamnese:** familiäre Krankheiten oder Syndrome.
- **Vegetative Anamnese:** Schlafstörungen, Miktion und Defäkation, Appetit, Durst, Gewichtsveränderungen.
- **Genussmittelanamnese:** Alkohol, Nikotin, sonstige Drogen.
- Bei Infektionen **Reiseanamnese,** Kinderkrankheiten, Haustiere und risikobehaftete Lebensgewohnheiten.

Da Patienten nicht abschätzen können, welche Informationen wichtig sind und welche nicht, muss der anamneseerhebende Arzt sehr konzentriert zuhören und gezielte Fragen formulieren. Dies bedarf des Wissens um relevante Differenzialdiagnosen.

4. Neurologische Aufnahme

Die strukturierte neurologische Aufnahme setzt sich aus folgenden Anteilen zusammen:

- **Vigilanz,** Orientierung, **Sprache,** ggf. weitere kognitive Funktionen.
- **Hirnnervenbefund:** Riechtest, Visusprüfung, Okulomotorik, Pupillomotorik, Blickfolgebewegungen, Nystagmen, Sensibilität im Gesicht, faziale Innervation, Hören, Sprechen, Schlucken, Zungenbewegung, Kopfwendung und Schulteranhebung.
- **Motorik:** Kraftgrade, Trophik, Tonus, Reflexe.
- **Sensibilität:** Oberflächensensibilität (Ästhesie), Pallästhesie, Algesie und Thermästhesie.
- **Koordination:** Zeigeversuche, Stand- und Gangprüfungen.
- **Ggf. neuro-ophthalmologisch:** Frenzel-Brille: Spontannystagmen, Kopf-Impuls-Test, VOR-Suppression, Lagerungsmanöver für Bogengänge.
- **Ggf. psychopathologisch:** formale oder inhaltliche Denkstörungen, Ich-Störungen, Affekt, Schwingungsfähigkeit, Suizidgedanken.

Je nach Krankheitsbild kann man natürlich eine abgekürzte und symptomorientierte Untersuchung durchführen. Letztlich können aber dennoch Informationen verloren gehen, die das Symptom in einem anderen Licht erscheinen lassen. Ein Beispiel dafür wäre ein Patient, der sich z. B. wegen eines Karpaltunnelsyndroms mit Kribbeln in der Hand vorstellt, und Sie schauen sich nicht die Beine an, da der Patient die seit einem Jahr bestehende Peroneusparese als nicht wichtig wahrnimmt. Bei **einem** Nerv ist es ein Karpaltunnelsyndrom, beim **zweiten** Nerv bereits eine Polyneuropathie vom Mononeuritis-multiplex-Typ!

5. Patientenvorstellungen

Es werden verschiedene Formen der Patientenvorstellung unterschieden, die an den jeweiligen Rahmen der Vorstellung angepasst werden müssen. Im Rahmen der Röntgen-Demonstration sollte der Fall in zwei prägnanten Sätzen mit einer entsprechenden Fragestellung an die Bildgebung präsentiert werden.

Bei Vorstellung (bei Aufnahme) sollte mit dem zuständigen Oberarzt der Fall natürlich wesentlich detaillierter besprochen werden, da zunächst eine Syndromdiagnose und Differenzialdiagnosen geschaffen werden müssen. Hier sollte die Anamnese wie oben beschrieben durchgegangen werden und die für die Krankheit relevanten Fakten sollten herausgefiltert werden.

Bei Chefarztvisiten wird hingegen eher eine Epikrise vom Vorstellenden erwartet. Es sollten hier nur die für den Fall relevanten Informationen strukturiert vorgetragen werden bis zur Syndrom- und Verdachtsdiagnose. Danach sollten strukturiert die diagnostischen Maßnahmen mit ihren Ergebnissen präsentiert werden, wobei diese am besten nach Themenblöcken geordnet werden. Das gibt eine bessere Struktur, als wenn Doppler-Sonografie, EEG, cMRT, TTE und dann Röntgen-Becken-Befund nebeneinander einfach aufgezählt werden. Besser ist es, z. B. einen „vaskulären Diagnostik-Block" (Sono, TTE, LZ-EKG), einen „Epilepsie-Block" (EEG, Schellong-Test, LZ-RR) etc. zu bilden.

MERKE

Das Ziel der Präsentation ist, dass ein Zuhörer, der den Patienten noch nicht kennt, anschließend ein genaues Bild vom Patienten und seiner Krankheit hat.

6. Konsile und Informationsweitergabe

Für Konsile anderer Fachabteilungen sollten aktuelle Gründe vorliegen. Die Tatsache, dass ein Patient eine Depression hat, die jedoch aktuell weder Grund der kardialen Beschwerden ist noch schlecht eingestellt ist, sollte nicht zum Automatismus der Konsilstellung führen. Entweder vermutet man einen Zusammenhang zwischen bekannter Vorerkrankung und aktuellem Problem, oder es handelt sich um ein neues Symptom, das man eingeordnet bekommen möchte.

Die **schriftliche Konsilanfrage** (z. B. an die Kardiologie) sollte beinhalten, warum der Patient in Ihrer Abteilung ist, was bezüglich der Kardiologie akut auffällig ist und welche Fragestellung Sie entsprechend an die Kollegen haben.

Die Informationsweitergabe an die nachbehandelnden Kollegen erfolgt schriftlich über einen vorläufigen **Arztbrief,** in dem die Epikrise mit den wichtigsten Informationen und dem weiterführenden Procedere klar benannt sind. Bei komplizierteren Angelegenheiten oder der Notwendigkeit einer Medikamentenverschreibung kann auch ein Anruf in der Arztpraxis mit direktem **Arzt-zu-Arzt-Kontakt** hilfreich sein.

ZUSAMMENFASSUNG

Bei der Anamneseerhebung ist es häufig schwierig, die Informationen mit Relevanz und Präzision herauszuarbeiten, ohne Angaben zu vergessen, sodass hier einfache Schemata und Merksätze zu empfehlen sind, um vollständig zu bleiben. In der Notfallsituation bietet sich das SAMPLER-Schema an, für die genauere Anamnese auf Station das OPQRST-Schema. Eine typische Stelle für Informationsverlust ist die Übergabe, weshalb Übergaben stets persönlich von Arzt zu Arzt und Pflege zu Pflege erfolgen und ebenfalls der oben genannten Struktur entsprechen sollten.

Da die Neurologie ein sehr breites Fach ist, bietet sich auch für die neurologische Untersuchung eine feste Untersuchungsabfolge an, die die Bereiche Hirnnerven, Motorik mit Reflexen, Sensibilität, Koordination und Neuropsychologie / Kognition umfasst. Bei einer Patientenvorstellung sollte man sich immer klarmachen, wem man Patienten vorstellt, um verschiedene Ausführlichkeitsgrade zu unterscheiden. Das Ziel der Vorstellung ist, dass die adressierte Person sich den Patienten für die entsprechende Fragestellung vorstellen kann.

WAS WÄRE, WENN ...

- ... der Rettungsdienst in der Notaufnahme ohne Übergabe gehen wollen würde?
  - Eine Übergabe ist verpflichtend. Wenn ärztlicherseits gerade eine Notfallsituation besteht, aus der heraus keine Übergabe möglich ist, so wäre zumindest eine Übergabe an die Notaufnahme-Pflege zu machen. Der Verweis auf ein Rettungsdienst-Protokoll ist nicht ausreichend.
- ... Sie Ihre erste Chefarztvisite hätten und sehr nervös wegen der Patientenvorstellung wären?
  - Es empfiehlt sich, die Eckpunkte der Vorstellung im Zweifel aufzuschreiben und als Gedächtnisstütze oder zumindest als Leitfaden durch die Vorstellung zu benutzen.

2

Akute Hemiparese und Dysarthrie

Christian Henke

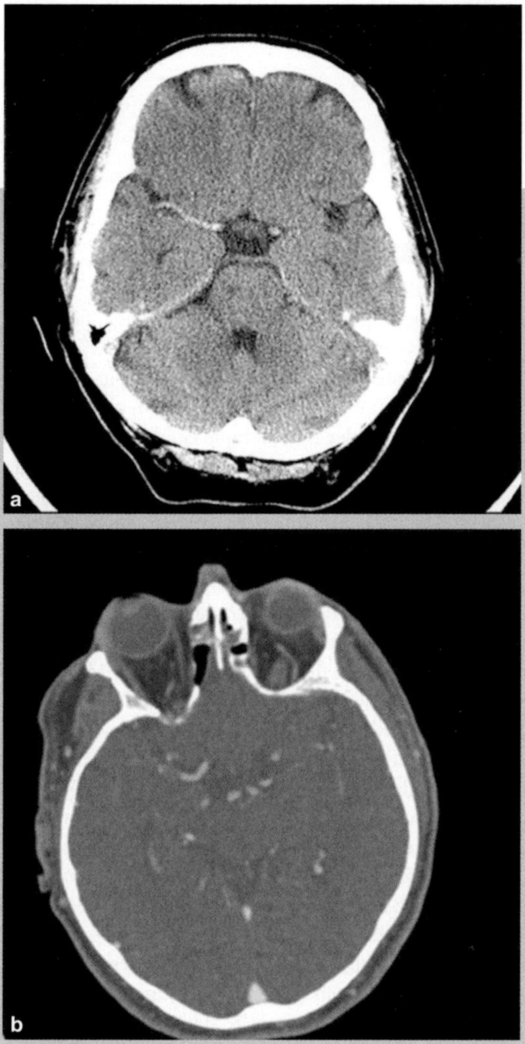

[a: M464, b: P618]

Anamnese

Der Notarzt bringt einen 68-jährigen Patienten, der nach dem Mittagessen von der Ehefrau im Sessel zusammengesunken aufgefunden worden ist, nachdem diese den Tisch abgeräumt hat. Sie berichtet, bei Wiederbetreten des Raums habe sie ihn nach links hängend mit schiefem Mundwinkel gefunden. Er rede dabei „wie betrunken" und habe sie nicht angeschaut.

Es bestünden keine relevanten Vorerkrankungen.

Der Patient trifft 45 min nach Symptombeginn in der Notaufnahme ein. Es wird sofort eine CT-Bildgebung mit CT-Angiografie durchgeführt (➤ Bilder).

Untersuchungsbefund

RR 200 / 100 mmHg, Puls unregelmäßig 102 / min, Patient wach, keine Aphasie. Kopfwendung zur rechten Seite. Ausgeprägte Dysarthrie, faziale Mundastschwäche links, distal betonte hochgradige Hemiparese der linken oberen und unteren Extremitäten, Babinski-Zeichen positiv. Keine Reaktion auf Schmerzreize der linken Körperhälfte.

1. **Beschreiben Sie CCT und CT-Angiografie. Welcher pathologische Befund ist zu sehen und was bedeutet dies für die Diagnose?**
2. **Was ist Ihre Verdachtsdiagnose? Wohin lokalisieren Sie die Schädigung anhand des klinischen Ausfallmusters?**
3. **Welche medikamentöse Akuttherapie können Sie durchführen? Welche Kontraindikationen und Risiken kennen Sie?**
4. **Welche Vor- und Nachteile bieten CT und MRT in der Akutsitutation dieser Erkrankung?**
5. **Welche weitere Therapieoption besteht bei Verschluss eines der großen proximalen hirnversorgenden Gefäße?**
6. **Wie sehen Inzidenz und Prognose des Krankheitsbilds aus?**

1. CT- und CT-Angiografie-Befund

Im nativen Schädel-CT (➤ Bild a auf der Fallseite) findet sich kein Hinweis auf eine intrazerebrale Blutung, sodass diese mit einer hohen Sicherheit auszuschließen ist. Es zeigt sich eine hyperdense proximale A. cerebri media (ACM) auf der rechten Seite („dense artery sign") als Hinweis auf einen im Gefäß steckenden Thrombus. Im Versorgungsgebiet der rechten A. cerebri media lassen sich darüber hinaus nicht sicher Großhirnrinde und -mark differenzieren als Hinweis auf ein beginnendes Ödem. In der CT-Angiografie lässt sich der Abbruch der A. cerebri media im M1-Segment besser darstellen (➤ Bild b auf der Fallseite), wodurch der proximale Gefäßverschluss sicher nachweisbar ist.

2. Verdachtsdiagnose und Lokalisation

Das apoplektiforme Auftreten der Symptome ist charakteristisch für eine vaskuläre Ursache, sodass der Verdacht auf einen **akuten Schlaganfall** geäußert werden muss. Aufgrund des bildgebenden Ausschlusses einer intrazerebralen Blutung besteht folglich der Verdacht auf einen ischämischen Hirninfarkt.
Bei einer linksseitigen Hemiparese lässt sich der Ort der Schädigung in die rechte Gehirnhälfte lokalisieren. Da die linksseitige Hemiparese eine brachiofaziale Betonung zeigt, ist ein kortikaler bzw. kortexnaher Infarkt im Versorgungsgebiet der A. cerebri media rechts gemäß der Repräsentation des Homunkulus im Gyrus praecentralis zu erwarten.
Analog zur hochgradigen klinischen Ausprägung (Blickwendung nach rechts, Dysarthrie, Hemiparese links) findet sich im CCT und in der CT-Angio ein Verschluss der proximalen rechten A. cerebri media (M1-Segment).
Zur Bemessung des Schweregrads wird der NIHSS benutzt, eine Schlaganfall-Skala, in der Punkte für die Ausfälle (z. B. Sprache, Paresen, Dysarthrie, Ataxie etc.) vergeben werden. Je höher die Punktzahl ist, desto schwerwiegender ist der Schlaganfall einzustufen. Bei minimalen Defiziten (Werte zwischen 0 und 3) ist sogar der Nutzen einer Akuttherapie gegenüber ihrem Risiko zu diskutieren. Bei dem hier vorgestellten Patienten wäre ein hoher NIHSS-Wert von ca. 17 Punkten zu vergeben.

3. Systemische Thrombolysetherapie

Als Akuttherapie des ischämischen Schlaganfalls steht die sog. **Lysetherapie** zur Verfügung. Diese wird in der Regel als systemische intravenöse Therapie gewichtsadaptiert mit 0,9 mg/kg KG rt-PA (Alteplase) durchgeführt. Das Ziel der Lysetherapie ist, den Embolus aufzulösen und somit das minderperfundierte Hirngewebe, das noch nicht diffusionsgestört ist (Penumbra), zu retten. Da mit zunehmender Dauer des Gefäßverschlusses auch die Größe des Infarkts zunimmt und damit die Größe der Penumbra geringer wird, gibt es ein Zeitfenster von 4,5 h, innerhalb dessen die Therapie gestartet werden sollte. Je früher eine Lysetherapie gestartet wird, desto effektiver ist sie, da pro Minute des akuten Schlaganfalls ca. 2 Mio. Nervenzellen absterben. Daher ist die Zeit zwischen Eintreffen in der Klinik (door) bis zur Applikation des Lysebolus (needle), gemessen als **door-to-needle-time,** so kurz wie möglich zu halten (Richtwert für größere Stroke Units < 30 min).
Das Risiko der Lysetherapie ist die erhöhte Einblutungsgefahr, sodass es **Kontraindikationen** gegen diese Therapie gibt. Dazu gehören alle Zustände mit relevantem Einblutungsrisiko (aktive gastrointestinale Ulzera, Neoplasien, Metastasen, kurz zurückliegende Operationen), jedoch auch Gerinnungsstörungen (INR > 1,7), Einnahme von nicht-Vitamin-K-abhängigen oralen Antikoagulanzien (NOAKs), schwere Leberfunktionsstörungen und dekompensierte Nieren- und Herzinsuffizienz sowie Schwangerschaft. Weitere Kontraindikationen: Demarkierung des Infarktareals in der initialen CCT, Zeitpunkt des Symptombeginns nicht bekannt, Blutzucker > 400 mg/dl, Status epilepticus bei Aufnahme.
Diese Erkrankungen und Zustände müssen vor Beginn einer Lysetherapie evaluiert werden, sodass es wichtig ist, parallel zur zerebralen Bildgebung auch eine detaillierte Eigen- oder Fremdanamnese zu erheben.

4. Bildgebung

Als Akutbildgebung stehen sowohl das CT als auch das MRT zur Verfügung. Die klaren Vorteile des CCTs sind die Dauer der Durchführung von nur wenigen Minuten sowie die Verfügbarkeit in allen Regionen. Allerdings lassen sich häufig innerhalb der ersten 4,5 h keine sicheren Infarktfrühzeichen nachweisen.

Im Gegensatz hierzu benötigt das MRT in Abhängigkeit der zu fahrenden Sequenzen die zwei- bis dreifache Zeit. Allerdings sind durch spezielle Sequenzen (Diffusions [DWI]- und Perfusions [PWI]-gewichtete) bereits in der Frühphase Areale erkennbar, die irreversibel geschädigt sind bzw. minderdurchblutet. Durch den Nachweis eines Ungleichgewichts (Mismatch) zwischen PWI und DWI lässt sich die Penumbra (das noch rettbare Gewebe) bildlich darstellen (➤ Abb. 2.1). Das MRT hat seinen Platz entsprechend bei V. a. Hirnstamminfarkt (höhere Auflösung) und bei unklaren Differenzialdiagnosen (z. B. prolongierte Migräne-Aura), wohingegen das CCT mit CT-Angiografie Standard bei allen Patienten im relevanten Zeitfenster ist.

5. Mechanische Thrombektomie

Wenn große **proximale Hirngefäße** (A. basilaris, distale A. carotis interna, A. cerebri media [M1- und proximales M2-Segment]) durch einen Thrombus verschlossen sind, ist die Chance, mittels systemischer Lysetherapie den Thrombus aufzulösen, relativ nied-

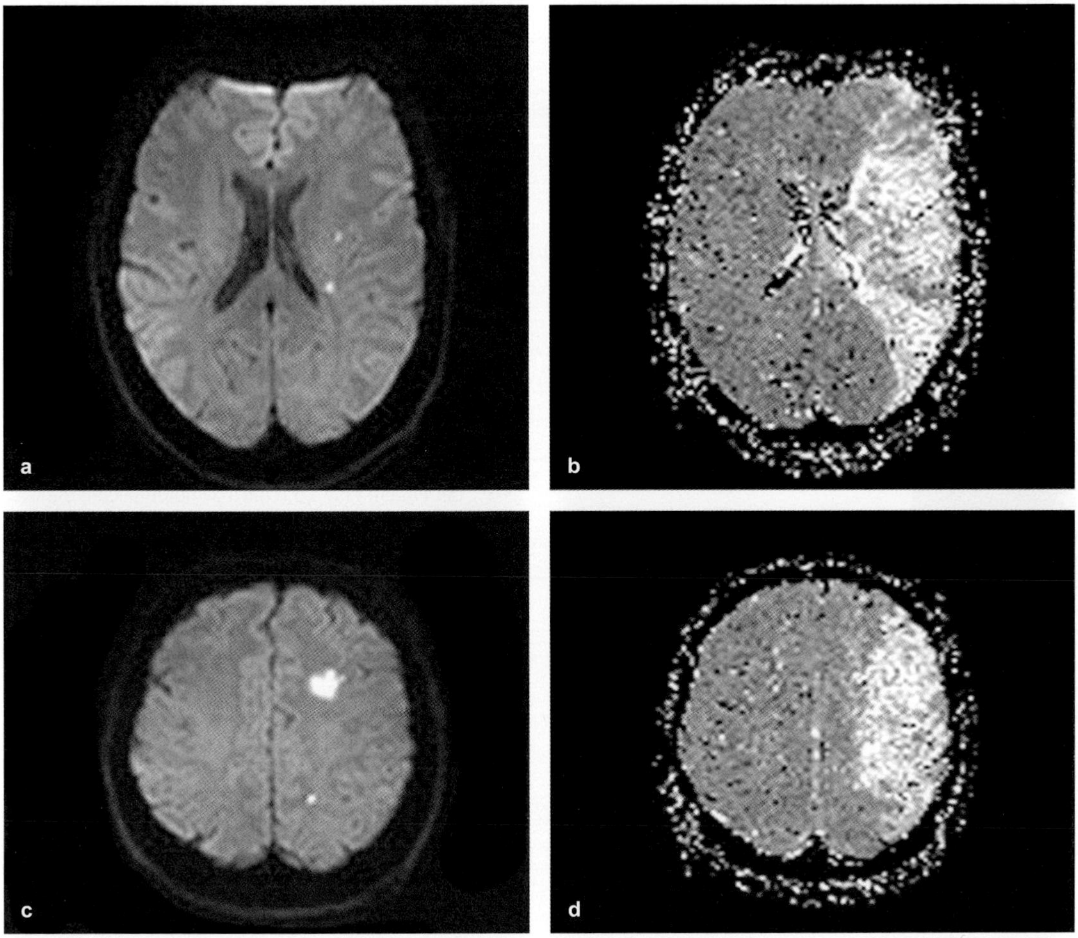

Abb. 2.1 Stroke-MRT mit Diffusions- (DWI)- und Perfusions (PWI)-gewichteter Sequenz. Man sieht den Unterschied zwischen minderperfundiertem Areal (PWI; b, d) im ACM-Stromgebiet rechts und dem irreversibel geschädigten Areal (DWI; a, c). Hier zeigt sich ein deutliches Mismatch (mit Vorhandensein einer großen Penumbra) zwischen kleinen emboligenen Infarkten und Perfusionsverzögerung im gesamten A. cerebri-media-Stromgebiet. [M464]

rig. Daher gab es schon seit Längerem Therapieversuche, in denen mittels eines **Katheters** und eines sog. **Stent-Retrievers** der Thrombus mechanisch aus dem Gefäß extrahiert wurde. Seit 2015 mehrere große, internationale Studien erschienen sind, die die Überlegenheit der Kombination aus Lyse und Thrombektomie zeigen konnten (Verdopplung der Wahrscheinlichkeit einer selbstständigen Lebensführung), ist dieses Verfahren nunmehr Standard bei Patienten, die einen proximalen Gefäßverschluss haben, klinisch relevant betroffen sind und in einem Zeitfenster bis zu 6 h die Klinik erreichen. Bei Schlaganfall-Symptomen aus dem Aufwachen heraus und schwer betroffenen Patienten ohne Demarkation im CCT kann mittels Mismatch-Bildgebung auch bis zu 24 h nach Auftreten der Symptome noch über die individuelle Durchführung einer Thrombektomie diskutiert werden (DAWN-Studie, 2017). Eine zusätzliche intraarterielle Lyse ist grundsätzlich durchführbar, sollte aber aufgrund des erhöhten Einblutungsrisikos, insbesondere wenn auch eine systemische Thrombolyse durchgeführt wird, sehr sorgfältig abgewogen werden. Ein weiterer großer Vorteil der Thrombektomie ist die Möglichkeit, sie auch unter Antikoagulation durchzuführen. Damit können auch Patienten unter Antikoagulation mit Kontraindikation gegen eine Lysetherapie mittels einer Thrombektomie grundsätzlich behandelt werden.

6. Prognose

Der erstmalige Schlaganfall hat eine Inzidenz von 150–300 pro 100.000 pro Jahr und gehört somit zu den häufigsten neurologischen Erkrankungen.

Je nach Lokalisation und Infarktgröße unterscheiden sich die Überlebensraten deutlich. Während der Hirnstamminfarkt aufgrund der vegetativ relevanten Zentren (Atemzentrum, Kreislaufzentrum, Brechzentrum) mit einer wesentlich höheren Letalität vergesellschaftet ist, liegt die Letalität bei den kortikalen Infarkten niedriger. Zirka 15 % der Schlaganfallpatienten sterben innerhalb der ersten 3 Monate nach dem Ereignis entweder an den akuten Folgen (Hirndruck, Einklemmung) oder an Komplikationen (Pneumonie, Lungenembolie, Einblutungen in den Infarkt). Je nach Studie beträgt der Anteil an Patienten, die wieder vollständig restituiert sind, ca. 25–40 %.

Aufgrund der funktionellen Relevanz des Gehirns behalten viele Schlaganfall-Patienten bleibende Schäden, sodass es kein anderes akutes vaskuläres Krankheitsbild gibt, bei dem so viele Patienten mit einer bleibenden Behinderung herausgehen. Bezüglich der funktionellen Relevanz wird zwischen Minor und Major Stroke unterschieden. Beim **Major Stroke** behält der Patient einen funktionell relevanten Schaden (Paresen, Aphasie), während beim **Minor Stroke** lediglich Sensibilitätsstörungen oder leichtgradige Sehstörungen als Residuum bestehen. Letztlich lässt sich die individuelle Prognose erst im Verlauf der nachfolgenden Rehabilitationsbehandlung genauer einschätzen.

ZUSAMMENFASSUNG

Beim akuten Schlaganfall handelt es sich um ein häufiges Ereignis, das potenziell lebensbedrohlich ist. Im Falle der akuten Ischämie wird angestrebt, im 4,5-Stunden-Zeitfenster eine Lysetherapie mit dem Ziel der Auflösung des Thrombus durchzuführen, um somit minderperfundiertes, jedoch noch nicht irreversibel geschädigtes Hirngewebe zu retten. Bei proximalen Gefäßverschlüssen sollte zusätzlich eine interventionelle neuroradiologische Therapie mittels Katheter-gestützter mechanischer Thrombektomie erfolgen, um das Outcome des Patienten relevant zu verbessern.

WAS WÄRE, WENN ...

- ... der Patient erst 4,5 h nach Symptombeginn die Klinik erreichen würde?
  - Dann verbietet sich eine systemische Lysetherapie. Bei proximalem Gefäßverschluss kommt dennoch eine mechanische Thrombektomie in Betracht.
- ... der Patient mit Dabigatran antikoaguliert wäre?
  - Dann kann bei hohem Schweregrad des Schlaganfalls eine Antagonisierung mit Idarucizumab und innerhalb weniger Minuten doch eine systemische Lysetherapie erfolgen.
- ... die Patientin eine junge Frau mit bekannter Migräne und fraglicher Migräne-Aura wäre?
  - Stroke Mimics, also Imitatoren von Schlaganfällen, haben grundsätzlich ein niedrigeres Einblutungsrisiko, sodass lieber ein Stroke Mimic lysiert wird als ein Schlaganfall im Zeitfenster nicht lysiert würde. In dubio pro reo.

3

Akute Verwirrtheit

Christian Henke

Anamnese

Ein 45-jähriger Patient ohne relevante Vorerkrankungen wird vom Notarzt wegen akuter Verwirrtheit als Schlaganfall-Verdacht in die Notaufnahme gebracht. Es wird vonseiten des Notarztes berichtet, dass die Ehefrau am Morgen gegen 10 Uhr einkaufen gegangen sei und bei ihrer Rückkehr gegen 11 Uhr den Ehemann völlig ratlos und verwirrt vorgefunden habe. Er könne sich nicht mehr an den Morgen erinnern und behaupte auch ständig, dass sie noch einkaufen gehen müsse, obwohl sie ihm schon mehrfach den vollen Einkaufskorb gezeigt habe.

Untersuchungsbefund

RR 160 / 90 mmHg, Puls 80 / min.
Patient wach, keine Aphasie, keine Dysarthrie. Amnesie für den kompletten Morgen. Er fragt Sie während der Untersuchung wiederholt, wo er denn jetzt hier sei und was Sie mit ihm vorhätten.
Hirnnerven: keine Hirnnervenausfälle.
Motorik: keine latenten oder manifesten Paresen.
Sensibilität: keine Sensibilitätsstörungen.
Koordination: keine Koordinationsstörungen.

1. **Was ist Ihre Verdachtsdiagnose und welche Differenzialdiagnosen sind zu berücksichtigen?**
2. **Welche Diagnostik sollte veranlasst werden? Welcher Befund wäre pathognomonisch in der cMRT-Untersuchung?**
3. **Welche pathophysiologischen Überlegungen gibt es zur Ätiologie der Erkrankung? Welche anamnestischen Angaben werden häufig berichtet?**
4. **Was ist in der Kommunikation mit dem Patienten und den Angehörigen in der Akutphase zu beachten? Worüber sollten die Angehörigen aufgeklärt werden?**
5. **Wie sieht die Therapie aus? Welche Prognose muss dem Patienten mitgeteilt werden?**
6. **Welche Formen von Gedächtnisstörungen kennen Sie?**

1. Verdachtsdiagnose

Die Amnesie für den kompletten zurückliegenden Morgen **(retrograde Amnesie)** und die repetitiven Fragen **(anterograde Amnesie)** führen automatisch zum **Syndrom der globalen Amnesie,** die wiederum – bei akutem Auftreten – typisch für eine **transiente globale Amnesie (TGA)** ist. Dies setzt eine Remission der anterograden Amnesie innerhalb der ersten 24 h voraus, häufig jedoch bereits innerhalb der ersten 3 h. Lokalisatorisch ist eine Schädigung beider Hippocampus-Formationen zu postulieren.

Differenzialdiagnostisch zu berücksichtigen sind:

- **Ischämischer Hirninfarkt:** Die funktionell betroffenen Hippocampi gehören zum Versorgungsgebiet der A. cerebri posterior, sodass ein Posteriorinfarkt ebenfalls mit Amnesie einhergehen kann. Häufig besteht zusätzlich noch eine homonyme Hemianopsie oder eine Vigilanzstörung.
- **Epileptischer Anfall:** Retrograde Amnesien sind häufig nach generalisierten epileptischen Anfällen zu finden; anterograde Amnesien deutlich seltener. bei kurzen anterograden Amnesiephasen aber auch möglich.
- **Enzephalitis:** Häufige Lokalisation (insbesondere Herpes-Enzephalitiden) ist der mesiale Temporallappen (inkl. Hippocampus), sodass eine Persistenz der Symptomatik dringend mittels Liquordiagnostik abgeklärt werden sollte.
- **Migräne-Auren:** seltene Aura-Symptomatik. Eine Migräne sollte anamnestisch bereits vorliegen und in der Regel besteht eine Kopfschmerzsymptomatik um die Aura herum.

2. Diagnostik

Bei klassischer Symptomatik, d. h. akutes Auftreten mit kurzer anterograder Amnesiephase und variabler retrograder Amnesiedauer ohne zusätzliche fokalneurologische Auffälligkeiten, muss nicht zwingend eine akute weiterführende Diagnostik veranlasst werden. Sollten jedoch relevante Differenzialdiagnosen nicht ausgeschlossen werden können, so muss eine weitere Diagnostik stattfinden:

- **EEG:** Ausschluss epilepsietypischer Potentiale (v. a. temporal); in der TGA-Attacke können bitemporale Verlangsamungen ins Theta- oder Delta-Band auftreten.
- Ggf. **Liquordiagnostik:** bei Verdacht zum Ausschluss einer Enzephalitis.
- **cMRT:** Ausschluss Hirninfarkt im A. cerebri posterior-Stromgebiet über die Hippocampus-Region hinaus.

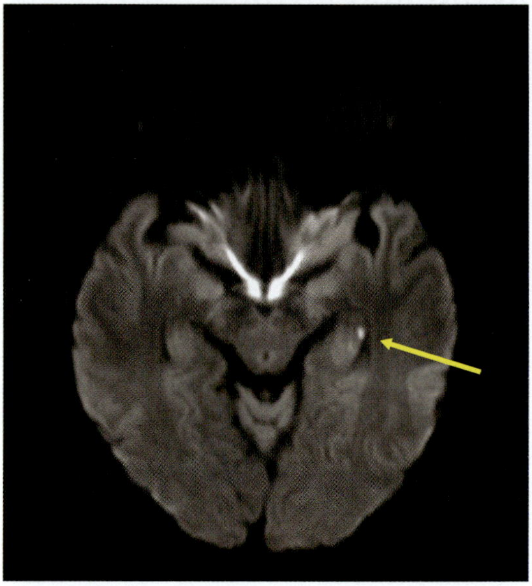

Abb. 3.1 Diffusionsgewichtete Sequenz (DWI) einer cMRT-Untersuchung mit frischer Diffusionsstörung hippocampal links (Pfeil) als Korrelat der transienten globalen Amnesie [P618]

Es finden sich regelmäßig punktförmige **Diffusionsstörungen** in der **Hippocampus**-Region, in der Regel unilateral (➤ Abb. 3.1), manchmal jedoch auch bilateral. Diese Diffusionsstörungen sind dennoch mit der Diagnose vereinbar und spiegeln keine Schlaganfälle wider. Sollte über die Hippocampus-Region auch weitere Hirnregionen betroffen sein, so muss die Symptomatik jedoch als Bestandteil eines Infarktgeschehens gewertet werden.

3. Ätiologie

Es besteht eine lang anhaltende Diskussion bezüglich der Genese der TGA, die aktuell auf drei Hypothesen zusammengeführt werden kann:

- Da sich regelmäßig Diffusionsstörungen nachweisen lassen, wurde das Krankheitsbild früher als

vaskuläre Erkrankung im Sinne emboligener Infarkte gewertet und ist folglich in der ICD-10-Klassifikation unter den transienten vaskulären Syndromen (ICD-10: G45) neben der transitorisch ischämischen Attacke (TIA) und der Amaurosis fugax eingeordnet. Es besteht eine erhöhte Inzidenz für ein persistierendes Foramen ovale (PFO). Letztlich besteht aber im Gegensatz zu den TIAs statistisch gesehen kein erhöhtes Wiederholungsrisiko für vaskuläre Ereignisse.

- Aktuell ist es vorherrschende Meinung, dass es sich bei der TGA um eine **elektrische Funktionsstörung** im Sinne einer „cortical spreading depression" des mesialen Temporallappens handelt, der ähnlich einer Migräne-Aura abläuft.
- Eine dritte Hypothese ist die einer transienten **venösen Stauung** (durch Valsalva-Manöver), die die bilaterale Symptomatik (unpaare venöse Drainage) erklären kann.

Im Vorfeld der TGA wird von vielen Patienten über **körperliche Anstrengung,** meistens mit **Valsalva-Manövern,** berichtet. Hierzu kann das Heben schwerer Gegenstände ebenso gehören wie Hustenattacken oder sexuelle Betätigung. Ein weiterer häufig berichteter Zustand ist **emotionaler Stress.** Nicht selten gibt es in der Anamnese einen kurz zurückliegenden Todesfall, eine Beerdigung oder eine andere Trennungssituation. Dies muss aktiv abgefragt werden, da Patienten dies nicht aktiv mit der Erkrankung assoziieren und vermutlich auch kein kausaler Zusammenhang besteht.

4. Kommunikation

Die Akutphase ist für alle Beteiligten eine sehr schwierige Situation, die vom Personal gut moderiert und gemanagt werden muss. Alle Beteiligten haben dabei unterschiedliche Voraussetzungen und Erwartungen, die man direkt ansprechen sollte, um für Verständnis gegenüber dem Patienten zu sorgen.

- Der **Patient** selbst hat eine Funktionsstörung seiner Hippocampi und kann sich keine neuen Inhalte einspeichern. Dies ist keine Frage des Wollens, sondern des Könnens, da das Gehirn nicht so funktioniert, wie es sollte. Dies führt dazu, dass er alle paar Minuten die gleichen Fragen stellt und sich diese trotz Erklärungen seitens der Ärzte und Pflegekräfte nicht behalten wird.
- Die **Angehörigen** sind häufig ungeduldig, da sie nicht verstehen können, warum sich der Patient das Gesagte nicht behalten will. Dieses fehlende Verständnis und zum Teil auch das Gefühl, der Partner könne als dement oder dumm gelten, führen meistens dazu, dass die Angehörigen den Patienten unter Druck setzen und drängen, als ob es eine Frage der fehlenden Bemühungen wäre. Hier empfiehlt es sich, den Angehörigen das Krankheitsbild kurz zu erklären und um Geduld zu bitten, da die unangenehme anterograde Amnesie in der Regel nur kurz anhält.
- Das **Pflegepersonal** in der Notaufnahme, das häufig keine neurologisch fundierte Ausbildung besitzt und auch vom Tagesgeschäft mit den Notfallpatienten belastet ist, empfindet sich auch nicht in der Lage, die immer gleichen und wiederkehrenden Fragen des Patienten zu beantworten, und blockt sehr schnell ab. Das kann im schlimmsten Fall beim Patienten zum kurz dauernden Gefühl der Ignoranz führen und in einer Flucht aus der Notaufnahme mit Fehlhandlungen im Straßenverkehr und entsprechender Gefährdung gipfeln. Dem Pflegepersonal sollte daher ebenfalls vermittelt werden, dass der Patient nicht anders kann und daher die erhöhte Kommunikationsbelastung leider unumgänglich ist.

5. Therapie und Prognose

Es gibt **keine sinnvolle Therapieoption** zur Behandlung der transienten globalen Amnesie (TGA). Da sich die anterograde Amnesie innerhalb weniger Stunden spontan zurückbildet und keine Residualsymptome verbleiben, ist von keiner schwerwiegenden Einschränkung auszugehen. Die Prognose, die bereits in der Notaufnahme den Angehörigen mitgeteilt werden kann, ist somit sehr gut. Die retrograde Amnesie-Symptomatik ist variabel. Sie kann sich ebenfalls fast vollständig zurückbilden, persistiert jedoch meistens für kurze Zeiträume (Minuten bis wenige Stunden).

Es muss auch **keine Sekundärprophylaxe** im Sinne einer Thrombozytenfunktionshemmung (z. B. ASS 100 mg) gegeben werden, da es sich vermutlich um kein Schlaganfall-Syndrom handelt und das Risiko von nachfolgenden embolischen Schlaganfällen nicht erhöht ist.

Bei ca. 10–15% der Patienten kommt es im Laufe des Lebens zu einem zweiten oder auch mehreren weiteren Ereignissen, sodass die meisten Menschen nur ein einzelnes Ereignis in ihrem Leben haben.

MERKE

Mit frühzeitiger und guter Kommunikation (Aufklärung aller Beteiligten) über Art und durchschnittliche Dauer dieser Störung lassen sich viel Druck und Ärger vermeiden!

6. Gedächtnisstörungen

Man unterscheidet die retrograde Amnesie von einer anterograden Amnesie. Beide Amnesieformen beziehen sich auf einen Zeitpunkt 0, an dem die Amnesie startet.

Ereignisse, die vor dem Ereignis liegen, werden als **retrograde Amnesie** bezeichnet und vom Patienten als Gedächtnislücke wahrgenommen. Meistens umfassen diese Gedächtnislücken lediglich wenige Stunden oder Tage, in seltenen Fällen, z. B. nach schweren Schädel-Hirn-Traumata oder nach komatösen Zuständen, können aber auch Monate oder Jahre aus dem Gedächtnis gelöscht worden sein.

Anterograde Amnesien kommen nur bei **bilateralen Hippocampus**-Läsionen vor. Unilaterale Schädigungen des Hippocampus können durch die intakte gesunde Seite kompensiert werden. Hierbei kommt es zu einer Einspeicherstörung ins Arbeitsgedächtnis, sodass neue Inhalte innerhalb weniger Sekunden bis Minuten wieder aus dem Gedächtnis entfernt werden. Dies äußert sich in repetitiven Fragen gleichen Inhalts. Seltene Fälle persistierender anterograder Amnesien sind berichtet und dienten als Vorlage für Bücher und Filme (Memento, USA, 2000).

Wenn beide Formen vorhanden sind, so bezeichnet man dies als **globale Amnesie,** die in der Regel transient vorkommt.

Unterscheiden muss man Störungen der eigentlichen Gedächtnisformen (Arbeitsgedächtnis, Kurzzeit- und Langzeitgedächtnis) von Störungen des Abrufs aus dem Gedächtnis. Hierbei sind die Gedächtnisinhalte noch vorhanden, können jedoch nicht immer abgerufen werden. Dies ist ein häufiges Problem bei **Läsionen des Parietallappens,** der für den Abruf von Informationen aus den mesiotemporalen Arealen zuständig ist.

WAS WÄRE, WENN ...

- ... fokal-neurologische Begleitsymptome (z. B. Ataxie, Hemianopsie) aufgetreten wären?
  - Es bestünde der hochgradige Verdacht auf einen Schlaganfall im vertebrobasilären Stromgebiet, dem eine sofortige Bildgebung und Abklärung auf einer Stroke Unit folgen müsste.
- ... die Symptomatik sich über die letzten 2 Tage entwickelt hätte und persistieren würde?
  - Dann sollte eine zügige Liquordiagnostik zum Ausschluss oder Nachweis einer Herpes- oder limbischen Enzephalitis erfolgen.
- ... der Patient aus der Notaufnahme die Klinik unbeobachtet verlassen hätte?
  - Dann müssen bei massiver Eigengefährdung durch sein fehlendes Gedächtnis und die rein situative Desorientiertheit Angehörige und ggf. auch die Polizei eingeschaltet werden, um den Patienten zur medizinischen Überwachung in die Klinik zurückzubringen.

4

Hemikranie, Erbrechen und Fotophobie

Christian Henke

Anamnese

Eine 19-jährige Schülerin stellt sich notfällig vor und berichtet über seit dem Morgen bestehende Kopfschmerzen an der linken Schläfe und retroorbital. Der Schmerz sei pochend und sehr stark (9/10 auf der visuellen Analogskala, VAS). Die Kopfschmerzen hätten sich über wenige Minuten hinweg entwickelt und gingen mit ausgeprägter Übelkeit und Erbrechen einher. Auch habe sie bemerkt, dass der Kopfschmerz sich durch Bewegung verstärke und sie das helle Sonnenlicht meiden müsse.

Im Verlauf der letzten 6 Monate sei es zu fünf ähnlichen Ereignissen gekommen, die jeweils 1–2 Tage angehalten hätten. Diesmal halte der Kopfschmerz jedoch bereits länger an und sie habe vor Beginn des Kopfschmerzes für 20 min ein Flimmern gesehen. Keine Vorerkrankungen, keine Medikamente.

Untersuchungsbefund

RR 110/80 mmHg, Patientin wach, keine Sprachstörung.

Hirnnerven: Pupillen isokor, direkte und konsensuelle Lichtreaktion, Trigeminus und Fazialis intakt, keine Dysarthrie.

Motorik: keine Paresen, keine Spastik, MER seitengleich lebhaft, PBZ bds. negativ.

Sensibilität: regelrecht für Ästhesie, Pallästhesie, Algesie und Thermästhesie.

Koordination: Zeigeversuche regelrecht, keine Stand- oder Gangataxie.

1. **Was ist die Verdachtsdiagnose? Welche Differenzialdiagnosen müssen bedacht werden?**
2. **Was sind die Red Flags bei Kopfschmerzen? Welche Diagnostik müssen Sie diesbezüglich durchführen?**
3. **Welche Varianten der Erkrankung gibt es?**
4. **Wie sieht die Akuttherapie aus? Auf dem Boden welches Pathomechanismus ist dies zu begründen?**
5. **Wann ist eine Prophylaxe-Therapie indiziert? Wie sollte diese mit dem Patienten besprochen werden?**
6. **Was wissen Sie über Epidemiologie und Verlauf der Erkrankung?**

1. Verdachtsdiagnose

Die klinische Symptomatik erfüllt alle Kriterien einer klassischen Migräne-Attacke, die definiert ist als Kopfschmerz, der zwei der folgenden Kriterien erfüllt: halbseitiger Beginn, mittlere bis hohe Schmerzstärke, Verschlechterung unter Bewegung, stechend-pulsierender Charakter, der unbehandelt 4–72 h anhält und mit vegetativen Begleitsymptomen assoziiert ist (2 von 4: Übelkeit, Erbrechen, Foto- und Phonophobie). Die visuelle Positiv-Symptomatik in Form von Flimmersehen ist als **Aura-Phänomen** zu werten, das klassischerweise zwischen 5 und 60 min andauert und dem Kopfschmerz vorausgeht.

Weitere in Erwägung zu ziehende Differenzialdiagnosen sind:

- **Subarachnoidalblutung (SAB):** plötzlicher Kopfschmerz, der im Vordergrund steht und mit Erbrechen einhergeht. In der Regel nicht rezidivierend über Monate. Häufig einhergehend mit Meningismus und Bewusstseinsstörungen.
- **Zerebrale Ischämie (TIA):** Eine transitorisch ischämische Attacke im A.-cerebri-posterior-Territorium könnte die Sehstörungen erklären, assoziiert mit Kopfschmerzen (z. B. bei Dissektion der A. vertebralis). Unwahrscheinlich, sollte jedoch niemals übersehen werden.
- **Okzipitale Epilepsie:** über wenige Minuten anhaltende Sehstörungen, häufig als Positiv-Phänomene (Farb-, Flimmer- oder Formsehen), seltener mit starken Kopfschmerzen assoziiert. Kann als fokaler Anfall ablaufen, jedoch ggf. in sekundär generalisierten epileptischen Anfall übergehen.
- **Trigemino-autonome Kopfschmerzen:** unilaterale, periorbitale Kopfschmerzen mit vegetativen Symptomen des zum Schmerz ipsilateralen Auges (Ptose, Miose, Lakrimation, Injektion).
- **Meningitis:** meist subakut auftretend mit Fieber, Meningismus und in der Regel nicht rezidivierend.

2. Red Flags

Unter den sog. Red Flags versteht man Begleitsymptome bzw. anamnestische Angaben, die beim Leitsymptom Kopfschmerz die Aufmerksamkeit des Arztes erhöhen sollten. Da Kopfschmerz das häufigste Einzelsymptom in der Neurologie ist, empfiehlt es sich, klinische Anhaltspunkte zur Unterscheidung ungefährlicher und häufiger Erkrankungen und lebensbedrohlicher Kopfschmerzen zu kennen, um in der richtigen Situation weitere Diagnostik durchzuführen. Wenn bei jedem Kopfschmerzpatienten die maximale Diagnostik durchgeführt würde, dann würden nicht nur die Kosten des Gesundheitssystems weiter ansteigen, sondern es würden sich auch die Nebenwirkungen der Zusatzdiagnostik potenzieren (z. B. Neoplasien durch CT-Untersuchungen!). Die wichtigsten Red Flags sind:

- **Akuter Beginn:** SAB, Migräne → CCT, ggf. Liquordiagnostik.
- **Fieber + Meningismus:** Meningitis, Hirnabszess, SAB → CCT, cMRT, Liquordiagnostik.
- **Fokale Ausfälle,** z. B. Hemiparese: zerebrale Ischämie, ICB, Hirntumor → CCT, cMRT.
- Assoziierte **Halsschmerzen:** Dissektion → Doppler-Sonongrafie, Hals-MRT.
- **Zustand nach Sturz:** Subduralhämatom → CCT.
- **Schwangerschaft, Wochenbett:** Sinusthrombose → venöse MR-Angiografie.

3. Varianten

Neben der klassischen Migräne mit Aura und der klassischen Migräne ohne Aura, die gemäß den in Frage 1 genannten Kriterien klassifiziert sind, gibt es noch eine Reihe anderer Formen, die Migräne-Varianten darstellen:

- **Migräne mit prolongierter Aura:** Aura-Symptome, die länger als 60 min anhalten.
- **Migräne-Aura ohne Migräne-Kopfschmerz** („migraine sans migraine"): ausschließlich Aura-Symptome, ohne dass es zu den typischen Migräne-Kopfschmerzen kommt. Diese Diagnose erfordert jedoch das Vorliegen einer Migräne in der Anamnese und den sorgfältigen Ausschluss relevanter Differenzialdiagnosen.
- **Migräne mit Hirnstamm-Aura (früher: Basilaris-Migräne):** Hirnnervenausfälle als Aura-Symptome (Sehstörung, Doppelbilder, Schwindel, Sprech- und Schluckstörungen).
- **Sporadische oder familiäre hemiplegische Migräne:** genetisch bedingte sporadische oder erbliche Kanalopathie (häufig Ca^{2+}-Kanal-Defekt), die zu einer Hemiparese bzw. -plegie als Aura-Symptom führt.

- **Pseudomigräne mit Pleozytose:** Migräne-Attacken mit oder ohne Aura mit lymphozytärer Liquorpleozytose (erhöhter Zellzahl im Liquor), häufig bei Personen mittleren Alters ohne Migräne-Anamnese, selbstlimitierende Erkrankung, eher immunogen vermittelt.
- **Status migraenosus:** über > 72 h anhaltende Migräne-Attacke ohne spontanes Sistieren.

4. Akuttherapie

In der Initialphase sollte für 3 Monate ein Kopfschmerzkalender geführt werden, in den die Attacken, besondere Begebenheiten und mögliche Auslösefaktoren (Nahrungsmittel, emotionale oder berufliche Belastung) eingetragen werden, um besser einschätzen zu können, wie eine optimierte Therapie aussehen könnte. Das Führen eines Kopfschmerzkalenders darüber hinaus führt lediglich zu einer Fixierung auf die Krankheit und damit zur Chronifizierung und sollte somit in der Regel vermieden werden.

- **NSAR:** ASS, Ibuprofen, Naproxen in hohen Dosierungen mit Antiemetikum. Je früher eingenommen, desto größer ist die Wirksamkeit.
- **Triptane:** z.B. Sumatriptan, Naratriptan, Rizatriptan. Kontraindiziert in der Auraphase, da weitere Vasokonstriktion möglich, dafür aber länger in der Lage, die Migräne-Attacke zu stoppen. Applikation als Tablette, subkutane Injektion oder Nasal-Spray möglich.

Die Leitlinien der DGN empfehlen die Einnahme eines Antiemetikums (MCP-Tropfen), die 10 min später gefolgt sein so llte von der Einnahme hoch dosierter NSARs (ASS 1.000 mg, Paracetamol 1.000 mg oder Ibuprofen 800 mg), nach Möglichkeit in löslicher Form (z. B. als Brausetablette zum schnelleren Wirkeintritt). Sollte kein Antiemetikum eingenommen werden, so kann aufgrund der begleitenden Übelkeit möglicherweise die Wirkung des Analgetikums beeinträchtigt sein.

Bei fehlender Wirksamkeit von NSARs sollten Triptane eingenommen werden, die jedoch teurer und mit einem höheren Risiko des Übergebrauchs behaftet sind.

5. Prophylaxetherapie

Sollte es zu einer Häufung von Migräne-Attacken kommen, so ist ggf. eine Migräne-Prophylaxe indiziert. Als Richtwerte gelten > 2–3 Migräne-Attacken pro Monat bzw. mehr als 4 Migränetage pro Monat.

Als Basistherapie sollten mit den Patienten immer die Karenz von Triggerfaktoren (Nahrungsmittel wie Rotwein, Käse, Schlafentzug) sowie die ausreichende körperliche Betätigung besprochen werden. Es eignet sich das Führen eines Kopfschmerzkalenders, um die Zusammenhänge mit bestimmten Nahrungsmitteln zu erkennen, sofern diese noch nicht bekannt sind. Bei der körperlichen Betätigung ist es wichtig zu erklären, dass v. a. Ausdauersport (Radfahren, Schwimmen, Joggen, Walking) betrieben werden sollte und weniger Kraftsport. Wer diese Maßnahmen beherzigt, hat eine gute Chance, ohne Medikamente bereits die Attackenfrequenz zu senken. Daneben gibt es zwei weitere Säulen der Prophylaxe-Therapie, eine medikamentöse und eine nichtmedikamentöse.

Medikamentös:

- Betablocker: Metoprolol, Propranolol.
- Kalzium-Kanal-Blocker: Flunarizin.
- Antikonvulsiva: Topiramat, Valproinsäure.
- Antidepressiva: Amitriptylin (1. Wahl in den USA).
- Botulinustoxin: In Einzelfällen und bei chronischer Migräne (> 15 Tage / Monat) konnte eine Wirksamkeit demonstriert werden.
- CGRP-Antagonisten: Erenumab, Fremanezumab, Galcanezumab, Eptinezumab; subkutan, 1×/Monat; Atogepant oral höhere Effektstärke und weniger Nebenwirkungen; beste wirksame Prophylaxetherapie.

Nichtmedikamentös:

- Entspannungsübungen: autogenes Training, Biofeedback, progressive Muskelrelaxation, Meditation.
- Verhaltenstherapie: unter psychotherapeutischer Anleitung.

MERKE

Bei den meisten Migräne-Patienten ist eine Eigenbehandlung mit Antiemetikum und NSAR ausreichend, um die Attacken deutlich zu verkürzen. Sollte diese Therapie keine Wirksamkeit mehr erbringen, muss auf ein Medikament gewechselt werden, das der Patient eigenständig einnehmen kann (Triptane intranasal, subkutan oder peroral). In der Notsituation im Krankenhaus sind auch Attacken, die deutlich länger als 6 h bestehen, durch intravenöse Gabe eines NSARs (Paracetamol oder Metamizol i. v.) sehr gut behandelbar.

6. Epidemiologie

Die Migräne ist eine Erkrankung, die bei Frauen im Verhältnis 3 : 1 häufiger als bei Männern auftritt. Die Erkrankung besitzt als Häufigkeitsgipfel das 15. – 25. Lebensjahr, sodass eine Assoziation mit den Geschlechtshormonen naheliegt. Der Abfall des Östrogenspiegels vor der Menstruation ist ein typischer Triggerfaktor, der zur prämenstruellen bzw. **perimenstruellen Migräne** führt. Folgerichtig nehmen die Frequenz und häufig auch die Intensität der Attacken mit Erreichen des Klimakteriums ab, sodass ab dem 50. Lebensjahr die Attacken seltener werden. Erstmanifestationen nach dem 40. Lebensjahr sind seltener und sollten sorgfältig bezüglich konkurrierender Genesen abgeklärt werden. Wichtig ist, dass sich der Phänotyp der Migräne innerhalb eines Lebens verändert. Während die Kopfschmerzen häufig in den Hintergrund treten und nicht mehr den typischen Migräne-Charakter aufweisen, stehen vegetative Begleitsymptome oder isolierte Auren im Vordergrund, die sorgfältig gegenüber ischämischen Symptomen (TIAs) differenziert werden sollten. Insgesamt ist die Migräne eine häufige Erkrankung, deren Prävalenz bei Männern mit 6–8 % und bei Frauen mit 15–20 % angegeben wird. Es gibt Migräne-Symptome, die bereits in der **Kindheit** beginnen, häufig zur Einschulung, wenn der Druck auf die Kinder wächst. Die Häufigkeit wird in der Literatur meist mit 4–5 % angegeben. Migräne im Kindesalter erfüllt selten die Kriterien der Erwachsenen-Migräne, sondern geht meist mit isoliertem Erbrechen und Bauchschmerzen einher, selten auch mit unspezifischen, holozephalen Kopfschmerzen. Daher ist sie eine gerne übersehene Differenzialdiagnose, die man bei unklaren abdominellen Beschwerden immer bedenken sollte.

MERKE

Für eine Migräne-Aura und gegen eine transitorisch ischämische Attacke (TIA) sprechen:

- Subakuter Beginn
- Wandernde Symptome
- Positivphänomene (Kribbelparästhesien statt Hypästhesie, Flimmern statt Hemianopsie)
- Symptome, die ein Gefäßterritorium überschreiten (Posterior- und Mediasymptome)

ZUSAMMENFASSUNG

Migräne ist eine chronische Erkrankung mit gehäuften Kopfschmerzattacken, die halbseitig und von großer Stärke sind, unbehandelt 4–72 h anhalten, mit vegetativen Begleitsymptomen (Übelkeit, Erbrechen, Foto- und Phonophobie) sowie mit oder ohne prodromale Ausfallsymptome (Aura) einhergehen können. Frauen sind häufiger als Männer betroffen und die Erkrankung beginnt gehäuft in der Adoleszenz, gelegentlich auch im Kindesalter.

Als Therapie sollten in der Attacke NSAR in Kombination mit Antiemetika eingenommen werden. Bei häufigem Auftreten ist eine Migräne-Prophylaxe anzuraten, die medikamentös mit Betablockern oder CGRP-Antagonisten und / oder nichtmedikamentös mit Ausdauersport oder Entspannungsübungen durchgeführt werden sollte.

WAS WÄRE, WENN ...

- ... eine zusätzliche Bewusstlosigkeit vorläge?
  - Es kann entweder eine Migräne mit Hirnstamm-Aura sein oder aber auch ein epileptischer Anfall.
- ... das Erstauftreten mit 60 Jahren stattfinden würde?
  - Es muss zwingend nach einem Schlaganfall oder einer TIA gesucht sowie das individuelle Risikoprofil abgeklärt werden.

5

Sturz mit Bewusstseinsverlust

Christian Henke

Anamnese

Ein 48-jähriger Bauarbeiter kommt in die Notaufnahme, nachdem er wenige Minuten zuvor von einem 6 m hohen Gerüst herabgestürzt ist. Beim Aufprall auf der linken Seite habe er sich Schürfwunden an Arm und Bein zugezogen und sei zunächst auch bewusstlos gewesen. Das Bewusstsein habe er ca. 2 min später wiedererlangt, ohne dass er sich an die Ursache des Sturzes habe erinnern können. Er gibt an, dass ihm schwarz vor Augen geworden sei und er danach bemerkt habe, dass er vornübergekippt sei. Jetzt habe er holozephale Kopfschmerzen und Schmerzen im linken Arm.

Keine relevanten Vorerkrankungen. Keine regelmäßige Medikation.

Untersuchungsbefund

Patient wach, keine Sprachstörung. Prellmarke links temporal, Monokelhämatom links.

Hirnnerven: Pupillen isokor, direkte und konsensuelle Lichtreaktion, Trigeminus und Fazialis intakt, keine Dysarthrie.

Motorik: keine Paresen, keine Spastik, MER seitengleich mittellebhaft, PBZ bds. negativ.

Sensibilität: regelrecht für Ästhesie, Palllästhesie, Algesie und Thermästhesie.

Koordination: Zeigeversuche regelrecht, Gehen mit Hilfe ungerichtet unsicher.

1. **In welche Formen kann die Erkrankung eingeteilt werden?**

2. **Welche Akutdiagnostik ist notwendig?**

3. **Beschreiben Sie die „Glasgow Coma Scale (GCS)“!**

4. **Welche Formen der traumatischen intrakraniellen Blutungen können unterschieden werden?**

5. **Wie sieht die Therapie in den einzelnen Stadien aus?**

6. **Ein Patient mit einem Grad-I-Trauma wird 3 Wochen später mit einer Hemiparese eingewiesen. Warum?**

1. Einteilung

Es handelt sich bei dem Erkrankungsbild um ein Schädel-Hirn-Trauma (SHT) nach Sturz auf den Schädel. Während früher eingeteilt wurde in Schädelprellung, Commotio und Contusio cerebri, gibt es heute verschiedene Einteilungsformen, die unterschiedliche Aspekte beleuchten. Man kann einteilen nach Eröffnung des Liquorraums in **offenes** oder **geschlossenes SHT,** nach Art der Schädigung in diffuse (diffuse axonale Schädigung) oder lokale (intrakranielle Blutung, Kontusionsverletzungen) Schädigung. Die wichtigste Einteilung ist die nach klinischem Schweregrad (➤ Tab. 5.1).

2. Diagnostik

Am Unfallort sind die vordringlichen Untersuchungen die Bestimmung des GCS sowie die Untersuchung der Pupillomotorik. Daneben sollte standardmäßig auf Frakturen, insbesondere der Halswirbelsäule, geachtet werden, die bei im Vordergrund stehender zerebraler Klinik gerne übersehen werden können.

Nach Einweisung in die Klinik muss die dortige Notaufnahme entscheiden, ob ein kompletter Trauma-Scan (Ganzkörper-CT) notwendig ist, oder ob eine fokussierte Diagnostik der betroffenen Körperregionen ausreichend ist. Zu den durchzuführenden Untersuchungen gehören:

- **CT-Schädel:** Nachweis intrakranieller Blutungen, Schädelfrakturen, Kontusionsherde, Lufteinschlüsse (bei offenem SHT).
- **Röntgen-Schädel:** insbesondere zur Darstellung des Gesichtsschädels, wenn man auf CCT verzichten möchte.

Tab. 5.1 Einteilung des Schädel-Hirn-Traumas nach klinischen Aspekten

Schweregrad	GCS-Punkte*	Klinik
I: leichtes SHT	13–15	Bewusstlosigkeit < 1 h, EEG-Veränderungen < 24 h
II: mittelschweres SHT	9–12	Bewusstlosigkeit < 24 h
III: schweres SHT	3–8	Bewusstlosigkeit > 24 h oder Hirnstamm-Symptome

* Glasgow Coma Scale ➤ Tab. 5.2.

Tab. 5.2 Glasgow Coma Scale (GCS). Summe > 7: leichtes Koma; 7–6: mittelschweres Koma; < 6: tiefes Koma [F210-010].

Punktzahl	Augen öffnen	Beste motorische Antwort	Verbale Antwort
1	Nicht	Keine	Keine
2	Bei Schmerzreiz	Strecksynergismen	Unverständlich
3	Auf Aufforderung	Beugesynergismen	Inadäquat
4	Spontan	Ungezielt nach Schmerzreiz	Verwirrt
5		Gezielt nach Schmerzreiz	Orientiert, prompt
6		Gezielt nach Aufforderung	

- **Röntgen- oder CT-HWS:** Ausschluss knöcherner Frakturen, insbesondere des Dens axis.
- Ggf. **cMRT-Untersuchung:** Eine diffuse axonale Schädigung kann im CCT nicht dargestellt werden, sodass bei entsprechenden Hinweisen ein cMRT durchgeführt werden muss.

3. Glasgow Coma Scale (GCS)

➤ Tab. 5.2.

MERKE

Nach der sog. **Canadian-CT-Head-Rule** kann die Indikation für eine CT-Bildgebung nach Trauma gestellt werden. Hiernach sollte ein CT durchgeführt werden, wenn 2 h nach dem Trauma ein GCS < 15, mehrmaliges Erbrechen, der Verdacht auf eine offene Fraktur oder ein Schädel-Hirn-Trauma (Monokelhämatom, Rhinoliquorrhö, Hämatotympanon) bestehen sowie der Patient > 65 Jahre alt ist. Ein **unauffälliges CT** ist zu erwarten, wenn keine der folgenden Bedingungen erfüllt ist: Kopfschmerzen, Erbrechen, Gedächtnisstörung, epileptische Anfälle, knöcherne Verletzungen oberhalb des Thorax oder Alter < 60 Jahre.

4. Intrakranielle Blutungen

Grundsätzlich werden vier Formen intrakranieller Blutungen (also Blutungen, die innerhalb des knöchernen Schädels lokalisiert sind) in Abhängigkeit

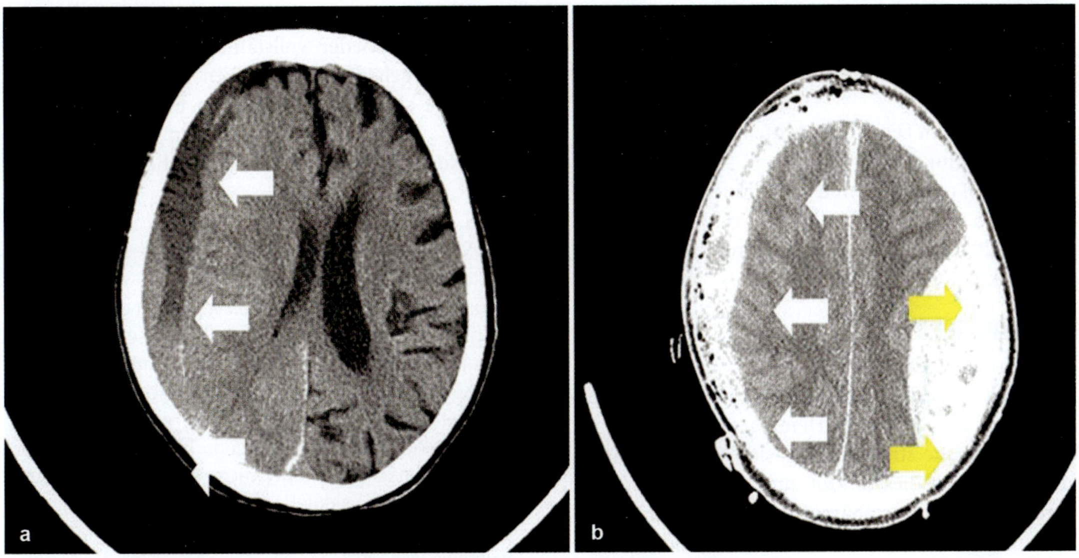

Abb. 5.1 Darstellung eines Subdural- und Epiduralhämatoms. a) Das Subduralhämatom zeigt in der nativen CCT-Untersuchung eine sichelförmige Kontur (weiße Pfeile) mit weitgehend dunklen Anteilen und weiter parietal gelegen hyperdenseren Anteilen als Ausdruck einer frischeren Nachblutung. b) Ein traumatisches linksseitiges Epiduralhämatom (gelbe Pfeile) mit typischer linsenförmiger Konfiguration, das posttraumatisch bei diesem Patienten zeitgleich zu einem rechtsseitigen subduralen frischen Hämatom (weiße Pfeile) entstanden ist. [M464]

der Hirnhäute, zwischen die sie einbluten, unterschieden. Alle vier Formen (epidural, subdural, subarachnoidal, intrazerebral) können posttraumatisch entstehen, bei folgenden ist die traumatische Form jedoch die häufigste:

- **Epiduralhämatom** (epidurale Blutung): arterielle Blutung aus Ästen der Meningeal-Arterien.
- **Subduralhämatom** (subdurale Blutung): venöse Blutung aus Brückenvenen oder den Sinus.

Die klassische Anamnese und Klinik des Epiduralhämatoms ist die eines Traumas mit Bewusstseinsverlust und symptomfreiem Intervall nach dem Wiedererwachen. Im Verlauf der nächsten 3–6 h kommt es zur epiduralen Einblutung, als deren Folge Bewusstseinstrübung, Hemiparese oder Hirndruck-Zeichen (Kopfschmerzen, Anisokorie, Erbrechen) auftreten. Das symptomfreie Intervall ist bedingt durch das Fehlen eines physiologischen Epiduralraums, sodass das Blut zunächst die Dura von der Schädelkalotte abtrennen muss. Beim Subduralhämatom finden sich variable zeitliche Verläufe, die durch die venöse Blutungsquelle bedingt sind. Auch hier finden sich Hirndruckzeichen, Hemiparese oder Bewusstseinstrübung als klinische Symptome. Gemeinsam ist beiden die nahe zeitliche Beziehung zu einem SHT.

Beispiele für die Bildgebung finden sich in ➤ Abb. 5.1.

5. Therapie

Die Therapie des SHT hängt zunächst ab vom Schweregrad und den Komplikationen. Sofern es keine interventionspflichtige Komplikation gibt, kann eine stationäre Überwachung (insbesondere von Vigilanz und Pupillomotorik) ausreichend sein. Dazu sollten Analgetika (nach Möglichkeit nichtsedierende) und Antiemetika gegeben werden, um symptomatisch die häufigsten Begleitbeschwerden abzudecken. Im Falle epileptischer Anfälle muss eine medikamentöse antikonvulsive Therapie (als Soforttherapie z. B. mit Levetiracetam) begonnen werden.

Sollte es zu Komplikationen in Form intrakranieller Blutungen kommen, so zieht dies meistens einen neurochirurgischen Eingriff nach sich:

Epiduralhämatom: Indikation zur operativen Entlastung bei:

- GCS < 9 und Anisokorie (als Notfall).

- Volumen > 30 cm^3 unabhängig von der Vigilanz.

Subduralhämatom: Indikation zur operativen Entlastung bei:

- SDH > 10 mm Dicke oder Mittellinienverlagerung > 5 mm.
- SDH < 10 mm Dicke und Mittellinienverlagerung > 5 mm und GCS < 9 und Anisokorie oder ICP > 20 mmHg oder GCS-Verschlechterung um 2 Punkte.

6. Langzeitbeschwerden

Die Beschwerdesymptomatik mit Kopfschmerzen und einer neu aufgetretenen Hemiparese ist hoch verdächtig auf eine strukturelle Läsion, die bei Traumaanamnese nach diesem Zeitraum am ehesten auf ein **chronisches Subduralhämatom** zurückzuführen ist.

Das mittlere Intervall zwischen Trauma und klinischer Manifestation beträgt 50 Tage. Klinisch manifestiert sich das chronische Subduralhämatom in Form von Kopfschmerzen, psychischen Veränderungen (v. a. psychomotorischer Verlangsamung), Pupillomotorik-Störungen, epileptischen Anfällen und Hemisymptomatiken (sensorisch oder motorisch).

Der Nachweis gelingt im CCT, wobei häufig ältere hypodense und frischere hyperdense Anteile als Ausdruck der Mehrzeitigkeit nachweisbar sind.

Es gibt konservative und operative Therapiemöglichkeiten. Die Indikation zur konservativen Behandlung besteht, wenn das Hämatom weniger breit als die Schädelkalotte ist. Sollten das Subduralhämatom dicker als 12 mm oder fokal-neurologische Ausfälle progredient sein, so besteht die Indikation zur operativen Entlastung. Als Methode der Wahl wird eine **Bohrloch-Trepanation mit Drainage** durchgeführt.

Die Prognose ist sehr gut, da sich 90 % der Patienten anschließend wieder vollständig erholen. Allerdings kommt es gehäuft zu Rezidiven (ca. 10–20 %). Insbesondere sind hierbei Personen betroffen, die eine erhöhte Sturzneigung besitzen (Alkoholiker, Parkinson-Patienten und andere Gehbehinderte).

ZUSAMMENFASSUNG

Das **Schädel-Hirn-Trauma (SHT)** ist eine neurologisch-neurochirurgische Erkrankung, die als Folge eines Traumas auftritt. In Abhängigkeit von Dauer der Bewusstlosigkeit und Störung der Vigilanz (gemessen mittels der Glasgow Coma Scale) wird in ein leichtes, mittelschweres und schweres SHT eingeteilt. Diagnostisch muss je nach weiteren Beschwerden insbesondere eine bildgebende Diagnostik durchgeführt werden. Therapeutisch sollte das SHT zunächst nur überwacht werden. Wenn Komplikationen wie Epidural- oder Subduralhämatom auftreten, sollte eine operative Entlastung durchgeführt werden.

WAS WÄRE, WENN ...

- ... der Patient bewusstlos gefunden werden würde, ohne dass der Sturz gesehen wurde?
  - Es ist auch in diesem Fall bis zum sicheren Ausschluss von einem Schädel-Hirn-Trauma auszugehen und entsprechend zu verfahren.
- ... der Patient delirant wäre?
  - Da lebensbedrohliche Hirnverletzungen als Ursache vorliegen könnten, sollten unbedingt die zerebrale und spinale Diagnostik erfolgen, sodass ggf. eine Sedierung und Intubation erwogen werden muss.
- ... der Patient psychomotorisch unruhig wäre?
  - Es sollte immer auch ein Blutalkoholspiegel und ggf. auch ein toxikologisches Screening untersucht werden, da hier internistische Komplikationen auftreten können.

6

Gesichtslähmung

Christian Henke

Anamnese

Ihnen wird eine 27-jährige Patientin aus der Gynäkologie vorgestellt. Die Patientin befindet sich in der 40. Schwangerschaftswoche, der bisherige Verlauf der Schwangerschaft war unauffällig. Die Patientin hatte am Morgen im Spiegel einen hängenden Mundwinkel der linken Seite an sich bemerkt und sich zunächst besorgt in der Gynäkologie vorgestellt.

Die Patientin berichtet, dass sich das Gefühl der linken Wange im Vergleich zur Gegenseite anders anfühle. Beim Essen laufe ihr Flüssigkeit aus dem Mundwinkel. Ein sonstiges neurologisches Defizit wird verneint.

Untersuchungsbefund

27-jährige Patientin, 165 cm, 78 kg. 39 + 2 SSW. II Gravida, I Para. Blutgruppe 0 Rhesus-positiv. Der linke Mundwinkel hängt herab, die linke Stirnseite kann nicht gerunzelt werden. Der Lidschluss der linken Seite ist unvollständig. Der sonstige Hirnnervenstatus ist regelrecht. Es besteht kein Meningismus. Im Bereich der Extremitätenmuskulatur zeigt sich eine normotone Muskulatur ohne umschriebene Atrophien oder Paresen. Die Oberflächensensibilität wird als intakt angegeben. Die Muskeleigenreflexe sind lebhaft auslösbar. Der Babinski-Reflex ist beidseits negativ. Die Koordination ist regelrecht.

1. **Unterscheiden Sie die zentrale, die nukleäre und die periphere Form der Störung!**

2. **Beschreiben Sie die Symptome in Abhängigkeit von der Höhe der Schädigung!**

3. **Wie werden die Funktionen des Nervs untersucht?**

4. **Welche Ursachen kennen Sie?**

5. **Wie wird die Erkrankung behandelt?**

6. **Welches neurologische Syndrom tritt nur in der Schwangerschaft auf?**

Fall 6 Gesichtslähmung

1. Zentrale und periphere Fazialisparese

Die Hirnnervenkerne werden über die kortikonukleären Bahnen angesteuert. Vom Kerngebiet aus verläuft der periphere Nerv zu den Effektoren. Die kortikonukleären Bahnen können gekreuzt oder ungekreuzt verlaufen. Eine Sonderstellung der Innervation nehmen die Bahnen zur Versorgung der mimischen Muskulatur ein. Die motorischen Fasern des N. facialis entspringen dem Ncl. facialis. Der Anteil des Hirnnervenkerns für die Muskulatur oberhalb der Orbita wird über beide Cortex-Seiten angesteuert, der Anteil für die Muskulatur unterhalb der Orbita wird durch die kontralaterale Seite gelenkt. Dieser Umstand kann für die Unterscheidung einer zentralen (z. B. zerebrale Ischämie, zerebraler Tumor) und einer peripheren Parese (Läsion im Verlauf des N. facialis) der mimischen Muskulatur genutzt werden. Des Weiteren erhält der periphere Nerv parasympathische Fasern, die nicht dem Ncl. facialis entspringen.

- **Zentrale Parese der mimischen Muskulatur:** Klinisch zeigt sich eine kontralaterale Parese der kaudalen mimischen Muskulatur mit einem hängenden Mundwinkel. Klinische Tests, wie den Patienten die Backen aufblasen oder die Lippen spitzen zu lassen, können die Gesichtsasymmetrie bzw. den unvollständigen Lippenschluss aufdecken. Die Innervation der Muskulatur der Stirn ist nicht gestört. Die parasympathischen Faserqualitäten des peripheren Verlaufs des N. facialis, z. B. die Tränensekretion, sind ebenfalls unbeeinflusst.
- **Periphere Parese der mimischen Muskulatur:** Hier findet sich eine komplette Parese einer Gesichtshälfte. Im Unterschied zur zentralen Parese kann die Stirn nicht mehr gerunzelt werden und wirkt im Seitenvergleich glatter. Die parasympathischen Qualitäten des Nervs (Tränensekretion, Geschmack) können je nach Höhe der Läsion ebenfalls betroffen sein.
- **Nukleäre Parese der mimischen Muskulatur:** Klinisch ist die Parese mit Einschluss der Stirnmuskulatur nicht von einer peripheren Parese unterscheidbar. Es findet sich eine Lähmung des Gesichts, ipsilateral zur Schädigung des Ncl. facialis. Die parasympathischen Qualitäten des Ncl. solitarius und des Ncl. salivatorius superior sind nicht betroffen.

2. Periphere Fazialisparese

Der N. facialis gibt in seinem Verlauf eine Reihe von Nerven ab, die eine Lokalisation des Schädigungsorts durch eine klinische Untersuchung ermöglichen. Eine Übersicht über die Schädigungsmuster gibt die ➤ Tab. 6.1.

3. Untersuchung

Die klinische Untersuchung muss immer aus einer **kompletten neurologischen Untersuchung** bestehen, um subtile Symptome nicht zu übersehen und zwischen einer zentralen und peripheren Parese unterscheiden

Tab. 6.1 Verlauf des N. facialis

Lokalisation	Nerv	Symptome
Kleinhirnbrückenwinkel	Oftmals ist hier der N. vestibulocochlearis wegen der anatomischen Nähe zum N. facialis mitbetroffen.	Hypakusis, Schwindel, Nystagmus
Felsenbein	• N. petrosus major. • N. stapedius. • Chorda tympani.	• Verminderte Tränendrüsensekretion. • Hyperakusis. • Geschmacksstörung.
Distal des Foramen stylomastoideum	Nerven der mimischen Muskulatur	Halbseitige Gesichtslähmung
Distale Schädigung, z. B. im Bereich der Parotis		Umschriebene Lähmungen der mimischen Muskulatur, M. digastricus und M. stylohyoideus sind nicht betroffen.

bzw. die Lokalisation der peripheren Parese bestimmen zu können:

- **Gehör: Fingerreiben,** Flüsterstimme. Untersucht werden eine mögliche Hyper- oder Hypakusis.
- **Tränendrüsensekretion:** Die Patientin berichtet über einen vermehrten Juckreiz und Brennen bei verminderter Tränensekretion. Objektivieren lässt sich dies mittels des **Schirmer-Tests** mit Lackmus- oder Filterpapier.
- **Geschmack:** Die Chorda tympani innerviert parasympathisch die vorderen zwei Drittel der Zunge und vermittelt die Geschmacksqualitäten süß und salzig. Dies kann **einseitig** durch Bestreichen der Zunge mit **Zucker- oder Salzlösung** getestet werden. Der Patient merkt von der einseitigen Geschmacksstörung selten etwas. Die Verminderung der Speicheldrüsenproduktion wird ebenfalls selten klinisch apparent.
- **Mimik:** Der Patient wird gebeten, zu **grimassieren** (Stirn runzeln, breit grinsen, Backen aufblasen, Mund spitzen etc.). Bei unvollständigem Lidschluss ist die physiologische Augenrotation nach oben sichtbar **(Bell-Phänomen).**
- Die apparative Zusatzdiagnostik richtet sich nach dem klinischen Syndrom. Bei Verdacht auf einen Tumor oder eine Fraktur wird eine entsprechende **Bildgebung** ergänzt. In der **Liquorpunktion** wird eine entzündliche Genese ausgeschlossen. Die **elektrophysiologische Diagnostik** kann im Zweifelsfall helfen, zwischen einer peripheren und zentralen Genese zu unterscheiden, wird jedoch meist zur Prognoseabschätzung eingesetzt.

4. Genese der peripheren Fazialisparese

Die Fazialisparese ist ein häufiges Krankheitsbild der Neurologie. Die genaue Genese der Nervenschädigung kann dabei in den meisten Fällen nicht eindeutig geklärt werden **(idiopathische Fazialisparese).** Vermutet wird eine Druckschädigung des Nervs im Canalis Fallopii durch ein Ödem. Ob dieses autoimmuner, infektiöser oder parainfektiöser Genese ist, ist unbekannt. Die symptomatischen Fazialisparesen sind unten aufgelistet.

Entzündlich: Eine Fazialisparese kann durch eine direkte Entzündung des Nervs durch Bakterien (Borreliose, häufig bilateral) oder Viren (Herpesviridae) bedingt sein. Als autoimmune Entzündung kann der N. facialis bei einem Guillain-Barré-Syndrom (Miller-Fisher-Syndrom) betroffen sein.

Tumoren: Jede Art von Raumforderung im Verlauf des Nervs kann zu einer peripheren Parese führen. Neben den soliden Tumoren (Schwannom, Parotistumor, Glomustumor) kann auch eine Meningeosis carcinomatosa Ursache einer Fazialisparese sein.

Ein erhöhtes Risiko für eine Fazialisparese besteht bei **Diabetes mellitus** sowie während einer **Schwangerschaft,** bevorzugt im letzten Trimenon.

5. Therapie

Die Therapie der idiopathischen Fazialisparese erfolgt, da ein Ödem des N. facialis angenommen wird, mit **Steroiden.** Etabliertes Konzept ist die Therapie über 5–10 Tage mit Prednisolon 2× 25 mg / Tag oder 1 mg / kg / Tag.

Bei Nachweis einer Infektion mit Herpesviridae wird **Aciclovir** oder Valaciclovir verwendet.

Wenn eine bakterielle Neuritis vorliegt (z. B. Borreliose), wird diese **antibiotisch** behandelt (➤ Fall 42).

Symptomatische Therapie:

- Im klinischen Alltag werden **Bewegungsübungen** der mimischen Muskulatur eingesetzt. Ein eindeutiger Nutzen der Übungen kann nach aktueller Studienlage nicht sicher postuliert werden.
- Wenn ein unvollständiger Lidschluss vorliegt, so muss – vor allem bei Kombination mit einer verminderten Tränensekretion – ein **Schutz der Kornea** durchgeführt werden. Zum Einsatz kommen künstliche Tränenflüssigkeit sowie ein Uhrglasverband, um die Kornea vor dem Austrocknen zu schützen.
- Sollte nach Therapie weiterhin ein unvollständiger Lidschluss vorliegen, so kann dieser durch Implantation kleiner Goldgewichte in das Augenlid erreicht werden. Kosmetisch kann eine Therapie mit Botulinumtoxin eine Gesichtsasymmetrie oder Synkinesien mindern.

Die Prognose der idiopathischen Fazialisparese ist sehr gut. Etwas schlechter ist die Prognose bei den Fazialisparesen durch Herpesviridae sowie während der Schwangerschaft.

6. Eklampsie

Bei der Eklampsie handelt es sich um ein neurologisches Syndrom, welches exklusiv Frauen während des **letzten Trimenons** einer Schwangerschaft betrifft. Risikofaktoren für eine (Prä-)Eklampsie sind Adipositas, Diabetes mellitus, Mehrlingsschwangerschaft, autoimmune Erkrankungen sowie ein vorbestehender Hypertonus oder eine Nierenerkrankung. Allgemeine Symptome bestehen in der Form von Kopfschmerzen, visuellen Störungen, epigastrischen Schmerzen, Ödemen und einer **Hyperreflexie.** Es kann zu **epileptischen Anfällen** kommen, die das Leben der Patientin und ihres Kinds bedrohen. Assoziiert ist eine fetale Wachstumsretardierung. Als Genese wird eine gestörte Trophoblasteninvasion angenommen. Meist geht der manifesten Eklampsie ein **schwangerschaftsinduzierter Hypertonus** oder eine **Präeklampsie** (veraltet: EPH-Gestose) voraus. Leitsymptome der Präeklampsie, welche bei der Eklampsie persistieren, sind ein Hypertonus, Ödeme sowie eine Nierenschädigung mit Proteinurie. Die Eklampsie ist ein Notfall, der die sofortige Klinikeinweisung erfordert. Zur Prophylaxe von epileptischen Anfällen wird **Magnesium** eingesetzt. Die Therapie der Eklampsie besteht in einer **Beendigung der Schwangerschaft.** Die Indikation für eine Entbindung wird nach Einschätzung des möglichen Risikos der Mutter bei anhaltender Präeklampsie / Eklampsie dem Risiko des Kinds durch eine vorzeitige Geburt gegenübergestellt.

ZUSAMMENFASSUNG

Eine Parese der mimischen Muskulatur ist ein häufiges Symptom in der Neurologie. Über die Untersuchung der Stirnmuskeln kann zwischen einer zentralen und einer peripheren Parese unterschieden werden. Häufigste Form der **peripheren Fazialisparese** ist die **idiopathische Parese,** bei der keine klare Genese benannt werden kann. Wahrscheinliche Ätiologie ist die ödematöse Schwellung des N. facialis mit daraus resultierender Druckschädigung im Canalis Fallopii. Das Risiko ist beim Diabetes mellitus und in der Schwangerschaft erhöht. Symptomatische periphere Läsionen sind bei Entzündungen oder Tumoren möglich. Wegen der Vielzahl der Nervenabgänge des N. facialis kann durch eine neurologische Untersuchung der Schädigungsort sehr genau bestimmt werden. Die idiopathische Parese wird mit Kortison behandelt, die Therapie der symptomatischen Fazialisschädigung richtet sich nach der Ätiologie.

WAS WÄRE, WENN ...

- ... Ihre Patientin aus der Gynäkologie eine medikamentöse Therapie wünschen würde?
  - Nach Ausschluss weiterer Kontraindikationen unter Rücksprache mit den gynäkologischen Kollegen ist eine medikamentöse Behandlung mit Steroiden in der Schwangerschaft und Stillzeit möglich.
- ... Ihre Patientin sich nach einer Internetrecherche bei Ihnen erneut vorstellen würde, um bei großer Sorge, dass ein Schlaganfall übersehen wurde, eine Computertomografie des Schädels durchführen zu lassen?
  - Die Diagnosestellung einer peripheren Fazialisparese erfolgt klinisch. Eine Indikation zur Computertomografie besteht bei fehlender Fragestellung sowie zusätzlicher Strahlenbelastung der noch schwangeren Patientin nicht.

7

Akuter Vernichtungskopfschmerz

Christian Henke

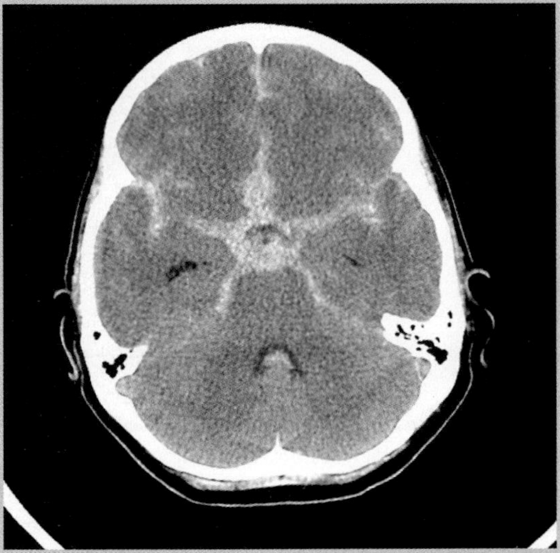

[M464]

Anamnese

Ein 49-jähriger Patient kommt per Notarzt in die Notaufnahme, nachdem er mit sehr starken Kopfschmerzen aus dem Mittagsschlaf erwacht war. Er berichtet, den ganzen Morgen lang im Badezimmer neue Waschbecken installiert zu haben. Nach dem Aufwachen habe er neben den starken (VAS 9/10), holozephalen Kopfschmerzen und mehrmaligem Erbrechen auch Übelkeit verspürt sowie eine Fotophobie bemerkt. Eine Migräne sei nicht bekannt, an Vorerkrankungen bestehe lediglich ein Z.n. Bandscheibenvorfall und eine Hyperurikämie.

Regelmäßige Medikamente: Allopurinol, Voltaren. Er mache sich starke Sorgen, weil sein Vater mit 52 Jahren an einer Hirnblutung verstorben sei.

Untersuchungsbefund

RR 180/90 mmHg, Patient wach. Keine Sprachstörung. Endgradiger Meningismus. Kein Fieber.

Hirnnerven: Pupillen isokor, direkte und konsensuelle Lichtreaktion, Trigeminus und Fazialis intakt, keine Dysarthrie.

Motorik: keine Paresen, keine Spastik, MER seitengleich mittellebhaft, PBZ bds. negativ.

Sensibilität: regelrecht für Ästhesie, Pallästhesie, Algesie und Thermästhesie.

Koordination: Zeigeversuche regelrecht, keine Stand- oder Gangataxie.

1. **Wie lautet die Verdachtsdiagnose? Welche Differenzialdiagnosen kommen infrage?**

2. **Beschreiben Sie den CT-Befund (➤ Bild oben)! Was wären im Falle eines negativen CTs die weiteren diagnostischen Schritte?**

3. **Welche Ursachen kennen Sie? Was wissen Sie über deren Lokalisation?**

4. **Welche therapeutischen Möglichkeiten der klassischen Ursache kennen Sie?**

5. **Welches sind die häufigsten Komplikationen und wann im Verlauf der Erkrankung treten sie jeweils auf?**

6. **Beschreiben Sie die gängige klinische Klassifikation! Wie sieht die Prognose der Krankheit aus?**

1. Verdachtsdiagnose

Die Befunde lassen sich gut vereinbaren mit einer frischen Subarachnoidalblutung (SAB) bei apoplektiformen stärksten Kopfschmerzen und endgradigem Meningismus. Dieser ist bedingt durch eine meningeale Dehnung, da der Subarachnoidalraum physiologisch bereits mit Liquor gefüllt ist. Die Subarachnoidalblutung (SAB) gehört somit neben der intrazerebralen Blutung (ICB) aufgrund ihres akuten Beginns zu den Schlaganfall-Syndromen (im Gegensatz zu Epi- und Subduralhämatomen).

Weitere Differenzialdiagnosen des „Thunderclap-Headache“:

- **Intrazerebralblutung (ICB):** unwahrscheinlich bei fehlenden fokal-neurologischen Ausfällen.
- **Ischämischer Hirninfarkt:** ebenfalls fokal-neurologische Ausfälle zu erwarten.
- **Migräne:** halbseitige Kopfschmerzen, vegetative Begleitsymptome, positive Migräne-Anamnese (meist jüngere Patienten).
- **Dissektion:** Halsschmerzen, Horner-Syndrom, kein Meningismus.
- **Sinusthrombose:** holozephaler Kopfschmerz, Schwangerschaft, Kontrazeptiva oder Nikotinabusus als Risikofaktoren; kann sekundär zu einer SAB führen.
- **Spontaner Dura-Einriss:** meist traumatische Genese; Einriss der Dura mit Liquorleck und Gefahr des Liquorunterdrucksyndroms.
- **Primärer Donnerschlag-Kopfschmerz:** Ausschlussdiagnose, unklare Entität.

2. CT-Befund

Bei Verdacht auf eine frische Subarachnoidalblutung (SAB) wurde eine CT-Bildgebung durchgeführt (➤ Bild auf der Fallseite).

Es zeigen sich hyperdense Flüssigkeitsansammlungen in den basalen Zisternen als Ausdruck frischen Bluts. Betont ist das Blut im Bereich des frontalen Interhemisphärenspalts und des Sulcus lateralis (Fissura Sylvii). Man sieht Blutaussparungen rechtsseitig im Bereich des frontalen Interhemisphärenspalts, die einem Aneurysma entsprechen könnten. Das Hirnparenchym zeigt keinerlei Auffälligkeiten.

Um die Hirngefäße genauer darzustellen, wurde eine CT-Angiografie (➤ Abb. 7.1) durchgeführt, in der sich

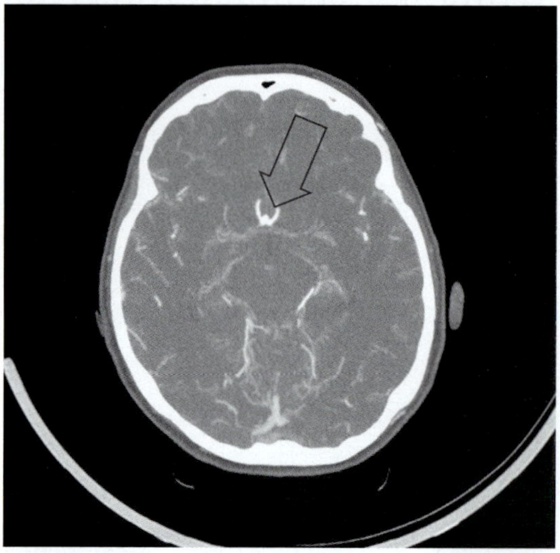

Abb. 7.1 CT-Angiografie: Aneurysma der A. communicans anterior [M464]

Aneurysmen mit hoher Sensitivität nachweisen lassen. Hier findet sich ein Aneurysma der A. communicans anterior von 4 × 5 mm Größe.

Sollte sich im CT keine Blutung zeigen, so schließt dies eine Subarachnoidalblutung keinesfalls aus, da nach wenigen Tagen die Sensitivität des CCTs lediglich bei 40–50 % liegt. Aufgrund der subarachnoidalen Lage des Liquors bietet sich jedoch eine Liquorpunktion an, mit Hilfe derer sich Blut nachweisen lässt. Hierbei ist wichtig, den Liquor nach Zentrifugation zu beurteilen, da nach ca. 6–12 h die ersten Hämoglobin-Abbauprodukte nachweisbar sind (Bilirubin und Biliverdin), die dem Liquor dann die klassische gelbe Farbe **(Xanthochromie)** verleihen. Daneben lassen sich zytologisch möglicherweise Erythrophagen oder eine erhöhte Ferritin-Konzentration nachweisen.

3. Ätiologie

Man unterscheidet grundsätzlich **traumatische** von **nichttraumatischen Subarachnoidalblutungen (SAB).** Bei der traumatischen muss ein entsprechend schweres Trauma (häufig Polytrauma, zumindest aber schwerer Sturz auf den Kopf) vorangegangen sein, das Prellmarken hinterlassen hat. Wenn das Ereignis unbeobachtet ist, lässt sich häufig nicht sagen, welches Ereignis vorausgegangen ist, die Blutung oder der Sturz.

Von den nichttraumatischen Blutungen entstehen 80–85 % auf dem Boden einer **Aneurysma-Ruptur,** sodass die Suche nach einem Aneurysma die vordringlichste Aufgabe ist. Man unterteilt die Lage der Aneurysmen in vordere (aus der A. carotis interna, ACI, kommend) und hintere (aus der A. vertebralis) Zirkulation, wobei 90 % der Aneurysmen an den Gefäßen der vorderen Zirkulation lokalisiert sind. Die dabei am häufigsten betroffenen Gefäße sind die A. communicans anterior (30 %), die distale A. carotis interna (30 %) und A. cerebri anterior und A. cerebri media (zusammen ca. 30 %). In der hinteren Zirkulation ist die häufigste Lokalisation die des Basilariskopfes.

In ca. 15 % der SABs lässt sich kein Aneurysma nachweisen. Bei Betonung der basalen Zisternen und der Zisternen um den Hirnstamm bezeichnet man die Blutung als **perimesenzephale SAB** (oder auch präpontine SAB), für die eine venöse Blutungsquelle diskutiert wird, jedoch ohne sicheren Hinweis hierauf. Der Spontanverlauf ist milder und weniger komplikativ als der der Aneurysma-Blutungen.

MERKE

Es gibt eine familiäre Neigung zu Aneurysmen, sodass ca. 10–20 % der Patienten eine positive Familienanamnese aufweisen. In diesen Fällen kommen gehäuft auch multiple Aneurysmen vor, sodass eine konventionelle Angiografie durchgeführt werden sollte, um auch kleinere Aneurysmen nachzuweisen.

4. Therapie

Ziel ist es, das Aneurysma auszuschalten, damit es nicht zu einer Re-Ruptur kommt. Hierzu stehen zwei grundsätzlich verschiedene Methoden zur Auswahl, die gegeneinander abgewogen werden müssen:

- **Neurochirurgisches Clipping:** Von außen wird ein Metall-Clip auf das Aneurysma gesetzt; abhängig von operativer Zugänglichkeit, erschwerte Zugänglichkeit bei Aneurysmen im petrösen ACI-Abschnitt und erhöhtes Risiko in der hinteren Schädelgrube. Erfolgsrate: 85–90 %.
- **Endovaskuläres Coiling:** Per Katheter wird über die A. femoralis das Aneurysma mit Drahtschlingen (Coils) ausgestopft und kann somit nicht rupturieren. Abhängig von der Konfiguration des Aneurysmas (benötigt einen Hals, damit Coils halten), von der endovaskulären Zugänglichkeit (proximale Lage) sowie vom peripheren Gefäßstatus (erschwert bei schwerer pAVK). Erfolgsrate: 75–80 %.

Meist wird zunächst eine intraarterielle Angiografie durchgeführt zur dreidimensionalen Darstellung des Aneurysmas mit anschließender interdisziplinärer Diskussion des optimalen therapeutischen Prozederes (s. o.). Sollte eine endovaskuläre Therapie gewählt werden, so kann sie direkt im gleichen Setting durchgeführt werden.

5. Komplikationen

- **Re-Ruptur:** bei unbehandeltem Aneurysma innerhalb der ersten 2 Wochen ca. 20–25 %, innerhalb der ersten 6 Monate 50 %; durch das vermehrte perivaskuläre Blut steigt auch das Risiko für Vasospasmen deutlich an. Das Re-Ruptur-Risiko sinkt, je früher das Aneurysma ausgeschaltet wird.
- **Vasospasmen:** (30–40 %), induziert durch perivaskuläres Blut; Beginn frühestens Tag 3 nach SAB, Maximum bei Tag 8–10 und Dauer meist 21–28 Tage; in dieser Phase tägliche transkranielle Doppler-Kontrollen, bei Auftreten neurologischer Ausfälle i. a. Angiografie und Nimodipin-Gabe oder Ballondilatation; als Prophylaxe möglich: Nimodipin oral 6× 60 mg oder Tripel-H-Therapie (Hypervolämie, Hämodilution, Hypertonie); bei Therapieversagen entsteht ein **ischämischer Schlaganfall.**
- **Hydrozephalus:** (10 %), durch Koagulation von Blut in den Liquorräumen und dadurch bedingter Abflussstörung (in den Ventrikeln) oder Resorptionsstörung (externer Subarachnoidalraum); Nachweis im CT, Therapie: externe Ventrikeldrainage (EVD), Lumbaldrainage.
- **Elektrolytstörung:** SIADH (Syndrom der inadäquaten ADH-Ausschüttung) mit Hyponatriämien.
- **Epileptische Anfälle.**

6. Prognose

➤ Tab. 7.1. Die Letalität der akuten Subarachnoidalblutung ist hoch. Es wird geschätzt, dass ca. 20 % der Patienten noch vor Erreichen der Klinik versterben.

Tab. 7.1 Stadieneinteilung nach Hunt und Hess

Stadium nach Hunt und Hess	Klinische Symptomatik
I	Starke Kopfschmerzen, keine fokal-neurologischen Defizite
II	Stärkste Kopfschmerzen, mögliche Hirnnervenausfälle
III	Somnolenz, fokal-neurologische Defizite
IV	Sopor, fokal-neurologische Defizite
V	Koma, fokal-neurologische Defizite

Insgesamt beträgt die Letalität der ersten Blutung ca. 40 %, die jeder weiteren Nachblutung ca. 30 %.
Insgesamt gibt es viele Faktoren, die das Risiko eines letalen Ausgangs erhöhen. Hierzu gehören:

- Hohes Alter (> 60 Jahre): 40–50 %.
- Hunt und Hess IV oder V (Sopor oder Koma): 45 bzw. 70 %.
- Aneurysmagröße > 24 mm: 40 %.
- Zusätzliche Glaskörperblutung (Terson-Syndrom): bei Vorliegen Letalität von 90 %.

Bei Überlebenden finden sich nach einem Jahr noch ca. bei 50 % neuropsychologische Defizite, eine vermehrte Kopfschmerzneigung bei 75 %.

ZUSAMMENFASSUNG

Die **Subarachnoidalblutung** (SAB) ist eine lebensbedrohliche Erkrankung, die in 85 % der Fälle durch eine **Aneurysma-Ruptur** bedingt ist. Der Nachweis gelingt in der Regel mit einer Schädel-CT. Im Falle eines fehlenden Blutnachweises kann mittels Liquorpunktion nach wenigen Stunden ebenfalls eine SAB nachgewiesen werden.
Mittels Angiografie muss die Blutungsquelle gesucht und ausgeschaltet werden. Hierzu stehen zwei Verfahren zur Verfügung, die relativ gleichwertig sind – das Clipping und das Coiling. Hierdurch können sowohl das Re-Ruptur-Risiko als auch das Risiko für das Auftreten von Vasospasmen deutlich reduziert werden. Insgesamt hat die SAB eine hohe Komplikationsrate und muss intensivmedizinisch in einem spezialisierten Zentrum überwacht werden.

WAS WÄRE, WENN ...

- ... der Kopfschmerz plötzlich, aber nicht maximal stark wäre?
  - Dann besteht dennoch der Verdacht auf eine SAB und es müssen CT-Diagnostik und Liquorpunktion durchgeführt werden.
- ... der Kopfschmerz 7 Tage her wäre und der Patient jetzt neue Defizite hätte?
  - Dann sollten eine zeitnahe MRT-Bildgebung und eine Liquordiagnostik erfolgen. Die Defizite können durch evtl. bereits aufgetretene Vasospasmen bedingt sein.

8

Subakute Hemiparese

Johannes Rieger

Anamnese

In der Ambulanz stellt sich ein 70 Jahre alter Patient vor. Er berichtet über eine zunehmende Gangstörung im Verlauf der letzten 5 Wochen. Er fühle sich unsicher beim Gehen. Die Angehörigen berichten, dass er das linke Bein „nachziehe". Zuletzt sei ihm auch eine Ungeschicklichkeit der linken Hand aufgefallen. Er habe z. B. Probleme, die Kaffeetasse beim Frühstück sicher zu fassen.

Der Hausarzt veranlasste eine MRT, in der eine rechts temporale Raumforderung mit randständiger Kontrastmittelaufnahme zur Darstellung kam.

Untersuchungsbefund

Der Patient ist wach und zu allen Qualitäten orientiert. Der Hirnnervenstatus ist regelrecht. Es besteht kein Meningismus. Im Bereich der Extremitätenmuskulatur zeigt sich eine Hemiparese Kraftgrad 4 der linken Seite. Im Arm- und Beinhalteversuch sinken die linksseitigen Extremitäten ab. Die Oberflächensensibilität wird als intakt angegeben. Die Muskeleigenreflexe sind mittellebhaft leicht linksbetont auslösbar. Der Babinski-Reflex ist links auslösbar.

1. Welche Differenzialdiagnosen kommen infrage?

2. Welche weitere Diagnostik veranlassen Sie?

3. Welche molekularen Marker werden zur Klassifikation von Gliomen eingesetzt?

4. Welche symptomatische Therapie ist möglich?

5. Wie wird der Allgemeinzustand von Patienten mit Tumorleiden klassifiziert?

6. Welche Behandlungsmöglichkeiten gibt es für diese Erkrankung?

1. Differenzialdiagnosen

Im MRT wird eine intrakranielle Raumforderung mit randständiger Kontrastmittelaufnahme beschrieben. Differenzialdiagnostisch kommen hier eine **entzündliche Genese** sowie ein **Tumor** in Betracht.

Bei den entzündlichen Genesen wird zwischen den erregerbedingten und den autoimmunen Erkrankungen unterschieden. In diesem Fall müsste ein **Abszess** bedacht werden. Vor allem bei Patienten mit einer Schwäche des Immunsystems, z.B. durch HIV-Infektion, Zustand nach Chemotherapie oder dauerhafte immunsuppressive Therapie, kann es zu Entzündungen des ZNS kommen.

In seltenen Fällen kann sich eine akute autoimmune Erkrankung mit einem ähnlichen MRT-Befund darstellen, so kann z.B. eine **akute disseminierte Enzephalomyelitis** (ADEM) große zerebrale Läsionen mit randständiger Kontrastmittelaufnahme verursachen.

Bei den Tumoren des zentralen Nervensystems kann es sich um **hirneigene Tumoren** oder um **Metastasen** eines anderen Tumors handeln. Mit ca. 50 % machen Metastasen eines Bronchialkarzinoms den größten Teil der zerebralen Metastasen aus. Weitere häufige Tumorarten mit zerebralen Metastasen sind das Mammakarzinom, das maligne Melanom sowie das Nierenzellkarzinom. Die hirneigenen Tumoren werden in der WHO-Klassifikation nach ihrer Malignität in die Grade 1 – 4 eingeteilt. Das **Glioblastom** (ZNS-WHO 4) stellt den größten Anteil dieser Tumoren. Angesichts des Alters, des schleichenden Beginns und der fehlenden Infektzeichen ist der höhergradige Hirntumor die wahrscheinlichste Differenzialdiagnose bei diesem Fall.

2. Diagnostik

Zur weiteren ätiologischen Klärung der Raumforderung ist eine **Magnetresonanztomografie** (MRT) erforderlich (➤ Abb. 8.1). Das MRT ist dem CT in der Auflösung überlegen. So kann diese auch mögliche weitere kleinere zerebrale Läsionen identifizieren. Wenn es sich um multiple zerebrale Raumforderungen

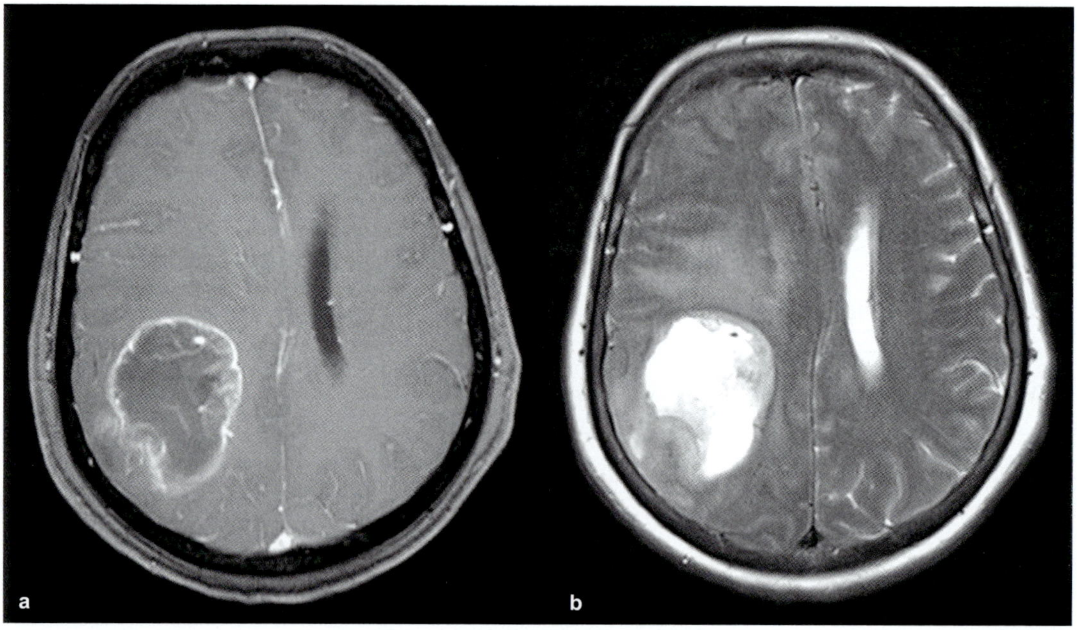

Abb. 8.1 MRT eines Glioblastoms: a) In der T1-Wichtung zeigt sich eine Läsion mit randständiger Kontrastmittelaufnahme. b) In der T2-Wichtung kommt das perifokale Ödem zur Darstellung. [M464]

handelt, spricht dies für Metastasen und gegen einen hirneigenen Tumor, welcher nur in sehr seltenen Fällen multilokulär auftritt. Die diffusionsgewichtete Bildgebung und die ADC-Map („apparent diffusion coefficient") können Hinweise auf einen Abszess geben.

Wenn in der zerebralen Bildgebung Hinweise für Metastasen vorliegen, wird eine **Primariussuche** durchgeführt. Die stufenweise Diagnostik der Primariussuche bei zerebralen Metastasen wird in ➤ Fall 22 behandelt.

Wenn klinische Zeichen einer Meningoenzephalitis bestehen, wird eine **Liquorpunktion** durchgeführt (➤ Fall 10, ➤ Fall 73, ➤ Fall 77). Ein direkter Nachweis von Tumorzellen einer soliden intrakraniellen Raumforderung im Liquor gelingt selten, bei einer Tumoraussaat im Rahmen einer Meningeosis carcinomatosa können im Liquor zytologisch atypische Zellen nachgewiesen werden (➤ Fall 29).

Der epileptische Anfall ist ein häufiges Erstsymptom eines Hirntumors. Mittels eines **Elektroenzephalogramms** (EEG) können Zeichen einer zerebralen Erregbarkeitssteigerung nachgewiesen werden.

Bei diesem Patienten besteht der Verdacht auf einen höhergradigen, hirneigenen Tumor. Bei diesen Tumoren kann die Diagnose mittels einer stereotaktischen **Biopsie** oder einer **Resektion** gesichert werden. Wenn eine Komplettresektion möglich ist, so sollte diese bevorzugt werden.

3. Histologie und molekulare Marker bei Gliomen

Zunächst erfolgt die **histologische Analyse** des Biopsats bzw. Resektats. Die häufigsten glialen Tumoren bei Erwachsenen stellen Oligodendrogliome, Astrozytome und Glioblastome dar. Außerdem findet die Zuordnung zu einem Malignitätsgrad analog der WHO-Klassifikation statt. Bei Oligodendrogliomen und Astrozytomen liegen Gliome der ZNO-WHO-Grade 2 und 3 vor, das Glioblastom entspricht dem ZNS-WHO-Grad 4. Anschließend erfolgt die Analyse der **molekularen Marker** (➤ Abb. 8.2): Bei Gliomen des Grades 2 und 3 liegen meistens **Mutationen der Isocitratdehydrogenase-1 (IDH-1)** vor. Im Falle von Oligodendrogliomen besteht außerdem die kombinierte **Deletion der Chromosomenabschnitte 1p und 19q,** bei astrozytären Gliomen meist ein **Verlust der nukleären Expression des ATRX-Proteins.** Bei Glioblastomen liegt meist keine IDH-1-Mutation vor. Falls diese nachzuweisen ist, ist von einem „sekundären Glioblastom" auszugehen, d. h. einem Glioblastom, das aus einem niedriggradigeren Gliom hervorgegangen ist. Schließlich erfolgt die vollständige Diagnosestellung, die somit histologische und molekulare Eigenschaften berücksichtigt.

Bei dem vorgestellten Patienten liegt ein „primäres Glioblastom" vor, somit war keine Mutation der IDH-1 vorhanden.

4. Symptomatische Therapie

Zerebrale Tumoren sind häufig von einem ausgeprägten perifokalen Ödem umgeben, welches zusätzliche neurologische Ausfallerscheinungen verursacht. Diese Ausfallerscheinungen können, z. B. durch Einschränkung der Mobilität (Hemiparese), zu weiteren Komplikationen (Pneumonie) führen. Das Ödem kann nach dem klinischen Befund mittels **Kortikosteroiden** behandelt werden, z. B. mit Dexamethason in einer Dosis zwischen 4 und 16 mg pro Tag. Wichtig ist die Kontrolle der Elektrolyte und des Blutzuckers unter der Therapie. Besonders wenn ein Diabetes besteht, kann es zu ausgeprägten Hyperglykämien kommen. Zudem sollten ein Magenschutz, eine Osteoporoseprophylaxe und eine Thromboseprophylaxe beachtet werden.

Wenn es in der Vorgeschichte keine Hinweise auf einen epileptischen Anfall gibt, so besteht keine Indikation für eine prophylaktische Therapie. Liegt ein symptomatisches Anfallsleiden vor, so sollte eine **antikonvulsive Therapie** eingeleitet werden. Es sollten Therapeutika ohne **enzyminduzierende Wirkung gewählt werden,** da diese bei einer nachfolgenden Chemotherapie zu Interaktionen führen können. Bewährt haben sich Levetiracetam und Lacosamid, für die keine Enzyminduktion und keine Wechselwirkungen mit den gängigen Chemotherapeutika beschrieben sind. Vorteilhaft ist zusätzlich, dass beide Wirkstoffe schnell aufdosiert werden können und Präparate zur intravenösen Applikation verfügbar sind, sodass die Therapie perioperativ oder bei einer Schluckstörung fortgeführt werden kann.

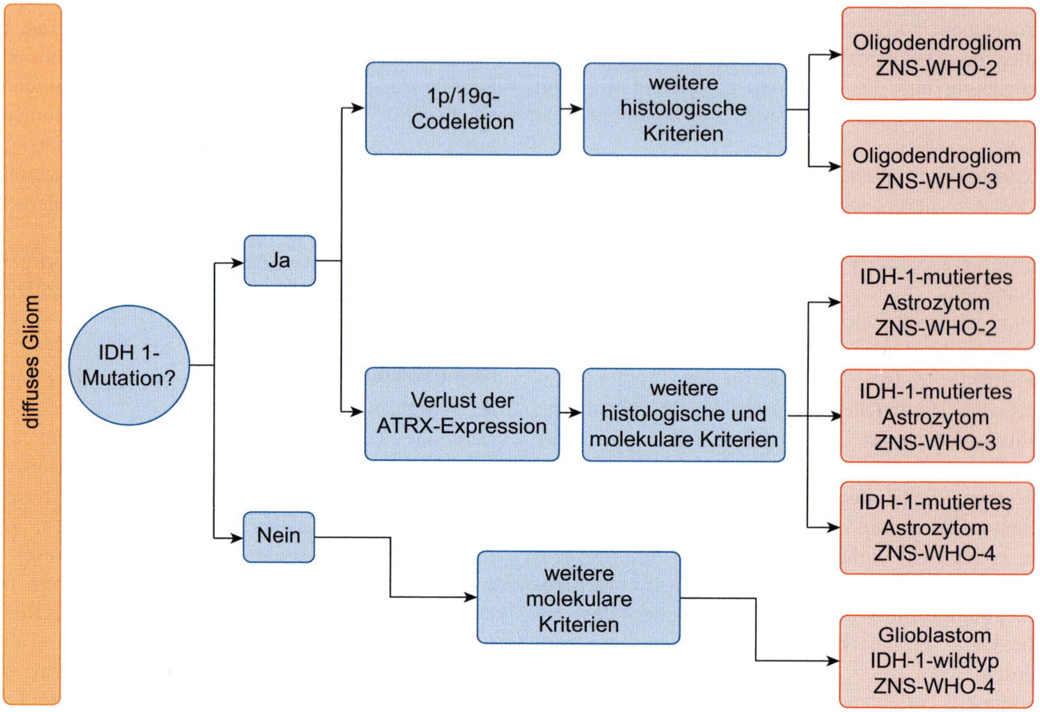

Abb. 8.2 Neuropathologische Diagnostik mittels Histologie und molekularer Marker [M1478/L143]

5. Karnofsky-Index

Der Allgemeinzustand und die Einschränkungen in der Selbstversorgung von Patienten mit malignen Erkrankungen werden mittels des **Karnofsky Performance Status Scale** beschrieben. Der Karnofsky-Index liegt zwischen 0 % und 100 %. Je höher er ist, desto besser ist der Allgemeinzustand des Patienten: So liegen bei einem Karnofsky-Index von 100 % keine Einschränkungen vor, während beispielsweise ein Index von 20 % bedeutet, dass der Patient schwer krank ist und intensiver medizinischer Betreuung bedarf. Mittels dieser Skala können die Prognose des Patienten abgeschätzt und die Therapieziele definiert werden. Außerdem dient er als Verlaufsparameter während der Therapie. Alternativ wird der Index der Eastern Cooperative Oncology Group **(ECOG-Score)** verwendet.

6. Therapie des Glioblastoms

Die Prognose von Glioblastom-Patienten ist relativ schlecht und die Lebenserwartung liegt statistisch zwischen wenigen Monaten und wenigen Jahren nach Diagnosestellung. Durch die Studien der letzten Jahre konnte dennoch eine Verbesserung der Überlebensraten erzielt werden, sodass die Patienten über Therapiemöglichkeiten aufgeklärt und kein therapeutischer Nihilismus betrieben werden sollte. Die Patienten sollten für die Beratung und Therapie in einem **spezialisierten Zentrum** vorgestellt werden. Adressen können über den Neuroonkologischen Arbeitskreis (NOA) der Deutschen Krebsgesellschaft bezogen werden.

Die Therapie der Glioblastome beinhaltet die **Operation** (wenn möglich Resektion, sonst Biopsie zur Diagnosesicherung), **Strahlentherapie** und **Chemo-**

therapie. Gemäß der EORTC-Studie 26981 wird eine kombinierte Radiochemotherapie nach der Operation empfohlen. Die Tumorregion wird mit 60 Gy bestrahlt, zusätzlich erfolgt eine konkomitante Chemotherapie mit Temozolomid. Angeschlossen werden sechs Zyklen einer Chemotherapie mit Temozolomid über ein halbes Jahr. In der EORTC-Studie zeigte sich unter dieser Therapie ein medianes Gesamtüberleben von 14,6 Monaten. Das Ansprechen auf die Therapie hängt maßgeblich von einem Enzym ab, das Resistenz gegen Temozolomid vermittelt (O6-Methylguanine-DNA-Methyltransferase, MGMT). Bei Patienten, bei denen der Tumor durch Methylierung des MGMT-Promotors dieses Enzym nicht exprimierte, konnte ein medianes Gesamtüberleben von 21,7 Monaten erreicht werden. Patienten, in deren Tumor keine Methylierung des MGMT-Promoters vorlag (und somit MGMT exprimiert wurde), profitierten hingegen wenig von der zusätzlichen Chemotherapie. Bei ca. einem Drittel der Patienten mit Glioblastom liegt die Methylierung des MGMT-Promotors vor. Ein ergänzender neuartiger Ansatz ist die Anwendung von Wechselstromfeldern mittels Elektroden (TTFields).

Die Therapie eines Rezidivs ist von der zuvor erfolgten Primärtherapie abhängig. Prinzipielle Optionen sind die erneute Resektion und Strahlentherapie sowie die Umstellung der Chemotherapie. In neuartigen Therapiekonzepten erfolgt die umfassende molekulare Diagnostik des Tumorgewebes zum Nachweis von Mutationen, um danach individualisiert und zielgerichtet behandeln zu können. Die jeweilige Therapie sollte interdisziplinär in einer Tumorkonferenz zwischen Strahlentherapeuten, Neurochirurgen und Neuroonkologen besprochen werden. Palliativmedizinische Aspekte sollten dabei ebenfalls beachtet werden.

ZUSAMMENFASSUNG

Bei **intrakraniellen Raumforderungen** sollte ein MRT zur weiteren Diagnostik erfolgen. Bei Verdacht auf eine erregerbedingte oder autoimmune Entzündung wird eine Liquorpunktion angeschlossen. Bei Hinweisen, dass es sich um eine Metastase handelt, erfolgt eine Primariussuche und die Sicherung der Diagnose mittels Punktion/Resektion der Tumormanifestation, die mit dem geringsten Risiko für den Patienten erreicht werden kann. Die Diagnose von hirneigenen Tumoren wird ebenfalls mittels Operation gesichert. Die Therapie von malignen, hirneigenen Tumoren beinhaltet die adjuvante Radiochemotherapie.

WAS WÄRE, WENN ...

- ... die Histologie nicht ein Glioblastom, sondern ein anaplastisches Oligodendrogliom ergeben hätte?
  - In diesem Falle sollte die Therapie aus einer Strahlentherapie, gefolgt von einer Chemotherapie mit Procarbazin, Lomustin und Vincristin („PCV"), bestehen.
- ... die Veränderungen bei gleicher Diagnostik an zwei oder drei Stellen im Gehirn gelegen hätten?
  - Es gibt auch multifokale Gliome, sodass auch hier eine Hirnbiopsie anzustreben gewesen wäre zur Diagnosesicherung.

9

Akute Hemiparese und Aphasie

Christian Henke

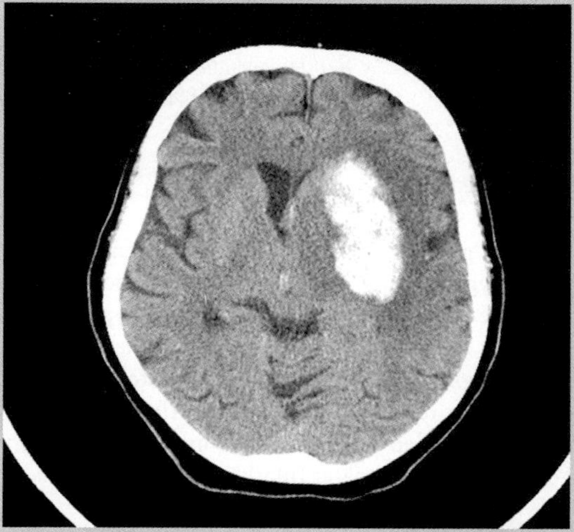

[M464]

Anamnese

Ein 84-jähriger Patient wacht am Morgen mit einer Hemiparese der rechten Körperhälfte und einer gestörten Sprachbildung auf. Seine Ehefrau berichtet, dass er am Abend noch ohne irgendwelche Beschwerden zu Bett gegangen sei. Am Morgen sei er beim Aufstehen auf die rechte Seite gefallen und habe „so seltsam verwirrt gesprochen, als sei er über Nacht dement geworden".

Vorerkrankungen: langjähriger Hypertonus, Nikotinabusus 40 py, terminale Niereninsuffizienz, KHK. Medikation: ASS, Amlodipin, Metoprolol, Torasemid.

Untersuchungsbefund

RR 210/100 mmHg, Patient wach, deutliche globale Aphasie mit Paraphasien. Leichte Dysarthrie.

Hirnnerven: Pupillen isokor, direkte und konsensuelle Lichtreaktion, Trigeminus intakt, faziale Mundastschwäche rechts.

Motorik: Hemiplegie rechts, keine Spastik, MER seitengleich lebhaft, PBZ rechts positiv.

Sensibilität: Hypästhesie und Hypalgesie der rechten Körperhälfte.

Koordination: Zeigeversuche links regelrecht, rechts dysmetrisch, Patient nicht steh- und gehfähig.

1. **Beschreiben Sie den CT-Befund (➤ Bild oben)! Wie häufig ist die Erkrankung im Vergleich zu der wichtigsten Differenzialdiagnose?**

2. **Erklären Sie die Einteilung in die beiden Formen „loco typico" und „atypisch gelegen"!**

3. **Welche Ursachen kennen Sie für die klassische und die atypisch gelegene Variante?**

4. **Welche therapeutischen Schritte sind in der Akutphase der Krankheit notwendig bzw. optional?**

5. **Wie sieht die Prognose des Krankheitsbilds aus?**

6. **Beschreiben Sie die Kriterien und Diagnostik der z(c)erebralen Amyloidangiopathie (CAA)?**

1. CT-Befund

Es zeigt sich im nativen CCT (➤ Bild auf der Fallseite) eine hyperdense Raumforderung mit Schwerpunkt im Bereich der linken Capsula interna, die sowohl den linken Thalamus als auch die Stammganglien miterfasst. Diese ist als primäre intrazerebrale Blutung zu werten. Begleitend sieht man ein beginnendes, um die Blutung gelegenes Ödem ohne akute Einklemmungszeichen (leichte Mittellinienverlagerung, keine Herniation). Das Blut hat offensichtlich Anschluss an das Ventrikelsystem gefunden, da man im dritten Ventrikel geringe Mengen hyperdenser Flüssigkeit sieht.

Aufgrund der Lage der Blutung lässt sich radiologisch der Verdacht auf eine **hypertensive Massenblutung** (loco typico) links zerebral stellen. Die Aphasie dürfte Ausdruck der ödematösen Beteiligung der ebenfalls linksseitig gelegenen Sprachzentren sein.

Die **Intrazerebralblutung** gehört zu den Schlaganfall-Syndromen, die grundsätzlich in ischämische Schlaganfälle und hämorrhagische Schlaganfälle unterteilt werden. Während der ischämische Hirninfarkt mit 80 % die größte Gruppe der Schlaganfall-Syndrome stellt, machen die apoplektiformen Blutungen 20 % aus. Hiervon fallen 15 % auf die intrazerebrale Blutung (ICB) und 5 % auf die Subarachnoidalblutung (SAB). Andere intrakranielle Blutungen haben kein apoplektiformes Auftreten und zählen entsprechend auch nicht zu den Schlaganfällen.

MERKE

Klinisch lässt sich nicht zwischen einer intrazerebralen Blutung und einer zerebralen Ischämie unterscheiden. Im Rahmen von Blutungen ist tendenziell der Blutdruck höher und die Patienten klagen häufiger über Kopfschmerzen und Erbrechen, dies ist jedoch im Einzelfall nur ein hinweisendes, nicht jedoch ein beweisendes Element. Aufgrund der viermal häufiger vorkommenden ischämischen Schlaganfälle treten Kopfschmerzen und Erbrechen insgesamt auch bei Ischämien regelmäßig auf. Daher ist eine zerebrale Bildgebung (CT oder MRT) zwingend erforderlich.

2. Einteilung

Es wird in Abhängigkeit von der Lokalisation der intrazerebralen Blutung eine „Loco-typico-" von einer atypisch gelegenen Blutung unterschieden. Die Begriffe „typisch" und „atypisch" beziehen sich auf die häufigste Ursache einer ICB, nämlich die hypertensive Genese (➤ Tab. 9.1). Die Regionen, die als „loco typico" bezeichnet werden, sind in erster Linie Regionen, die durch dünnwandige Perforans-Arterien versorgt werden und daher kongruent mit den Lokalisationen lakunärer Infarkte sind.

Tab. 9.1 Einteilung der intrazerebralen Blutungen in Abhängigkeit von der anatomischen Lage. „Loco typico" bezieht sich hierbei auf die hypertensive Genese.

Loco typico	Atypisch gelegen
▪ Capsula interna ▪ Basalganglien ▪ Thalamus ▪ Pons ▪ Zerebelläre Blutungen	▪ Lobäre Blutungen ▪ Hirnstammblutungen (außer Pons) ▪ Intraventrikuläre Blutungen

3. Ätiologie

Loco-typico-Blutungen liegen – wie der Name sagt – an den typischen Stellen für eine hypertensive Blutung, sodass bei vorbekanntem Hypertonus, älterem Patienten und nachgewiesener hypertensiver Entgleisung keine weitere ätiologische Abklärung erforderlich ist.

Bei atypisch gelegenen Blutungen ist die hypertensive Entgleisung in 50 % der Fälle ebenfalls als Ursache zu finden (damit auch hier die häufigste Genese), hingegen ist eine Reihe weiterer Differenzialdiagnosen in Erwägung zu ziehen.

- **Arteriovenöse Malformation** (AVM): MRT, i. a. Angiografie; häufigste Ursache einer ICB bei Patienten < 40 Jahre.
- **Traumatische ICB:** Kontusionsblutung mit Kortexbeteiligung (Coup und Contre-Coup zu suchen).
- **Medikamentenassoziiert:** Marcumar®, NOAKs oder ASS + Clopidogrel.
- **Hirntumoren** oder Metastasen (v. a. Melanom-Metastasen).
- **Zerebrale Amyloidangiopathie** (CAA): multiple ältere Blutungen und Ischämien im MRT + Demenz; häufigste Ursache bei Patienten > 70 Jahre.
- Kortikale Venenthrombose oder **Sinusthrombose:** im Sinne einer Stauungsblutung; venöse MR-An-

giografie, LP mit Messung des Liquoröffnungsdrucks.
- **Vaskulitis:** erregerbedingt (Neurolues, Tuberkulose), drogenassoziiert (Kokain oder Amphetamine) oder im Rahmen einer systemischen Vaskulitis.

4. Therapie

Bezüglich der Therapie der intrazerebralen Blutung (ICB) steht im Gegensatz zum ischämischen Hirninfarkt keine sinnvolle Kausaltherapie (Lysetherapie) zur Verfügung. Therapeutisch müssen trotzdem verschiedene Maßnahmen ergriffen werden.

Soforttherapie

- **Blutdruckkontrolle:** Zielwerte von < 140 / 90 mmHg reduzieren das Nachblutungsrisiko, wenngleich auch keine signifikante Besserung des klinischen Outcomes hiermit verbunden ist. Die wichtigsten Medikamente hierfür sind Urapidil, Clonidin und Dihydralazin.
- **Antagonisierung gerinnungsrelevanter Medikamente:** Prothrombinkomplex-Gabe (PPSB) bei Marcumar® (INR-adaptiert). Andexanet-alfa bei Apixaban, Edoxaban und Rivaroxaban. Idarucizumab (Praxbind®) bei Dabigatran-Gabe.
- **Operativ-neurochirurgische Verfahren:** Kraniotomie mit Evakuation der Blutung: abzuwägen bei oberflächlicher Lage und jungen Patienten.
- **Okzipitale Dekompression und Blutungsevakuation:** abzuwägen bei zerebellärer Blutung von > 3 cm Durchmesser oder > 20 cm^3 Volumen.
- **Anlage einer externen Ventrikeldrainage (EVD):** bei Liquorzirkulationsstörung oder zur Hirndrucktherapie.

Konservativ-neurologische Verfahren

- **Sauerstoffgabe:** Aufgrund der Blutung ist das Hirngewebe ebenfalls hypoxisch.
- **Blutdrucksenkung:** Exzessive Blutdrücke sollten moderat gesenkt werden; keine massiven Senkungen mit der Gefahr einer zerebralen Ischämie.
- **Analgesie.**
- **Hirnödemtherapie:** Basismaßnahmen, in besonders schweren Verläufen bei jüngeren Patienten **Hemikraniektomie.**

In Abhängigkeit von der Grunderkrankung kommen noch **weitere Therapieoptionen** infrage:

- **Arteriovenöse Malformation (AVM):** in Abhängigkeit von der Lokalisation und Größe (Klassifikation nach Spetzler und Martin) Möglichkeit einer operativen Therapie, einer radiochirurgischen Intervention mittels Gamma-Knife oder einer endovaskulären Embolisation.

5. Prognose

Insgesamt hat die intrazerebrale Blutung eine mäßige Prognose. Innerhalb der ersten 30 Tage nach einer intrazerebralen Blutung besteht eine Letalität von 45–50 %, davon die Hälfte innerhalb der ersten Woche. Die Prognose ist jedoch von vielen verschiedenen Faktoren abhängig. Als klassische Faktoren mit schlechter Prognose gelten:

- Größe der Blutung > 60 cm^3.
- GCS (Glasgow Coma Scale) < 8 bei Aufnahme.
- Auftreten von Nachblutungen.
- Hohes Alter (> 70 Jahre).
- Auftreten eines Hydrozephalus.
- Massive Hypertonie bei Aufnahme.

Letztlich ist das Auftreten von Nachblutungen oder Rezidivblutungen jedoch abhängig von der Blutungsursache. Bei hypertensiven Blutungen lässt sich das Wiederholungsrisiko durch eine antihypertensive Therapie deutlich senken.

Besteht die Blutung aufgrund einer strukturellen Veränderung, ist die Behandlung der Grunderkrankung ebenfalls entscheidend für die Prognose.

6. Zerebrale Amyloidangiopathie

Die zerebrale Amyloidangiopathie (CAA) ist eine Amyloidose, die ausschließlich die intrazerebralen Gefäße ohne systemische Beteiligung betrifft. Im Rahmen der Amyloidablagerungen in den leptomeningealen Gefäßen kommt es zu einer Lumeneinengung mit konsekutiver Hypoperfusion und Leukenzephalopathie, ggf. auch ischämischen Hirninfarkten. Auf der anderen Seite verursacht die Amyloidablagerung auch eine Gefäßwandnekrose mit Pseudoaneurysmenbildung und dadurch bedingten intrazerebralen Blutungen.

Die CAA hat eine Inzidenz von 12 % bei Patienten > 85 Jahren und ist die häufigste Ursache von Lobärblutungen bei älteren Patienten.
Klinisch hinweisend ist die Konstellation aus subkortikaler Funktionsstörung und Demenz.
Diagnostisch wegweisend sind ältere Blutungsresiduen, die in der T2*-Sequenz (im MRT) nachweisbar sind. Dazu lassen sich in unklaren Fällen mittels einer leptomeningealen Biopsie und neuropathologischer Gefäßfärbung mit Kongorot die Amyloidablagerungen nachweisen. Therapeutisch hat dies jedoch keinerlei Konsequenz, da bislang keine kausale Therapie bekannt ist.
Nach den **Boston-Kriterien** wird die Erkrankung in vier Wahrscheinlichkeitsgrade unterteilt:

- **Mögliche CAA:** singuläre Blutung.
- **Wahrscheinliche CAA:** multiple lobäre Blutungen, Alter > 55 Jahre, keine konkurrierende Pathogenese.
- **Wahrscheinliche CAA mit positiver Histologie:** histologische Amyloid-Darstellung aus evakuiertem Hämatom oder Biopsie.
- **Sichere CAA:** Autopsie.

ZUSAMMENFASSUNG

Die **intrazerebrale Blutung** umfasst ca. 15 % aller Schlaganfälle und lässt sich klinisch nicht von einem ischämischen Hirninfarkt unterscheiden. Als diagnostische Methode der Wahl gilt die native CT-Untersuchung des Schädels, in der mit hoher Sensitivität eine ICB nachgewiesen werden kann. Radiologisch lässt sich eine für die hypertensive Genese typische Blutung (loco typico) von einer atypischen Blutung unterscheiden. Im Falle atypischer Blutungen sollte man in Abhängigkeit von Alter und Anamnese noch weitere Differenzialdiagnosen (AVM, CAA, Medikamente, Tumoren) in Erwägung ziehen. Therapeutisch gibt es lediglich die Möglichkeit einer symptomatischen Therapie, die in Einzelfällen bei jungen Patienten mit ausgeprägtem Hirndruck bis zur Hemikraniektomie führen kann. Die Prognose ist mäßig, da ca. 50 % der Patienten die ersten 30 Tage nach dem Blutungsereignis nicht überleben.

WAS WÄRE, WENN ...

- ... als Ursache der ICB eine Sinusthrombose nachzuweisen wäre?
  - Die kausale Behandlung der Ursache (venöse Thrombose mit konsekutiver Stauung) geht vor, sodass eine Vollantikoagulation mit niedermolekularen Heparinen oder unfraktioniertem Heparin erfolgen sollte.
- ... es sich um eine sehr große Blutung mit Ventrikeleinbruch und Einklemmungszeichen bei einer sehr alten Patientin handeln würde?
  - Wichtig ist immer, dass eine Therapie im Sinne des Patienten stattfindet, sodass hier Patientin (soweit möglich) und Angehörige schon in der Notaufnahme über Prognose und Schwere des Krankheitsbilds aufgeklärt werden sollten, um ggf. unerwünschte Maßnahmen (intensivmedizinisch) nicht durchzuführen, sondern ggf. ein palliativmedizinisches Prozedere einzuleiten.

10

Kopfschmerzen, Fieber, Meningismus

Simone van de Loo

Anamnese

Eine 20-jährige Patientin wird Ihnen über den Rettungsdienst vorgestellt. Über die Gasteltern wird berichtet, sie komme ursprünglich aus Neuseeland und sei als Au-pair in Deutschland tätig. Sie versorge seit 2 Monaten vier kleine Kinder. Aktuell leide sie seit dem Vortag unter starker Übelkeit, Abgeschlagenheit, Erbrechen sowie Kopfschmerzen. Die Patientin ist somnolent. Sie hat Fieber bis 39 °C. Ferner ist zu eruieren, dass sie bereits seit mehreren Wochen unter einer Otitis media leidet. Sonst habe sie keine chronischen Erkrankungen. Aufgrund der Otitis media sei Clindamycin verabreicht worden, die genaue Dosierung ist jedoch nicht bekannt.

Untersuchungsbefund

Somnolente Patientin, delirant, nicht orientiert. Ausgeprägter Meningismus. Im Bereich der Hirnnerven durchweg unauffälliger Befund. Keine manifesten oder latenten Paresen. Muskeleigenreflexe seitengleich mittellebhaft erhältlich. Keine Pyramidenbahnzeichen. Sensibilität intakt. Aufgrund des schlechten Allgemeinzustands sind Stand und Gang nicht untersuchbar, ebenso ist die Koordinationsprüfung nicht durchführbar.

1. **Wie lautet die Verdachtsdiagnose?**

2. **Welche Untersuchungen führen Sie schnellstmöglich durch?**

3. **Welche Therapie schlagen Sie vor?**

4. **Was ist das Reiber-Schema?**

5. **Beschreiben Sie die typischen Liquorbefunde bei Meningitis / Enzephalitis!**

6. **Welche Komplikationen kennen Sie?**

1. Verdachtsdiagnose

Hier handelt es sich um einen akuten Notfall! Die beschriebene Symptomatik mit Fieber, Übelkeit, Erbrechen, Kopfschmerzen und Bewusstseinsstörung deutet auf eine **Meningoenzephalitis** hin. Aufgrund des bestehenden hohen Fiebers und der schweren klinischen Symptomatik kann der Verdacht auf eine **bakterielle** Meningoenzephalitis geäußert werden. Die in der Anamnese angegebene, seit Wochen bestehende Otitis media kann als infektiöser Herd vermutet werden, über den sich die Bakterien **per continuitatem** ausgebreitet haben.

Da es sich möglicherweise um eine Meningokokken-Meningitis handelt, muss die Patientin bis zum Erhalt des Erregernachweises isoliert werden.

MERKE

Wichtige Nervendehnungszeichen sind:

- **Kernig-Zeichen:** passive Streckung des in Knie und Hüfte gebeugten Beins zur Dehnung des N. ischiadicus. Bei Wurzelirritation bzw. meningealer Reizung Aufbau eines Widerstands durch den Patienten.
- **Brudzinski-Zeichen:** reflektorische Beugung der Beine in den Knie- und Hüftgelenken bei passivem Vorbeugen des Kopfs als Zeichen einer meningealen Reizung.
- **Lhermitte-Zeichen:** durch passive oder aktive Nackenbeugung auslösbare, sich nach kaudal über den Rücken bzw. die Wirbelsäule ausbreitende Parästhesien.
- **Lasègue-Test:** Dehnung des N. ischiadicus durch passives Anheben des gestreckten Beins bei Wurzelirritation L5 / S1 bzw. meningealer Reizung.
- **Umgekehrter Lasègue:** passive Beugung im Kniegelenk bei auf dem Bauch liegenden Patienten bei Wurzelirritation L4 / L5.

2. Untersuchungen

Um schnellstmöglich eine antibiotische Therapie beginnen zu können, sollte sofort Blut fürs Labor und für die Blutkultur abgenommen werden. Mittels eines CTs wird ein relevanter Hirndruck ausgeschlossen und die Otitis media rechts mit Destruktion des Felsenbeins und zusätzlicher Mastoiditis mit vollständiger Verlegung der Mastoidzellen (➤ Abb. 10.1) bestätigt. Nachdem bereits durch das CT ein erhöhter Hirndruck ausgeschlossen wurde und im Notfalllabor normale Gerinnungswerte bestehen, kann die Liquorpunktion durchgeführt werden. Es zeigt sich ein gelblich-trüber Liquor, der zur weiteren Analyse und zur Erregerbestimmung ins Labor gegeben wird. Aufgrund der berichteten Otitis media sowie des bildgebenden Befunds sollte die Patientin außerdem umgehend nach telefonischer Rücksprache zu den Kollegen der HNO-Klinik verlegt werden, damit diese eine operative Sanierung durchführen können. Die zwischenzeitlich eintreffenden Befunde werden den Kollegen mitgeteilt. Laborchemisch findet sich eine Infektkonstellation mit erhöhtem CRP sowie einer Leukozytose, weiterhin ließen sich im Liquor 42.000 Zellen / µl, Glukose 0 mg / dl, Laktat 24,9 mmol / l und Eiweiß 5.940 mg / l nachweisen. Der erste Befund aus dem mikrobiologischen Labor, welcher noch am selben Tag eintrifft, liefert im Direktpräparat den Nachweis bekapselter grampositiver Diplokokken, welche als *Streptococcus pneumoniae* identifiziert werden. Eine Infektion mit *Neisseria meningitidis* kann somit ausgeschlossen werden.

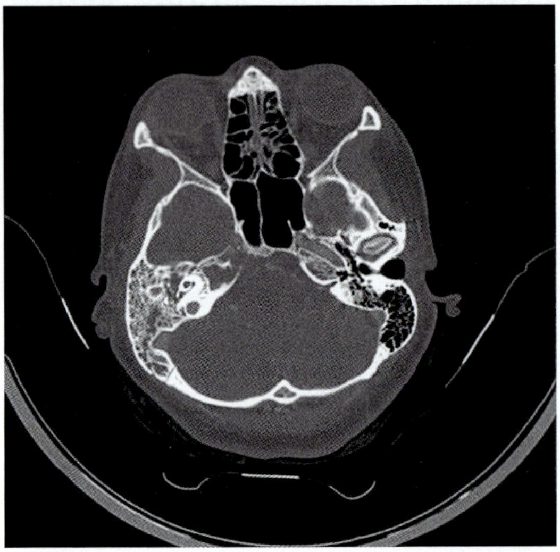

Abb. 10.1 CCT: Otitis media rechts mit Destruktion des Felsenbeins und zusätzlicher Mastoiditis mit vollständiger Verlegung der Mastoidzellen [M464]

3. Therapie

Sobald die Diagnostik durchgeführt ist, wird mit der antibiotischen Therapie begonnen, um eine weitere

Tab. 10.1 Erregerwahrscheinlichkeit anhand des Patientenalters sowie entsprechend kalkulierte antibiotische Therapie		
Alter	**Typische Erreger**	**Empfohlene Antibiotika zur kalkulierten Therapie**
Frühgeborene, Neugeborene, Säuglinge < 6 Wochen	Gramnegative Enterobakterien (*E. coli*, Klebsiellen, Enterobacter, Proteus), β-hämolysierende Streptokokken der Gruppe B, Listerien	Cefotaxim (+ Ampicillin + Gentamicin bei Verdacht auf Listeriose)
Säuglinge > 6 Wochen, Kinder	*Neisseria meningitidis, Streptococcus pneumoniae, Haemophilus influenzae* (bei nicht geimpften Kindern)	Cefotaxim oder Ceftriaxon / Chloramphenicol (evtl. + Gentamicin)
Erwachsene (ambulant erworben), immunsupprimierte und ältere Patienten	*Streptococcus pneumoniae, Neisseria meningitidis, Listeria monocytogenes*	Cefotaxim oder Ceftriaxon / Chloramphenicol + Ampicillin (evtl. + Gentamicin)
Bei posttraumatischer / postoperativer oder Shunt-Meningitis	*Staphylococcus aureus, Staphylococcus epidermidis*, gramnegative Stäbchen inkl. *Pseudomonas aeruginosa*	Vancomycin + Meropenem oder Vancomycin + Ceftazidim

Progredienz zu vermeiden. Bei unbekanntem Erreger wird die Antibiose anhand der Erregerwahrscheinlichkeit bezüglich des Alters des Patienten durchgeführt (kalkulierte antibiotische Therapie) (➤ Tab. 10.1). In diesem Fall hat das mikrobiologische Labor vorbildlich gearbeitet und liefert mit dem Befund das zugehörige Antibiogramm, sodass sofort mit der empirischen Antibiotikatherapie begonnen werden kann. Noch vor Verlegung der Patientin in die HNO-Klinik wird die erste Gabe verabreicht: Ceftriaxon + Ampicillin + Dexamethason.

4. Reiber-Schema

Es handelt sich um Quotientendiagramme zwischen Liquor und Serum, welche jeweils für IgG, IgM, IgA sowie Albumin erstellt werden. Anhand der Lokalisation des ermittelten Werts im Reiber-Schema lässt sich ablesen, ob es sich um eine intrathekale Ig-Synthese, eine Schrankenstörung oder eine Kombination von beiden handelt. Der Immunglobulinquotient wird hierbei auf der y-Achse und der Albuminquotient auf der x-Achse aufgetragen. Weiterhin gibt es zwei Linien, welche die Normalverteilung (**A**) markieren. Werte, die sich innerhalb des Schemas links oben befinden, beschreiben einen erhöhten Immunglobulin-Index und somit eine intrathekale Ig-Synthese (**D**). Dagegen stellen Werte, die sich rechts der Normalverteilung befinden, eine Schrankenstörung dar (**B**). Werte rechts oberhalb der Normalverteilung zeigen eine Kombination aus Schrankenstörung sowie intrathekaler Ig-Synthese an (**C**). Werte rechts unterhalb der Normalverteilung lassen einen Messfehler bzw. eine fehlerhafte Blutentnahme vermuten (**E**) (➤ Abb. 10.2).

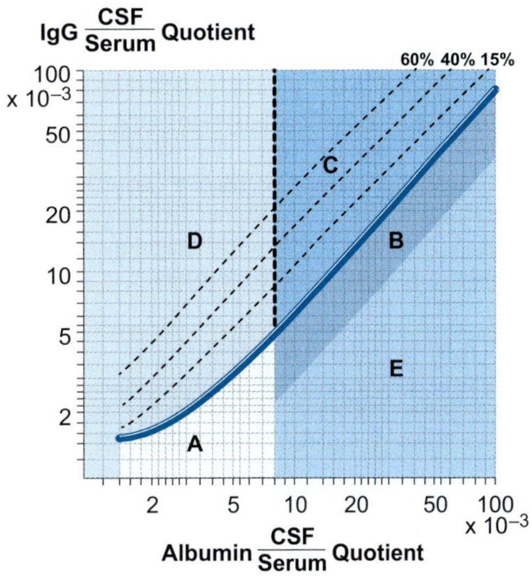

Abb. 10.2 Reiber-Schema [R367/L138]

Tab. 10.2 Typische Liquorbefunde bei Meningitis / Enzephalitis

	Bakteriell	Viral	Tuberkulös	Neuroborreliose
Aussehen	Trüb	Klar	Leicht trüb, spinnengewebsartig	Klar
Zellzahl (/ µl)	1.000 bis > 10.000	50–500	50–1.000	50–500
Zellbild	Neutrophile Granulozyten	Mononukleär, Lymphozyten	Granulozyten / mononukleär	Mononukleär
Eiweiß (mg / l)	> 100	Normal bis leicht erhöht	> 100	> 100
Glukose	Stark erniedrigt	Normal	Leicht erniedrigt	Normal
Laktat	Erhöht	Normal	Leicht erhöht	Normal

5. Liquorbefunde

➤ Tab. 10.2 zeigt typische Liquorbefunde bei Meningitis / Enzephalitis.

6. Komplikationen

Man unterscheidet zerebrale von extrakraniellen Komplikationen. Etwa die Hälfte der erwachsenen Patienten mit bakteriellen Meningitiden entwickelt innerhalb der ersten kritischen Woche der Erkrankung Komplikationen. Zu den zerebralen Komplikationen zählen Hirnödeme, ischämische oder hämorrhagische Gefäßkomplikationen, Vaskulitiden, Vasospasmen, septische Sinusthrombosen, Hörstörungen und epileptische Anfälle oder ein Hydrozepahlus. Sowohl das Auftreten eines Hydrozephalus als auch Gefäßkomplikationen (Vasospasmen, Ischämien) stellen eine insgesamt ungünstige Prognose dar. Extrakranielle Komplikationen sind u. a. septischer Schock, Adult Respiratory Distress Syndrome (ARDS), Rhabdomyolyse, Arthritis, Verbrauchskoagulopathie und Elektrolytstörungen (Hyponatriämien).

ZUSAMMENFASSUNG

Die **akute bakterielle Meningitis** gehört zu den neurologischen Notfällen und erfordert ein rasches und sicheres Handeln. Im Vordergrund steht die Erregerisolierung, um so rasch wie möglich eine antibiotische Therapie beginnen zu können. Neben einer ausführlichen neurologischen Untersuchung, der Blutentnahme sowie Blutkulturen müssen eine zerebrale Bildgebung (CT) sowie eine Liquorpunktion durchgeführt werden. Noch bevor man den Erregernachweis erhält, sollte man abhängig vom Alter des Patienten eine kalkulierte Antibiotikatherapie durchführen, welche dann alsbald angepasst werden muss. Im weiteren diagnostischen Prozedere ist die Klärung des Infektionswegs erforderlich – sei es hämatogen, per continuitatem (Sinusitis, Mastoiditis, Otitis) oder durch offene Liquorfisteln nach Schädel-Hirn-Trauma oder chirurgischen Eingriffen. An eine begleitende immunsupprimierende Erkrankung, wie z. B. HIV, sollte zudem bei ansonsten gesunden Patienten gedacht werden.

WAS WÄRE, WENN ...

- ... im Direktpräparat gramnegative Kokken nachweisbar wären?
  - Es hätte sich um eine Infektion mit *Neisseria-meningitidis-Meningokokken,* einer innerhalb von 24 h nach Nachweis meldepflichtigen Erkrankung, gehandelt. Eine postexpositionelle Chemoprophylaxe von Kontaktpersonen der letzten 7 Tage mit Rifampicin, Ciprofloxacin oder Ceftriaxon wäre erforderlich gewesen.
- ... Kopfschmerz und Fieber ohne Meningismus bestünden?
  - Diese Kombination kann bei jedem fieberhaften Infekt auftreten. Für hundertprozentige Sicherheit müsste eine Liquorpunktion erfolgen.
- ... starker Kopfschmerz mit Meningismus, aber ohne Fieber bestünde?
  - Dann sollte auch an eine Subarachnoidalblutung (SAB) gedacht werden.

11

Rezidivierende Kopfschmerzen

Christian Henke

Anamnese

Ein 36-jähriger Patient kommt zur Befundbesprechung zu Ihnen in die Praxis. Aufgrund von rezidivierenden Kopfschmerzen haben Sie vor 3 Wochen bei Verdacht auf eine Migräne ambulant ein MRT des Schädels veranlasst. Hierbei wurde als Zufallsbefund ein Aneurysma der A. communicans anterior mit einem Durchmesser von 5 mm nachgewiesen. Darüber hinaus zeigte das MRT einen unauffälligen Befund.

Die Familienanamnese ist leer bezüglich Aneurysmata oder Hirnblutungen. Ihr Patient raucht ca. fünf Zigaretten am Tag und es besteht gelegentlicher Alkoholkonsum.

Untersuchungsbefund

Wacher und voll orientierter Rechtshänder, keine Sprach- oder Sprechstörungen. Kein Meningismus. Hirnnervenstatus ohne pathologischen Befund. Keine latenten oder manifesten Paresen der oberen und unteren Extremitäten, Muskeleigenreflexe seitengleich lebhaft, kein Zeichen nach Babinski, kein Defizit der Oberflächensensibilität, Finger-Nase- und Knie-Hacke-Versuch beidseits metrisch. Gang und Stand sicher, Romberg-Stehversuch sicher ohne pathologische Fallneigung.

1. **Was können Sie Ihrem Patienten zu inzidentellen Aneurysmen der intrakraniellen Gefäße sagen?**
2. **Skizzieren Sie den Circulus arteriosus Willisii!**
3. **Welche weiteren Lokalisationen von Aneurysmen kennen Sie?**
4. **Welche Behandlungsoptionen kennen Sie?**
5. **Wie kann das Rupturrisiko abgeschätzt werden?**
6. **Welche Behandlungsoption können Sie Ihrem Patienten empfehlen?**

1. Epidemiologie

Bei ca. 3 % aller Erwachsenen lassen sich **unrupturierte intrakranielle Aneurysmen** nachweisen. Meist findet man sie als Zufallsbefunde aufgrund der immer besseren diagnostischen bildgebenden Verfahren. Zu beobachten ist, dass die Häufigkeit mit dem Alter zunimmt. Die meisten zufällig detektierten Aneurysmen werden vermutlich nie rupturieren, dennoch entsteht aus dem Befund ein erheblicher Beratungs- und Entscheidungsbedarf.

Intrakranielle Aneurysmen, die zufällig gefunden werden, werden als **inzidentell** bezeichnet. Ferner gibt es noch die **symptomatischen Aneurysmen,** welche zu keiner Ruptur geführt haben, jedoch Symptome wie z. B. Hirnnervenkompressionen (plegisches Aneurysma) hervorrufen. Als **additional** wird ein Aneurysma bezeichnet, wenn es bei der Ruptur eines anderen Aneurysmas entdeckt wird.

2. Circulus arteriosus Willisii

Der Circulus arteriosus cerebri (Willisii) versorgt als arterieller Gefäßring das Gehirn im Bereich der Schädelbasis mit Blut (➤ Abb. 11.1). Der Gefäßring setzt sich von anterior nach posterior aus folgenden Gefäßen zusammen:

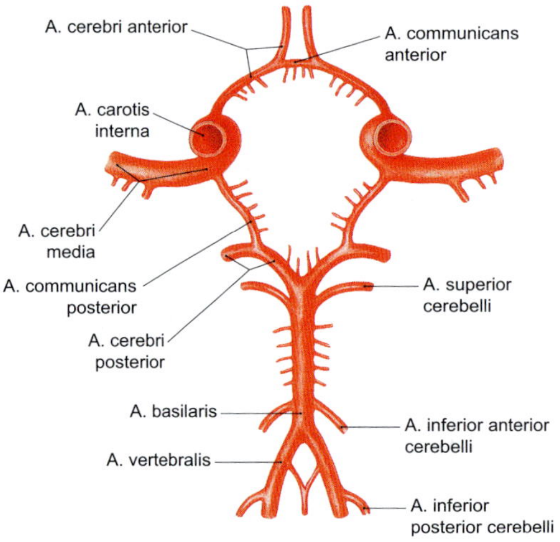

Abb. 11.1 Circulus arteriosus cerebri (Willisii) [S702-L127]

- A. communicans anterior (unpaar).
- A. cerebri anterior (links und rechts).
- A. carotis interna (links und rechts) mit ihrer direkten Fortsetzung in die A. cerebri media (links und rechts).
- A. communicans posterior (links und rechts).
- A. cerebri posterior (links und rechts), welche beide aus der A. basilaris entstehen.

MERKE

Es können zahlreiche Gefäßvarianten beschrieben werden. Die Funktion des Circulus arteriosus Willisii ist ein Kollateralkreislauf, um bei Verschluss eines Gefäßes die Durchblutung des Gehirns aufrechterhalten zu können. Insgesamt reicht die Blutversorgung einer einzelnen Halsarterie (zwei Aa. carotides internae, zwei Aa. vertebrales) aus, um das Gehirn ausreichend mit Blut versorgen zu können. Bei abrupten Gefäßverschlüssen (akuter Schlaganfall) versagt diese Kollateralisierung jedoch häufig.

3. Lokalisationen von Aneurysmen

Aneurysmen können sich aus jeder Arterie bilden. Neben den intrakraniellen Aneurysmen entstehen häufig Aneurysmen an der **Aorta abdominalis** oder seltener **thoracalis.** Im Gehirn ist die vordere Zirkulation in 90 % der Fälle betroffen, Aneurysmen an den **Gefäßen der hinteren Zirkulation** (A. basilaris, Aa. vertebrales, A. cerebri posterior) sind deutlich seltener.

Unterscheiden muss man **„echte" Aneurysmen** von **Pseudoaneurysmen,** die sich häufig in der Folge von Dissektionen ausbilden und entsprechend ihrer Lokalisation eher extrakraniell im Bereich der A. carotis interna oder der proximalen A. vertebralis (V1-Segment) ausbilden. Aufgrund der extrakraniellen Lage besteht kein Risiko einer Subarachnoidalblutung. Lediglich bei Teilthrombosierung können sich hier Thromben bilden, die als potenzielle Schlaganfall-Quelle infrage kommen.

4. Therapie

Grundsätzlich gibt es die Optionen des **Clippings** (operativ) und des **Coilings** (endovaskulär). In der International Study on Unruptured Intracranial Aneurysms (ISUIA Investigator 2003, prospektiv, nicht randomisiert) wurde der primär prophylaktischen Therapie hinsichtlich des anzunehmenden Spontanverlaufs im Vergleich zum Therapierisiko nachgegangen. Es wurden Patienten über 5 Jahre beobachtet. Hierbei zeigte sich, dass das Risiko von der Größe, der Lage und von der Frage einer früheren Blutung aus einem anderen Aneurysma abhängt. Eine weitere 2010 publizierte prospektive Studie (SUVAe-Studie) fand eine mittlere Rupturwahrscheinlichkeit von 0,5 % für Aneurysmen < 5 mm Durchmesser überwiegend der vorderen Zirkulation.

Zusammengefasst ergeben sich aktuell folgende **Empfehlungen:**

- Für **asymptomatische intrakranielle Aneurysmen der vorderen Zirkulation < 7 mm** Maximaldurchmesser ohne stattgehabte Subarachnoidalblutung aus einem anderen Aneurysma kann generell keine Behandlungsempfehlung gegeben werden.
- **Asymptomatische intrakranielle Aneurysmen > 7 mm** Maximaldurchmesser rechtfertigen eine Behandlung, bei der das Alter, der neurologische Zustand und der Allgemeinzustand des Patienten sowie die Risiken der Therapieverfahren berücksichtigt werden müssen.
- **Asymptomatische Aneurysmen der hinteren Zirkulation,** einschließlich der A. communicans posterior rechtfertigen eine Behandlung, bei der das Alter, der neurologische Zustand und der Allgemeinzustand des Patienten sowie die Risiken der Therapieverfahren berücksichtigt werden müssen.
- **„Additionale" symptomatische intrakranielle Aneurysmen** rechtfertigen eine Behandlung, bei der das Alter, der neurologische Zustand und der Allgemeinzustand des Patienten sowie die Risiken der Therapieverfahren berücksichtigt werden müssen.

5. Rupturrisiko

Der PHASES Score dient als Hilfsmittel zur Risikoabschätzung des Rupturrisikos innerhalb von 5 Jahren. Berücksichtigte Faktoren sind die Herkunft, das Alter, Größe und Lokalisation des Aneurysmas, frühere Blutungen durch andere Aneurysmen sowie arterieller Hypertonus. Als weitere hier nicht berücksichtigte Risikofaktoren sind der Nikotinabusus und Alkoholmissbrauch zu sehen.

PHASES Score (Population, Hypertension, Age, Size of aneurysm, Earlier SAH from another aeurysm, Site of aneurysm) [F1093-004]

Population

- 0: Nordamerikaner, Europäer (ausgenommen Finnen)
- 3: Japaner
- 5: Finnen

Arterieller Hypertonus:

- 0: nein
- 1: ja

Alter:

- 0: < 70 Jahre
- 1: > 70 Jahre

Größe des Aneurysmas:

- 0: < 7,0 mm
- 3: 7,0–9,9 mm
- 6: 10,0–11,9 mm
- 10: > 20 mm

Frühere ICB durch ein anderes Aneurysma:

- 0: nein
- 1: ja

Lokalisation:

- 0: ACI
- 2: ACM
- 4: ACA / Pcom / ACP

Auswertung:

- < 2 Punkte: 0,4 %
- 3 Punkte : 0,7 %
- 4 Punkte: 0,9 %
- 5 Punkte: 1,3 %
- 6 Punkte: 1,7 %
- 7 Punkte: 2,4 %
- 8 Punkte: 3,2 %
- 9 Punkte: 4,3 %
- 10 Punkte: 5,3 %
- 11 Punkte: 7,2 %
- ≥ 12 Punkte: 17,8 %

Für Ihren Patienten ergibt sich unter der Berücksichtigung der oben genannten Faktoren ein Rupturrisiko von 0,9 % / Jahr.

MERKE

Wichtige beinflussbare Risikofaktoren einer Aneurysmaruptur sind Rauchen, Bluthochdruck und Alkoholmissbrauch. Die Patienten sollten daher in diesem Sinne beraten und ein arterieller Hypertonus sollte behandelt werden.

6. Behandlungsempfehlung

Der Patient ist 36 Jahre alt und hat somit bei einer statistischen Lebenserwartung von ca. 80 Jahren noch 44 Jahre zu leben. Bei einem kumulativen jährlichen Rupturrisiko von 0,9 % bedeutet dies ein Lebenszeitrisiko von ca. 40 %. Unter Berücksichtigung der Behandelbarkeit von Hypertonus und Nikotinkonsum kann hierbei das Risiko noch weiter gesenkt werden. Wäre der Patient nun 70 Jahre alt und hätte somit ein kumulatives Lebenszeit-Rupturrisiko von 9 %, würde man keine Empfehlung aussprechen. Aufgrund des jungen Alters unseres Patienten wäre die Aneurysma-Behandlung nun eine Kann-Entscheidung, da es wahrscheinlicher ist, dass das Aneurysma nicht rupturiert, als dass es rupturiert. In Abhängigkeit von Lebensstil (Druckunterschiede, Extremsportarten) und Sicherheitsbedürfnis wäre aufgrund des Alters jedoch eine primärprophylaktische Behandlung auch zu rechtfertigen.

Die klassische Frage des Patienten in einem solchen Falle ist die, was die aufklärende Ärztin denn in seinem Fall oder im Fall von Angehörigen der Ärztin entscheiden würde. Hier sollte man sich in der Kommunikation zurückhalten, da solche Empfehlungen im Nachhinein immer negativ ausgelegt werden, wenn es zu Komplikationen kommt. Man sollte sich letztlich darauf zurückziehen zu erklären, dass alle statistischen Zahlen keine exakte Voraussage auf den Einzelfall ermöglichen und dass es stets eine Abwägung von Sicherheitsbedürfnis und Risikobereitschaft ist, sodass niemand dem Patienten die Entscheidung in seinem Fall abnehmen kann. Im Zweifel ergibt es Sinn, sich noch eine Zweitmeinung in einem neurovaskulären Zentrum einzuholen.

ZUSAMMENFASSUNG

Inzidentelle Aneurysmen der A. communis anterior sind zufällig detektierte Aneurysmen, ohne daraus folgende neurologische Symptome oder stattgehabte subarachnoidale Blutung. Für diese Aneurysmen wird bei einem Maximaldurchmesser von < 7 mm nach aktueller Studienlage keine Indikation zur endovaskulären oder operativen Intervention gesehen. Vielmehr sollten Co-Faktoren wie arterieller Hypertonus behandelt sowie Nikotinabusus und Alkoholmissbrauch beendet werden.

Die A. communis anterior gehört zum vorderen Stromgebiet des Circulus arteriosus Willisii. Dieser sichert als Gefäßring die arterielle Versorgung des Gehirns. Als Kollateralkreislauf wird so auch bei einem Verschluss eines Gefäßes, je nach Ausprägung, versucht, die Blutversorgung des Gehirns sicherzustellen.

WAS WÄRE, WENN ...

- ... Ihr Patient sich nach 6 Jahren nach einer ambulant durchgeführten Kontroll-MRT mit einer signifikanten Größenprogredienz des Befunds auf 10,5 mm vorstellen würde? Zudem würde sich in der Zwischenzeit ein arterieller Hypertonus manifestiert haben.
  - Dann sollte eine erneute interdisziplinäre Besprechung des Befunds erfolgen. Laut PHASES Score liegt die 5-Jahres-Rupturrate nun bei 7 Punkten und somit 2,4 % / Jahr, sodass das Lebenszeit-Rupturrisiko auf 100 % ansteigt. Der arterielle Hypertonus sollte behandelt werden.

12

Periorbitaler Schmerz und Horner-Syndrom

Christian Henke

Anamnese

Ein 25-jähriger Patient kommt um 3 Uhr nachts per Rettungsdienst mit stärksten Schmerzen des rechten Auges in die Notaufnahme. Er habe das Gefühl, als steche ihm jemand mit einem Messer in das Auge. Er ist nicht in der Lage, ruhig zu sitzen oder zu liegen, und berichtet, dass er vor einer halben Stunde mit den Schmerzen aufgewacht sei. Beim Blick in den Spiegel sei ihm ein gerötetes rechtes Auge mit hängendem Augenlid aufgefallen. Vor einer Woche habe er schon einmal ein gleichartiges Ereignis gehabt, das jedoch weniger schmerzhaft gewesen sei und das sein Zahnarzt auf eine Zahnwurzelentzündung im rechten Oberkiefer zurückgeführt habe. Keine Vorerkrankungen. Keine Medikation.

Untersuchungsbefund

RR 130 / 80 mmHg, Patient wach, psychomotorisch sehr unruhig. Keine Sprachstörung.
Hirnnerven: Horner-Syndrom rechts, direkte und konsensuelle Lichtreaktion normal, Lakrimation, konjunktivale Injektion und Rhinorrhö rechts, Trigeminus und Fazialis intakt, keine Dysarthrie.
Motorik: keine Paresen, keine Spastik, MER seitengleich mittellebhaft, PBZ bds. negativ.
Sensibilität: regelrecht für Ästhesie, Pallästhesie, Algesie und Thermästhesie.
Koordination: Zeigeversuche regelrecht, Stand und Gang unauffällig.

1. **Welche Differenzialdiagnosen sind die wichtigsten?**
2. **Benennen Sie die Definitionskriterien (der IHS) für dieses Krankheitsbild!**
3. **In welchen Fällen sollte eine apparative Zusatzdiagnostik erfolgen und welche?**
4. **Wie therapieren Sie die Attacke? Welche prophylaktische Therapie steht zur Verfügung?**
5. **Welche anderen Formen dieser Erkrankung kennen Sie und wie unterscheiden sie sich?**

1. Differenzialdiagnosen

Die klinische Symptomatik mit nächtlich aus dem Schlaf heraus auftretenden, stärksten, unilateralen periorbitalen Kopfschmerzen, die den Patienten nicht still sitzen lassen in Verbindung mit vegetativen Begleitsymptomen des betroffenen Auges lenken den Verdacht auf einen Kopfschmerz aus der Gruppe der trigemino-autonomen Kopfschmerzen. Die häufigste Form, die in der Regel junge Männer betrifft und mit einer ausgeprägten vegetativen Symptomatik einhergeht, ist der **Cluster-Kopfschmerz.** Hierfür pathognomonisch ist die psychomotorische Unruhe des Patienten („Pacing around"), um die Schmerzen auszuhalten, in Assoziation mit den periorbitalen Schmerzen und den vegetativen Augensymptomen (Horner-Syndrom, Lakrimation, Rhinorrhö).

Weitere Differenzialdiagnosen sind:

- **Trigeminusneuralgie:** kurze nadelstichartige Schmerzen im Gesichtsbereich, keine vegetative Begleitsymptomatik, Triggerung durch Kauen und Berührung (➤ Fall 36).
- **Migräne-Attacke:** halbseitiger Kopfschmerz mit Übelkeit, Erbrechen, Foto- und Phonophobie sowie Verschlechterung unter Bewegung (➤ Fall 4).
- **Glaukom-Anfall:** verhärteter Bulbus; Visusminderung, Pupillenstarre; kein Horner-Syndrom.
- **Post-Zoster-Neuralgie:** brennende Schmerzen nach Zoster-Manifestation; persistierende Hyperästhesie und Allodynie der Haut.
- **Riesenzellarteriitis:** verhärtet tastbare A. temporalis, Sehstörungen, BSG > 50 mm, typischerweise bei Patienten > 50 Jahre (➤ Fall 25).

2. Definitionskriterien

Die International Headache Society (IHS) definiert das Krankheitsbild wie in ➤ Tab. 12.1 beschrieben.

Daneben unterscheidet man zwei zeitliche Varianten:

- **Episodischer Cluster-Kopfschmerz:** Kriterien entsprechend ➤ Tab. 12.1 und mindestens zwei Cluster-Episoden mit einer Dauer von 7–365 Tagen, die durch Remissionsphasen von mehr als einem Monat Dauer voneinander getrennt sind.
- **Chronischer Cluster-Kopfschmerz:** Kriterien entsprechend ➤ Tab. 12.1 und Cluster-Attacken, die länger als 1 Jahr auftreten, ohne dass sie von Remissionen unterbrochen sind bzw. die Remissionsphasen dauern kürzer als einen Monat an.

Tab. 12.1 Definitionskriterien des Cluster-Kopfschmerzes nach der IHS

A	Wenigstens fünf Attacken, die die Kriterien B–D erfüllen.
B	Starke oder sehr starke, unilaterale orbital, supraorbital und/oder temporal lokalisierte Schmerzen, die unbehandelt 15–180 min andauern.
C	Begleitend wenigstens eines der folgenden ipsilateralen Symptome: konjunktivale Injektion oder Lakrimation, nasale Kongestion oder Rhinorrhö, Lidödem, Schwitzen im Bereich des Gesichts, Miosis und/oder Ptosis **sowie** körperliche Agitiertheit.
D	Attackenfrequenz zwischen einer Attacke pro Tag und acht Attacken pro Tag.
E	Nicht durch andere ICHD-III-Diagnose erklärbar.

3. Zusatzdiagnostik

Neben einer fundierten Kopfschmerzanamnese und der neurologischen Untersuchung mit Fokus auf das Trigeminus-Versorgungsgebiet bietet sich bei jeder Erstmanifestation eine apparative Basisuntersuchung an:

- **Blinkreflex;** bei pathologischem Befund weitere Diagnostik notwendig.
- **Ophthalmologische Untersuchung** zum Glaukom-Ausschluss.
- Ggf. kraniales **MRT** mit Frage nach Hirnstamm-Affektion und Pathologien im kraniozervikalen Übergang.

Bei auffälliger neurologischer Untersuchung, atypischer klinischer Symptomatik, Erstmanifestation jenseits des 60. Lebensjahrs oder plötzlicher Symptomveränderung sollten weitere Untersuchungen durchgeführt werden, um einen symptomatischen Cluster-Kopfschmerz nachzuweisen:

- **Schädelbasis-CT:** Ausschluss knöcherner Prozesse mit Affektion der Trigeminus-Wurzel.
- **Liquordiagnostik:** Frage nach entzündlicher Genese.
- **Trigeminus-SEP** und ggf. weitere evozierte Potenziale.

4. Therapie

Auch beim Cluster-Kopfschmerz unterscheidet man zwischen einer Akuttherapie und einer prophylaktischen Behandlung. Maßnahmen in der akuten Cluster-Attacke sind:

- **Sauerstoff-Inhalation:** 7–15 l 100 % O_2 über Gesichtsmaske führen bei ca. 70 % der Patienten innerhalb von 10 min zu einem vollständigen Sistieren der Attacke. Aufgrund der geringen Nebenwirkungsrate und des hohen Ansprechens ist dies als Methode der ersten Wahl anzusehen.
- **Sumatriptan:** 6 mg s. c. führt in ca. 75 % der Fälle zum Sistieren innerhalb von 5–20 min. Nasenspray ist deutlich weniger wirksam!
- **Zolmitriptan:** 5–10 mg intranasal; langsamer Wirkungseintritt, dafür längere Wirkdauer.
- **Lidocain-Spray:** 2–4 Hübe ins ipsilaterale Nasenloch bei Reklination des Kopfs; Ansprechrate nur ca. 30 %, jedoch wenig Nebenwirkungen.

Eine Prophylaxe sollte immer dann in Erwägung gezogen werden, wenn während einer Cluster-Episode eine hohe Attackenfrequenz (> 3 / Tag) auftritt. Die Therapie sollte über das Ende der Cluster-Episode hinaus eingenommen werden, um einem Rebound entgegenzuwirken. Eine generelle Maßnahme ist die Vermeidung Cluster-auslösender Substanzen (Nitroglyzerin, Alkohol).

- **Verapamil:** Medikament der 1. Wahl; nach Rücksprache mit Kardiologen hoch dosierte Gabe; Wirkungseintritt erst nach mehreren Wochen; Reduktion der Attackenstärke bei ca. 75 % der Patienten; Toleranzentwicklung möglich.
- **Prednison / Prednisolon:** auch Medikament der 1. Wahl; Beginn mit 100 mg / Tag und Reduktion alle 3–4 Tage um 10 mg bis zum Erreichen einer individuellen Schwellendosis. Reduktion der Attackenstärke bei ca. 80 % der Patienten.

Weitere Medikamente, die untersucht, jedoch weniger wirksam oder nebenwirkungsreicher sind:

- Lithium: **Cave** Toxizität! Regelmäßige Spiegelkontrollen notwendig.
- Topiramat, Gabapentin, Valproat, Ergotamin.

Bei Versagen einer medikamentösen Therapie und besonders schweren Verläufen besteht grundsätzlich die Option einer operativen Therapie, die jedoch bislang nicht an großen Patientenkollektiven getestet wurde.

- **Elektrische Stimulation des N. occipitalis major:** Implantation uni- oder bilateraler Elektroden an den N. occipitalis major führt in > 50 % der medikamentös nicht ausreichend therapierbaren Patienten zur Reduktion von Frequenz und Schwere der Attacken.
- **Tiefe Hirnstimulation** des posterioren, inferioren Hypothalamus: Implantation von Elektroden in den Hypothalamus führt ebenfalls in > 50 % zur Reduktion von Frequenz und Schwere der Attacken; nebenwirkungsreicher, da intrakranielle Operation.

MERKE

Aufgrund der langen Dauer bis zum Wirkeintritt bei der Therapie mit Verapamil empfiehlt sich dessen Gabe erst bei Cluster-Episoden, die länger als 2 Monate anhalten. Bei bekanntermaßen kürzeren Cluster-Episoden sollten primär Steroide eingenommen werden, wohingegen bei längeren Episoden Steroide als Überbrückung bis zum Wirkungseintritt von Verapamil gegeben werden können. Erst wenn die Therapie mit diesen Substanzen unwirksam ist, sollte auf eine der anderen Substanzgruppen umgestellt werden.

5. Varianten

Insgesamt unterscheidet man vier Gruppen von trigemino-autonomen Kopfschmerzen, die sich insbesondere in ihrer Attackenfrequenz, ihrer Attackendauer und dem Vorhandensein autonomer Symptome des Auges unterscheiden (➤ Tab. 12.2). Während der Cluster-Kopfschmerz mit einer Prävalenz von 0,2 %

Tab. 12.2 Differenzialdiagnose der trigemino-autonomen Kopfschmerzsyndrome

	Cluster-Kopfschmerz	Paroxysmale Hemikranie	SUNCT-Syndrom
Geschlecht (m : w)	3–4 : 1	1 : 3	4 : 1
Attackendauer	15–180 min	2–30 min	5–240 s
Attackenfrequenz	1–8 / Tag	5–40 / Tag	3–200 / Tag
Autonome Symptome	++	++	+

gelegentlich auftritt, hat die paroxysmale Hemikranie eine Häufigkeit von 0,02 % und das Krankheitsbild des SUNCT-Syndroms („short-lasting, unilateral neuralgiform headache attacks with conjunctival injection and tearing") ist noch wesentlich seltener. Gemeinsam haben alle drei Erkrankungen das Auftreten zwischen dem 20. und 40. Lebensjahr sowie den stechenden, periorbital bis temporal gelegenen Kopfschmerz. Neu in der Nomenklatur ist die Hemicrania continua, bei der ein kontinuierlicher halbseitiger Kopfschmerz mit aufgelagerten Attacken (inkl. trigemino-autonomer Symptome) über mindestens 3 Monate besteht.

Während Verapamil und Steroide beim Cluster-Kopfschmerz gegeben werden sollten, ist das Mittel der Wahl bei der episodischen paroxysmalen Hemikranie **Indometacin** (eindosieren bis zur Maximaldosis von 300 mg/Tag). Dieses wiederum ist beim SUNCT-Syndrom nicht wirksam. Aufgrund der Seltenheit dieser Erkrankung liegen keine soliden Therapiedaten hierzu vor.

ZUSAMMENFASSUNG

Der **Cluster-Kopfschmerz** ist eine primäre Kopfschmerzerkrankung, die gehäuft bei jungen Männern auftritt und sich in Form v. a. nächtlich auftretender stechender periorbitaler Kopfschmerzen mit autonomen Begleitsymptomen des ipsilateralen Auges manifestiert. Diagnostisch sollten im Falle einer auffälligen neurologischen Untersuchung sowohl eine strukturelle Bildgebung als auch elektrophysiologische Untersuchungen erfolgen, um symptomatische Formen nicht zu übersehen. Die akute Cluster-Attacke kann erfolgreich durch Gabe 100-prozentigen Sauerstoffs über eine Gesichtsmaske oder durch Triptane therapiert werden. Als Prophylaxetherapie hochfrequenter Cluster-Episoden sind die Medikamente der ersten Wahl Steroide oder Verapamil.

WAS WÄRE, WENN ...

- ... die Attacke länger als 180 min dauern würde?
  - Es gibt Patienten, bei denen es sich erst nach einigen Attacken differenzieren lässt, ob es sich um eine Migräne handelt oder einen Cluster-Kopfschmerz. Hier entscheidet auch das Ansprechen auf die entsprechenden Medikamente über die Diagnose.
- ... eine Cluster-Episode immer nur wenige Wochen dauern würde?
  - Dann sollte mit Prednisolon wegen des schnelleren Ansprechens begonnen werden.

13

Plötzliche Dysarthrie, Hemiataxie und Schwindel

Christian Henke

Anamnese

Eine 35-jährige Geigerin kommt zur Aufnahme, nachdem sie am Vorabend im Supermarkt einen starken Nackenschmerz mit nachfolgend akutem Schwindel mit Übelkeit, einer ausgeprägten Gangstörung und einer undeutlichen Sprache bemerkt hatte. Sie sei noch sehr unsicher nach Hause gegangen und habe sich hingelegt. Nachdem die Symptomatik jedoch am heutigen Morgen noch bestehe, habe sie sich entschieden, doch lieber den Rettungsdienst zu rufen. Weitere Symptome seien ihr nicht aufgefallen.

Untersuchungsbefund

Leptosome Patientin, 180 cm, 55 kg;
RR 160 / 90 mmHg.
Patientin wach, keine Sprachstörung.
Hirnnerven: Horner-Syndrom rechts, trigeminale Hypästhesie rechts, Fazialis intakt, Dysarthrie, Dysphagie, Kulissenphänomen rechts.
Motorik: keine Paresen, keine Spastik, MER seitengleich mittellebhaft, PBZ bds. negativ.
Sensibilität: Hypalgesie und Thermhypästhesie links am Arm, Rumpf und Bein.
Koordination: Hemiataxie rechts, Gangataxie mit ungerichteter Fallneigung.

1. **In welche anatomische Region lässt sich die Schädigung lokalisieren?**
2. **Welche Ursache ist wahrscheinlich? Welche weiteren Untersuchungen sollten zum Nachweis der Ursache führen?**
3. **Beschreiben Sie kurz die Pathophysiologie der zugrunde liegenden Erkrankung!**
4. **Wie sieht die Leitlinien-konforme Therapie aus?**
5. **Welche assoziierten Erkrankungen sollten noch überprüft werden? Wie sieht die Prognose aus?**
6. **Wie sollte ein effektives Dysphagie-Management auf einer Überwachungsstation aussehen?**

Fall 13 Plötzliche Dysarthrie, Hemiataxie und Schwindel

1. Lokalisation

Sowohl das Horner-Syndrom als auch die Symptome Dysarthrie, Dysphagie, die isolierte Hypästhesie des Gesichts rechts und die Hemiataxie lassen sich in den **kaudalen Hirnstamm** (Medulla oblongata) lokalisieren. Den isolierten Ausfall der protopathischen Sensibilität linksseitig (Temperatur- und Schmerzempfinden) bezeichnet man als dissoziierte Sensibilitätsstörung. Da die Sensibilitätsstörung am Körper linksseitig, jedoch die Hirnnervenausfälle auf der kontralateralen rechten Seite lokalisiert sind, spricht man von einer **„gekreuzten Symptomatik“**, die pathognomonisch für Läsionen des Hirnstamms ist.

Auf einem Querschnitt durch die Medulla oblongata sieht man, dass die **dorsolaterale Medulla oblongata** betroffen ist (➤ Abb. 13.1), was dem Versorgungsgebiet der A. cerebelli inferior posterior (PICA) entspricht (in diesem Fall PICA rechts). Das Syndrom bezeichnet man als **Wallenberg-Syndrom.** Die Strukturen, die beim kompletten Wallenberg-Syndrom betroffen sind, sind im Einzelnen:

- Nucleus ambiguus: Dysarthrie und Dysphagie.
- Ncl. vestibularis lateralis: Schwindel und Nystagmen.
- Ncl. spinalis nervi trigemini: trigeminale Hypästhesie.
- Zentrale Sympathikusbahn: Horner-Syndrom.
- Pedunculus cerebelli inferior: Hemiataxie.
- Tractus spinothalamicus lateralis (nach Kreuzung): dissoziierte Sensibilitätsstörung.

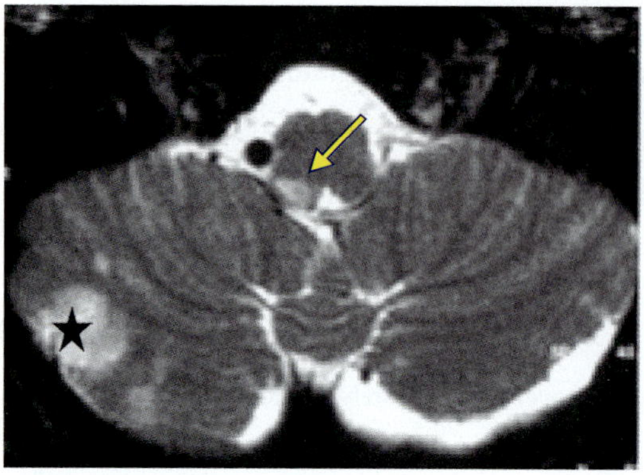

Abb. 13.1 MRT-Bildgebung des Hirnstamms mit DWI-Läsion der llinken dorsolateralen Medulla oblongata [P318]

MERKE

Schlaganfall-kompatible Symptome, die mit starken Halsschmerzen (immer nachzufragen) bei jüngeren Patienten assoziiert sind, sollten immer bis zum Beweis des Gegenteils als Schlaganfall bei möglicher Dissektion behandelt werden.

2. Diagnostik

Aufgrund des akuten Auftretens der Symptome besteht zunächst einmal der Verdacht auf einen ischämischen Hirninfarkt, in diesem Fall auf einen Hirnstamminfarkt im Bereich der dorsolateralen Medulla oblongata. Da die Auflösung des CCTs bezüglich Strukturen im Bereich des Hirnstamms nicht gut ist, empfiehlt es sich, eine cMRT-Bildgebung zum Infarktnachweis durchzuführen.

- Als Ursache des Schlaganfalls in diesem Alter ist eine Dissektion am wahrscheinlichsten. Auch passen die klinischen Angaben akuter Nackenschmerzen und der Habitus der Patientin gut hinzu. Zum Nachweis der Dissektion sollte daher eine genaue Darstellung der zuführenden Gefäße (in diesem Fall der A. vertebralis rechts) erfolgen:
- **Doppler-Sonografie:** Je nach Ausmaß der Einblutung in die Gefäßwand können bei ansonsten unauffälligen Gefäßen Stenosen oder gar Verschlüsse der Halsgefäße nachweisbar sein.
- **CT-Angiografie oder MR-Angiografie:** zum Nachweis einer Stenose oder eines Verschlusses.
- **Hals-MRT:** Mit einer speziellen Sequenz (T1-gewichtet und fettsupprimiert) kann nach 2–3 Tagen die Einblutung in die Gefäßwand sichtbar gemacht werden (➤ Abb. 13.2).
- **Intraarterielle Angiografie:** Pathologien in Form spitz zulaufender Gefäßverschlüsse.

3. Pathophysiologie

Es werden grundsätzlich spontane und traumatische Dissektionen unterschieden. Typische Auslöser traumatischer Dissektionen sind Torsionstraumata, wie sie bei **chiropraktischen Manövern** oder **Sportunfällen** (Judo) vorkommen können. Besteht eine Prädisposition in Form einer Bindegewebserkrankung, reichen bereits Bagatelltraumata aus, um eine Dissektion hervorzurufen. Aufgrund einer saisonalen

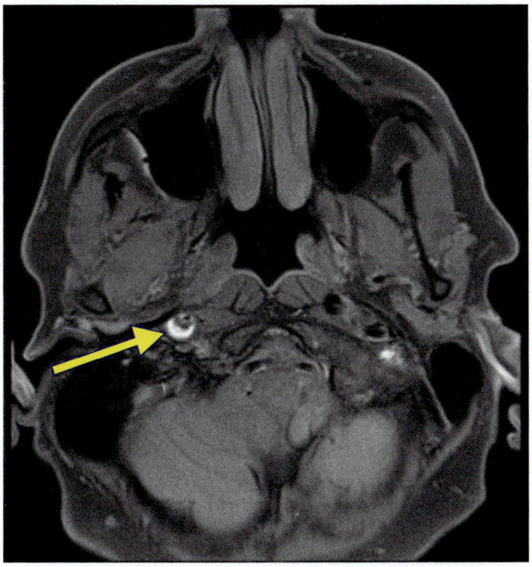

Abb. 13.2 Hals-MRT (axiale T1-Sequenz mit Fettsättigung) zur Darstellung des halbmondförmigen Hämatoms in der Gefäßwand der rechten A. carotis interna (ACI) (Pfeil) als Ausdruck der Dissektion [T953-001]

Häufung in den Frühjahrs- und Herbstzeiten wird immer wieder auch eine entzündliche Komponente diskutiert.

Der exakte Pathomechanismus ist bislang nicht eindeutig geklärt. Früher ging man davon aus, dass es zu einem primären Einreißen der Intima mit konsekutivem Gefäßwandhämatom kommt. Heute geht man eher von einer primären intramuralen Einblutung aus einem Vas vasorum aus, das sekundär nach intraluminal rupturiert. In beiden Fällen kann es in Abhängigkeit der Größe des Wandhämatoms zu einer Stenose oder sogar einem Verschluss des betroffenen Gefäßes kommen.

Prädilektionsstellen für Dissektionen:

- **A. carotis interna (ACI):** distale, extrakranielle A. carotis interna (2–3 cm hinter dem Bulbus bis zum Canalis caroticus).
- **A. vertebralis (AV):** vor Eintritt in die Querfortsätze der Halswirbel (V1-Segment) oder nach Austritt aus den Querfortsätzen im Bereich der atlanto-okzipitalen Schleife (V3 / V4-Segment).

MERKE

Es sollten unbedingt immer alle extrakraniellen hirnversorgenden Gefäße untersucht werden, da es in 10–15 % der spontanen Dissektionen (bei A. vertebralis sogar in über 20 %) zu bilateralen Dissektionen kommt. Bei traumatischen Dissektionen ist das multiple Auftreten von Dissektionen sogar noch häufiger.

4. Therapie

An der Dissektion als Ursache des Schlaganfalls lässt sich nichts mehr ändern, sodass operative oder interventionelle Maßnahmen zunächst einmal nicht in Betracht zu ziehen sind. Viel eher sollte nach Nachweis der Dissektion eine sekundärprophylaktische Behandlung zur Verhinderung einer größeren Ischämie erfolgen. Grundsätzlich gibt es zwei mögliche Behandlungswege: eine Antiaggregation mit ASS oder eine Antikoagulation mit Marcumar®. In verschiedenen Vergleichsuntersuchungen konnte hierbei keine Überlegenheit der Antikoagulation gezeigt werden, sodass die ASS-Therapie der Standardtherapie entspricht. Bei hochgradigen Stenosen oder rezidivierender Symptomatik kann eine Antikoagulation mit Marcumar® (keine Zulassung für NOAKs) erfolgen.

5. Prognose

Dissektionen treten gehäuft bei Patienten mit Kollagenosen auf, sodass immer nach einer solchen geschaut werden muss. Am häufigsten sind hierbei die **fibromuskuläre Dysplasie** (FMD), das **Marfan-Syndrom** und das **Ehlers-Danlos-Syndrom** (EDS). Typische Stigmata der Kollagenosen sind Hochwuchs und Arachnodaktylie (Marfan-Syndrom), Überstreckbarkeit der Gelenke und fehlende Elastizität der Haut (EDS). Insbesondere bei Bagatell-Traumata sollte nach einer Kollagenose gesucht werden.

Bei 85 % der Patienten rekanalisiert das Gefäß wieder vollständig innerhalb der ersten 3 Monate, im Verlauf nur noch bei wenigen Patienten. Analog hierzu sollte die medikamentöse Therapie für 3–6 Monate durchgeführt werden. Das Rezidivrisiko beträgt ca. 25 % innerhalb der ersten Monate, wobei die Rezidive unter Therapie meist asymptomatisch bleiben. Symptomatische Rezidive treten wesentlich seltener auf (1–2 %).

6. Dysphagie

Dysphagien mit in der Folge auftretenden Aspirationspneumonien haben einen hohen Einfluss auf die frühe Mortalität nach einem Schlaganfall. Daher muss bei allen Schlaganfall-Patienten immer ein gutes Augenmerk auf Schluckstörungen liegen. Wichtige Risikofaktoren sind erhöhter klinischer Schweregrad (NIHSS), Vigilanzstörungen, Aphasie, faziale Parese und Dysarthrie. Das Dysphagie-Management auf einer Stroke Unit sollte dreigliedrig sein:

- **Dysphagie-Screening:** durch Pflege, Logopäden oder auch Ärzte mit validierten Screening-Bögen.
- **Klinische Schluckuntersuchung:** detailliertere Testung durch Logopäden oder Sprachtherapeuten.
- **Apparative Diagnostik:** Fiber-endoskopische Evaluation des Schluckakts (FEES) durch Ärzte und Logopäden zur Bestimmung möglicher Konsistenzformen.

Beim klassischen Wallenberg-Syndrom ist die Dysphagie häufig hochgradig und länger anhaltend, sodass hier frühzeitig über die Anlage einer PEG-Sonde diskutiert werden sollte.

ZUSAMMENFASSUNG

Die **Dissektion** ist die häufigste Ursache eines ischämischen Schlaganfalls beim jüngeren Patienten. Klinisch manifestiert sie sich in Form apoplektiformer Hals- oder Nackenschmerzen, eines Horner-Syndroms oder kaudaler Hirnnervenausfälle. Man unterscheidet spontane und traumatische Formen, wobei als koinzidente Erkrankungen gehäuft Kollagenosen bestehen. Der Nachweis des Gefäßwandhämatoms gelingt mittels eines Hals-MRTs, wohingegen die Darstellung der Stenosen bereits sonografisch oder CT- oder MR-angiografisch funktioniert. Unter antiaggregatorischer oder antikoagulatorischer Therapie rekanalisiert in 85 % der Fälle das Gefäß wieder, Rezidive treten in bis zu 25 % der Fälle auf.

WAS WÄRE, WENN ...

- ... anstelle eines Nackenschmerzes ein Brustschmerz aufgetreten wäre?
  - Dann sollte eine Aortendissektion mit Fortleitung in die hirnversorgenden Gefäße ausgeschlossen werden (A. carotis communis häufiger als A. subclavia betroffen).
- ... die Patientin 80 Jahre alt gewesen wäre?
  - Dann ist eine Dissektion als Ursache hinlänglich unwahrscheinlich, da aufgrund des Elastizitätsverlusts der Gefäße die Bindegewebsstörungen keine große Rolle mehr spielen. Gefäßverschlüsse in diesem Alter sind in der Regel durch Arteriosklerose bedingt.
- ... eine ASS-Unverträglichkeit bestünde?
  - Ein Austausch gegen Clopidogrel wäre vertretbar, auch wenn hierfür keine Studien vorliegen. Bei hochgradigen Stenosen oder Verschlüssen wäre alternativ eine Antikoagulation mit Marcumar® (unter Heparin-Bridging) zu initiieren.

14

Subakuter Drehschwindel mit Fallneigung

Christian Henke

Anamnese

Ein 71-jähriger Gärtner wird per Rettungsdienst in die Klinik gebracht, weil ihm seit dem Vortag unwohl sei. Er berichtet, dass alles mit einem allgemeinen Schwächegefühl begonnen habe, gefolgt von einem Drehgefühl mit Übelkeit, das am heutigen Morgen an Intensität zugenommen habe, sodass ihm nun dauerhaft schwindlig sei und er bereits zweimal erbrochen habe. Dabei sei seine Position egal. Der Schwindel halte dauerhaft an und er könne lediglich im Liegen den Brechreiz beherrschen. Weitere Begleitsymptome wie Hypakusis und Tinnitus werden verneint.

Vorerkrankungen: Diabetes mellitus Typ 2, Hypertonus. Z. n. multiplen Schnittverletzungen an den Händen mit Amputation des linken Daumens. Medikation: Ramipril, Metoprolol.

Untersuchungsbefund

Patient wach, keine Sprachstörung, kein Meningismus.

Hirnnerven: Pupillen isokor, direkte und konsensuelle Lichtreaktion, Trigeminus und Fazialis intakt, Spontannystagmus nach links, Halmagyi-Kopfimpulstest nach rechts pathologisch. Keine Dysarthrie.

Motorik: keine Paresen, keine Spastik, MER seitengleich mittellebhaft, PBZ bds. negativ.

Sensibilität: regelrecht für Ästhesie, Pallästhesie, Algesie und Thermästhesie.

Koordination: Zeigeversuche regelrecht, Fallneigung im Romberg-Versuch nach rechts.

1. **Wie lautet die Verdachtsdiagnose? An welche Differenzialdiagnosen müssen Sie denken?**
2. **Welche weiteren neuroophthalmologischen Untersuchungen sollten Sie durchführen?**
3. **Welche weitere apparative Diagnostik sollte durchgeführt werden?**
4. **Wie therapieren Sie die Erkrankung?**
5. **Beschreiben Sie Epidemiologie und Prognose des Krankheitsbilds. Mit welchen Komplikationen ist zu rechnen?**
6. **Was wissen Sie über die bilaterale Vestibulopathie?**

1. Verdachtsdiagnose

Aufgrund des subakuten Auftretens und der Erstmaligkeit des Ereignisses besteht der Verdacht auf eine entzündliche Genese. Die **Drehschwindelsymptomatik** mit Übelkeit und Erbrechen weisen auf ein peripher-vestibuläres Geschehen hin, sodass die Verdachtsdiagnose einer **Neuropathia vestibularis** (Syn.: Neuritis oder Neuronitis vestibularis) zu stellen ist. Bei horizontalem Spontannystagmus nach links und gerichteter Fallneigung nach rechts lautet der Verdacht auf eine Neuropathia vestibularis des rechten Vestibularorgans.

Weitere weniger wahrscheinliche Verdachtsdiagnosen sind:

- **„Pseudoneuropathia vestibularis“:** Bild einer klassischen Neuropathie, das jedoch verursacht wird durch eine Schädigung der Vestibularis-Bahnen am Eintritt in den Hirnstamm, z. B. durch einen MS-Plaque.
- **Vestibuläre Migräne bzw. Migräne mit Hirnstamm-Aura (früher Basilaris-Migräne):** In Assoziation mit Kopfschmerzen, Übelkeit, Erbrechen, Foto- und Phonophobie sowie bekannter Migräneanamnese ist dies eine der am häufigsten übersehenen Differenzialdiagnosen.
- **Morbus Menière:** attackenartiger Drehschwindel mit Hypakusis und Tinnitus; Dauer von Minuten bis Stunden.
- **Hirnstamminfarkt:** Kleine, mikroangiopathische Infarkte können die Vestibulariskerne mit einbeziehen, wobei nur selten eine isolierte Schwindelsymptomatik zu finden ist, sondern gewöhnlich Begleitsymptome wie Dysarthrie oder Doppelbilder auftreten.
- **Hirnstamm-Enzephalitis:** Unspezifische Symptome sind u. a. Kopfschmerzen und Fieber. Je nach Lokalisation im Hirnstamm treten Seh- und Bewusstseinsstörungen, Doppelbilder, Dysarthrie und / oder Fazialisparesen auf.

2. Neuroophthalmologie

Aufgrund des bereits anamnestisch bestehenden Verdachts einer unilateralen Entzündung des vestibulären Systems, für die auch der Spontannystagmus nach links und die Fallneigung nach rechts gut passen, sollten noch weitere klinische Untersuchungen angeschlossen werden, die nicht zu den Standardtestungen bei allen neurologischen Erkrankungen gehören:

- **Kopfimpulstest nach Halmagyi und Curthoys,** kurz: Halmagyi-Test. Dies ist ein einfacher und sehr sensitiver Test für die Funktion der Vestibularorgane. Der Patient wird aufgefordert, mit seinen Augen die Nase des Untersuchers zu fixieren. Dann wird der Kopf des Patienten passiv mit schnellen Bewegungen um 30° nach rechts und links gedreht und die Augen werden beobachtet. Normalerweise sollte der Patient in der Lage sein, die Nase seines Gegenübers zu fixieren. Bei einem Ausfall eines Vestibularorgans kommt es bei Kopfdrehung zur betroffenen Seite zu einer Einstellsakkade beider Augen, um das Ziel neu zu fixieren.
- **Unterberger-Tretversuch:** Beim Unterberger-Tretversuch sollte der Patient auf der Stelle mit geschlossenen Augen laufen. Wichtig hierfür ist, dass es zu keinen Geräuschen oder starken Lichtreizen kommt, die dem Patienten Hinweise über seine Position geben könnten. Der Patient sollte insgesamt ca. 100 Schritte (oder 1 min) laufen. Über den Normalbereich gibt es verschiedene Ansichten, sicher muss jedoch eine Körperdrehung um mehr als 60° zu einer Seite als pathologisch angesehen werden. Der Patient dreht sich bei Vestibularisausfall zur betroffenen Seite.
- **Suppression des vestibulo-okulären Reflexes:** Hierbei fixiert der Patient seine Daumen, die er am Ende der durchgestreckten Arme vor sich hält. Anschließend führt er eine 180°-Drehung mit dem Oberkörper durch, wobei er versucht, den Blick immer auf den Daumen zu halten. Gelingt dies, so sieht man eine glatte Augenfolgebewegung und man spricht von einer regelrechten Suppression des vestibulo-okulären Reflexes. Pathologisch zu werten wäre eine sakkadierte Blickfolge, die eine gestörte Suppression des vestibulo-okulären Reflexes (VOR) anzeigt und typischerweise bei zerebellären Schädigungen auftritt.

3. Zusatzdiagnostik

- **Kalorik mit Videonystagmografie:** Nachweis auch schwacher, klinisch nicht erkennbarer Spontannystagmen bei leichtgradigen Formen einer Neuropathia vestibularis. Berechnung von Seitendifferenzen bei thermischer Prüfung beider Seiten.

- **Liquordiagnostik:** In der Regel findet sich kein Erreger, sodass das Krankheitsbild formal als idiopathisch bezeichnet werden müsste. Gelegentlich lassen sich jedoch Viren (VZV, HSV) nachweisen, die einer virostatischen Therapie bedürfen.
- **CMRT:** Bei nicht eindeutig peripherer Pathologie sollte eine ergänzende MRT-Untersuchung durchgeführt werden, um Schädigungen im Verlauf des N. vestibularis (Kleinhirn-Brückenwinkel) oder im Hirnstamm auszuschließen (Akustikusneurinom, MS-Plaques, Hirnstamm- oder Kleinhirninfarkte).

MERKE

In der Initialphase der Neuropathia vestibularis schlägt der Spontannystagmus zur gesunden Seite, während die Fallneigung im Romberg-Stehversuch und die Drehung im Unterberger-Tretversuch zur kranken Seite gerichtet sind. Nach ca. einer Woche kommt es im Rahmen der zentralen Kompensation häufig, jedoch nicht obligat zur sog. **Nystagmusumkehr,** sodass der Spontannystagmus dann zur kranken Seite schlägt. Die Fallneigung hingegen ändert ihre Richtung nicht.

4. Therapie

Die Therapie sollte sich stets an der Ursache orientieren. Sollte es sich z. B. um eine VZV-Infektion handeln, so wäre eine intravenöse Therapie mit Aciclovir (3× 10 mg / kg KG / Tag über 14 Tage) zu initiieren. Bei fehlendem Erregernachweis und somit der Diagnose einer idiopathischen Neuropathia vestibularis behandelt man direkt mit Steroiden. Da es keine vergleichenden Studien zur Wirksamkeit verschiedener Steroidschemata gibt, ist die Empfehlung der Leitlinien die Behandlung mit Prednisolon 100 mg / Tag und Dosisreduktion um 20 mg alle 3 Tage. Eine zusätzliche Gabe rheologisch wirksamer Substanzen (Pentoxyphyllin) ist aufgrund des fehlenden Nachweises einer vaskulären Genese nicht sinnvoll. Daneben konnte bislang in keiner Studie der therapeutische Nutzen dieser Maßnahmen demonstriert werden. Auch eine prophylaktische Gabe von Aciclovir hat sich nicht als therapeutisch wirksam herausgestellt.

Begleitend sollten in den ersten Tagen auch eine antiemetische Therapie (Metoclopramid, Dimenhydrinat) sowie ein Magenschutz gegeben werden.

Neben der medikamentösen Therapie sind auch eine frühzeitige Mobilisation und physiotherapeutische Behandlung sinnvoll, die als sog. Schwindeltraining durchgeführt wird. Hierbei werden z. B. Stehen auf unebenem Grund, Hand-Auge-Koordination und Greifen aus dem Laufen heraus geübt.

5. Epidemiologie, Prognose und Komplikationen

Die Neuropathia vestibularis ist eine häufige Schwindelursache, die nach dem benignen paroxysmalen Lagerungsschwindel (BPLS) und dem Morbus Menière die dritthäufigste peripher-vestibuläre Schwindelerkrankung darstellt. Sie kommt mit einer Inzidenz von 3,5 / 100.000 / Jahr vor und hat keine Altersprädisposition.

Zur Prognose gilt es zu sagen, dass die Erkrankung in der überwiegenden Zahl der Fälle vollständig abklingt. Dieser Prozess, der durch eine zentral-vestibuläre Kompensation bedingt ist, dauert jedoch häufig Wochen bis Monate. Ein persistierendes Defizit kann insbesondere bei passiven Bewegungen (Lift oder Schiff) und bei raschen Bewegungen bestehen. Rezidive sind sehr selten.

Als häufigste Komplikationen sind der benigne paroxysmale Lagerungsschwindel (BPLS) in bis zu 10 % der Fälle und die Entwicklung eines somatoformen Schwindels oder phobischen Schwankschwindels zu nennen, die am ehesten durch eine gestörte Krankheitsverarbeitung bedingt sind.

6. Bilaterale Vestibulopathie

Die bilaterale Vestibulopathie bezeichnet den Ausfall beider Vestibularorgane, der in der Regel schleichend und gleichzeitig auftritt, jedoch in Einzelfällen auch akute oder asymmetrische Verläufe aufweist.

Häufige **Ursachen** sind:

- Ototoxische Medikamente: Aminoglykoside (z. B. Gentamicin), meist in Kombination mit Schleifendiuretika.
- Morbus Menière (bilateral).
- Akustikusneurinom (bilateral).
- Z. n. Meningitis.

- Autoimmunerkrankungen (Cogan-Syndrom).

Die typische **Klinik** umfasst die Symptome Schwankschwindel, insbesondere bei raschen Bewegungen, Oszillopsien und bilaterale Hörstörungen. Klinisch-neurologisch hinweisend ist ein bilateral positiver Kopfimpuls-Test, zusatzdiagnostisch lässt sich in der Kalorik eine fehlende thermische Erregbarkeit beider Vestibularorgane nachweisen. Zur **differenzialdiagnostischen Abklärung** sollten eine cMRT-Bildgebung, akustisch evozierte Potenziale (AEP) und eine Audiometrie ergänzt werden. Therapeutisch stehen lediglich ein unspezifisches physiotherapeutisches Schwindeltraining sowie in Abhängigkeit von der Ursache Immunsuppressiva (bei autoimmuner Genese) oder eine Operation (Akustikusneurinom) zur Verfügung.

ZUSAMMENFASSUNG

Die **Neuropathia vestibularis** ist eine idiopathische Erkrankung, die am ehesten entzündlicher Genese ist und die dritthäufigste peripher-vestibuläre Schwindelerkrankung darstellt. Anamnestisch berichten Patienten über einen dauerhaften Drehschwindel mit oft ausgeprägter Übelkeit und Erbrechen. Klinisch lässt sich ein Spontannystagmus zur gesunden Seite mit Fallneigung zur kranken Seite im Romberg-Test und pathologischem Halmagyi-Test bei Kopfdrehung zur kranken Seite nachweisen. Beweisend ist letztlich die Kalorik, in der eine thermische Untererregbarkeit demonstriert werden kann. Therapiert wird mit Steroiden (in der Regel Prednisolon 100 mg/Tag), was in den meisten Fällen zu einer vollständigen Regredienz der Symptome über Wochen bis Monate führt. Als Komplikationen im Verlauf finden sich gehäuft BPLS und somatoforme Schwindelsyndrome.

WAS WÄRE, WENN …

- … zentrale Zeichen (Dysarthrie, Doppelbilder) vorhanden wären?
  - cMRT zum Nachweis einer zentralen Genese.
- … die Patientin schwanger wäre?
  - Orale Steroide sind unter Abwägung von Nutzen und Risiken auch in der Schwangerschaft erlaubt.
- … der Patient an Diabetes erkrankt wäre?
- Wegen des Diabetes und der Steroid-induzierten Hyperglykämie sind eine stationäre Steroidgabe und tägliche Blutzuckerkontrollen sinnvoll.

15

Monokuläre Sehstörung und Schmerzen

Rebecca Seiler

Anamnese

In Ihrer Praxis stellt sich eine 24 Jahre alte Patientin als Zuweisung vom Augenarzt vor. Sie berichtet, seit 3 Tagen auf dem linken Auge nur noch unscharf zu sehen. Außerdem wirkten die Farben „wie ausgewaschen" und das linke Auge schmerze bei Bewegung. Sonst habe sie keine Veränderung am Körper bemerkt. Vor 2 Jahren habe sie eine vorübergehende Schwäche des linken Beins gehabt, dies sei aber auf eine Sportverletzung zurückgeführt worden.

Untersuchungsbefund

24-jährige Patientin, 165 cm, 52 kg. Visus links 50 %, rechts 100 %. Der sonstige Hirnnervenstatus ist regelrecht. Es besteht kein Meningismus. Keine Paresen, keine Tonuserhöhung. Die Oberflächensensibilität wird als intakt angegeben. Die Zeigeversuche sind sämtlich sicher, Muskeleigenreflexe an der unteren Extremität linksbetont lebhaft, Bauchhautreflexe nicht erhältlich. Keine pathologischen Reflexe. Einbeinhüpfen links verplumpt. Blasen-Mastdarm-Störungen werden verneint.

1. **Was ist die Verdachtsdiagnose? Welche Kriterien müssen zur Diagnose der Krankheit erfüllt sein?**

2. **Benennen Sie mögliche Differenzialdiagnosen!**

3. **Was sind typische Symptome im Verlauf der Erkrankung und wie werden diese klassifiziert?**

4. **Wie wird der akute Schub behandelt?**

5. **Wie erfolgt die verlaufsmodifzierende Therapie?**

6. **Welche Möglichkeiten bestehen für eine symptomatische Therapie?**

1. McDonald-Kriterien

Die aktuelle Symptomatik der jungen Patientin entspricht zunächst einmal einer **Retrobulbärneuritis links,** welche sich durch ein VEP objektivieren lässt. Die geschilderte Vorgeschichte mit Schwäche des linken Beines lässt ein vorangegangenes Schubereignis vermuten. Ein Schub ist dabei definiert als eine Episode neurologischer Symptome, welche mindestens 24 h anhält, sich klinisch oder paraklinisch objektivieren lässt und deren Ursache wahrscheinlich eine entzündliche Demyelinisierung ist. Somit besteht bei der vorstelligen Patientin die Verdachtsdiagnose einer **Multiplen Sklerose.**

Grundlage der Diagnosestellung einer Multiplen Sklerose sind die **McDonald-Kriterien.** Diese fordern zum einen den Nachweis einer räumlichen und zeitlichen Dissemination der Erkrankung, zum anderen den Ausschluss wesentlicher Differenzialdiagnosen. Neben der klinischen Untersuchung lässt sich eine räumliche Dissemination mittels apparativer Zusatzdiagnostik nachweisen (MRT und Elektrophysiologie, z. B. visuelle evozierte Potenziale, ➤ Abb. 15.1).

Eine zeitliche Dissemination lässt sich entweder über ein Folge-MRT mit einer neuen MS-typischen Läsion oder bei Erstereignis per Nachweis oligoklonaler Banden im Liquor darstellen (➤ Abb. 15.2).

2. Differenzialdiagnosen

Die **McDonald-Kriterien** ermöglichen eine frühe Diagnose und damit frühe Aufnahme einer verlaufsmodifizierenden Therapie. Der Ausschluss von Differenzialdiagnosen ist davor jedoch obligat. Für die vorliegenden Beschwerden und paraklinischen

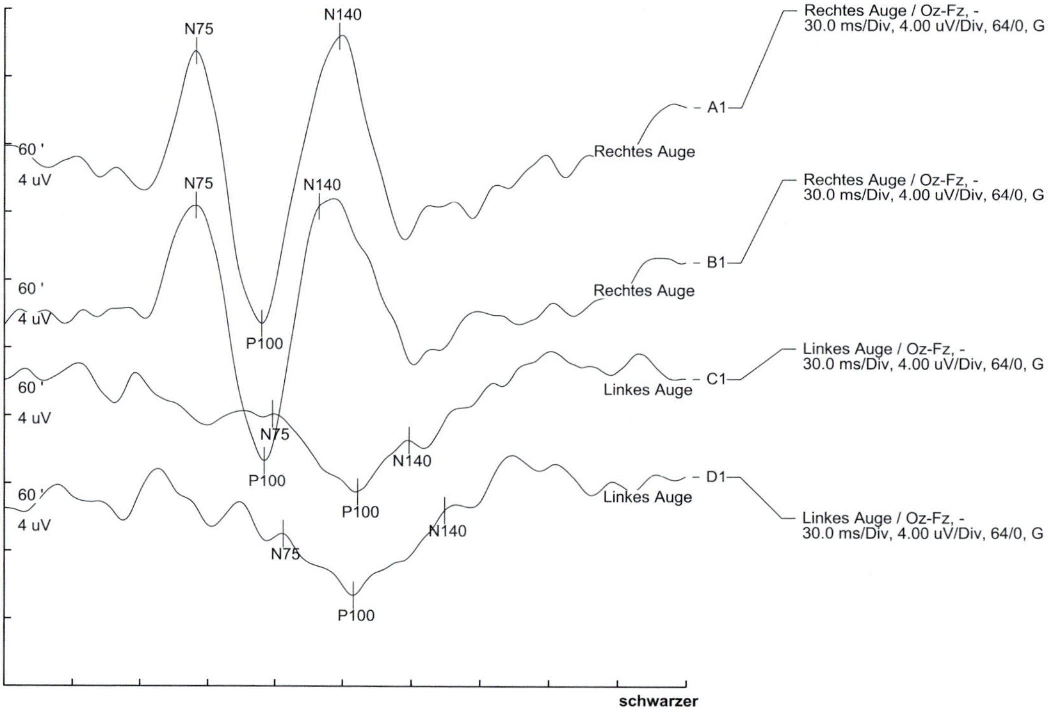

Abb. 15.1 Das VEP zeigt im Seitenvergleich eine Latenzverzögerung (und Potenzialverplumpung) links im Sinne einer demyelinisierenden Läsion des N. opticus links. [P618]

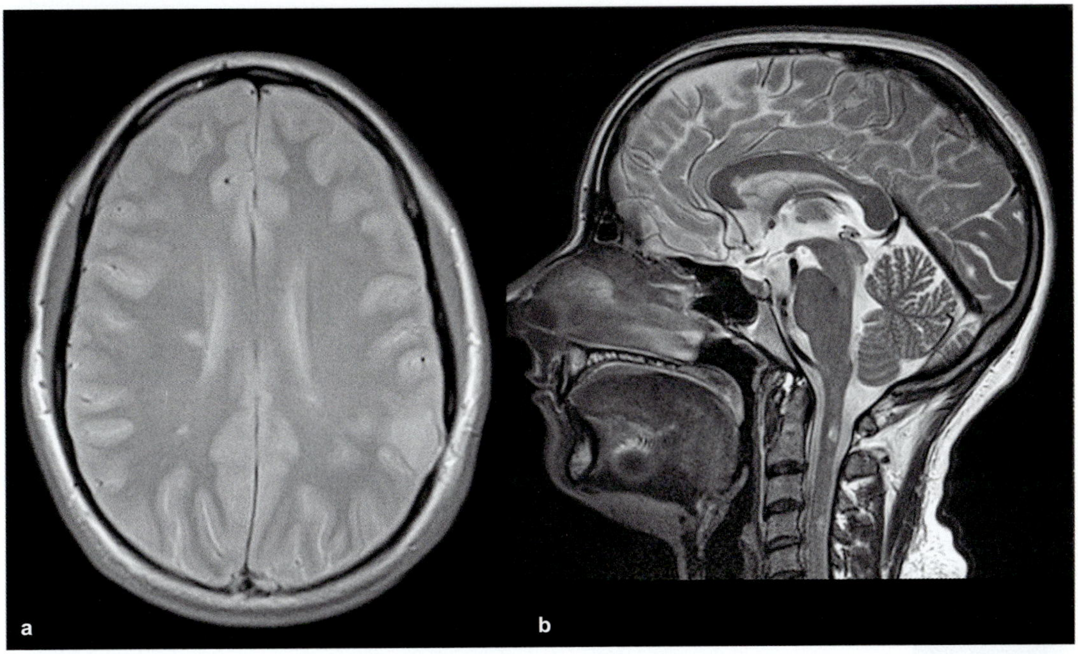

Abb. 15.2 T2-gewichtetes MRT bei Multipler Sklerose: a) In der transversalen Ebene zeigen sich periventrikuläre Läsionen. b) In der sagittalen Ebene finden sich eine Läsion der Pons sowie zwei Läsionen des Myelons. [M464]

Befunde darf es keine bessere Erklärung als eine Multiple Sklerose geben. Wichtig sind also eine exakte Anamnese und körperliche Untersuchung, eine weitere Serumanalyse auf Antikörper und bildgebende Verfahren. **Wichtige Differenzialdiagnosen der Multiplen Sklerose sind:**

- Neuromyelitis-optica-Spektrum-Erkrankung, akute disseminierte Enzephalomyelitis disseminata (ADEM).
- Vaskulitiden, Rheumatoide Arthritis, Kollagenosen: **z. B. Morbus Behçet, Sjögren-Syndrom, Systemischer Lupus erythematodes, primäre Angiitis des ZNS, medikamenteninduzierte Vaskulitiden.**
- Neurosarkoidose.
- Erregerbedingte Erkrankungen: z. B. Borreliose, Lues.
- Vitamin-B_{12}-Mangel.
- Nach klinischer Präsentation: z. B. zervikale Myelopathie bei spastischer Tetraparese.
- Nach bildgebendem Befund: z. B. Leukodystrophien, mikroangiopathische Veränderungen.

3. Symptome der Multiplen Sklerose

Bei der Multiplen Sklerose handelt es sich um eine Erkrankung, welche das gesamte zentrale Nervensystem betreffen kann. Daher gibt es sehr unterschiedliche Krankheitsmuster und Verläufe der Erkrankung. Die häufigste Verlaufsform stellt der **schubförmige Verlauf** dar. Die Patienten haben Krankheitsaktivitäten mit neurologischen Ausfällen, die sich innerhalb weniger Wochen wieder ganz oder unvollständig zurückbilden. Der schubförmige Verlauf kann in einen **sekundär chronisch progredienten Verlauf** mit schleichend zunehmenden Ausfällen übergehen. Seltener ist der **primär progrediente Verlauf.**

Die MS kann sich vielfältig durch Sensibilitätsstörungen, Paresen, spastische Muskeltonuserhöhung, Ataxien, Sehstörungen, Reduktion der Mnestik, Störung des Affekts, Schmerzen und vegetative Symptome mit Blasen-Mastdarm-Störungen äußern. Die gebräuchlichste Einteilung der Symptome ist die **Expanded Disability Status Scale** (EDSS), die in die Untersuchung von **funktionellen Systemen** gegliedert

ist und den Behinderungsgrad der Patienten wiedergibt. Die freie Gehstrecke stellt einen der wichtigsten Verlaufsparameter dar und ist auch ein entscheidender Faktor bei der Bestimmung des EDSS.
Ein klassisches Symptom ist das **Lhermitte-Zeichen.** Wird der Kopf des Patienten passiv Richtung Brust gebeugt, entsteht ein blitzartiges, elektrisierendes Gefühl in Armen, Beinen oder Rumpf, das durch Dehnung der Meningen bei zusätzlichen Veränderungen des Rückenmarks zustande kommt. Es ist somit zwar typisch, nicht aber spezifisch für die Multiple Sklerose.
Der **Swinging-Flashlight-Test** kann Auskunft über Afferenzstörungen der Pupille geben, wie sie bei der Retrobulbärneuritis entstehen. Normalerweise ist bei wechselseitiger Beleuchtung der Pupillen mit einer Stablampe das Kontraktionsverhalten gleich. Liegt ein relativer afferenter Pupillendefekt vor, wird das einfallende Licht auf diesem Auge weniger intensiv wahrgenommen und die Pupille weitet sich beim Wechsel des Lichtstrahls zum erkrankten Auge, parallel weitet sich auch die Pupille des nicht erkrankten Auges.

4. Schubtherapie

Ein neues neurologisches Defizit bei einer Multiplen Sklerose ist ein Schub, wenn die Symptome mindestens für 24 h anhalten. Ausgeschlossen werden muss eine paroxysmale Verschlechterung anderer Genese. Diese tritt z. B. bei Infekten oder bei Erhöhung der Körpertemperatur auf **(Uhthoff-Phänomen).** Schübe werden mit **Glukokortikosteroiden** behandelt. Etabliertes Behandlungskonzept ist die intravenöse Therapie mit 1.000 mg Methylprednisolon über 3–5 Tage (Hochdosistherapie) unter Magenschutz und Thromboseprophylaxe sowie Kontrolle der Elektrolyte und des Blutzuckers. Sollte sich nach 2 Wochen keine zufriedenstellende Besserung eingestellt haben, kann eine erneute Therapie mit 2 g Methylprednisolon über 5 Tage (Ultrahochdosistherapie) angeschlossen werden. Bei schweren Verläufen gibt es auch die Möglichkeit der Plasmapherese oder der intravenösen Immunglobulingabe.

5. Immuntherapie

Zur Therapie der schubförmig verlaufenden Multiplen Sklerose steht mittlerweile eine Vielzahl an Präparaten mit unterschiedlichen therapeutischen Ansätzen, Risikoprofilen, Monitoringsystemen und Applikationsarten zur Verfügung. Gemeinsame Ziele sind die Reduktion der Schubrate und die Reduktion der Behinderungsprogression, mittlerweile aber auch die Freiheit von Krankheitsaktivität („no evidence of disease activity", NEDA).
Auf Patientenseite wird die Krankheitsaktivität eingeschätzt. Als hochaktiv wird die Multiple Sklerose bei therapienaiven Patienten eingestuft, wenn früh im Verlauf der Erkrankung schwere anhaltende alltagsrelevante Behinderungen, eine hohe Schubfrequenz und/oder eine hohe T2-Läsionslast und kontrastmittelaufnehmende Läsionen im MRT vorliegen. Zusätzlich fließen ungünstige Prognosefaktoren (z. B. junges Alter) in die Bewertung ein. Die Auswahl der Immuntherapie erfolgt individualisiert nach Art der Erkrankung („treat to target"). Die mittlerweile vielfältigen Präparate wurden in drei Wirksamkeitskategorien unterteilt. Sie unterscheiden sich hinsichtlich der Schubratenreduktion sowie des Risiko- und Nebenwirkungsprofils, aber auch hinsichtlich des Wirkkonzepts wie Erhaltungs- oder Induktionstherapien, des Wirkprinzips oder ihrer Applikationsart.
Ein Präparat der Wirksamkeitskategorie eins ist Interferon-β, das subkutan verabreicht wird (das älteste Immuntherapeutikum bei MS), in der Wirksamkeitskategorie drei findet sich z.B. Ocrelizumab.

6. Symptomatische Therapie

Symptomatische Therapie bedeutet, dass einzelne Symptome der Erkrankung gelindert werden, ohne Einfluss auf den Krankheitsverlauf zu nehmen.
Häufiges Symptom ist eine **spastische Muskeltonuserhöhung** als Zeichen der Pyramidenbahnschädigung. Die Spastik kann dabei das Leitsymptom der Erkrankung darstellen, die Gehstrecke deutlich einschränken und die Lebensqualität mindern. Therapie der ersten Wahl ist Baclofen. Hierbei ist zu beachten, dass eine Spastik auch eine Parese ausgleichen und die Therapie der Spastik die Gehfähigkeit einschränken kann. Die Dosis muss für jeden Patienten individuell ermittelt werden. Neben der medikamentösen Therapie sollten die Patienten intensive Krankengymnastik erhalten.
Ein weiteres häufiges Symptom sind **Schmerzen.** Klassischerweise handelt es sich um einen zentralen oder neuropathischen Schmerz, z. B. als symptomatische

Trigeminusneuralgie. Erfahrungsgemäß am wirkungsvollsten sind Antikonvulsiva wie Carbamazepin, Gabapentin und Pregabalin.

Des Weiteren tritt oftmals eine quälende **Fatigue**-Symptomatik auf, die auch therapeutisch schwierig zu behandeln ist. Hier kann neben einer Umstrukturierung des Tagesablaufs körperliche Aktivität helfen. Eine zugelassene medikamentöse Therapie der Fatigue gibt es nicht.

Eine **Störung der Miktion** wird interdisziplinär behandelt. Grundlage ist eine Differenzierung der Beschwerden mittels Urodynamik. Im Anschluss daran stehen verschiedene Therapieoptionen zur Verfügung, etwa medikamentöse, mittels Botox-Applikation oder Selbstkatheterisierung.

ZUSAMMENFASSUNG

Die Diagnose der Multiplen Sklerose kann gestellt werden, wenn eine räumliche und zeitliche Dissemination der Erkrankung nachgewiesen und differenzialdiagnostisch infrage kommende alternative Erkrankungen hinreichend sicher ausgeschlossen wurden. Die Diagnostik umfasst die Anamnese, die klinische Untersuchung, eine MRT, die Liquoranalyse und elektrophysiologische Untersuchungen. Der akute Erkrankungsschub wird mit Steroiden behandelt. Zur verlaufsmodifizierenden Therapie steht eine Vielzahl an Präparaten zur Verfügung.

WAS WÄRE, WENN ...

- ... ein Patient über eine therapierefraktäre Spastik klagen würde?
  - Wichtig ist primär eine gute Physiotherapie. Medikamentös wird neben Baclofen auch Tizanidin eingesetzt. Gabapentin und Benzodiazepine können ebenfalls in Kombination eingesetzt werden. Ein wichtiger Baustein sind zudem die Cannabinoide in unterschiedlichen Rezepturen. Außerdem gibt es die Möglichkeit, eine Baclofenpumpe zu etablieren, bei der das Medikament kontinuierlich intrathekal – und mit weniger systemischen Nebenwirkungen – abgegeben wird.
- ... die Patientin die Aufnahme der von Ihnen vorgeschlagenen verlaufsmodifizierenden Therapie unter Verweis auf mögliche Nebenwirkungen ablehnen würde?
  - Möglicherweise finden Sie ein Alternativpräparat mit einem für die Patientin subjektiv günstigeren Risikoprofil. Falls nicht, sollte sie trotzdem unbedingt weiter angebunden bleiben, um bei Krankheitsprogression frühzeitig erneut beraten zu werden.

16

Transiente Aphasie und Hemiparese

Christian Henke

Anamnese

Ein 78-jähriger Rentner wird über den Hausarzt geschickt, weil er am Vortag eine für wenige Minuten anhaltende Lähmung des linken Arms bemerkt habe. Seine Frau habe auch noch einen hängenden linken Mundwinkel wahrgenommen. Er habe während dieser Zeit nicht mit ihr sprechen können, da er keine Worte herausbekommen habe. Nach 30 min sei alles wieder normal gewesen. Auf genauere Nachfrage berichtet er, dass er 4 Wochen zuvor auf dem rechten Auge für 5 min nichts gesehen habe. Innerhalb weniger Sekunden sei das rechte Auge schwarz gewesen, nach 5 min habe sich dann das Bild wie ein Vorhang wieder von unten nach oben geschoben.

Vorerkrankungen: Diabetes mellitus Typ 2, Z. n. Myokardinfarkt. Medikation: ASS, Ramipril, Simvastatin, Metformin.

Untersuchungsbefund

RR 180/95 mmHg, Patient wach, keine Sprachstörung.

Hirnnerven: Pupillen unauffällig, trigeminale Hypästhesie, faziale Innervation intakt, keine Dysarthrie, keine Zungenabweichung.

Motorik: keine Paresen, keine Spastik, MER seitengleich mittellebhaft, PBZ bds. negativ.

Sensibilität: unauffällig für alle Qualitäten.

Koordination: keine Extremitätenataxie, Stand und Gang ausreichend sicher.

1. **Wie lautet die Verdachtsdiagnose? Welche Ursache ist wahrscheinlich?**
2. **Welche Untersuchungen würden Sie zur Diagnostik durchführen?**
3. **Charakterisieren Sie den klinischen Unterschied zwischen territorialen und lakunären Syndromen!**
4. **Wie sollte die Sekundärprophylaxe von Makro- oder Mikroangiopathie aussehen?**
5. **Welche nichtmedikamentösen Verfahren sind bei hochgradigen Veränderungen indiziert?**
6. **Welche Formen des Neglects kennen Sie und wie kann man sie klinisch testen?**

1. Verdachtsdiagnose

Bei apoplektiform auftretenden Symptomen, die ins Gehirn lokalisierbar sind, muss zunächst einmal von einer vaskulären Genese, einem Schlaganfall-Syndrom, ausgegangen werden. Bei Regredienz der Symptomatik innerhalb der ersten 24 h spricht man klinisch von einer **transitorisch ischämischen Attacke (TIA).** Mit immer besser werdender Bildgebung findet man Diffusionsstörungen mittlerweile in der MRT-Untersuchung bei den meisten Patienten, deren Symptome länger als 1 h andauern.

Klinisch sind die Sprechstörung (Dysarthrie) und die brachiofaziale Parese (Mundast und Arm links) in das Stromgebiet der A. cerebri media rechts zu lokalisieren. Aufgrund der Somatotopie im Homunculus und der Dysarthrie handelt es sich um ein **kortikales** Syndrom. Das klinische Ereignis, das 4 Wochen zurückliegend war, mit monokulärer Blindheit (Amaurosis) ist als transiente Amaurose **(Amaurosis fugax)** des rechten Auges zu werten. Hier ist eine Pathologie der A. ophthalmica oder A. centralis retinae zu postulieren.

Da sowohl die A. cerebri media rechts als auch die A. ophthalmica rechts aus der rechten A. carotis interna (ACI) stammen, ist eine Pathologie der ACI am wahrscheinlichsten. Aufgrund des Alters und der zerebrovaskulären Risikofaktoren muss eine Stenose der proximalen A. carotis interna (ACI) postuliert werden.

MERKE

Auch wenn sich die Symptome bei einer TIA innerhalb kurzer Zeit rückbilden, ist die TIA eine zwingende Indikation zur stationären Aufnahme auf eine Stroke Unit, da das Risiko eines großen Schlaganfalls innerhalb der ersten 12 Monate bei ca. 10 % liegt. Da die Ursachen für eine TIA und einen Infarkt die gleichen sind, muss dringend nach der Ursache gefahndet werden.

2. Diagnostik

Die diagnostischen Untersuchungen zielen auf die ätiopathogenetische Abklärung ab. An dem abgelaufenen Schlaganfall lässt sich hierdurch nichts mehr ändern, jedoch ist die Benennung des individuellen Risikoprofils elementar für die optimale sekundärprophylaktische Behandlung. Aufgrund der häufigsten Genesen (Makroangiopathie, Mikroangiopathie, Kardioembolie) sollte die diagnostische Abklärung auch auf diese entsprechenden Erkrankungen fokussiert werden:

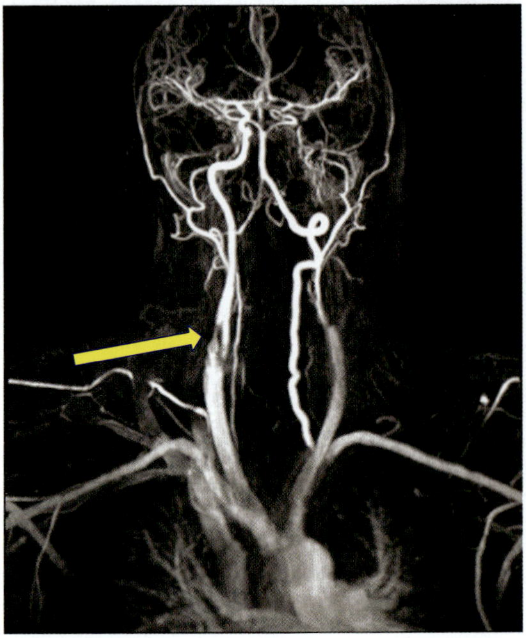

Abb. 16.1 MR-Angiografie der Halsgefäße: Es zeigt sich rechtsseitig eine hochgradige Stenose der A. carotis interna (ACI), die im Bereich des Bulbus beginnt und kurz dahinter filiform und kurzstreckig ihr Maximum erreicht. [P618]

- **Doppler- / Duplex-Sonografie** der hirnversorgenden Arterien: Atherosklerose oder Stenosen im vorgeschalteten Stromgebiet; in diesem Fall der linksseitigen A. carotis interna.
- **Ggf. bildgebende Darstellung der Stenose mit CT-Angiografie oder MR-Angiografie** (➤ Abb. 16.1).
- **Diabetes-Screening:** Nüchtern-BZ, $HbA1_c$, ggf. oraler Glukosetoleranztest (oGTT).
- **Langzeit-Blutdruck-Messung** (24 h): Blutdruckprofil (Hypertonus).
- **Blutfette:** Cholesterin, HDL- / LDL-Quotient, Triglyzeride.
- **Langzeit-EKG** (24 h): Suche insbesondere nach einem Vorhofflimmern.
- **TTE:** Wandbewegungsstörungen als Ausdruck eines abgelaufenen Myokardinfarkts.
- **TEE:** Nachweis intrakardialer Thromben, Nachweis Endokarditis, Nachweis PFO (persistierendes Foramen ovale).
- Ggf. Vaskulitis-Screening, Thrombophilie-Screening, intraarterielle Angiografie.

3. Syndrome

Klinisch lassen sich **lakunäre** von **territorialen Syndromen** unterscheiden. Unter einem **lakunären Syndrom** versteht man einen Symptomenkomplex, bei dem das motorische oder sensorische Defizit halbseitig gleichermaßen an Gesicht, Arm und Bein (ohne Betonung) auftritt. Ursächlich hierfür ist die rein subkortikale Lage ohne Mitbeteiligung des Cortex. Klinisch unterscheidet man:

- Pure motor stroke (rein motorische Hemiparese).
- Pure sensory stroke (rein sensorische Hemisymptomatik).
- Pure sensorimotor stroke (sensomotorische Hemisymptomatik).
- Hemiataxia (ataktische Hemiparese).
- Dysarthria clumsy hand (Dysarthrie + Fingerfeinmotorikstörung).

Im Gegensatz hierzu findet sich bei den **territorialen Syndromen** stets eine Betonung (brachiofazial oder das Bein betreffend) der motorischen oder sensorischen Ausfälle. Zusätzlich finden sich bei territorialen Infarkten Hinweise auf eine kortikale Beteiligung, die bei lakunären Syndromen nicht vorkommen. Typische kortikale Defizite (Funktionen der grauen Substanz) sind Aphasie, Apraxie, Neglect und Gedächtnisstörungen.

Lakunäre Infarkte sind Infarkte, die bildgebend **kleiner als 1,5 cm** sind und im Versorgungsgebiet einer **Perforans-Arterie** liegen. Diese histologisch andersartig aufgebauten Arterien finden sich lediglich an wenigen Stellen im Gehirn, sodass nicht jede kleinste Ischämie als lakunärer Infarkt bezeichnet werden darf. Perforans-Arterien finden sich im Pons (aus der A. basilaris), mesenzephal und thalamisch (aus der proximalen A. cerebri posterior) und im Bereich der Basalganglien und der Capsula interna (aus der proximalen A. cerebri media).

MERKE

Aufgrund der anatomischen Lage und den fast rechtwinklig aus den Hauptgefäßen abgehenden Perforatoren sind embolische Infarkte (sowohl kardioembolisch als auch arterio-arteriell-embolisch) äußerst selten Ursachen einer **lakunären Ischämie.** In der Regel handelt es sich ursächlich um eine **Mikroangiopathie,** sodass die Diagnostik und Therapie der zerebrovaskulären Risikofaktoren (Hypertonus, Diabetes mellitus, Hyperlipidämie, Nikotinabusus) im Vordergrund stehen.

4. Sekundärprophylaxe

Unter Sekundärprophylaxe versteht man die Verhinderung weiterer Ereignisse, nachdem eines bereits eingetreten ist. Im Falle des ischämischen Schlaganfalls beträgt das Wiederholungsrisiko 10–15 % innerhalb des nächsten Jahres. Daher sollte eine ätiologische Einordnung mit dem Ziel der Risikominimierung vorgenommen werden.

Mikro- und makroangiopathische Infarkte:

- Antiaggregatorische Therapie mit ASS oder alternativ Clopidogrel (bei koinzidenter pAVK oder ASS-Unverträglichkeit). Bei leichtgradigen Schlaganfällen und TIAs, die nicht kardioembolischer Genese sind, wird die 21-tägige, kombinierte Antiaggregation mit ASS 100 mg und Clopidogrel 75 mg empfohlen (POINT- und THALES-Studie).
- Statintherapie (Atorvastatin 20 mg; Eskalation mit Atorvastatin 80 mg): Die Rezidivrate konnte durch Statingabe unabhängig vom aktuellen Cholesterinwert gesenkt werden, da durch Statine eine zusätzliche Plaque-Stabilisierung bewirkt wird; Zielwert: LDL < 100 mg / dl.
- Optimale Diabetes- und Hypertonus-Einstellung (Zielbereich: < 140 / 90 mmHg).
- Beendigung des Nikotinkonsums.
- Gewichtsreduktion bei Adipositas (BMI > 30 kg / m^2).

5. Operative und interventionelle Verfahren

Die typischen atherosklerotisch bedingten Stenosen der A. carotis interna liegen direkt im Bereich des Bulbus carotis (Carotis-Bifurkation) an der Aufzweigung von A. carotis communis in die Externa- und Interna-Äste. Die CT- und MR-Angiografie stellen lediglich die Lumina strukturell dar, während die Doppler-Duplex-Sonografie die Flüsse und Profile und somit die hämodynamische Kompromittierung darstellt. Aus den verschiedenen Modalitäten wird der reale Stenosegrad extrapoliert. Die Indikation für eine Operation oder Intervention besteht sicher bei einem Stenosegrad > 70 % und ist eine Kann-Entscheidung bei Stenosegraden zwischen 50 und 70 %, insbesondere wenn die medikamentöse Therapie bereits besteht. Als Verfahren kommen zum Einsatz:

- **Thrombendarteriektomie (CEA):** gefäßchirurgischer Eingriff, häufig unter regionaler Anästhesie; offene Operation der ACI mit „Ausschälung“ der Intima und anschließender Gefäßnaht; Antiaggregation oder Antikoagulation anschließend möglich.
- **Stentangioplastie (CSA):** Katheter-gestützter Eingriff mit Implantation eines Stents in die ACI; anschließende kurzzeitige duale Antiaggregation, im Verlauf antiaggregatorische Monotherapie.

6. Neglect

Unter einem Neglect (meist **Hemineglect**) versteht man die Vernachlässigung und Minderwahrnehmung einer Körperhälfte. Es handelt sich um ein **kortikales Zeichen,** da die Eigenwahrnehmung des Körpers im Cortex, meist der rechten Hemisphäre, lokalisiert ist. Unterscheiden kann man:

- Sensibler Neglect.
- Motorischer Neglect.
- Visueller Neglect.
- Multimodaler Neglect.

Der Neglect lässt sich klinisch testen, indem erst einseitig und dann beidseitig Reize gesetzt werden. Beim bilateralen Stimulieren kommt es zum **Extinktionsphänomen,** sodass die betroffene Körperhälfte nicht wahrgenommen wird. Im Falle des sensorischen Neglects wird der Patient gebeten, bei geschlossenen Augen die Seite der Berührung durch den Untersucher zu benennen. Kann er das bei einseitiger Berührung, aber benennt bei bilateraler Berührung nur die gesunde Körperhälfte, so entspricht das einer Extinktion und somit einem sensiblen Hemineglect. In Analogie erfolgt die Testung des visuellen Hemineglects durch visuelle Reize. Bei gleichzeitigem Vorliegen einer Hemianästhesie oder einer homonymen Hemianopsie kann der Neglect nicht sicher untersucht werden.

ZUSAMMENFASSUNG

Transitorisch ischämische Attacken (TIAs) gehören zu den Schlaganfall-Syndromen und sind lediglich durch eine kürzere Symptomdauer gekennzeichnet. Die Ursachen sind letztlich die gleichen wie die eines definitiven Infarkts. Daher sollte immer eine stationäre Aufnahme mit Abklärung der hirnversorgenden Gefäße, der zerebrovaskulären Risikofaktoren (Diabetes, Lipide, Hypertonus, Nikotinkonsum) sowie kardialer Emboliequellen erfolgen.

Bei höhergradigen Stenosen der hirnversorgenden Gefäße sollte eine medikamentöse Therapie mit ASS und einem Statin stattfinden. Zusätzlich sollte ab einem Stenosegrad von 60–70 % eine Sanierung der Stenose (gefäßchirurgische Operation oder interventionell-radiologische Stent-Angioplastie) durchgeführt werden.

WAS WÄRE, WENN ...

- … der Patient wiederholt TIAs mit den gleichen Symptomen (z. B. isolierte Aphasien) hätte?
  - Dann sollte eine nichtvaskuläre Ursache in Betracht gezogen werden. Monomorphe Symptome bei mehreren Ereignissen sind ungewöhnlich und kommen eher bei epileptischen oder migränösen Erkrankungen vor.
- … der Patient neben einer hochgradigen Stenose des betroffenen Stromgebiets auch noch ein Vorhofflimmern hätte?
  - Dann sollte in der MRT-Untersuchung geprüft werden, ob es auch klinisch stumme Diffusionsstörungen in anderen Stromgebieten gibt. Wenn dies nicht der Fall ist, muss die Stenose als symptomatisch gelten und saniert werden. Hier empfiehlt sich die OP, da anschließend problemlos antikoaguliert werden kann.

17

Holozephaler Dauerdruck

Christian Henke

Anamnese

Eine 51-jährige Patientin stellt sich beim niedergelassenen Neurologen vor und berichtet, dass sie im Verlauf der letzten 4 Monate jeden zweiten bis dritten Tag drückende holozephale Kopfschmerzen über mehrere Stunden bemerkt habe. Der Kopfschmerz fange meist kurz nach dem Aufstehen an und habe eine mittlere Intensität (5 / 10 auf der VAS). Begleitsymptome werden verneint. Auch habe sie schon früher häufiger Kopfschmerzen gehabt, die von ihrem Hausarzt als Migräne diagnostiziert worden seien, mit denen sie jedoch in den letzten Jahren nicht konfrontiert gewesen sei.

Vorerkrankungen: Depression, unklare rezidivierende Diarrhöen, Hypothyreose.

Medikation: Euthyrox, ASS und Paracetamol bei Bedarf.

Untersuchungsbefund

Patientin wach, gedrückte Stimmung, keine Sprachstörung.

Hirnnerven: Pupillen isokor, direkte und konsensuelle Lichtreaktion, Trigeminus und Fazialis intakt, keine Dysarthrie.

Motorik: keine Paresen, keine Spastik, MER seitengleich mittellebhaft, PBZ bds. negativ.

Sensibilität: regelrecht für Ästhesie, Pallästhesie, Algesie und Thermästhesie.

Koordination: Zeigeversuche regelrecht, Stand und Gang regelrecht.

1. Was ist die Verdachtsdiagnose? Welche Differenzialdiagnosen kommen in Betracht?

2. Welche weitere Diagnostik sollte durchgeführt werden?

3. Welche koinzidenten Erkrankungen kennen Sie?

4. Erklären Sie den Verlauf der Erkrankung! Wie ist die Prognose?

5. Benennen Sie Akuttherapie und Prophylaxe-Therapie!

6. Wann muss an einen Medikamentenübergebrauchskopfschmerz gedacht werden?

1. Verdachtsdiagnose

Klassischerweise beschreiben Patienten den Schmerz als Druckgefühl, das sich wie ein enges Gummiband anfühle. Wichtige Differenzialdiagnosen umfassen:

- **Migräne:** halbseitige Kopfschmerzen, ausgeprägte vegetative Begleitsymptome, Verschlechterung durch Bewegung.
- **Liquorunterdruck-Syndrom:** orthostatische Kopfschmerzen mit Meningismus, Tinnitus, Fotophobie, Übelkeit, Erbrechen.
- **Meningitis:** subakute okzipital betonte Kopfschmerzen mit Fieber und Meningismus.
- **Medikamentenassoziiert:** v. a. Nitrate, Kalzium-Antagonisten, Hormonpräparate, Analgetika!
- **Hirntumor:** progrediente Kopfschmerzen mit fokal-neurologischen Ausfällen.
- **Andere symptomatische Kopfschmerzen:** Sinusthrombose, Pseudotumor cerebri, chronische Sinusitis, Subduralhämatom u. a.

2. Diagnostik

Der Spannungskopfschmerz ist von der Internationalen Kopfschmerz-Gesellschaft (IHS) definiert durch anamnestische Kriterien:

- Dauer von 30 min bis 7 Tage.
- Mindestens zwei der folgenden Charakteristika: bilaterale Lokalisation, drückend und nicht pulsierend, leichte bis mittlere Intensität, keine Verstärkung unter Bewegung.
- Maximal ein Begleitsymptom: Foto- oder Phonophobie; keine Übelkeit oder Erbrechen.

Daneben sollten bei erstmaligem Auftreten bzw. im Verlauf symptomatische Kopfschmerzerkrankungen ausgeschlossen werden. In Abhängigkeit von Alter, Risikofaktoren und Begleitsymptomen kann diese Diagnostik umfassen:

- CT oder MRT-Bildgebung: ggf. inkl. MR-Angiografie.
- Liquordiagnostik: Liquorchemie, -zytologie, -öffnungsdruck.
- Augen- oder HNO-ärztliche Untersuchungen.

3. Assoziierte Erkrankungen

Der Spannungskopfschmerz ist eine gut definierte, jedoch pathophysiologisch schlecht verstandene Erkrankung. Vor Erstdefinition der primären Kopfschmerzerkrankungen wurde diese Kopfschmerz-Entität auch als Muskelkontraktions-Kopfschmerz, psychomyogener Kopfschmerz oder Stress-Kopfschmerz bezeichnet. Insbesondere anhand der beiden letzten Begriffe erkennt man den engen Zusammenhang zwischen psychiatrischen bzw. psychosomatischen Erkrankungen und dieser Kopfschmerzform. Statistisch gibt es eine hohe Koinzidenz mit **Angsterkrankungen, Panikstörungen** und v. a. **Depressionen.** Hierauf sollte anamnestisch immer geachtet werden im Rahmen der Diagnosestellung.

Weitere psychosomatische Erkrankungen, die gehäuft in Assoziation mit Spannungskopfschmerzen auftreten, sind Reizdarmsyndrom (Colon irritabile), Reizmagen und Reizblase.

Das pathophysiologische Konzept umfasst die durch muskuläre Anspannung bedingte Ausbildung muskulärer Triggerpunkte, die vermutlich neben einem gestörten deszendierenden antinozizeptiven System zur Ausbildung der Schmerzattacken führen. Bekannt ist insbesondere die erhöhte Druckempfindlichkeit der perikraniellen und nuchalen Muskulatur, die den älteren Begriff psychomyogener Kopfschmerz geprägt hat.

MERKE

Die erhöhte muskuläre Druckempfindlichkeit ist ein begleitendes Phänomen des Kopfschmerzes und nicht – wie vielfach beschrieben – der Auslöser. Insbesondere muss man die nuchale Sensibilität von einem seltenen **zervikogenen Kopfschmerz** unterscheiden, der aufgrund einer strukturellen Veränderung der zervikalen Strukturen entsteht, von hier aus ausstrahlt und mittels Lokalanästhetika-Infiltration sofort zum Stillstand kommt.

4. Epidemiologie

Es wird grundsätzlich eine **episodische** von einer **chronischen** Variante unterschieden. Bei der episodischen Variante darf der Kopfschmerz nicht häufiger als an 15 Tagen / Monat oder 180 Tagen im Jahr auftreten. Bei häufigerem Auftreten spricht man von einem chronischen Spannungskopfschmerz. Wichtig ist es, anamnestisch einen Medikamentenübergebrauchskopfschmerz auszuschließen, der in einer hohen Prozentzahl begleitend als Misch-Kopfschmerz vorliegt. In 80 % der Fälle entwickelt sich ein chronischer Spannungskopfschmerz aus einem episodischen. Ebenfalls kann sich in ca. 60 % der Fälle ein chronischer Spannungskopfschmerz wieder in einen episodischen zurückentwickeln.

Der Spannungskopfschmerz ist der häufigste primäre Kopfschmerz in Mitteleuropa. Die Lebenszeitprävalenz des episodischen Spannungskopfschmerzes liegt in Europa bei ca. 75 %, die des chronischen lediglich bei 2–3 %. Im Gegensatz zur Migräne, bei der Frauen deutlich häufiger betroffen sind als Männer, beträgt das Geschlechterverhältnis hier ca. 1,5 : 1 zugunsten der Männer.

Zu den Verläufen dieses Kopfschmerzes gibt es nur wenige Daten. Beim episodischen Spannungskopfschmerz gibt es im Verlauf von 10–20 Jahren rezidivierende Kopfschmerz-Episoden. Das durchschnittliche Erstmanifestationsalter liegt in der dritten Lebensdekade zwischen dem 25. und 30. Lebensjahr. Es gibt jedoch auch Manifestationen im Kindesalter bzw. im höheren Alter.

5. Therapie

Grundsätzlich wird die Therapie des **episodischen** von der des **chronischen Spannungskopfschmerzes** unterschieden. Der episodische Spannungskopfschmerz kann medikamentös mit NSAR behandelt werden (ASS, Paracetamol, Ibuprofen u. a.), wobei sorgsam auf die Frequenz der Medikamenteneinnahme geachtet werden sollte. Bei zu häufiger Einnahme (> 8× / Monat) besteht ansonsten die Gefahr eines Medikamentenübergebrauchskopfschmerzes.

Beim chronischen Spannungskopfschmerz gibt es ähnlich wie bei der Migräneprophylaxe mehrere Säulen der Therapie. Hierzu gehören:

- Ausdauertraining (Joggen, Schwimmen, Rad fahren).
- Verhaltenstherapie (Biofeedback, Muskelrelaxation nach Jacobson etc.).
- Physiotherapie.

Bei einer Kopfschmerzhäufigkeit von > 10 Tagen / Monat an mehr als 3 Monaten sollte zusätzlich eine medikamentöse Prophylaxe eingenommen werden. Hierfür stehen verschiedene Medikamente zur Verfügung, deren Wirksamkeit in einzelnen Studien demonstriert werden konnte (Amitriptylin, Tizanidin, Mirtazapin, Venlafaxin).

6. Medikamentenübergebrauchskopfschmerz

Der Medikamentenübergebrauchskopfschmerz (MÜK) ist eine Kopfschmerzentität, die durch chronische Einnahme analgetischer Substanzen bedingt und nicht gleichbedeutend mit medikamenteninduziert ist, da viele Substanzen akut Kopfschmerzattacken triggern können (Nitroglyzerin, Nitrate u. a.).

Beim MÜK muss klinisch und anamnestisch zwischen den einzelnen Substanzen unterschieden werden. Besonders häufig treten Übergebrauchssymptome unter Triptan-Einnahme auf, jedoch auch unter NSAR- oder Opioid-Einnahme. Für die Entwicklung eines NSAR- oder Opioid-induzierten Kopfschmerzes muss an mehr als 15 Tagen im Monat über mehr als 3 Monate eine Medikamenteneinnahme stattfinden. Der Kopfschmerz ist in der Regel dem Spannungskopfschmerz ähnlich mit bilateralen, drückenden, nicht pulsierenden Kopfschmerzen von leichter bis mittlerer Intensität.

Im Fall des Triptan-Übergebrauchs reicht die Einnahme an mehr als 10 Tagen im Monat über 3 Monate aus, wobei der hierdurch induzierte Kopfschmerz eher dem Migränekopfschmerz ähnelt.

Voraussetzung einer Therapie ist wie bei jeder Suchterkrankung die Eigenmotivation des Patienten. Ohne diese hat eine Therapie keinen anhaltenden Effekt. Grundsätzlich ist eine neurologisch-psychologische Intervention immer sinnvoll. Im Falle eines begleitenden Substanzmissbrauchs (häufig Benzodiazepine) sollte die Entzugsbehandlung eher stationär durchgeführt werden.

Prinzipiell stehen folgende Prinzipien der Therapie zur Verfügung:

- Sofortiges **Absetzen** aller analgetischen Substanzen.
- **Behandlung der Entzugssymptome:** Metoclopramid, Prednison, Naproxen oder ASS.
- Einleitung einer **medikamentösen Prophylaxe** der zugrunde liegenden Kopfschmerzerkrankung.
- **Verhaltenstherapeutische** Mitbehandlung.
- Üblicherweise dauert der Entzug ca. 1 Woche, wobei Triptane nach ca. 4 Tagen zu einer Intensitätssteigerung der zugrunde liegenden Kopfschmerzen führen. Die Prognose ist schlechter bei Missbrauch mit Kombinationspräparaten oder Opiaten.

MERKE

Der Medikamentenübergebrauchskopfschmerz ist nach Spannungskopfschmerz und Migräne die dritthäufigste Kopfschmerz-Entität in Europa. Wirtschaftlich und sozialmedizinisch hat sie aufgrund des durch sie bedingten Arbeitsausfalls und der grundsätzlichen Neigung zu Suchterkrankungen besondere Relevanz. Vor jeder analgetischen Therapie sollte der Patient entsprechend auf die Maximaldauer und Maximalfrequenz einer Analgetikaeinnahme hingewiesen werden.

ZUSAMMENFASSUNG

Der Spannungskopfschmerz ist eine primäre Kopfschmerzerkrankung, die sich durch einen holozephalen, drückenden Kopfschmerz ohne im Vordergrund stehende vegetative Begleitsymptome auszeichnet. Diagnostisch sind insbesondere symptomatische Kopfschmerzen auszuschließen, die behandlungsbedürftig sind. Therapeutisch unterscheidet man die Therapie des episodischen Spannungskopfschmerzes mit NSAR und die Therapie des chronischen Spannungskopfschmerzes mittels Verhaltenstherapie, Ausdauersport, Physiotherapie und ggf. medikamentöser Therapie mit antidepressiven Substanzen.

WAS WÄRE, WENN ...

- ... ein Patient sowohl migräniforme Kopfschmerzen als auch Spannungskopfschmerzen hätte?
  - Aktuell besteht eher die Meinung, dass es sich dann um eine chronische Migräne handelt mit schwereren und leichteren Attacken, sodass eine Behandlung analog zur chronischen Migräne-Behandlung stattfinden sollte.
- ... die Kopfschmerzen begleitend zu Infekten auftreten würden?
  - Dann sollten Sinusitis und bei begleitenden klinischen Zeichen auch eine Meningitis ausgeschlossen werden.

18

Epileptischer Anfall

Johannes Rieger

Anamnese

Der Notarzt stellt Ihnen eine 55-jährige Patientin vor. Er schildert Ihnen, Passanten hätten beobachtet, wie die Patientin plötzlich zusammengebrochen sei. Sie habe zunächst verkrampft auf dem Boden gelegen, anschließend habe sie für wenige Minuten am ganzen Körper gezuckt. Die Augen seien dabei geöffnet gewesen. Danach habe die Patientin wie „schlafend" gewirkt. Der Blutdruck sei bei Ankunft des Notarztes 150 / 90 mmHg gewesen, Puls 96, Blutzucker 87 mg / dl. Bei Aufnahme ist sie anfangs somnolent und erscheint desorientiert. Innerhalb der nächsten 10 min klart sie auf und schildert Ihnen, sie könne sich an den Hergang der Ereignisse nicht erinnern. Sie sei nun ziemlich erschöpft, ansonsten fühle sie sich wieder gesund. Wesentliche Vorerkrankungen bestünden nicht. Besondere Vorkommnisse seien dem Ereignis nicht vorausgegangen.

Untersuchungsbefund

55-jährige Patientin, schlanker EZ, guter AZ, internistisch keine Auffälligkeiten, klinisch-neurologisch wache, allseits orientierte Patientin, Hirnnerven unauffällig, keine umschriebenen Paresen, Koordination und erschwerte Stand- und Gangproben unauffällig, MER allseits lebhaft, pathologische Reflexe bds. nicht auslösbar, Sensibilität intakt.

1. **Wie ist das Ereignis zu deuten?**
2. **Welche weiterführende Diagnostik veranlassen Sie?**
3. **Welche Erkrankung vermuten Sie angesichts der Befunde?**
4. **Wie behandelt man die Erkrankung?**
5. **Wie ist die Prognose der Erkrankung?**
6. **Erläutern Sie einige neurokutane Syndrome!**

Fall 18 Epileptischer Anfall

1. Deutung der Symptomatik

Das Ereignis ist als generalisierter **epileptischer Anfall** zu deuten. Dafür sprechen die fremdanamnestische Schilderung des Hergangs mit plötzlichem Sturz und nachfolgend tonisch-klonischer Phase, die bei dem Ereignis geöffneten Augen und die allmähliche Reorientierung (postiktale Dämmerphase). Inwieweit zunächst ein fokaler Anfall auftrat, im Sinne eines sekundär generalisierten Krampfanfalls, ist anhand der Anamnese nicht zu klären.

Alternativ kommt die konvulsive **Synkope** infrage. Dagegen sprechen allerdings die geöffneten Augen während des Ereignisses, die relativ lange bestehenden Konvulsionen und die verzögerte Reorientierung.

2. Diagnostik

Bei unauffälliger Vorgeschichte der Patientin hinsichtlich einer Epilepsie liegt ein erster epileptischer Anfall vor. In dieser Situation ist immer die weiterführende Diagnostik indiziert:

- Es sollten mögliche **Provokationsfaktoren** wie Schlafentzug, Alkoholkonsum bzw. -entzug, Medikamenteneinnahme und Fieber erfragt werden.
- Mittels **Laboranalysen** können beispielsweise Elektrolytstörungen als weitere Provokationsfaktoren nachgewiesen werden. Außerdem sollte der CK-Wert bestimmt werden, um eine mögliche Rhabdomyolyse feststellen zu können.
- Im **EEG** können ggf. epilepsietypische Potenziale und Herdbefunde als Hinweis auf den Läsionsort nachgewiesen werden.
- Bei relevantem Sturz, äußeren Kopfverletzungen oder Hinweisen auf Frakturen an anderen Körperstellen sollten die **CT** des Schädels mit Knochendarstellung bzw. **Röntgenuntersuchungen** der betroffenen Körperregionen erfolgen, um im Rahmen des epileptischen Anfalls aufgetretene Frakturen zu erfassen.
- Bei einem ersten epileptischen Anfall ist darüber hinaus immer die **kernspintomografische Untersuchung** des Gehirns notwendig, um Ursachen für einen symptomatischen epileptischen Krampfanfall nachweisen zu können.

3. Verdachtsdiagnose

Das kernspintomografische Erscheinungsbild der Läsion zeigt typische Merkmale eines **Meningeoms,**

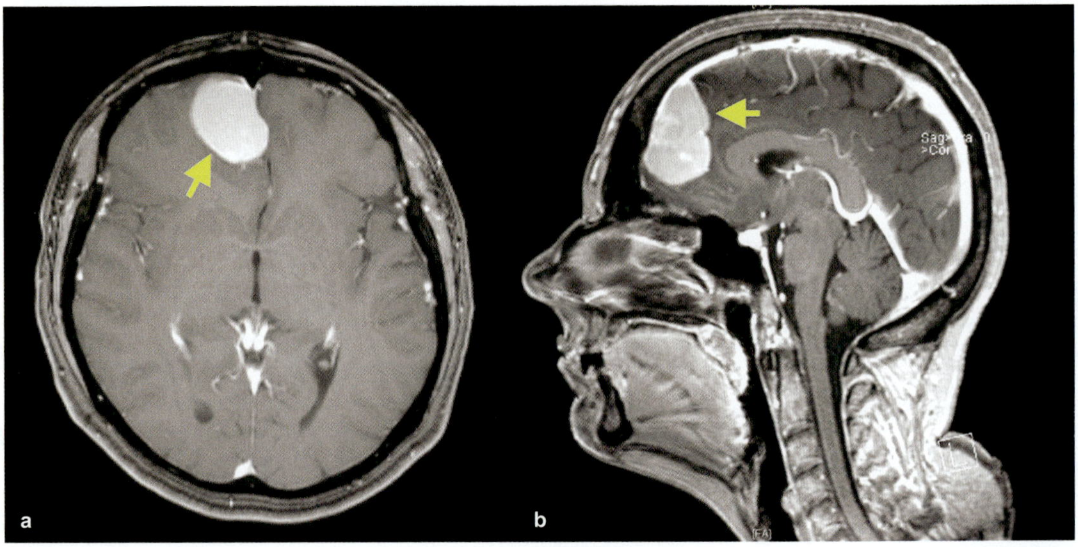

Abb. 18.1 In der kontrastmittelunterstützten T1-gewichteten MRT des Schädels ist eine scharf abgegrenzte, homogen kontrastmittelaffine raumfordernde Läsion mit Anheftung im Bereich der Falx cerebri rechts frontal nachweisbar (a: axiale Schichtung, b: sagittale Schichtung). [M464]

wie die homogene Kontrastmittelaffinität, den Bezug zur Dura mater und die scharfe Abgrenzung gegenüber dem Parenchym (➤ Abb. 18.1).
Die Tatsache, dass die Patientin bisher trotz der Größe der Läsion beschwerdefrei war, spricht für ein langsames Wachstum und unterstützt somit auch diese Verdachtsdiagnose. Typischerweise treten Meningeome im höheren Lebensalter mit Bevorzugung des weiblichen Geschlechts auf.
Differenzialdiagnostisch können durale Metastasen kernspintomografisch ähnlich aussehen. Dagegen spricht allerdings die anamnestische Angabe, nicht an schwerwiegenden Vorerkrankungen zu leiden.

4. Therapie

Bei einem epileptischen Anfall und bildgebendem Nachweis einer epileptogenen Läsion ist von einer strukturellen Epilepsie auszugehen. Deshalb ist die **antikonvulsive Behandlung** bereits nach einem erstmaligen Geschehen nach Aufklärung der Patientin sinnvoll.
Angesichts des jungen Alters der Patientin und der Größe der Läsion ist außerdem die neurochirurgische **Resektion** des Meningeoms zu empfehlen, da im Laufe der Jahre trotz des langsamen Wachstums von Meningeomen zunehmende Ausfallerscheinungen auftreten können. Außerdem besteht durch die Resektion die Aussicht, dass durch Entfernung der epileptogenen Läsion die Ursache für weitere epileptische Anfälle wegfällt. Bei längerer Anfallsfreiheit im Anschluss an die Resektion ist somit oft ein Absetzen der antikonvulsiven Medikation möglich.
Bei kleinen, asymptomatischen Meningeomen und bei älteren Patienten ist demgegenüber die Verlaufsbeobachtung zu erwägen.
Die große Mehrzahl der Meningeome entspricht gutartigen tumorösen Veränderungen, die von den arachnoidalen Deckzellen ausgehen. Histologisch ist das Vorliegen von zwiebelschalenförmig angeordneten, morphologisch gutartig erscheinenden Zellen (Psammomkörpern) typisch. Allerdings kommen selten atypische und anaplastische Meningeome vor. Diese Differenzierung ist nur durch die **neuropathologische Analyse** zu treffen.
Die Indikation für die **Strahlentherapie** bei Meningeomen sollte erwogen werden bei:

- Inkomplett resezierten bzw. nichtoperablen Meningeomen.
- Atypischen und insbesondere anaplastischen Meningeomen.

Die **Chemotherapie** spielt bei den Meningeomen keine wesentliche Rolle.

5. Prognose

Meningeome entsprechen normalerweise **gutartigen Tumoren,** die durch die vollständige Resektion kurativ behandelt werden. Aufgrund der Möglichkeit eines Lokalrezidivs sollten dennoch regelmäßige kernspintomografische Verlaufsuntersuchungen erfolgen. Wichtig ist wie immer die differenzierte Kommunikation: Für betroffene Patienten und deren Angehörige ist das Vorliegen eines „Tumors“ innerhalb des Schädels häufig gleichbedeutend mit einem „Gehirntumor“, der Assoziationen mit den meist ungleich schwerer verlaufenden Gliomen weckt. Deshalb ist die genaue Erklärung des Krankheitsbilds und dessen Prognose essenziell.
Schwieriger einzuschätzen ist die Prognose bei unvollständig resezierten Meningeomen und atypischen / anaplastischen Meningeomen. Daher müssen bei diesen Varianten engmaschigere Verlaufsuntersuchungen und ggf. eine Strahlentherapie erfolgen. Immer sollte die Behandlungsplanung im Rahmen einer interdisziplinären Diskussion **(Tumorboard)** erfolgen.

6. Neurokutane Syndrome

Neurokutane Syndrome (Phakomatosen) entsprechen angeborenen Erkrankungen, die im Bereich der Haut und des Nervensystems auffällig werden.
Im Folgenden werden einige wichtige neurokutane Syndrome aufgeführt:

- **Neurofibromatose Typ I (Morbus Recklinghausen):** Die Erkrankung ist autosomal-dominant vererbt und entsteht durch genetische Veränderungen des NF-1-Lokus auf Chromosom 17. Typischerweise treten plexiforme Neurofibrome entlang von Nerven auf, die infiltrierend wachsen. Neurofibrome der Haut können am ganzen Körper vorkommen („Klingelknopf-Phänomen“). Weitere Erscheinungen umfassen Café-au-Lait-Flecke der Haut, Optikusgliome und Irishamartome („Lisch-

Knötchen"). Therapeutisch werden plexiforme Neurofibrome der Nerven bei Auftreten von Symptomen bzw. bei Hinweisen für Entartung operativ entfernt.

- **Neurofibromatose Typ II:** Die Neurofibromatose Typ II ist ebenfalls autosomal-dominant vererbt, betroffen ist hierbei der NF-2-Lokus auf Chromosom 22. Charakteristisch und beweisend für die Erkrankung ist das Auftreten beidseitiger Akustikusneurinome, die im Verlauf häufig zur Ertaubung führen. Darüber hinaus kommen abgegrenzte Neurinome entlang der Nervenwurzeln vor. Weiterhin treten gehäuft Meningeome auf. Bei dem Auftreten mehrerer Meningeome insbesondere bei jüngeren Patienten sollte deshalb immer an eine Neurofibromatose Typ II gedacht werden. Und auch bei sporadischen Meningeomen liegen in mehr als 50 % der Fälle allelische Verluste auf Chromosom 22 vor.
- **Tuberöse Sklerose:** Die tuberöse Sklerose fällt bereits im Kindesalter durch mentale Retardierung und epileptische Anfälle auf. Im Gehirn kommt es zum Auftreten von kortikalen Verdickungen (Tubera) und subependymalen Knötchen, die zu subependymalen Riesenzellastrozytomen transformieren können. Charakteristische Veränderungen an der Haut stellen hypopigmentierte Areale und das Adenoma sebaceum dar.

ZUSAMMENFASSUNG

Meningeome entsprechen zumeist gutartigen, von den Deckzellen der Dura mater ausgehenden Tumoren. Aufgrund der langsamen Wachstumsgeschwindigkeit können Meningeome oft erhebliche Größen erreichen, bevor sie symptomatisch werden. Die Diagnostik erfolgt mittels zerebraler Bildgebung (CT / MRT). Therapeutisch ist normalerweise die vollständige Resektion anzustreben. Bei kleinen asymptomatischen Meningeomen und im höheren Lebensalter ist alternativ die Verlaufsbeurteilung möglich. Die Strahlentherapie ist bei inkompletter Resektion und atypischer bzw. anaplastischer Histologie zu erwägen.

WAS WÄRE, WENN ...

- ... die Patientin 82 Jahre alt wäre und unter Herzinsuffizienz, schwerer COPD und Vorhofflimmern leiden würde?
  - In dieser Situation ist das Operationsrisiko deutlich erhöht. Falls die Bildgebung keine Zweifel am Vorliegen eines Meningeoms erbringt, ist zunächst die klinische und bildgebende Verlaufsuntersuchung zu bevorzugen. In jedem Falle sollte wegen der strukturellen Epilepsie die antikonvulsive Behandlung erfolgen. Bei deutlichem Größenwachstum könnte die Strahlentherapie zum Einsatz kommen.
- ... der MRT-Befund ein Zufallsbefund ohne klinische Symptomatik gewesen wäre?
  - Bei fehlender Symptomatik ist zunächst eine Verlaufskontrolle zur Feststellung der Dynamik des Wachstums zu erwägen. Falls ein deutliches angrenzendes Ödem vorliegt, ist auch bei asymptomatischem Meningeom eine Operation in Erwägung zu ziehen.

19

Aphasie und Hemiparese rechts

Christian Henke

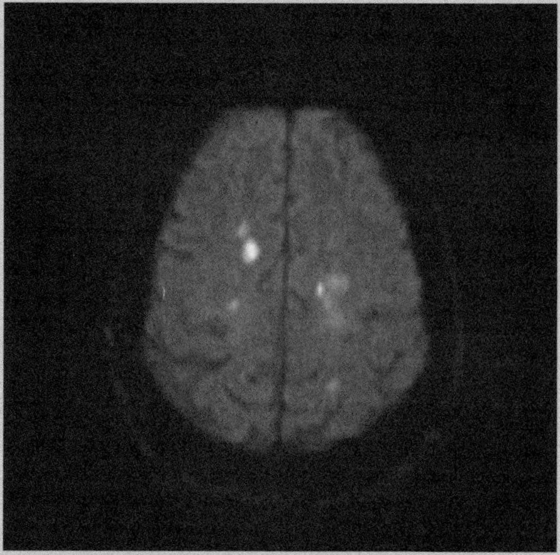

[P618]

Anamnese

Ein 67-jähriger Patient stellt sich mit seiner Ehefrau vor, nachdem er aufgrund einer Sprachstörung und Schwäche des rechten Arms durch den Hausarzt eine ambulante cMRT-Untersuchung erhalten hatte. In der cMRT-Untersuchung zeigte sich oben dargestellter Befund (Bild).
Es bestünden keine Vorerkrankungen, er rauche und trinke nicht und müsse keine Medikamente zu sich nehmen.

Untersuchung

Patient wach, nichtflüssige Aphasie mit stockendem Sprachfluss und basal erhaltenem Sprachverständnis.
Hirnnerven: faziale Mundastschwäche rechts, leichtgradige Dysarthrie.
Motorik: KG3-Parese der rechten oberen Extremität, allenfalls leichtgradige Parese des rechten Beins.
Sensibilität: Hypästhesie brachiofazial rechts.
Koordination: ataktischer Finger-Nase-Versuch rechts, dezente Gangunsicherheit beim Seiltänzergang.

1. **Beschreiben Sie den MRT-Befund und erklären Sie anhand des Musters die mutmaßliche Genese der Krankheit!**
2. **Welche weitere Diagnostik ist bezüglich der zu erwartenden Genese durchzuführen?**
3. **Welche „minor“ und „major risk sources“ kennen Sie?**
4. **Welche Medikamente stehen zur Sekundärprophylaxe zur Verfügung? Welche Vorteile oder Nachteile kennen Sie?**
5. **Welchen Score zur Risiko- und Prognoseabschätzung kennen Sie?**
6. **Welche Ursachen können zu weiteren Strokes trotz Medikamente führen?**

1. MRT-Befund

Dargestellt ist die **diffusionsgewichtete Sequenz (DWI),** die frische Diffusionsstörungen darstellt, die in der Regel mit frischen ischämischen Hirninfarkten gleichzusetzen ist (➤ Bild auf der Fallseite). Man sollte jedoch Vorsicht walten lassen, da auch bei Hirnabszessen, zellreichen Tumoren oder als „T2-Durchscheineffekt" die Diffusionswichtung (DWI) auffällig sein kann.

In diesem Bild zeigen sich punktförmige DWI-Läsionen in den Stromgebieten beider Aa. cerebri anteriores, sodass eine einseitige arteriosklerotische Stenose einer A. carotis interna (ACI) nicht die Infarkte der Gegenseite erklären kann, sofern nicht beide Aa. cerebri anteriores von der gleichen Seite versorgt werden (Normalvariante mit ca. 10 % der Bevölkerung). Daher spricht man bei diesem Infarktmuster (bilaterale Hirninfarkte oder gleichzeitiges Betroffensein von vorderer und hinterer Zirkulation) von einem **proximal-embolischen Muster.** Nur ein Embolus, der sich zu Beginn des arteriellen Systems gebildet und gelöst hat, kann gleichzeitig Infarkte in verschiedenen Stromgebieten verursachen. Die Ursachensuche muss entsprechend auf diese Regionen fokussiert werden.

MERKE

Da auch Aortenplaques oder Aortendissektionen ein bilaterales Infarktmuster verursachen können, sollte nicht von einem kardioembolischen Muster, sondern von einem proximal-embolischen Muster gesprochen werden.

2. Diagnostik

Aufgrund des proximal-embolischen Verteilungsmusters sollte auch der proximale Anteil des arteriellen Kreislaufsystems gut untersucht werden. Dies umfasst Herz und Aorta. In Hinblick auf verschiedene Ursachen sind die Untersuchungsmethoden unterschiedlich sensitiv, weswegen man gut überlegen muss, welche Untersuchungen angemeldet werden.

- **Langzeit-EKG:** Eine automatisierte Herzrhythmusanalyse oder ein kardiologisches Langzeit-EKG über mindestens 24 h sind Pflicht, da das Vorhofflimmern eine der häufigsten Ursachen ist.
- **Transthorakale Echokardiografie (TTE):** Ultraschall durch die Brustwand für höhergradige Vitien der Aortenklappe, Ventrikelthromben oder dilatative Kardiomyopathien.
- **Transösophageale Echokardiografie (TEE):** Ultraschall vom Ösophagus aus für Vorhoffthromben, Endokarditiden, Thromben der Herzklappen (v. a. Mitralklappe), mit Kontrastmittelnachweis eines persistierenden Foramen ovale (PFO) oder eines Vorhofseptumaneurysmas (ASA). Plaquekonfiguration der Aorta.
- **Event-Recorder:** Implantation eines Event-Recorders unter die Haut bei wiederholten ischämischen Hirninfarkten und negativen Langzeit-EKGs.

3. Kardiale Emboliequellen

➤ Tab. 19.1

Tab. 19.1 Kardiologische Einteilung kardialer Emboliequellen nach Risikograd

Ort	Hohes Risiko („major risk source")	Geringes oder unklares Risiko („minor risk source")
Atrial	▪ Vorhofflimmern, -flattern ▪ Sick-Sinus-Syndrom ▪ Vorhofthrombus ▪ Vorhofmyxom	▪ Persistierendes Foramen ovale (PFO) ▪ Vorhofseptumaneurysma (ASA) ▪ Spontankontrast im linken Vorhof
Valvulär	▪ Mitralklappenstenose ▪ Mechanische Herzklappe ▪ Infektiöse Endokarditis ▪ Nichtinfektiöse Endokarditis	▪ Anuläre Mitralklappenkalzifikation ▪ Mitralklappenprolaps ▪ Fibroelastom ▪ Riesen-Lambl-Exkreszenz
Ventrikulär	▪ Ventrikelthrombus ▪ Rezenter Myokardinfarkt ▪ Dilatative Kardiomyopathie	▪ Linksventrikuläre Hypokinesien ▪ Hypertroph-obstruktive Kardiomyopathie ▪ Kongestive Herzinsuffizienz

4. Medikamentöse Sekundärprophylaxe

Während bei Nachweis eines Vorhofflimmerns früher außer den Vitamin-K-abhängigen Antikoagulantien (Phenprocoumon oder Warfarin) keine weiteren Substanzen zur Verfügung standen, gibt es heute eine Vielzahl verschiedener Medikamente. So stehen mit Dabigatran ein direkter Faktor II-Inhibitor und mit Apixaban, Edoxaban und Rivaroxaban drei weitere direkte Faktor-X-Inhibitoren zur Verfügung, die unter dem Überbegriff **NOAK** (nicht-Vitamin-K-abhängige orale Antikoagulantien) subsummiert werden. Sie unterscheiden sich neben dem Wirkmechanismus auch durch weitere Faktoren:

- **Einnahmefrequenz:** Edoxaban und Rivaroxaban einmal täglich, Apixaban und Dabigatran zweimal täglich.
- **Dosisanpassung bei Niereninsuffizienz (DANI):** Apixaban und Rivaroxaban können bis zu einer glomerulären Filtrationsrate (GFR) von 15 ml / min in reduzierter Dosis appliziert werden, Dabigatran nur bis 30 ml / min.
- **Antagonisierbarkeit:** Dabigatran kann durch den direkten Antagonisten Idarucizumab (intravenöse Injektion) innerhalb weniger Minuten vollständig antagonisiert werden. Für die direkten Faktor X-Inhibitoren steht mit Andexanet-alfa seit 2019 nun auch ein Antagonist zur Verfügung, der ebenfalls intravenös, jedoch über mehrere Stunden appliziert werden muss.

Aufgrund verschiedener Faktoren (Alter > 80 Jahre, Körpergewicht < 60 kg, Kreatinin-Wert > 1,5 mg / dl) kann eine Dosisreduktion begründet werden.

MERKE

Idarucizumab (Praxbind®) wird in 2 Ampullen zu je 2,5 mg geliefert und zeitgleich intravenös appliziert. Der Wirkeintritt wird mit wenigen Minuten angegeben. Im Einzelfall wäre damit sogar bei einem Patienten mit akutem Schlaganfall unter Dabigatran eine Lysetherapie innerhalb weniger Minuten möglich, nachdem Idarucizumab gegeben wurde.

5. CHA_2DS_2-VASc-Score

Bei verschiedenen Instrumenten der Risikoerhebung für Schlaganfälle ist die etablierteste Skala der CHA_2DS_2-VASc-Score, anhand dessen das kumulative Risiko pro Jahr berechnet werden kann (➤ Tab. 19.2).

Tab. 19.2 CHA_2DS_2-VASc-Score

Kürzel	Bedeutung	Punktzahl
C	Chronische Herzinsuffizienz	1
H	Hypertonus	1
A_2	Alter ≥ 75 Jahre	2
D	Diabetes mellitus	1
S_2	Schlaganfall oder TIA	2
V	Vaskuläre Vorerkrankungen (pAVK, KHK etc.)	1
A	Alter 65–74 Jahre	1
Sc	Sex category: weibliches Geschlecht	1

Maximal können 9 Punkte vergeben werden (die beiden Alterspunkte können nicht gleichzeitig vergeben werden). Ab einem Punktewert von > 1 Punkt besteht die Indikation einer antikoagulatorischen Therapie. Je höher der Punktewert, desto höher ist das kumulative Schlaganfallrisiko / Jahr. 2 Punkte ≙ 2 % / Jahr, 6 Punkte ≙ ca. 10 % / Jahr. In den kardiologischen ESC-Leitlinien wird ab 2024 jetzt ein CHA2DS2-VA-Score herangezogen (max. 8 Punkte), bei dem das Geschlecht („Sc") keine Berücksichtigung mehr findet, da es nur ein schwacher Risikofaktor sei. Vermutlich wird dies in den kommenden neurologischen Leitlinien ebenfalls Einzug halten.

6. Weitere Ursachen

Die oralen Antikoagulantien bieten wie auch die antiaggregatorischen Medikamente keinen hundertprozentigen Schutz, sodass trotz Antikoagulation weitere Infarkte auftreten können. Dennoch lohnt es sich – v. a. bei rezidivierenden Infarkten oder TIAs – weiter zu suchen, ob andere Genesen übersehen worden sein könnten:

- **Zusätzliche hochgradige Stenose einer A. carotis interna (ACI):** mögliche Kombination aus Thrombozytenfunktionshemmer und NOAK.
- **Persistierendes Foramen ovale (PFO):** Bei Patienten unter 60 Jahren und nach Ausschluss konkurrierender Genesen ist ein Schirmchenverschluss möglich.
- **Antiphospholipid-Antikörper-Syndrom (APS):** zwingende Indikation für Marcumar®, ggf. in Kombination mit ASS 100 mg / d.

- **Infektiöse Endokarditis:** bei zusätzlichen Allgemeinsymptomen (Schwäche, Müdigkeit, Abgeschlagenheit) sowie Fieber oder laborchemischen Entzündungszeichen (CRP-Erhöhung, Leukozytose): Blutkulturen, TEE und anschließende antibiotische Therapie; bei großen Vegetationen ggf. sogar kardiochirurgische Sanierung der Herzklappe.
- **Vaskulitis:** seltene Ursache; bei Kleingefäßvaskulitiden sind ebenfalls bilaterale Infarkte tiefer perforierender Arterien möglich; Vaskulitis-Screening (ANA, ENA, dsDNA-Ak, ANCAs), Liquordiagnostik, ggf. konventionelle Angiografie.
- **Paraneoplastische Thrombophilie:** Bei Vorhandensein einer Tumorerkrankung sind irreguläre Antikörper gegen Thrombozyten oder auch Erythrozyten möglich, die außer venösen Thrombosen durch die Gerinnungsneigung auch zu arteriellen Embolien führen können.

WAS WÄRE, WENN ...

- ... das Vorhofflimmern vor 2 Jahren ablatiert worden war und seither nicht mehr nachgewiesen worden ist?
  - Es gilt die Regel: „Einmal geflimmert, immer geflimmert." Die Ablation senkt die Häufigkeit des Auftretens des Vorhofflimmerns. Sie verhindert aber nicht die paroxysmale Konversion aus dem Sinusrhythmus und das statistische Schlaganfall-Risiko bleibt konstant erhöht.
- ... der Patient mit einem frischen Infarkt unter Marcumar® (INR im Zielbereich) kommt?
  - Dann sollte der Marcumar®-Ausweis inspiziert werden. Sofern mehr als zwei Drittel der INR-Werte (bei regelmäßiger Kontrolle) im Zielbereich liegen, ist eine Umstellung auf ein NOAK nicht indiziert. Bei schlecht einstellbarem INR und bei insuffizientem INR kann eine direkte Umstellung auf ein NOAK erfolgen.

20

Medikamenten-Check bei Aufnahme

Christian Henke

Aufnahmebefund

Ein 81-jähriger Rentner wird mit Verdacht auf einen frischen Hirninfarkt bei Dysarthrie und brachiofazialer Hemiparese links auf die Stroke Unit aufgenommen. Er berichtet, dass er erst vor 6 Wochen in der Kardiologie stationär gewesen sei und dort einen Stent gesetzt bekommen habe, nachdem er starke Engegefühle in der Brust bemerkt habe. An weiteren Vorerkrankungen seien ein Hypertonus und ein Vorhofflimmern bekannt. Aufgrund des Stents sei derzeit die Antikoagulation pausiert und gegen eine doppelte Thrombozytenaggregationshemmung ausgetauscht worden. In weiteren 6 Wochen wolle der Hausarzt die gerinnungshemmende Therapie wieder umstellen.

Der Oberarzt möchte ein Analgetikum und ein Schlafmedikament als Bedarfsmedikation angesetzt haben, damit der Dienstarzt hierfür nicht geweckt werden muss.

1. **Was müssen Sie bei Betrachtung der Nierenretentionsparameter im Aufnahmelabor beachten (➤ Tab. 20.1)?**
2. **Welche Medikamenteninteraktionen sind problematisch?**
3. **Bei welchen Medikamenten sollten Sie bezüglich der Elektrolyte achtgeben?**
4. **Was ist im EKG zu beachten und welche Medikamente sind hierfür kritisch zu betrachten?**
5. **Welche Probleme können bei falscher Wahl der Bedarfsmedikation entstehen?**
6. **Wie sollte die Kommunikation mit dem Hausarzt bezüglich der medikamentösen Therapie ablaufen?**

Tab. 20.1 Medikamentenliste und Laborwerte des Patienten

Medikamentenliste		Laborwerte	
ASS 100 mg	1-0-0	Natrium	128 mmol / l
Clopidogrel 75 mg	1-0-0	Kalium	3,6 mmol / l
Simvastatin 40 mg	0-0-1	Kreatinin	1,62 mg / dl
Ramipril / HCT 5 / 12,5 mg	1-0-0	GFR	28 ml / min
Omeprazol 40 mg	1-0-0	CRP	4,2 mg / dl
Metoprolol 50 mg	1-0-1	Leukozyten	11,5 / nl
Digoxin 0,25 mg	1-0-0	GPT	60 U / l

1. Dosisanpassung bei Niereninsuffizienz

Die Ausscheidung von Medikamenten kann entweder hepatisch bzw. biliär erfolgen oder aber renal. Bei den renal ausgeschiedenen Medikamenten muss die Nierenfunktion des Patienten berücksichtigt werden. Da es bei **eingeschränkter Nierenfunktion** Unterschiede in der Herabdosierung zwischen den Medikamenten gibt, empfiehlt es sich, in einem Programm die jeweiligen Dosisanpassungen bei Niereninsuffizienz (DANI) zu berechnen. Eine mögliche Internetseite wäre z. B. www.dosing.de, ansonsten stehen die Fachinformationen der Medikamente ebenfalls zur Verfügung.

Der reine Kreatinin-Wert ist wenig aussagekräftig, da im höheren Alter die Nierenfunktion regulär abnimmt, sodass die altersentsprechende glomeruläre Filtrationsrate (GFR) gegenüber jüngerem Alter reduziert ist. Anhand der GFR muss daher geprüft werden, ob die Medikamente reduziert oder pausiert werden müssen. Bei den Medikamenten, die unser Patient einnimmt, betrifft dies insbesondere:

- **ACE-Hemmer (Ramipril):** sollte in der Dosis reduziert werden.
- **Thiazid-Diuretika (HCT):** kontraindiziert bei GFR < 30 ml / min
- **Herzglykoside (Digoxin):** renal eliminiert, kumuliert daher; bei geringer therapeutischer Breite zwingende Talspiegelkontrolle.

2. Interaktionen

Grundsätzlich können Medikamente auf verschiedene Arten und Weisen interagieren:

- Kumulation gleichartiger Nebenwirkungen.
- Verdrängung aus Plasmaeiweißbindung.
- Enzyminduktion / -inhibition über das Cytochrom-P450-System in der Leber.
- Hemmung der Aufnahme (Resorption).
- Hemmung der Ausscheidung (Elimination).
- Direkte Inaktivierung eines Medikaments.

In unserem Beispiel ist eine klassische Interaktion via Enzyminhibition nicht berücksichtigt. Während Enzyminduktoren in der Regel das Substanz-abbauende Enzym induzieren und somit zu einem vermehrten Abbau und einer Reduktion der Substanzkonzentration führen, führen Enzyminhibitoren durch eine Inhibition des abbauenden Enzyms in der Regel zu einer Wirkspiegelerhöhung (➤ Abb. 20.1). Eine Ausnahme stellen Medikamente dar, die in Form eines **inaktiven Prodrugs** appliziert werden, wie dies für Clopidogrel der Fall ist. Durch das Cytochrom-P 2C19 muss zunächst Clopidogrel in seinen aktiven Metaboliten umgeformt werden, damit es seine Wirkung entfalten kann. Omeprazol ist ein starker Enzyminhibitor des CYP 2C19 und verhindert somit die Umwandlung des Clopidogrels. Pantoprazol ist im Übrigen ein geringerer Enzyminhibitor und in dieser Kombination daher zu bevorzugen. Es ist somit von keiner suffizienten Clopidogrel-Wirkung bei dem Patienten auszugehen.

3. Elektrolytstörungen

Wir sehen in den Laborwerten sowohl eine milde Hyponatriämie als auch eine milde Hypokaliämie. **Hyponatriämien** können zu Vigilanzminderungen, Enzephalopathie und epileptischen Anfällen führen. Insbesondere sind Diuretika (Thiazide und Schleifendiuretika), aber in geringerem Maße auch ACE-Hemmer in der Lage, das Natrium zu reduzieren. Ein weiteres häufig eingesetztes Medikament in der Neurologie, das den Natriumspiegel nachhaltig senkt, ist Carbamazepin bzw. Oxcarbazepin.

Bezüglich der **Hypokaliämie** sind ebenfalls die Diuretika (hier: HCT) die häufigsten auslösenden Medikamente. Da der Patient Digoxin nimmt, muss in besonderem Maße auf den Kaliumspiegel geachtet werden, da Herzglykoside an der Kalium-Bindungsstelle der Na^+ / K^+-ATPase andocken und somit mit Kalium konkurrieren. Das bedeutet, dass ein niedriger Kaliumspiegel die Toxizität des Digoxins noch erhöht. Wir haben hier also die doppelte Problematik mit

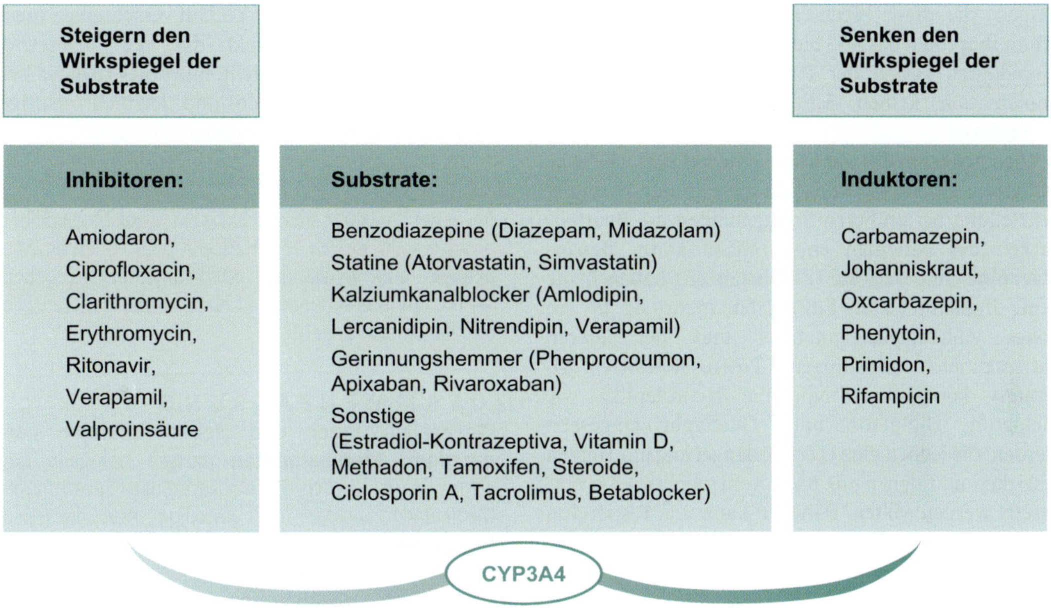

Abb. 20.1 Wirkprinzip der Enzyminhibitoren und -induktoren anhand des häufigen CYP3A4: Links sind Enzyminhibitoren benannt, die den Wirkspiegel aktiver Substanzen erhöhen, rechts Enzyminduktoren, die den Wirkspiegel aktiver Substanzen senken. Mittig steht eine Auswahl häufiger Substrate, deren Wirkspiegel durch die Inhibitoren und Induktoren beeinflusst werden. [L138]

Digoxin-Kumulation sowohl durch das akute Nierenversagen als auch durch die Hypokaliämie.

MERKE

Bei digitalisierten Patienten muss bei Aufnahme (und vor der nachfolgenden Einnahme) immer ein Digoxin- bzw. Digitoxin-Spiegel abgenommen werden. Bei Kaliumwerten unter 4,0 mmol/l sollte Kalium substituiert werden.

4. Kardiale Nebenwirkungen

Zum einen muss natürlich auf eine Bradykardie durch die Digitalisierung und die Betablocker-Einnahme geachtet werden, wobei die Hypokaliämie eher zu einer Tachykardie führt. Zum anderen sollte aber auch die **QTc-Zeit** berücksichtigt werden, die neben Neuroleptika auch durch Digitoxin und Metoprolol verlängert sein kann. Lange QTc-Zeiten können zu Synkopen und im schlimmsten Fall auch zum Herzstillstand führen. Regelmäßige 12-Kanal-EKGs sind daher bei Patienten mit Kombination solcher Medikamente notwendig.

5. Bedarfsmedikation

Der Oberarzt wünscht die Ansetzung einer analgetischen und schlafanstoßenden Bedarfsmedikation. Hierbei gilt zu beachten, dass möglichst wenige Interaktionen und kumulierte Nebenwirkungen miteinander auftreten sollten.

NSAR sind Hemmer der Cyclooxygenase (COX) und machen damit neben einer Analgesie auch eine leichte Thrombozytenaggregationshemmung, so wie ASS, das ebenfalls ein NSAR ist, dies auch macht. Da vor allem Ibuprofen jedoch eine höhere Affinität zur COX hat als ASS, aber eine geringere Thrombozytenaggregationshemmung bewirkt, muss zwingend auf einen Abstand bei der Einnahme dieser beiden Substanzen geachtet werden. Entweder nimmt man ASS 30 min vor Ibuprofen oder aber 6 h danach. Alternativ kann man auch auf eine andere Substanzklasse wie Metamizol umsteigen, die diese Wechselwirkungen nicht besitzt. Wenn Ibuprofen das ASS blockiert und Omeprazol das Clopidogrel, besitzt der Patient nach seiner Stentimplantation keinen Schutz vor einer In-Stent-Thrombose!

Bei den **Schlafmedikamenten** sollte auf eine zu starke Sedierung geachtet werden, da diese in der Verlaufsbeurteilung bei größeren Schlaganfällen die Beurteilbarkeit des Patienten einschränken kann. **Benzodiazepine** und Derivate (Z-Substanzen) haben heute keine Indikation zum Einschlafen mehr, da sie ein hohes Abhängigkeitspotenzial und bei älteren Patienten auch ein delirogenes Potenzial besitzen. Alternativ können niedrigpotente Neuroleptika wie Melperon, Dipiperon oder Quetiapin eingesetzt werden, die jedoch eine QTc-Verlängerung am Herzen bewirken und daher nur nach Kontrolle im EKG eingesetzt werden sollten. Daneben kann v. a. Risperidon auch eine Hyponatriämie verursachen.

6. Kommunikation mit dem Hausarzt

Es empfiehlt sich, immer telefonisch mit der Hausarztpraxis Kontakt aufzunehmen und mit dem Kollegen persönlich zu sprechen. Die **Kommunikation zwischen dem ambulanten Bereich** (niedergelassenen Kollegen) und den **Klinikärzten** ist eher schwierig, weil gerade Restriktionen in der Budgetierung der Niedergelassenen den Klinikärzten häufig nicht geläufig sind. Die Unterstellung von Fehlern durch Krankenhausärzte steht dabei häufig unausgesprochen zwischen den Zeilen, während den Klinikärzten der Gedankengang der niedergelassenen Kollegen unklar ist. Im **direkten Telefonat** lässt sich daher die Medikation sinnvoll klären und Überlegungen können miteinbezogen werden. Auch die Ankündigung, die Medikamente aufgrund der akuten Problematik anzupassen, erfährt eine höhere Akzeptanz als das schriftliche Mitteilen, dass jetzt „alle Medikamente anders genommen werden müssen".

Gerade in der Umstellung von Medikamenten (z. B. von Marcumar® auf NOAK) empfiehlt es sich, den Hausarzt mit ins Boot zu holen, da dieser die Medikamente im weiteren Verlauf verschreiben muss. Wenn dieser dann direkt die neu angesetzten Medikamente wieder umstellt, führt dies zu einer Verunsicherung des Patienten und letztlich niedriger Compliance in der Medikamentenadhärenz.

MERKE

Bevor der Klinikarzt oder Facharzt ein neues Medikament ansetzt, sollte er sich vom Hausarzt oder Patienten eine aktuelle und vollständige Medikamentenliste geben lassen, um Interaktionen und Nebenwirkungspotenziale abschätzen zu können!

ZUSAMMENFASSUNG

Wechselwirkungen und Nebenwirkungen von gängigen Medikamenten müssen zwingend beachtet werden. Durch das eingeschränkte Spektrum an Medikamenten, das der jeweilige Arzt für sein Patientenkollektiv benötigt, sollte auf diesem Gebiet Klarheit herrschen. Wenn dies nicht der Fall ist, sollten Literatur oder Fachinformationen herangezogen werden. Enzyminduktoren und -inhibitoren sind in der Neurologie häufig und führen insbesondere bei antikonvulsiven Medikamenten regelmäßig zu relevanten Interaktionen, sodass hier eine effektive Kommunikation zwischen Krankenhaus und ambulantem Sektor einerseits und Hausarzt und Facharzt andererseits stattfinden muss.

WAS WÄRE, WENN ...

- ... der Patient auch noch eine relevante Dysphagie hat?
  - Dann sollte geprüft werden, welche Medikamente auf eine intravenöse Gabe umgestellt werden können. Daneben sollte – für die Medikamente, bei denen es keine parenteralen Formulieren gibt – eine nasogastrale Sonde gelegt werden, um wichtige Medikamente verabreichen zu können.
- ... dieser Patient noch epileptische Anfälle entwickelt?
  - Hier sollte auf interaktionsarme Präparate ohne enzyminhibitorische Wirkung zurückgegriffen werden (Levetiracetam, Lamotrigin).

21

Bewusstseinsverlust mit Zuckungen

Christian Henke

Anamnese

In Ihrer Ambulanz wird eine 22 Jahre alte Studentin durch den Rettungsdienst vorgestellt. Die Patientin hatte während einer Prüfung plötzlich das Bewusstsein verloren und war zu Boden gestürzt. Die Kommilitonen berichteten den Rettungsassistenten, dass sie mit allen Extremitäten „gezuckt“ und nicht auf Ansprache reagiert habe. Nach ungefähr 1 min habe sie still dagelegen, aber immer noch nicht auf Schmerzreize oder Ansprache reagiert. Der Rettungsdienst fand bei seinem Eintreffen eine somnolente, nicht orientierte Patientin vor und veranlasste die Einweisung zu Ihnen.

In der Anamnese ist die Patientin zu allen Qualitäten unscharf orientiert und sehr müde. An den Transport in die Klinik kann sie sich nicht erinnern. Sie berichtet, dass sie in den letzten Tagen viel für die Prüfung gelernt und wenig geschlafen habe. In der Vorgeschichte war es noch nie zu Krampfanfällen gekommen. Außer einer Kontrazeption werden keine Medikamente eingenommen. Es bestehen keine relevanten Grunderkrankungen.

Untersuchungsbefund

In der klinischen Untersuchung zeigt sich ein lateraler Zungenbiss. Es besteht kein fokalneurologisches Defizit.

1. **Wie ist das therapeutische Vorgehen während eines generalisierten epileptischen Anfalls?**

2. **Welche Diagnostik wird nach einem erstmaligen epileptischen Anfall durchgeführt?**

3. **Erklären Sie die unterschiedlichen Anfallstypen!**

4. **Welche Formen der Grunderkrankung gibt es?**

5. **Wann ist eine anfallsprophylaktische Dauerbehandlung indiziert?**

6. **Wann gilt ein Patient mit dieser Erkrankung als fahrtauglich?**

1. Therapie des epileptischen Anfalls

Die Lebenszeitprävalenz von epileptischen Anfällen beträgt zwischen 5 und 10 %. Begünstigende Faktoren sind Schlafmangel, Alkoholkonsum, Drogenkonsum, -entzug, rhythmischer Lärm, fieberhafte Infekte und Flackerlicht.

Während eines epileptischen Anfalls sollte der Betroffene **vor Verletzungen geschützt werden.** Gegenstände, an denen sich der Patient verletzen kann, sollten entfernt werden. Der Patient sollte während eines epileptischen Anfalls nicht festgehalten werden, da der Helfer oder der Patient verletzt werden können. Ebenfalls obsolet ist die Verwendung eines Beißkeils. Der Einsatz kommt meist zu spät, zusätzlich besteht auch hier ein Verletzungsrisiko für Patient und Helfer. Epileptische Anfälle sind zumeist **selbstlimitiert** und dauern zwischen wenigen Sekunden bis 2 min, sodass keine medikamentöse Therapie erforderlich ist. Sollte es sich um einen längeren Anfall handeln, so werden Benzodiazepine verwendet. Diese sind bei einem epileptischen Anfall außerhalb der Klinik selten verfügbar. Viele Patienten mit einem bekannten epileptischen Anfallsleiden besitzen jedoch **Benzodiazepine** für den Notfall und tragen diese bei sich. Übliche Präparate sind Lorazepam und Diazepam. Lorazepam steht als Tavor expidet® als Schmelztablette zur Verfügung. Unter Beachtung des Eigenschutzes kann diese in den Mund oder die Wangentasche des Patienten gegeben werden. Diazepam wird üblicherweise als Rektiole mitgeführt und rektal verabreicht. In öffentlichen Verkehrsmitteln (Flugzeug, Zug) werden z. T. Notfallmedikamente bereitgehalten. Hier sollte das Personal angesprochen werden. Die Therapie des Status epilepticus wird im ➢ Fall 76 behandelt.

Die Patienten sind nach einem epileptischen Anfalll (postiktal) meist bewusstseinsgemindert. Hier gelten die allgemeinen Empfehlungen zur Ersten Hilfe bei Bewusstlosigkeit. Nach **Überprüfung von Atmung und Kreislauf** sowie Inspektion des Mundraums nach Fremdkörpern wird der Patient in die **stabile Seitenlage** gelegt. Wenn vorhanden, kann ein Guedel-Tubus verwendet werden.

Der epileptische Anfall stellt einen Notfall dar. Der Patient wird zur Überwachung und Diagnostik in die **Klinik** gebracht. Wenn es sich um ein bekanntes Anfallsleiden handelt und der Patient nach dem Anfalll rasch wieder orientiert ist, kann auf Wunsch des einwilligungsfähigen Patienten auf die Klinikeinweisung verzichtet werden.

2. Diagnostik

- Grundlegender Schritt der Diagnostik ist die ausführliche **Anamnese.** Diese kann entscheidende Hinweise zum Ausschluss von Differenzialdiagnosen wie der Synkope und dem dissoziativen (früher: psychogenen) Anfall sowie mittels der Anfallssemiologie auf den epileptischen Fokus geben.
- Bei Aufnahme wird eine **Serumanalyse** zur Identifizierung behandelbarer Ursachen durchgeführt. Diese sollte die Bestimmung der Infektparameter, Nierenparameter, Leberenzyme und des **Blutzuckers** beinhalten. Wenn antikonvulsive Medikamente eingenommen werden, so sollte der Spiegel bestimmt werden. Durch den epileptischen Anfall mit motorischer Entäußerung findet sich eine Erhöhung der **Kreatinkinase** (CK). Nach einem ersten epileptischen Anfall muss eine zerebrale Bildgebung durchgeführt werden. Die **Magnetresonanztomografie** (MRT) ist der CT im Nachweis von epileptogenen Foki deutlich überlegen.
- Die **Elektroenzephalografie** (EEG) kann mit dem Nachweis von epilepsietypischen Potenzialen oder einer regionalen Verlangsamung Hinweise auf ein Epilepsiesyndrom oder einen epileptogenen Fokus geben. Hierbei ist zu beachten, dass das EEG interiktal gänzlich unauffällig sein kann. Die Sensitivität kann durch Provokation mittels Fotostimulation, Hyperventilation oder Schlafentzug gesteigert werden. Zur Unterscheidung zwischen dissoziativen Anfällen, Myoklonien oder Tremor in Abgrenzung zu einem epileptischen Anfallsleiden hat sich die gleichzeitige Videodokumentation bewährt.
- Bei Hinweisen auf eine Meningoenzephalitis wird eine **Liquoranalyse** mit bakteriologischer und virologischer Untersuchung durchgeführt.
- Nach einem epileptischen Anfall darf die Suche nach möglichen Traumen nicht übersehen werden. Durch den Sturz kann es zu Frakturen kommen, sodass bei klinischen Symptomen entsprechende bildgebende Diagnostik ergänzt werden sollte. Dies gilt vor allem bei einem Schädel-Hirn-Trauma.

MERKE

Das Übersehen von Schulterluxationen und Wirbelkörperfrakturen nach epileptischen Anfällen gehört zu den häufigsten Fehlern in der Neurologie, die juristische Konsequenzen nach sich ziehen!

3. Klassifikation der epileptischen Anfälle

Entsprechend der Klassifikation von Fisher et al. 2017 werden die epileptischen Anfälle nach der Semiologie in die fokalen und generalisierten Krampfanfälle unterteilt. Diese Unterscheidung ist wichtig für die Wahl der Therapie.

- **Fokale Anfälle mit erhaltenem Bewusstsein:** Je nach Lokalisation kann es zu unterschiedlichen neurologischen Symptomen kommen. Typisches Beispiel ist der sensible **Jackson-Anfall** oder die motorische Entäußerung einer Extremität. Das Bewusstsein ist definitionsgemäß nicht gestört.
- **Fokale Anfälle mit eingeschränktem Bewusstsein:** Wie bei den einfach fokalen Anfällen ist die epileptische Aktivität auf ein Hirnareal begrenzt. Durch die Lokalisation kommt es jedoch zu einer Bewusstseinsminderung. Ein Beispiel sind die fokalen Anfälle bei Temporallappenepilepsie.
- **Sekundär generalisierte Anfälle:** Nach fokalem Beginn kommt es zu einer Ausbreitung der epileptischen Aktivität mit dem klinischen Bild eines generalisierten epileptischen Anfalls. Hierbei kann der Beginn mit motorischen Symptomen (Automatismen, atonisch, klonisch, epileptische Spasmen, hyperkinetisch, myoklonisch, tonisch) oder nichtmotorischen Symptomen (autonome Symptome, Verhaltensarrest, kognitiv, emotional, sensorisch) einhergehen.
  Jackson-Anfälle haben die Eigenschaft, sich über die betroffene Körperhälfte auszubreiten („march of convulsion") und in einen sekundär generalisierten Anfall überzugehen. Aufgrund des fokalen Beginns handelt es sich jedoch um einen fokalen Anfall!
- **Primär generalisierte epileptische Anfälle:** Diese Form eines epileptischen Anfalls erfasst bereits zu Beginn beide Hirnhemisphären und äußert sich in einem generalisierten epileptischen Anfall mit Bewusstseinsverlust. Beispiele sind die Absence (nichtmotorischer Anfall) und der tonisch-klonische Anfall (motorischer Anfall).

4. Klassifikation der Epilepsien

Eine Epilepsie liegt vor, wenn es zu wiederholten spontanen epileptischen Anfällen gekommen ist. Ursächlich ist entweder eine zelluläre Störung mit paroxysmalen Depolarisationen der Membran durch eine Funktionsstörung der Ionenkanäle oder eine umschriebene strukturelle Hirnläsion. Die Einteilung der Epilepsie (ILAE 2017) erfolgt nach der Ätiologie:

- **Strukturelle Epilepsie:** Bei dieser Form der Epilepsie liegt eine diagnostizierbare, strukturelle Hirnläsion vor. Als Ätiologie kommen Hirntumoren, Abszesse oder intrakranielle Blutungen in Betracht.
- **Infektiös oder metabolisch bedingte Epilepsie.**
- **Epilepsie unbekannter Genese (früher kryptogen):** Klinisch liegt bei diesem Anfallsleiden eine fokale Ursache nahe, die Läsion kann jedoch im Unterschied zur symptomatischen Epilepsie nicht identifiziert werden.
- **Genetisch bedingte Epilepsie (früher: idiopathisch):** Als genetisch werden Erkrankungen bezeichnet, die aus sich selbst heraus, also ohne äußere Einflüsse entstehen.

5. Indikation zur Therapie

Die Indikation für eine dauerhafte antikonvulsive Therapie ist eine individuelle Entscheidung. Prinzipiell kann nach einem ersten epileptischen Anfall und sollte nach rezidivierenden epileptischen Anfällen eine Therapie begonnen werden. Eine Therapieindikation besteht, wenn **trotz geänderter Lebensführung** des Patienten mit Meidung von Provokationsfaktoren **weiterhin epileptische Anfälle** auftreten. Ziel der Therapie ist eine andauernde Anfallsfreiheit ohne inakzeptable Nebenwirkung im täglichen Leben des Patienten. Im Beratungsgespräch zeigt sich häufig eine sehr unterschiedliche Einstellung gegenüber einer dauerhaften Therapie. Vor allem Patienten mit wenig belastenden epileptischen Anfällen, z. B. sensible selbstlimitierende einfach fokale Anfälle ohne sekundäre Generalisation, bevorzugen eher, regelmäßig „ihren" Anfall zu haben, als dauerhaft Medikamente einzunehmen. Vielen Patienten widerstrebt es, Medikamente einzunehmen, die den Hirnstoffwechsel beeinflussen. Auf der anderen Seite des Spektrums stehen Patienten, die auf eine Behandlung drängen,

weil sie entweder den ersten epileptischen Anfall als beängstigend erlebt haben oder aufgrund ihrer sozialen Situation keinen weiteren Anfall erleiden wollen.
Gründe, bei denen zu einer frühzeitigen Therapie geraten werden sollte, sind z. B. ein hohes Rezidivrisiko, Anfälle mit Bewusstseinsstörung oder ein symptomatisches Anfallsleiden. Gegen eine Therapie sprechen lange Intervalle zwischen den epileptischen Anfällen.

6. Fahrtüchtigkeit

Wer epileptische Anfälle erleidet, darf nach deutschem Recht kein Kraftfahrzeug führen, solange ein **wesentliches Rezidivrisiko** besteht. Nach einer empirischen Beobachtungszeit wird das Risiko als dem der Normalbevölkerung ähnlich angesehen und die Fahrtüchtigkeit gilt als wiederhergestellt. Beispielhaft sind die geforderten anfallsfreien Zeiten für die Gruppe 1 (Führerschein A, B, B + E) aufgeführt:

- Unprovozierter epileptischer Anfall ohne Anzeichen einer Epilepsie: 6 Monate.
- Provozierter epileptischer Anfall ohne Anzeichen einer Epilepsie: 3 Monate.
- Epileptischer Anfall bei Epilepsie: 12 Monate.
- Beendigung einer antikonvulsiven Therapie: während der Reduktion sowie 3 Monate nach dem Absetzen.

Der Patient muss über das Fahrverbot aufgeklärt werden und dies sollte mit Unterschrift des Patienten dokumentiert sein.

ZUSAMMENFASSUNG

Der **erstmalige epileptische Anfall** stellt wegen einer möglichen Bewusstseinsminderung und einer bis zum Beweis des Gegenteils angenommenen Hirnschädigung einen Notfall dar und ist immer eine Indikation für eine Klinikeinweisung mit weiterer Diagnostik. Unterschieden werden die epileptischen Anfälle nach der Anfallssemiologie in fokale und generalisierte Krampfanfälle sowie nach der Ätiologie in die strukturelle, unbekannte und genetische Epilepsie. Die Indikation für eine dauerhafte antikonvulsive Therapie wird individuell gestellt. Nach einem epileptischen Anfall muss über ein Fahrverbot aufgeklärt werden.

WAS WÄRE, WENN …

- … Anfälle wiederholt nur unter Alkoholentzug auftreten würden?
  - Dann handelt es sich um provozierte Anfälle und keine Epilepsie. Sie bedürfen auch keiner dauerhaften Medikation.
- … ein Patient ohne Medikation einen Anfall alle 3 Jahre hätte?
  - Auch hier sollten Nebenwirkungen der Therapie gegen das Risiko der Anfallsfolgen abgewogen werden. Es ist eine Kann-Entscheidung.

22

Wortfindungsstörungen und Feinmotorikstörung

Johannes Rieger

Anamnese

Ein 67-jähriger Patient stellt sich im Beisein seiner Ehefrau vor. Der Patient selbst kann nicht genau benennen, weshalb er da sei. Ihm selbst sei „nichts Besonderes" aufgefallen. Die Vorstellung sei auf Initiative der Ehefrau erfolgt. Diese beschreibt, ihr Mann sei seit einigen Wochen „wortkarg". Anfangs habe sie dem keine besondere Bedeutung beigemessen, inzwischen spreche er jedoch nicht nur weniger, sondern ihm fielen auch häufig die passenden Wörter nicht ein. In den letzten Wochen sei ihr eine Ungeschicklichkeit der rechten Hand aufgefallen, so verschütte er beispielsweise oft beim Trinken. Anamnestisch ist bei dem Patienten ein Melanom bekannt, das vor 3 Jahren im Gesunden reseziert worden sei, sowie ein arterieller Hypertonus.

Untersuchungsbefund

67-jähriger Patient, internistisch keine Auffälligkeiten, klinisch-neurologisch wacher, allseits orientierter Patient, etwas verminderter Antrieb, spärliche spontane Sprachproduktion, Wortfindungsstörungen, Sprachverständnis unauffällig, Hirnnerven unauffällig, geringe Pronation des rechten Arms im Armhalteversuch, keine manifesten Paresen, Feinmotorik der rechten Hand reduziert, Koordination ansonsten intakt, MER an den Armen rechts sehr lebhaft, links lebhaft auslösbar, an den Beinen seitengleich lebhaft auslösbar, Babinski bds. negativ, Sensibilität intakt.

1. **Wie gehen Sie mit der Diskrepanz zwischen Eigenwahrnehmung des Patienten und Schilderung der Ehefrau um?**
2. **Welche Verdachtsdiagnosen erwägen Sie bei dem Patienten?**
3. **Erläutern Sie die weiteren diagnostischen Schritte!**
4. **Wie behandeln Sie die Erkrankung?**
5. **Wie ist die Prognose der Erkrankung einzustufen?**
6. **Welche Tumoren metastasieren typischerweise in das ZNS?**

1. Kommunikation

Auffällig ist zunächst die unterschiedliche Wahrnehmung: Der Patient empfindet offensichtlich keine Veränderungen, der Ehefrau sind deutliche Symptome aufgefallen. Insbesondere bei subakut und chronisch entstehenden zentralnervösen Symptomen bemerken Patienten selbst diese „Defizite“ oft nur eingeschränkt. Die **Fremdanamnese** ist deshalb häufig von entscheidender Bedeutung. Dadurch besteht jedoch die Tendenz, das Gespräch vorwiegend mit den begleitenden Angehörigen zu führen. Dadurch könnte sich der Patient aber ausgegrenzt fühlen.

Nehmen Sie sich deshalb die Zeit, zunächst dem Patienten genau zuzuhören – auch wenn er selbst wenige Angaben zu eventuellen Beschwerden machen kann. So fühlt er sich nicht übergangen und Sie erhalten einen wichtigen ersten Eindruck beispielsweise zu Antrieb, Sprachproduktion und Sprachverständnis. Sprechen Sie danach am besten den Patienten direkt darauf an, dass Sie nun neben seinen Angaben die Wahrnehmung des Angehörigen erfragen werden, beispielsweise: „Wären Sie einverstanden, dass ich nun Ihre Ehefrau frage, welche Veränderungen sie an Ihnen beobachtet hat?“

2. Verdachtsdiagnose

Im Einzelfall ist es oft schwierig zu unterscheiden, inwieweit die verminderte Sprachproduktion ein eigenständiges Symptom ist oder im Rahmen eines verminderten Antriebs besteht. Ursächlich für eine Antriebsminderung können einerseits verschiedene internistische Erkrankungen sein, wie Hypothyreose, Hypokortisolismus und Infekte. Weiterhin ist der verminderte Antrieb ein wesentliches Symptom einer **depressiven Episode.** Bei einer solchen bestehen häufig weitere Beschwerden wie Schlafstörungen, Gefühlsverarmung, gedrückte Stimmung, verminderter Appetit und Gewichtsverlust, die jedoch oft gezielt erfragt werden müssen.

Auf die spezifisch **neurologische Ursache** der Beschwerden deuten sowohl die Wortfindungsstörungen als auch die latente Parese des rechten Arms mit begleitender Feinmotorikstörung und Reflexbetonung hin. Diese Symptome reflektieren die Störung des motorischen Sprachareals und der zentralnervösen motorischen Bahnen zur rechten oberen Extremität.

Die vorliegende Befundkonstellation deutet auf den Läsionsort im Bereich des linken Frontallappens hin. Eine zerebrale Ischämie im Gebiet der A. cerebri media links führt beispielsweise zu einer solchen Symptomatik, allerdings wäre in diesem Falle ein plötzlicher Symptombeginn zu erwarten.

Die bei dem Patienten jedoch allmählich zunehmenden Beschwerden sprechen für einen subakuten bis chronischen Prozess. Angesichts der Vorgeschichte eines Melanoms ist eine **zerebrale Metastase** im Bereich des rechten Frontallappens die wahrscheinlichste Ursache der Beschwerden. Allerdings können andere Tumoren in dieser Region ähnliche Symptome bewirken. Durch ein chronisches Subduralhämatom kann ebenfalls ein langsam zunehmendes zentralnervöses Defizit entstehen.

3. Diagnostik

Mittels einer **CT** oder **MRT** ist die Läsion im Bereich des linken Frontallappens nachweisbar (➤ Abb. 22.1). Andere, klinisch asymptomatische Metastasen können dadurch ebenfalls detektiert werden. Ein Subduralhämatom als alternative mögliche Ursache der Beschwerden kann durch die Bildgebung ausgeschlossen werden.

Sobald der Verdacht auf eine zerebrale Metastasierung einer zugrunde liegenden Tumorerkrankung gestellt wurde, ist abhängig von dem Primärtumor die weitere Erfassung des systemischen Tumorstatus notwendig: Mit einer **Ganzkörper-CT-Untersuchung** können weitere Absiedlungen des Tumors erfasst werden. Im Falle des Melanoms sollte zusätzlich die dermatologische Vorstellung erfolgen, um den ursprünglichen Lokalbefund und kutane Metastasen zu beurteilen. Sofern klinisch bzw. bildgebend Hinweise auf das Vorliegen einer Menigeosis carcinomatosa bestehen, sollte die **Liquoruntersuchung** erfolgen.

Bei typischerweise ossär metastasierenden Tumoren, wie dem Bronchialkarzinom und dem Mammakarzinom, ist die **Skelettszintigrafie** zum Staging hilfreich.

Zur Verlaufsbeurteilung können bei einigen Tumoren **Tumormarker** bestimmt werden.

4. Therapie

Symptomatisch ist durch die Gabe von **Kortikosteroiden** häufig die Reduktion des perifokalen

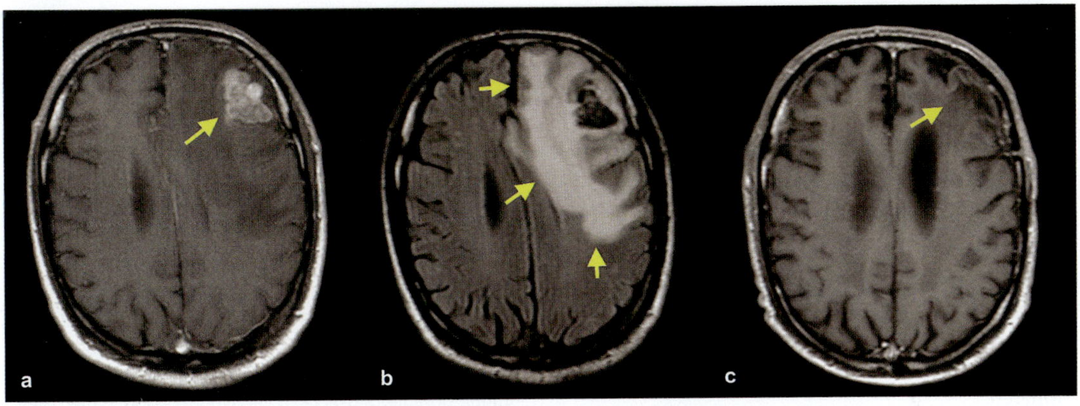

Abb. 22.1 Kernspintomografisch ist in der T1-gewichteten Aufnahme (a) mit Kontrastmittelverabreichung die Metastase links frontal nachweisbar. b) In der T2-gewichteten Aufnahme ist das deutliche perifokale Ödem erkennbar. c) In der T1-gewichteten Verlaufsuntersuchung mit Kontrastmittel einige Monate nach der operativen Entfernung ist die Metastase nicht mehr nachzuweisen. [M464]

Ödems und der neurologischen Symptomatik möglich. Falls das kernspintomografische Erscheinungsbild jedoch an das Vorliegen eines **ZNS-Lymphoms** denken lässt, sollten keine Steroide zum Einsatz kommen, da durch Vorbehandlung mit Steroiden die histologische Sicherung eines Lymphoms erheblich erschwert werden kann.

Die Patienten sollten ausführlich hinsichtlich des Auftretens von epileptischen Anfällen befragt werden. Liegen solche vor, ist die antikonvulsive Behandlung indiziert. Bevorzugt werden sollten dabei **Antikonvulsiva,** die möglichst nicht mit einer eventuell folgenden Chemotherapie interagieren, wie beispielsweise Levetiracetam oder Lacosamid.

Liegt wie im beschriebenen Fall nur eine einzelne, operable zerebrale Metastase vor, so sollte diese neurochirurgisch reseziert werden. Durch die **Operation** sind einerseits die Entfernung der Metastase und die Symptomverbesserung möglich, andererseits kann dadurch die histologische Sicherung der Diagnose erfolgen. Ein Sonderfall besteht bei sehr strahlentherapie- und chemotherapiesensiblen Tumoren wie Lymphomen und dem kleinzelligen Bronchialkarzinom, bei denen normalerweise keine Indikation zur Operation besteht. Bei einzelner, nicht operabler Läsion sollte die diagnostische Sicherung mittels einer **Biopsie** erwogen werden, da selbst bei Vorliegen eines bekannten systemischen Tumors ggf. andere Erkrankungen in Betracht gezogen werden müssen.

Inwieweit im Anschluss an die vollständige Resektion einer einzelnen zerebralen Metastase die Strahlentherapie mit **Ganzhirnbestrahlung** erfolgen sollte, muss individuell abhängig vom Tumortyp, systemischer Konstellation und Wunsch des Patienten diskutiert werden.

Bei multiplen zerebralen Metastasen ist die Behandlung mittels einer **lokalen Strahlentherapie,** wie der stereotaktischen Bestrahlung oder der Gamma-Knife-Bestrahlung, zu erwägen, sofern die Anzahl der Metastasen und deren kumulatives Gesamtvolumen dies zulässt.

Bei multiplen zerebralen Metastasen, die nicht mit einem lokalen Strahlentherapieverfahren behandelt werden können, ist die **Ganzhirnbestrahlung** zu erwägen.

Die alleinige **Chemotherapie** ist üblicherweise bei zerebraler Metastasierung nicht effektiv genug. Allerdings sollte im Anschluss an die neurochirurgische und strahlentherapeutische Behandlung der zerebralen Metastasen die Chemotherapie zur Behandlung der systemischen Tumorausdehnung erwogen werden. Ein Sonderfall ist das zerebrale Lymphom, bei dem die alleinige Chemotherapie häufig gut wirksam ist.

Bei Vorliegen von therapeutisch relevanten molekularen Veränderungen können **zielgerichtete Therapien** (beispielsweise Tyrosinkinase-Inhibitoren) auch bei Hirnmetastasen zum Einsatz kommen. Ebenso zeigen **Immuncheckpoint-Inhibitoren** bei zerebralen Metastasen, insbesondere von Bronchialkarzinomen und Melanomen, vielversprechende Ergebnisse. Der exakte Stellenwert dieser neuartigen Therapieansätze ist bei Hirnmetastasen allerdings bisher nicht genau definiert.

5. Prognose

Die zerebrale Metastasierung stellt immer ein schwerwiegendes Erkrankungsstadium dar. Unbehandelt beträgt die mittlere Lebenserwartung von Patienten mit zerebralen Metastasen ca. 3 Monate, mit Behandlung durchschnittlich zwischen 6 und 21 Monaten.

Entscheidend für die Prognose ist jedoch nicht nur die zerebrale Metastasierung per se, sondern die Gesamtkonstellation wie Lebensalter, Allgemeinzustand und An- bzw. Abwesenheit einer systemischen Metastasierung. Insbesondere bei Patienten mit einer einzelnen zerebralen Metastase und Kontrolle des systemischen Tumors können inzwischen häufig längerfristige Stabilisierungen durch multimodale Therapiekonzepte erreicht werden.

6. Tumortypen

Die Häufigkeit des Auftretens von zerebralen Metastasen bei bestimmten Tumortypen zeigt ➤ Tab. 22.1.

Tab. 22.1 Tumortypen, die für die Mehrzahl der Metastasen im ZNS verantwortlich sind*

Primärtumor	Häufigkeit des Auftretens von Metastasen im ZNS
Bronchialkarzinom	Ca. 25–30 %
Mammakarzinom	Ca. 10–20 %
Melanom	Ca. 50 %
Kolonkarzinom	Ca. 5 %
Nierenzellkarzinom	Ca. 10 %

* Sortiert nach absoluter Inzidenz des Auftretens von Metastasierung in das ZNS. Angegeben ist die Häufigkeit von Metastasierung in das ZNS, sofern beim jeweiligem Primärtumor das Stadium der Fernmetastasierung vorliegt. Da metastasierte Bronchialkarzinome im Vergleich zu metastasierten Melanomen wesentlich häufiger auftreten, liegt am häufigsten bei Patienten mit ZNS-Metastasen ein Bronchialkarzinom als Primärtumor vor.

MERKE

Die Behandlung von zerebralen Metastasen ist multimodal und sollte immer interdisziplinär erfolgen.

ZUSAMMENFASSUNG

Zerebrale Metastasen treten am häufigsten beim Bronchialkarzinom, beim Mammakarzinom und dem Melanom auf. Die Symptome hängen von Anzahl und Lokalisation der Metastasen ab. Bei epileptischen Anfällen sollte antikonvulsiv behandelt werden. Abhängig von der zerebralen und extrazerebralen Situation sind die Resektion, Strahlentherapie und Chemotherapie sinnvoll, außerdem ggf. neuartige zielgerichtete und immunologische Ansätze. Die Notwendigkeit der verschiedenen Therapieformen erfordert immer ein individuell abgestimmtes und interdisziplinäres Behandlungskonzept.

WAS WÄRE, WENN ...

- ... bei dem Patienten kein Tumor in der Anamnese bekannt gewesen wäre und das Ganzkörper-CT keine anderen Tumormanifestationen erbracht hätte?
  - In diesem Falle ist häufig die Anfertigung eines Fluoro-desoxy-D-Glukose-(FDG)-PET-CTs hilfreich, da die Sensitivität zum Nachweis eines Tumors dadurch erhöht werden kann. Falls die zerebrale Metastase operiert wird, ergibt die Histologie der Metastase Hinweise auf den Primärtumor. Entspricht die Histologie der zerebralen Metastase beispielsweise einem Melanom, und die dermatologische Untersuchung erbrachte keinen Primärtumor, ist die Funduskopie ratsam, um ein mögliches Aderhautmelanom als Primärtumor nicht zu übersehen.
- ... trotz umfangreicher Diagnostik kein Primärtumor nachweisbar wäre?
  - In diesem Falle würde man von einem „cancer of unknown primary" (CUP) sprechen. Die Prinzipien der lokalen Therapien (Operation, Strahlentherapie) gelten so wie bei zerebralen Metastasen bei bekanntem Primärtumor. Die Systemtherapie ist meistens empirisch geleitet.

23

Kopfschmerzen, Fieber, Hautveränderungen

Simone van de Loo

Anamnese

Ein 79-jähriger Patient stellt sich bei Ihnen in der Praxis vor. Er berichtet, seit einigen Tagen unter rechtsseitigen Kopfschmerzen zu leiden. Zudem sei das rechte Auge schmerzend und er sei schlapp und müde. Er habe bereits zu Hause einmal eine Tablette Ibuprofen eingenommen, diese habe nicht viel gebracht. Zudem sei ihm gestern ein seltsamer Ausschlag an der rechten Wange aufgefallen. Er sei gesund, nehme nur etwas gegen den Blutdruck ein. Seine Frau sei bereits verstorben, er lebe alleine auf dem Land. Seine Kinder seien berufstätig, der Sohn sei auch Arzt an einer Uniklinik. Er sehe die Kinder nur selten.

Untersuchungsbefund

Wacher, voll orientierter Patient. Im Bereich der Hirnnerven auffällige Rötung des rechten Auges sowie flüssigkeitsgefüllte Pusteln im Versorgungsgebiet V – I rechts, sonst unauffälliger Hirnnervenstatus. Nackenbeugeschmerz. Keine manifesten oder latenten Paresen. Muskeleigenreflexe seitengleich mittellebhaft auslösbar bei beidseits erloschenen ASR. Keine Pyramidenbahnzeichen. Stand und Gang ausreichend sicher. Oberkörper leicht nach vorne geneigt, könnte noch normal sein. Keine Ataxie.

1. **Wie lautet die Verdachtsdiagnose und wie können Sie diese beweisen?**
2. **Wann und wie behandeln Sie?**
3. **Welche Komplikationen müssen Sie bedenken?**
4. **Was ist das Ramsay-Hunt-Syndrom?**
5. **Gibt es eine Prophylaxe? Wenn ja, für wen würden Sie diese empfehlen?**
6. **Welche häufige Komplikation kann Wochen bis Monate nach der ursprünglichen Erkrankung auftreten und was sollten Sie Ihrem Patienten hierüber erklären?**

1. Verdachtsdiagnose und Diagnostik

Aufgrund des klinischen Befunds, insbesondere der typischen Hautveränderungen, vermuten Sie einen **Zoster ophthalmicus** (➤ Abb. 23.1) sowie begleitend eine **Meningitis.** Bei Verdacht auf eine Enzephalitis ist die Durchführung einer **Liquorpunktion** zwingend erforderlich. Analysiert wird der Liquor und es wird eine PCR auf Herpesviren (HSV-1 / -2, VZV) durchgeführt. Zudem werden bei unklaren Fällen Pilz- und Bakterienkulturen angelegt bzw. kann auch Liquor im Kühlschrank asserviert werden, um Nachuntersuchungen zu veranlassen. Der Nachweis einer Pleozytose (Zellvermehrung) ist nicht zwingend erforderlich. Selbst die PCR zum Nachweis viraler DNA ist in 30 % der Fälle nicht zuverlässig. Methoden der Wahl sind der intrathekale Antikörper-Nachweis von VZV-IgM und -IgG sowie ein erhöhter Liquor-Serum-Quotient.

Differenzialdiagnosen umfassen:

- **Bakterielle Meningitis:** fulminanter, rascherer Verlauf.
- **Medikamenten-induzierte aseptische Meningitis** (DIAM): v. a. bei Immunsuppressiva, NSAR, Antibiotika, Antikonvulsiva.
- **Subarachnoidalblutung:** apoplektiformer stärkster Kopfschmerz, Meningismus, selten Fieber.
- **Migräne:** kann selten auch mit Meningismus und Fieber einhergehen.
- **Trigeminusneuralgie:** bei Gesichtsschmerzen, kein Meningismus oder Fieber.

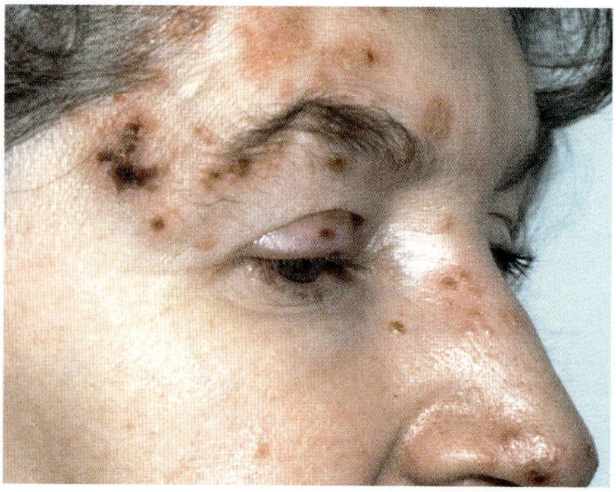

Abb. 23.1 Zoster ophthalmicus [G753-003]

2. Therapie

Die Therapie sollte möglichst innerhalb von 72 h nach dem Auftreten der Hautveränderungen, falls diese vorhanden sind, begonnen werden. Sollte sich der Patient erst nach Ablauf von 72 h vorstellen, ist ein Therapiebeginn dann noch sinnvoll, wenn noch frische Bläschen vorhanden sind, die Schleimhäute betroffen sind oder bei floridem Zoster ophthalmicus oder oticus. Selbstverständlich wird bei immunsupprimierten Patienten oder neurologischen Komplikationen immer eine Therapie eingeleitet.

Behandelt wird bei unkompliziertem Verlauf mit **Valaciclovir** für 7 Tage, **Famaciclovir** ebenfalls für 7 Tage, **Aciclovir** für 7–10 Tage i. v. oder p. o. für 7 Tage. **Brivudin** kann bei Therapiebeginn innerhalb von 72 h ebenfalls eingesetzt werden. Bei neurologischen Manifestationen eines Zoster oticus oder ophthalmicus und immunsupprimierten Patienten wird intravenös mit entweder Aciclovir über 10–14 Tage oder Foscarnet i. v. über 3 Wochen behandelt – Letzteres nur bei Resistenz gegen Aciclovir z. B. bei HIV.

3. Komplikationen

Im Vergleich zu anderen Enzephalitiden geht die VZV-Meningitis mit einer **Vaskulopathie kleiner und großer Hirngefäße** (VZV-assoziierte Vaskulitiden) einher. Hierdurch besteht das Risiko möglicher Ischämien. Die **ischämische Enzephalopathie** kann auch nach Monaten noch auftreten. Problematisch ist, dass eine VZV-Infektion auch ohne die typischen Effloreszenzen verlaufen kann, wodurch sie leider fehldiagnostiziert werden kann.

Möglicherweise kommt es zu anhaltenden Schmerzen über einen zeitlichen Verlauf von ca. 3 Monaten nach Beginn der Hauteffloreszenzen – der **Post-Zoster-Neuralgie** (siehe Frage 6).

4. Ramsay-Hunt-Syndrom

Das Ramsay-Hunt-Syndrom beschreibt die häufig VZV-assoziierte **Hirnnervenaffektionen des N. intermediofacialis (VII)** und des **N. vestibulocochlearis (N. VIII)** mit nachfolgender Symptomatik:

- Befall des Ganglion geniculi mit konsekutiv auftretender peripherer Fazialisparese.
- N. intermedius: Geschmacksstörung der vorderen zwei Drittel der Zunge, Mundtrockenheit bei

fehlender Innervation von Glandula submandibularis und sublingualis.
- Bläschen im Gehörgang (Zoster oticus) sowie der Mundschleimhaut.
- Selten auch Beteiligung des N. cochlearis mit Tinnitus, Hörverlust.
- Beteiligung des N. vestibularis mit Drehschwindelgefühl und pathologischem Kopfimpulstest (nach Halmagyi).

MERKE

Bei Betroffenen mit peripherer Fazialisparese sollte immer ein **Kopfimpulstest** durchgeführt werden, da er eine hohe Sensitivität für eine Beteiligung des N. vestibulocochlearis hat und frühzeitig eine Zoster-Infektion vorhersagen kann.

5. Prophylaxe

Zur Verfügung stehen ein **Lebend- und ein Totimpfstoff** gegen Herpes zoster. Der Lebendimpfstoff (Zostavax) ist aufgrund von Wirksamkeit und Wirkdauer nicht von der STIKO empfohlen.

Der **Totimpfstoff (Shingrix)** ist von der STIKO seit Dezember 2018 als Standardimpfung für alle Personen über 60 Jahre bzw. Personen mit angeborener oder erworbener Immunschwäche (HIV, Diabetes mellitus, Asthma, Lupus, COPD u. a.) ab dem 50. Lebensjahr empfohlen. Es konnte gezeigt werden, dass sich durch die aktive Immunisierung nicht nur Inzidenz und Ausprägung des Herpes zoster reduzieren lassen, sondern auch das Auftreten einer postherpetischen Neuralgie. **Cave:** Zum Schutz vor einer primären Varicella-zoster-Infektion (Windpocken) steht eine eigene Varizellenimpfung zur Verfügung.

6. Post-Zoster-Neuralgie (PZN)

Neben der charakteristischen **neuropathischen Schmerzsymptomatik,** die während einer Zoster-Infektion besteht (Zoster-Neuralgie), kann es auch Wochen oder Monate nach Abklingen der Effloreszenzen zu neuropathischen Schmerzen kommen, die in ihrer Behandelbarkeit häufig eine Herausforderung darstellen. An Schmerzqualitäten können sowohl stechende (neuralgiforme), brennende oder dumpf-drückende (neuropathische) Schmerzen auftreten. Die Besonderheit dieser Schmerzen ist, dass gewöhnliche NSAR (Ibuprofen, Metamizol u. a.) keine ausreichende Schmerzlinderung bringen, da es sich um keinen nozizeptiven Schmerz mehr handelt.

Zu den **Therapieprinzipien** und **Medikamentengruppen** gehören:
- Antikonvulsiva: Gabapentin, Pregabalin
- Antidepressiva: Amitriptylin, Doxepin, Duloxetin
- Opiate: Tramadol, volle Opiat-Agonisten (Morphin-Derivate)
- Lokale Anwendungen: Lidocain, Capsaicin
- Orale Cannabinoide

Häufig werden Personen mit einer Post-Zoster-Neuralgie von einem Schmerztherapeuten behandelt, da es sich um ein schwer therapierbares Krankheitsbild handelt, das einer Opiattherapie bedarf. Die sinnvollste Maßnahme ist die **prophylaktische Impfung gegen VZV,** da hierdurch insbesondere bei älteren und immunsupprimierten Menschen das Risiko einer PZN deutlich gesenkt werden kann.

Personen, die zu Ihnen mit diesem Krankheitsbild kommen, sollten Sie bereits frühzeitig informieren, dass es sich um ein schwierig behandelbares Krankheitsbild handelt, und dass das primäre Ziel eine Reduktion der Schmerzen in Intensität und Frequenz darstellt. Eine Heilung von den Schmerzen ist grundsätzlich zwar möglich, jedoch nur selten erreichbar. Manche Betroffene setzen ihre Ärzte gerne unter Druck, indem sie hohe Erwartungen an die Therapieziele äußern und dem Arzt dadurch signalisieren, dass sie mit weniger nicht zufrieden sind. Allerdings wäre ein dahingehendes Versprechen unrealistisch und somit eine Enttäuschung für die entsprechende Person vorprogrammiert.

ZUSAMMENFASSUNG

Die Infektion mit **Varizella zoster** ist eine oft klinisch nicht eindeutige, teilweise jedoch potenziell schwerwiegende Erkrankung. Klinisch kann sie sich lokal mit oder ohne Hauteffloreszenzen manifestieren, jedoch auch als Hirnnervenaffektion oder Meningitiden manifest werden. Aufgrund der im Verlauf möglichen Komplikationen (zerebrale Ischämien, Post-Zoster-Neuralgie, schwere Keratitis bis hin zur Erblindung bei Zoster ophthalmicus) ist ein rascher Therapiebeginn innerhalb weniger Tage nach Symptombeginn erforderlich. Die seit Kurzem zur Verfügung stehende prophylaktische Impfung gegen VZV ist insbesondere älteren und immunsupprimierten Patienten zu empfehlen. Die zusatzdiagnostisch zur Verfügung stehende zerebrale Bildgebung und Liquordiagnostik sind bei eindeutigen klinischen Befunden nicht obligat, in Einzelfällen jedoch unerlässlich (fehlende Bläschen, Hirndruckzeichen, Fazialisparese). Die als Spätkomplikation mögliche Post-Zoster-Neuralgie stellt eine große therapeutische Herausforderung dar.

WAS WÄRE, WENN ...

- ... der Patient immunsupprimiert wäre, z. B. aufgrund eines Prostatakarzinoms?
  - Sie müssten die Routineerregerdiagnostik um EBV, CMV und HHV6 und 8 ergänzen.
- ... Sie Dienstarzt in einer kleineren städtischen Klinik wären und das CCT defekt wäre? Ein cMRT gäbe es nur an Werktagen von 7 bis 16 Uhr. Nun wäre es Donnerstag, 19 Uhr, der Patient wäre gerade vom niedergelassenen Kollegen geschickt worden. Wie würden Sie vorgehen?
  - Wesentlich geht es hier um die Frage, ob man auch ohne eine zerebrale Bildgebung behandeln bzw. eine Liquorpunktion machen kann. Bei klinisch eindeutigem Befund können Sie getrost auf CCT und LP verzichten. Bei fehlenden Hirndruckzeichen (Kopfschmerzen, Übelkeit, Erbrechen, Sehstörungen, Hypertonie, Bradykardie) können Sie auch ohne Bildgebung punktieren. Falls Sie geübt sind, können Sie den Augenhintergrund zur Beurteilung der Sehnervenpapille spiegeln bzw. auch duplexsonografisch diese beurteilen.

24

Das linke Bein bleibt hängen

Rebecca Seiler

Anamnese

Ein 35-jähriger Patient kommt erstmalig in Ihre zentrale Notaufnahme. Vor 2 Jahren war die Erstdiagnose einer schubförmig verlaufenden Multiplen Sklerose gestellt worden. Er stellt sich heute mit einer Gehverschlechterung seit etwa 3 Tagen vor, das linke Bein bleibe immer wieder „hängen". Bei genauerer Anamnese erfahren Sie, dass vor 3 Jahren erstmals Beschwerden im Sinne einer Retrobulbärneuritis aufgetreten waren, vor 2 Jahren habe er an einem Taubheitsgefühl der rechten Körperhälfte gelitten, woraufhin die Diagnose einer MS gestellt und der Patient auf Teriflunomid eingestellt worden sei. Vor einem Jahr habe er dann an einer Schwäche der linken Hand gelitten.

Untersuchungsbefund

Visus brillenkorrigiert links 70 %, rechts 100 %, Adduktionsdefizit des linken Auges, dissoziierter Blickrichtungsnystagmus rechts. Geringe faziale Mundastschwäche links. Sprache unauffällig.

Patient ist Rechtshänder. Pronation und geringes Absinken im Armhalteversuch links, Absinken auch im Beinvorhalteversuch links. Feinmotorikstörung der linken Hand. Angabe einer Hypalgesie im Bereich des rechten Unterarms, Oberflächensensibilität ansonsten intakt. Muskeleigenreflexe linksbetont, nicht erschöpflicher Fußklonus links, Babinski links positiv. Geringe spastische Tonuserhöhung beider Beine. Ataktischer Finger-Nase-Versuch links und Knie-Hacke-Versuch links. Seiltänzergang nicht möglich, Einbeinhüpfen links nicht möglich, rechts unsicher. Spastisch-ataktisches Gangbild. Angabe einer Dranginkontinenz.

1. Wie lautet Ihre Verdachtsdiagnose?

2. Welche diagnostischen Maßnahmen leiten Sie ein? Wie bewerten Sie diese?

3. Welche Therapie leiten Sie ein?

4. Stellen Sie Ihr langfristiges Therapiekonzept vor!

5. Wie kommunizieren Sie dies mit dem Patienten?

6. An welcher Störung der Augenmotilität leidet der Patient?

1. Verdachtsdiagnose

Bei Ihrem Patienten liegt ein erneuter Schub einer bekannten schubförmig verlaufenden Multiplen Sklerose vor.

2. Diagnostik

Sie veranlassen zunächst eine Laboruntersuchung mit Blutbild, CRP, Leber- und Nierenwerten. Sie melden zudem eine kranielle und spinale Kernspintomografie mit Kontrastmittel an. Die erstmalige Vorstellung Ihres Patienten mit offensichtlich aktiv verlaufender MS sollten Sie außerdem nutzen, um die Diagnose erneut auf Differenzialdiagnosen zu überprüfen (➤ Fall 15). Ein Infekt sollte laborchemisch ausgeschlossen werden, da bei Vorliegen infektassoziierter Verschlechterungen per definitionem kein Schub vorliegt. Bei bestehender Infektkonstellation darf darüber hinaus kein Steroid gegeben werden.

Wichtig ist, eine Aussage über **Veränderungen zum Vorbefund** zu treffen (der vorliegen muss!): Der radiologische Befund muss Ihnen darüber Auskunft geben, ob es kontrastmittelaufnehmende Läsionen gibt und ob es zu einer Zunahme der Läsionslast über die Zeit gekommen ist.

Dem **Befund des cMRTs** entnehmen Sie in diesem Fall, dass Ihr Patient bei insgesamt hoher Läsionslast (> 20 T2-Läsionen) im Vergleich zur Voruntersuchung vor 2 Jahren vier neue T2 Läsionen hat, von denen eine zervikale Kontrastmittel aufnimmt.

3. Therapie

Sie nehmen den Patienten auf Station auf und beginnen mit einer 3- bis 5-tägigen Hochdosis-Kortisontherapie, worunter die Rückbildung der Beschwerden beschleunigt werden kann. Magenschutz und Thromboseprophylaxe sind obligat!

Wenn sich in der Kontrolle nach 2 Wochen keine zufriedenstellende Reduktion der Symptomatik zeigt, kann eine Eskalation der Dosis mit Behandlung über 5 Tage mit jeweils 2 g Methylprednisolon erfolgen („Ultrahochdosistherapie"). Bei anhaltender, schwerer Schubsymptomatik kommen auch eine **Plasmapherese** oder Immunglobuline zum Einsatz.

MERKE

Wichtige unerwünschte Wirkungen einer Hochdosis-Kortisontherapie

- Anaphylaktische Reaktion (auf Trägersubstanzen, nicht auf das Steroid selbst!)
- Leukozytose, Thrombozytose
- Wassereinlagerung durch Natriumretention
- Verminderte Glukosetoleranz
- Magendarmulzera, Übelkeit
- Metallischer Geschmack im Mund
- Transaminasenerhöhung bis akutes Leberversagen
- Psychische Störungen (z. B. Reizbarkeit, Euphorie) bis zur akuten Psychose
- Schlafstörungen
- Schwächung der Immunabwehr, Maskieren von Infekten, Exazerbation latenter Infekte

4. Immuntherapie

Bei Ihrem Patienten liegt **eine hochaktiv verlaufende Multiple Sklerose** vor. Er hat innerhalb von drei Jahren drei Schubereignisse erlitten. Klinisch haben sich diese nur unvollständig zurückgebildet. Die klinische Krankheitsaktivität spiegelt sich im MRT wider. Nachdem zwei der drei Schübe unter verlaufsmodifizierender Therapie aufgetreten sind, sollten Sie mit Ihrem Patienten eine Umstellung diskutieren. Teriflunomid ist ein Präparat der Wirksamkeitskategorie 1, indiziert ist ein Präparat der Kategorie 3. Hier bietet sich eine Therapie z. B. mit Ocrelizumab oder **Natalizumab** an. Letzteres wird einmal monatlich intravenös oder subkutan verabreicht. Es bindet an α4-Integrin und verhindert die Adhäsion von Immunzellen an der Gefäßwand und damit die Migration über die Blut-Hirn-Schranke hinweg ins ZNS. Ein wichtiges Risiko ist eine mögliche Reaktivierung des JC-Virus (➤ Fall 71).

Ocrelizumab bindet als monoklonaler Antikörper selektiv an CD20-positive B-Zellen und führt damit zu einer raschen Depletion dieser Zellreihe. Es wird in sechsmonatlichen Intervallen intravenös verabreicht. Die verwandte Substanz Ofatumumab kann einmal monatlich subkutan verabreicht werden.

Neben der verlaufsmodifizierenden Therapie darf die symptomatische Therapie nicht vergessen werden (➤ Fall 31). Außerdem muss dafür Sorge getragen werden, dass der Patient in ein physio- und ergotherapeutisches Konzept eingebunden wird. Eventuell müssen auch Rehamaßnahmen veranlasst werden.

5. Kommunikation

Sie sollten sich die Zeit nehmen, sich zunächst darüber zu informieren, auf welchem Informationsstand Sie Ihren Patienten abholen können, um ihm dann darzulegen, warum Sie eine Modifikation der Therapie für notwendig erachten. Sie können seinen bisherigen Krankheitsverlauf nochmal zusammenfassen, seine Behinderungen darlegen und erläutern, welchen weiteren Verlauf Sie unter Fortführung der alten Therapie erwarten. Danach sollten Sie erklären, inwiefern sich das neue Präparat vom alten unterscheidet. Ziel ist die Reduktion der Krankheitsaktivität. Damit können Sie zum Wirkprinzip überleiten und dies erklären.

In der Praxis kann oft eine **MS-Nurse** bei der Informationsvermittlung für den Patienten unterstützend einwirken. Alle Erklärungen müssen verständlich formuliert sein. Gehen Sie durch Nachfragen auch immer sicher, dass Ihr Patient Ihnen folgen kann. Fragen sollten Sie offen und ehrlich beantworten, Ihr Patient muss nicht überredet werden, die Entscheidung obliegt am Ende ihm, die Informationen, die er für seine Entscheidung benötigt, müssen aber Sie zusammenstellen.

Zum Abschluss erhält er eine schriftliche Patientenaufklärung, auf der noch einmal alle Punkte in verständlicher Sprache zusammengefasst sind. Vor Therapiebeginn muss diese von Ihnen und dem Patienten unterschrieben werden.

6. Internukleäre Ophthalmoplegie (INO)

Bei Ihrem Patienten liegt eine internukleäre Ophthalmoplegie (INO) links vor (➤ Abb. 24.1). Bei der INO kommt es zu einer Schädigung des medialen Längsbündels (Fasciculus longitudinalis medialis), was zu einer gestörten Koordination zwischen den Kernen des III. und VI. Hirnnerven führt. Dies verursacht eine Störung der horizontalen Augenbewegung. Bei Ihrem Patienten liegt ein **Adduktionsdefizit auf der Seite der Läsion** (links) vor, das linke Auge zeigt einen Endstellnystagmus beim Blick von der Läsion weg (dissoziierter Nystagmus, weil nur rechts). Die Konvergenzbewegung (Adduktion beider Augen) ist dabei nicht gestört, da nur die Verbindung zwischen dem VI und III. Hirnnerven, nicht jedoch die zwischen den beiden III. Hirnnerven gestört ist.

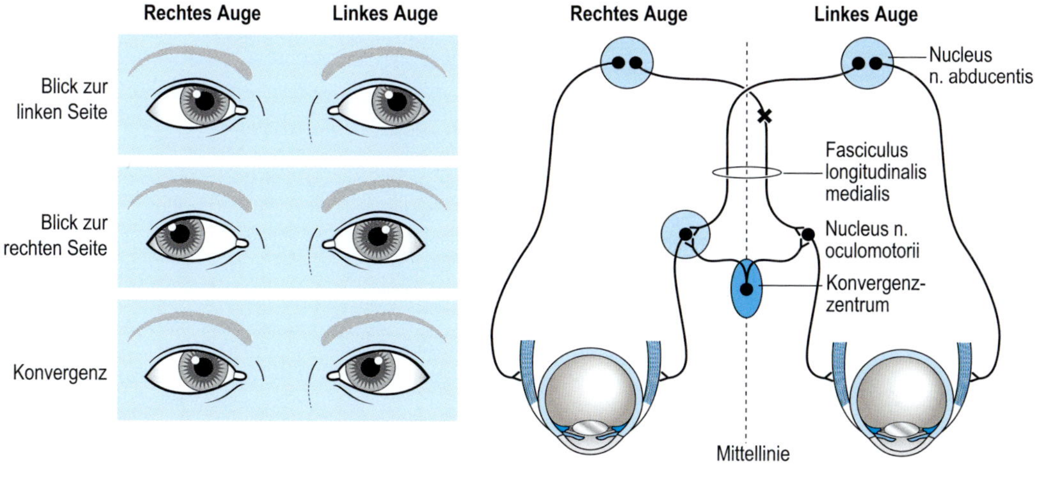

Abb. 24.1 Die Abbildung zeigt eine INO links mit Läsion des Fasciculus longitudinalis medialis links (Kreuzchen). Auf der betroffenen Seite kann beim Blick zur Gegenseite nicht adduziert werden, die Konvergenz ist ungestört. [E868]

ZUSAMMENFASSUNG

Die **Multiple Sklerose** kann schubförmig remittierend oder schubförmig progredient verlaufen. Mit zunehmender Erkrankungsdauer kann sie in einen sekundär progredienten Verlauf münden. Seltener ist der primär progrediente Verlauf. Ziel der verlaufsmodifzierenden Therapie ist die Freiheit von Krankheitsprogression unter Abwägung der Risiken und Nebenwirkungen der medikamentösen Therapie.

WAS WÄRE, WENN …

- … Ihr Patient weiblich wäre?
  – Ein wichtiger Punkt bei der Auswahl der richtigen verlaufsmodifizierenden Therapie sind Familienplanung und Kontrazeption. Es ist wichtig, diese Punkte aktiv anzusprechen. Bei bestimmten Präparaten – z. B. Teriflunomid – ist es von Bedeutung, auf eine zuverlässige Kontrazeption zu achten, andere müssen erst mit Eintritt einer Schwangerschaft abgesetzt werden. Frauen müssen darüber adäquat aufgeklärt sein, damit Sie zusammen eine bestmögliche Therapie der Erkrankung und eine gute Therapieadhärenz herstellen können und für das Ungeborene kein Schaden entsteht.
- … Sie Ihren Patienten schon vor 3 Jahren kennengelernt hätten?
  – Retrospektiv wäre bei aktiv verlaufender Multipler Sklerose und zum Diagnosezeitpunkt schon hoher Läsionslast mit dem Einverständnis des Patienten eine frühe hochwirksame Therapie aus der Kategorie 2 oder 3 günstiger gewesen. Das „window of opportunity" (der Zeitraum, in dem eine Immuntherapie signifikanten Einfluss auf den Verlauf der Erkrankung nimmt) ist eng, und eines der aktuellen Therapieprinzipien bei MS lautet: „Hit hard and early". Mit einer frühen Diagnosestellung und einer frühen wirksamen Therapie kann einer Krankheitsprogression entgegengewirkt werden.

25

Kopfschmerzen und Sehstörungen

Christian Henke

Anamnese

In Ihrer Ambulanz stellt sich eine 65 Jahre alte Patientin mit Kopfschmerzen vor. Sie berichtet, dass sie sich in den letzten Tagen vermehrt müde und krank gefühlt habe. Später sei es zu linksseitigen Kopfschmerzen gekommen, welche sich durch Schmerzmittel leicht gebessert hätten. Am Tag der Vorstellung war es zum ersten Mal zu kurzzeitigen Sehstörungen des linken Auges gekommen. Die Patientin berichtet, dass sie für wenige Minuten auf dem linken Auge nichts mehr gesehen habe. Vor längerer Zeit sei bei ihr eine Arthrose der rechten Schulter diagnostiziert worden, für die sie nach Bedarf Schmerzmittel nehme. Sie berichtet, dass sie vor allem morgens Schmerzen in der linken Schulter und in beiden Hüften habe. In den letzten Tagen habe sie auch Schmerzen beim Kauen.

Untersuchungsbefund

65-jährige Patientin, 158 cm groß, 79 kg schwer. In der klinischen Untersuchung findet sich kein fokal-neurologisches Defizit. Die linke A. temporalis kann druckschmerzhaft verhärtet getastet werden. Die Herztöne sind auskultatorisch rein und rhythmisch. Beidseits vesikuläres Atemgeräusch. Abdomen: weich, adipös, unauffällig. Periphere Pulse gut und rhythmisch palpabel.

1. **Welche Differenzialdiagnose kommt in Betracht?**

2. **Welche Diagnostik veranlassen Sie?**

3. **Wie wird die Erkrankung behandelt?**

4. **Erklären Sie die Polymyalgia rheumatica!**

5. **Welche Einteilung der Grunderkrankung kennen Sie?**

6. **Wie würden Sie sich diagnostisch der isolierten ZNS-Variante nähern?**

1. Differenzialdiagnosen

Leitsymptome der Patientin sind eine Minderung des Allgemeinzustands, einseitige Kopfschmerzen und ein kurzzeitiger Visusverlust eines Auges. Differenzialdiagnostisch müssen verschiedene Kopfschmerzsyndrome wie der einseitig betonte Spannungskopfschmerz, der Cluster-Kopfschmerz (➤ Fall 12) und die Trigeminusneuralgie (➤ Fall 36) in Betracht gezogen werden. Diese weisen jedoch andere Schmerzcharakteristika auf als die im Fall beschriebenen Symptome. Überschneidungen mit dem beschriebenen Krankheitsbild zeigt die **Migräne,** bei der auch Sehstörungen in Form von Skotomen auftreten können. Auch das **Glaukom** kann sich mit einseitigen Schmerzen und Sehstörungen manifestieren.

Die Allgemeinzustandsverschlechterung weist auf eine entzündliche Genese der Beschwerden hin. Zusammen mit den Kopfschmerzen muss hier eine **Otitis** oder eine **Sinusitis** bedacht werden, die jedoch beide eine Visusminderung nicht erklären können. Bei Kopfschmerzen, allgemeinem Krankheitsgefühl und neurologischen Ausfällen sollte auf jeden Fall auf Hinweise für eine **Meningoenzephalitis** geachtet werden. Im Zweifel muss eine Liquorpunktion durchgeführt werden.

In Zusammenschau der Befunde mit einseitigen Kopfschmerzen, einer druckschmerzhaften A. temporalis und einem kurzzeitigen Visusverlust ist eine **Riesenzellarteriitis** (früher: **Arteriitis temporalis;** Syn. Morbus Horton) am wahrscheinlichsten. Die Riesenzellarteriitis ist eine wahrscheinlich autoimmun bedingte Vaskulitis des höheren Lebensalters. Typisch ist eine Manifestation nach dem 50. Lebensjahr. Frauen sind häufiger betroffen als Männer. Leitsymptom ist der einseitige Kopfschmerz mit allgemeinem Krankheitsgefühl und subfebrilen Temperaturen. Die A. temporalis kann druckschmerzhaft tastbar sein. Pathognomonisch ist eine Claudicatio der Kaumuskulatur (Claudicatio masticatoria). Einen neurologischen Notfall stellt die Beteiligung der A. ophthalmica dar. Hier kann es durch eine Ischämie der Retina oder durch eine anteriore ischämische Optikusneuropathie (AION) zu einer dauerhaften Erblindung kommen.

2. Diagnostik

- Sensibelster Laborparameter bei der Riesenzellarteriitis ist die **Blutsenkungsgeschwindigkeit** (BSG) mit einer Beschleunigung auf > 50 mm in der ersten Stunde (sog. Sturzsenkung). Das C-reaktive Protein (CRP) ist seltener, aber ebenfalls regelhaft erhöht. Serologische Marker anderer Vaskulitiden, wie z. B. ANA oder ANCA, sind bei der Riesenzellarteriitis negativ. Zusätzlich können sich unspezifische Veränderungen der Laborparameter, wie z. B. eine leichte Anämie oder eine leichte Thrombozytose, zeigen.
- In der hoch auflösenden **Duplexsonografie** kann sich eine hofartige, konzentrische, deutlich echoarme Gefäßwandverdickung darstellen. Diese entspricht wahrscheinlich einem entzündlichen Ödem der Gefäßwand und wird **Halo** genannt.
- Goldstandard ist die **Biopsie** der A. temporalis (➤ Abb. 25.1). Die Nachweisquote der Biopsie sinkt deutlich unter Therapie mit Steroiden. Bei einer drohenden Erblindung muss trotzdem unverzüglich eine Therapie begonnen werden, wenn der Verdacht auf eine zugrunde liegende Arteriitis besteht.
- Bei der Riesenzellarteriitis können weitere extrakranielle Gefäße betroffen sein. Bei klinischen Symptomen kann entweder eine Duplexsonografie der betroffenen Region oder eine FDG-PET durchgeführt werden.
- Die weitere Diagnostik dient dem Ausschluss von Differenzialdiagnosen. Je nach klinischen Symptomen erfolgt die Vorstellung in der Augenheilkunde oder HNO. Bildgebend können das Innenohr oder die Nasennebenhöhlen bei Verdacht auf ein Empyem dargestellt werden. Bei Hinweisen auf eine Meningoenzephalitis wird eine Liquorpunktion durchgeführt. Bei der klassischen Riesenzellarteriitis ist der Liquor unauffällig.

3. Therapie

Die Riesenzellarteriitis wird mit **Steroiden** behandelt. Nach Leitlinie wird mit einer Prednisolondosis von 1 mg / kg KG begonnen und langsam unter klinischer und serologischer Verlaufskontrolle auf eine Erhaltungsdosis reduziert. Die Therapie wird meist über 6–9 Monate beibehalten. Bei einem Rezidiv wird die Prednisolondosis wieder erhöht. Bei der langen Therapiedauer mit Steroiden muss an eine Osteoporose- und Ulkusprophylaxe gedacht werden.

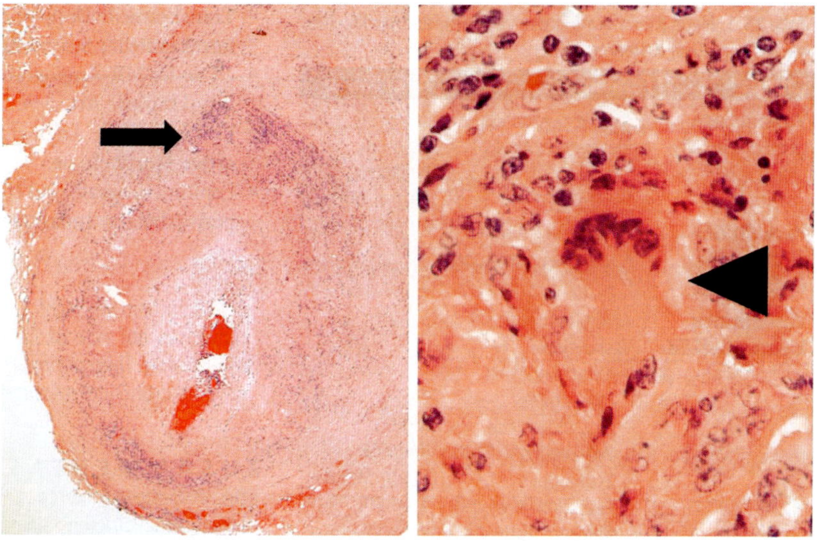

Abb. 25.1 Histologie der A. temporalis. Es finden sich lymphomonozytäre Infiltrate der Gefäßwand (Pfeil). In der Vergrößerung zeigen sich typische mehrkernige Riesenzellen (Pfeilspitze). [T889]

Wenn unter der Therapie nicht tolerierbare Nebenwirkungen auftreten, können zusätzlich Steroid-sparende **Immunsuppressiva** wie Azathioprin oder Methothrexat eingesetzt werden. Bei Beteiligung der A. ophthalmica oder hirnversorgender Arterien mit drohendem ischämischen Schlaganfall besteht die Möglichkeit, Tocilizumab, einen monoklonalen IL-6-Antagonisten, einzusetzen (subkutan oder intravenös), für den ein schnellerer Wirkeintritt vorliegt.

Der drohende Visusverlust bei einer Riesenzellarteriitis erfordert die sofortige Therapie mit Steroiden, z. B. 500–1.000 mg (Methyl-)Prednisolon intravenös über 3–5 Tage.

MERKE

Steroid-sparende Immunsuppressiva (Azathioprin, Methotrexat etc.) entfalten ihre Wirkung mit einer Latenz von 2–3 Monaten, z.T. auch von 4–6 Monaten. Es muss folglich frühzeitig hiermit begonnen werden, während überlappend noch eine Steroidtherapie besteht.

4. Polymyalgia rheumatica

Die Koinzidenz der Polymyalgia rheumatica mit der Riesenzellarteriitis lässt vermuten, dass es sich bei den Krankheitsbildern um unterschiedliche Manifestationen derselben Erkrankung handelt. Ähnlich wie bei der Riesenzellarteriitis kommt es bei der Polymyalgia rheumatica zu einer Minderung des Allgemeinzustands mit Abgeschlagenheit, subfebrilen Temperaturen und Gewichtsverlust. Leitsymptom ist ein **rascher Erkrankungsbeginn** mit Schmerzen im Schulter-Nacken-Bereich sowie **symmetrische Schmerzen** des Schulter- und Beckengürtels. Es besteht eine **deutliche Morgensteifigkeit,** die in der Regel länger als 1 h besteht. Die proximale Muskulatur der Arme und Beine kann mit betroffen sein. Die **BSG** ist der sensibelste Laborparameter zur Diagnosefindung und zur Verlaufsbeurteilung der Krankheitsaktivität. Die Therapie erfolgt analog der Behandlung der Riesenzellarteriitis mit **Steroiden.**

5. Neue Einteilung

In der Zwischenzeit hat sich eine neue Nomenklatur der Vaskulitiden etabliert, die im Gegensatz zu den Eigennamen eine pathophysiologische Beschreibung bevorzugt. Unten stehende Tabelle gibt einen Einblick in die Einteilung mit Erkrankungsbeispielen, die gelegentlich auch eine neurologische Mitbeteiligung aufzeigen. Die Tabelle erhebt keinen Anspruch auf Vollständigkeit (➤ Tab. 25.1).

6. Isolierte Vaskulitis des ZNS

Während die meisten Vaskulitiden, die Schlaganfälle verursachen können, systemische Vaskulitiden sind, handelt es sich bei der isolierten Vaskulitis des zen-

Tab. 25.1 Neue Klassifikation der Vaskulitiden (modifiziert nach Chapel-Hill-Kriterien, 2012)

Gruppe	Formen	Alter Name
Vaskulitiden großer Gefäße	▪ Takayasu-Arteriitis ▪ Riesenzellarteriitis	 Arteriitis temporalis, Morbus Horton
Vaskulitiden mittelgroßer Gefäße	▪ Polyarteriitis nodosa ▪ Kawasaki-Erkrankung	
Vaskulitiden kleiner Gefäße	▪ ANCA-assoziierte Vaskulitiden – Mikroskopische Polyangiitis – Granulomatose mit Polyangiitis (GPA) – Eosinophile Granulomatose mit Polyangiitis (EGPA) ▪ Immunkomplex-Vaskulitiden – Kryoglobulinämische Vaskulitis – IgA-Vaskulitis	 Morbus Wegener Churg-Strauss-Syndrom Purpura Schönlein-Henoch
Vaskulitiden variabler Gefäßgröße	▪ Morbus Behcet ▪ Cogan-Syndrom	
Einzelorgan-Vaskulitiden	▪ Primäre ZNS-Vaskulitis ▪ Kutane leukozytoklastische Angiitis	
Vaskulitiden bei Systemerkrankungen	▪ Lupus-Vaskulitis ▪ Sarkoidose-Vaskulitis ▪ Rheumatoide Vaskulitis	
Vaskulitiden mit wahrscheinlicher Ätiologie	▪ Hepatitis-C-assoziierte Vaskulitis ▪ Hepatitis-B-assoziierte Vaskulitis	

tralen Nervensystems (ZNS) um eine isolierte Organform. Das bedeutet, dass sich in der Regel nur milde systemische Zeichen und keine weiteren Organmanifestationen zur Diagnosestellung finden lassen. Das klinische Leitsymptom sind multilokuläre Schlaganfälle, assoziiert mit Kopfschmerzen, psychiatrischen Auffälligkeiten und ggf. einer milden Liquorpleozytose.

Zur Diagnosestellung eignet sich die Diagnostikabfolge in folgender Reihenfolge:

- Transkranielle Doppler-Sonografie: Nachweis intrakranieller Strömungsbeschleunigungen.
- CT- oder MR-Angiografie: Kaliber-unregelmäßige intrakranielle Arterien.
- Konventionelle Angiografie: typische perlschnurartige Morphologie.
- Leptomeningeale und Hirnbiopsie: Nachweis perivaskulärer Inflammation.

MERKE

Bei klinischem Verdacht auf eine Riesenzellarteriitis und Hinweisen auf eine okuläre Manifestation muss unverzüglich eine Therapie mit Steroiden begonnen werden, um eine drohende, dauerhafte Erblindung abzuwenden.

ZUSAMMENFASSUNG

Bei Patienten höheren Lebensalters muss bei Kopfschmerzen differenzialdiagnostisch die **Riesenzellarteriitis** bedacht werden. Sensibelster Laborparameter ist die Blutsenkungsgeschwindigkeit. In der hoch auflösenden Duplexsonografie kann ein Ödem der Gefäßwand dargestellt werden. Den Goldstandard stellt die Diagnosesicherung mittels Biopsie dar. Die Therapie erfolgt mit Steroiden und Immunsuppressiva. Die autoimmunen Vaskulitiden werden nach dem Manifestationsmuster an den Gefäßen eingeteilt. Die Diagnose lässt sich über das klinische Syndrom und den Nachweis typischer Antikörper stellen. Vor Beginn einer dauerhaften immunsuppressiven Therapie muss die Diagnose im Zweifelsfall mittels Biopsie gesichert werden. Wichtig ist die differenzialdiagnostische Abgrenzung gegenüber einer sekundären Vaskulitis.

WAS WÄRE, WENN …

- … Kopfschmerzen, BSG-Erhöhung > 50 mm/h und eine pulslose A. temporalis bestünden, aber die Patientin erst 30 Jahre alt wäre?
  - Bei Erfüllung mehrerer Kriterien besteht dennoch der hochgradige Verdacht auf eine Riesenzellarteriitis. Es sollte dann zügig eine Biopsie der A. temporalis erfolgen, um die Diagnose zu sichern.
- … ein Schlaganfall begleitend nachgewiesen worden wäre?
  - Eine sofortige Hochdosis-Steroidtherapie sollte erfolgen. Zusätzlich sollte bei Nachweis symptomatischer Stenosen eine Therapie mit Tocilizumab erwogen werden.

26

Kopfschmerzen nach Klinikaufenthalt

Christian Henke

Anamnese

Eine 25-jährige Patientin kommt in Ihre Ambulanz, nachdem sie vor 2 Tagen aus Ihrer stationären Behandlung bei unklaren Sensibilitätsstörungen entlassen worden ist. Es hatte sich keine erklärende Ursache finden lassen trotz ausführlicher Diagnostik inklusive MRT, Liquorpunktion und elektrophysiologischen Untersuchungen. Sie berichtet, dass sie seit dem Abend der Entlassung unter okzipital betonten Kopfschmerzen leide, die jeweils direkt nach dem Aufstehen beginnen würden und erst beim Hinlegen endeten. Dazu sei ihr im Sitzen und Laufen permanent übel und sie habe sich auch schon einmal übergeben. Ähnliche Kopfschmerzen, insbesondere eine Migräne, habe sie nie gehabt. Keine relevanten Vorerkrankungen.

Untersuchungsbefund

Patientin wach, keine Sprachstörung.

Hirnnerven: Pupillen isokor, direkte und konsensuelle Lichtreaktion, inkomplette Abduzenzparese links mit Angabe von Doppelbildern in Außenstellung, Trigeminus und Fazialis intakt, keine Dysarthrie.

Motorik: keine Paresen, keine Spastik, MER seitengleich mittellebhaft, PBZ bds. negativ.

Sensibilität: regelrecht für Ästhesie, Pallästhesie, Algesie und Thermästhesie.

Koordination: Zeigeversuche regelrecht, Stand und Gang regelrecht.

1. **Was ist die Verdachtsdiagnose? Welche Differenzialdiagnosen kommen in Betracht?**
2. **Erklären Sie die Pathophysiologie der Erkrankung!**
3. **Welche konservativen und welche interventionellen Therapieoptionen gibt es?**
4. **Durch welche prophylaktischen Maßnahmen kann man die Häufigkeit der iatrogenen Form reduzieren?**
5. **Welche Diagnostik ist im Fall der spontanen Form zur Diagnosestellung notwendig?**
6. **Beschreiben Sie das exakte logistische Prozedere einer Standard-Liquorpunktion!**

1. Verdachtsdiagnose

Aufgrund des engen zeitlichen Abstands zur diagnostischen Liquorpunktion (LP) und der klassischen posturalen Kopfschmerzsymptomatik mit Auftreten der Beschwerden nach Aufrichten spricht alles für ein **postpunktionelles Syndrom** (PDPH: Post-dural Puncture Headache). In dessen Rahmen kommen auch Übelkeit und Erbrechen, selten auch Hirnnervenausfälle oder zerebelläre Symptome vor. Ursache ist ein iatrogen induzierter **Liquorunterdruck** durch fehlenden spontanen Verschluss des Dura-Lecks, das durch den Nadeleinstich erzeugt worden ist. Postpunktionelle Syndrome kommen insgesamt häufiger vor bei Frauen, bei normal bis niedrigem BMI und bei jüngeren Patienten (< 60 Jahre).

Weitere Differenzialdiagnosen sind:

1. **Spontanes Liquorunterdruck-Syndrom:** gleiche Symptomatik bei fehlender LP-Anamnese.
2. **Migräne-Attacke:** halbseitiger Kopfschmerz mit Übelkeit, Erbrechen, Foto- und Phonophobie, jedoch in der Regel ohne posturale Verschlechterung. Hingegen tritt eine Verschlechterung generell unter Bewegung auf.
3. **Meningitis:** persistierender Kopfschmerz mit Fieber und Meningismus. Kann in seltenen Fällen bei unsterilem Arbeiten im Rahmen einer LP iatrogen induziert werden.
4. **Pseudotumor cerebri:** Kopfschmerz, Sehstörungen, Stauungspapille bei Adipositas.

2. Pathophysiologie

Durch einen spontanen Dura-Einriss (SIH: spontane intrakranielle Hypotension) oder durch die Dura-Eröffnung mit der Liquornadel (PDPH) kommt es zum Austritt von Liquor cerebrospinalis. Bei fehlendem spontanem Verschluss des Lochs kann es zum permanenten Liquor-Austritt kommen, der wiederum zu einem **Unterdruck-Syndrom** mit **Absenken des Gehirns** in Richtung des Foramen magnum führt. Eine Einklemmung des Hirnstamms kommt nicht vor, solange kein Hirndruck vorausgegangen ist (CCT oder Ausschluss Stauungspapillen vor LP ist obligat!). Durch das Absenken des Gehirns kommt es ebenfalls zu einem Zug an den Meningen, die nozizeptiv innerviert sind. Zudem kann es auch durch Zug an schmerzsensitiven Strukturen (N. trigeminus) bzw. der Erweiterung von intrakraniellen Venen zu Kopfschmerzen kommen.

Bei spontanen Liquorunterdruck-Syndromen, die in der Regel zu größeren Dura-Einrissen führen als postpunktionelle Syndrome, treten durch den Zug an den kaudal lokalisierten Hirnnerven wesentlich häufiger Hirnnervenausfälle auf, die nach Therapie in Abhängigkeit von ihrer Bestehensdauer vollständig reversibel sind.

3. Therapie

Bei Auftreten eines postpunktionellen Syndroms sollte zunächst einmal die konservative Behandlung durchgeführt werden, bevor man invasive Verfahren in Erwägung zieht. Unter konservativer Behandlung sistieren die meisten postpunktionellen Syndrome innerhalb weniger Tage. Zu den primär durchzuführenden Maßnahmen zählen:

- **Flachlagerung,** ggf. Oberkörper-Tieflagerung.
- **Koffein** oder Theophyllin (intravenöse oder orale Gabe).

Sollten die konservativen Maßnahmen nicht ausreichen, um zu einem Sistieren der Beschwerden zu führen, so ist eine invasive Therapie durchzuführen:

- **Epidurale Eigenblutinjektion** (Epidural Blood Patch): Auf Punktionshöhe werden 20–30 ml venöses Eigenblut des Patienten epidural über das Liquorleck appliziert, wodurch es zu einer Tamponade mit Verschluss der Leckage kommt. Empfohlen wird allgemein die Bauchlagerung mit 20- bis 30°-Kopftieflagerung für die folgenden 30–60 min nach Blutinjektion, sodass sich das Blut epidural über 6–8 Segmente verteilen kann.

Im Falle einer spontanen intrakraniellen Hypotension (SIH) muss die Ursache in Form von Dura-Einrissen, duralen Wurzeltaschen oder Divertikeln per MRT oder Myelografie gesucht werden. Anschließend kommen zwei Möglichkeiten der operativen Therapie in Betracht:

- **Clipping** der Wurzeltaschen oder Divertikel.
- **Fibrinkleber** oder **Naht** der Dura-Risse.

4. Primärprophylaxe

Das postpunktionelle Syndrom gehört zu den häufigen Kopfschmerzerkrankungen, deren prophylaktische Maßnahmen entsprechend gut untersucht sind. Es existieren sowohl unter Patienten als auch unter Ärzten viele Mythen zur effektiven Vermeidung postpunktioneller Syndrome. Die Wirksamkeit zur Primärprophylaxe konnte jedoch nur für wenige praktische Abläufe demonstriert werden. Diese sind:

- **Verwenden dünner Nadeln:** Nadeldurchmesser von 24–27 G haben eine Häufigkeit von 1–25 % für ein PDPH, 20–22 G 16–37 %, 16–19 G ca. 70 %.
- **Verwenden atraumatischer Nadeln:** Sprotte- oder Whitacre-Nadeln mit konisch abgerundeter Spitze und seitlicher Öffnung (ca. 2,5–5 %), gegenüber traumatischer Nadel (Quincke-Nadel) mit Schliff und Öffnung an der Spitze (ca. 15–20 %).
- **Orientierung der Spitze parallel zu den Dura-Fasern:** erzeugt kleinere Löcher.
- **Wiedereinführen des Mandrins** vor Entfernung der Nadel.

Keine Wirksamkeit konnte hingegen demonstriert werden für folgende, häufig durchgeführte Prozesse:

- Vermehrte Flüssigkeitszufuhr.
- Flachlagerung für 1–24 h.

5. Diagnostik bei SIH

Während das postpunktionelle Syndrom (PDPH) ein subakutes Auftreten wenige Tage nach der Liquorpunktion aufweist und damit selten strukturelle Veränderungen bewirkt, finden sich bei der chronischen Variante verschiedene Hinweise auf das Vorliegen eines spontanen Liquorlecks.

Neben der klassischen **klinischen Symptomatik** in Form von **orthostatischen (posturalen) Kopfschmerzen** mit Übelkeit, Erbrechen, Fotophobie, Tinnitus und Meningismus sind auch Hirnnervenausfälle, zerebelläre Syndrome und Bewusstseinsstörungen beschrieben, die auf einen mechanischen Zug nach kaudal zurückgeführt werden können.

In der Liquorpunktion findet sich in den meisten Fällen ein sehr **niedriger Liquor-Öffnungsdruck** (< 6 cmH_2O im Sitzen). Gelegentlich ist der Druck sogar negativ, sodass Liquor mithilfe einer Nadel aspiriert werden muss (Punctio sicca).

Daneben finden sich bei > 50 % der Fälle Veränderungen in der **cMRT-Bildgebung,** die als indirekte Folge des Unterdrucks zu werten sind:

- Subdurale Flüssigkeitsansammlungen: Hygrome oder Subduralhämatome.
- Vergrößerung intrakranieller Venen.
- Verdickung der Dura mater.
- Schlitzförmige Ventrikel.

Bei Durchführung einer **spinalen Bildgebung** sieht man gelegentlich extraspinalen Liquor als Hinweis auf das Vorliegen eines Liquorlecks. Dies muss in der Folge bildgebend (Myelografie, MR- oder CT-Myelografie) weiter abgeklärt werden, um den Ort des oder der Lecks zu lokalisieren und somit ein operatives Vorgehen zu ermöglichen.

6. Liquorpunktion

Vor Durchführung einer Liquorpunktion sollte der Patient über Notwendigkeit und Risiken der Untersuchung **schriftlich aufgeklärt** werden. Bevor hiernach die eigentliche Punktion durchgeführt wird, müssen zwei Voraussetzungen geprüft werden, nämlich ein fehlender **Hirndruck** und eine intakte **Gerinnung.** Zum Ausschluss eines erhöhten intrakraniellen Drucks kann fundoskopisch eine Stauungspapille ausgeschlossen und / oder eine CCT-Bildgebung durchgeführt werden. Für den laborchemischen Ausschluss einer relevanten Gerinnungsstörung reicht die Bestimmung von TPZ / INR, PTT und Thrombozyten. Der Patient wird anschließend mit freiem Rücken an die Bettkante gesetzt und gebeten, den Rücken rund zu machen. Unterstützend können die Beine auf eine Erhöhung (z. B. einen Stuhl) gestellt werden.

Zur Höhenlokalisation wird beidseits der **Beckenkamm** (Alae ossis ilii) getastet. Der mediane Schnittpunkt entspricht dem Processus spinosus **LWK 4.** Anschließend werden die Zwischenwirbelräume LWK 3 / 4 und LWK 4 / 5 getastet und der größere Raum zur Punktion ausgewählt. Da das Rückenmark mit dem Conus medullaris bereits auf Höhe LWK 1 / 2 endet, kann es auf diesen Höhen nicht verletzt werden. Die gewählte Stelle wird dreimal großflächig **desinfiziert** und konzentrisch nach außen mit sterilen Tupfern trocken gewischt. Anschließend wird das Punktionsset steril vorbereitet. Der Punkteur zieht sich ebenfalls sterile Handschuhe an und führt den **Introducer** (beim atraumatischen Set) im unteren Drittel des Zwischenwirbelraums mit leichter Neigung nach oben ein. Dabei sollte der Patient sich nicht bewegen, da die vorgegebene Stichrichtung sonst fehlerhaft ist. Anschließend wird durch den Introducer die

atraumatische Nadel (Sprotte oder Whitacre) vorgeschoben, bis man einen Widerstand bemerkt, der durch den Bandapparat bedingt ist. Nach vorsichtigem Vorschieben lässt der Widerstand plötzlich nach und die Nadel gleitet in den Intraspinalraum. Hier werden nun jeweils ca. 3–4 ml Liquor in drei Röhrchen abgenommen und an die Labore weitergegeben. Danach wird die Nadel noch gezogen und ein Pflaster darübergeklebt.

MERKE

Bei elektiven Liquorpunktionen sollten die Werte für Thrombozyten, TPZ/INR und PTT weitgehend normal sein. Bei dringenderer diagnostischer Notwendigkeit kann die „50er-Regel" Anwendung finden, die besagt, dass punktiert werden kann bei Thrombozyten > 50/nl, TPZ > 50 % (INR < 1,5) und PTT < 50 s. Bei vitaler Bedrohung (z. B. bei Verdacht auf eine fulminante bakterielle Meningitis) können auch diese Werte im Einzelfall unter- bzw. überschritten werden. Bei marcumarisierten Patienten mit vitaler Indikation kann man die Gerinnung unter engmaschiger Kontrolle mit Gerinnungsfaktoren (PPSB-Infusion) und Vitamin K antagonisieren.

ZUSAMMENFASSUNG

Das **postpunktionelle Syndrom** ist die häufigste iatrogene Erkrankung in der Neurologie und kommt in 2–25 % der Fälle nach Liquorpunktion vor. Es ist gekennzeichnet durch einen orthostatischen Kopfschmerz mit Übelkeit, Erbrechen, Fotophobie und Tinnitus, der nach dem Hinlegen innerhalb kurzer Zeit wieder sistiert. Es ist bedingt durch einen Liquorunterdruck, der auf dem Boden eines fehlenden spontanen Verschlusses nach Punktion auftritt. Therapeutisch stehen konservative Maßnahmen mit Flachlagerung und Koffein- oder Theophyllin-Gabe im Vordergrund. In therapierefraktären Fällen kann mittels Applikation eines epiduralen Eigenblut-Patches ein Verschluss des Liquorlecks erzielt werden. Operative Maßnahmen kommen nur bei sehr großen Rissen, die in der Regel spontan entstehen, zur Anwendung.

WAS WÄRE, WENN ...

- ... der Kopfschmerz nicht orthostatisch getriggert wäre?
  - Es kann eine Migräne-Attacke durch den emotionalen Stress getriggert worden sein. Die posturale Komponente besteht stets am Anfang und kann nach wenigen Tagen aber auch nicht mehr so dominant sein.
- ... die Patientin nicht aufklärbar gewesen wäre?
  - Es gibt Notfallindikationen vor Liquorpunktionen, z. B. bei Verdacht auf Meningitis oder Enzephalitis. Bei elektiven Punktionen muss zwingend ein Bevollmächtigter oder gesetzlicher Betreuer die Einverständniserklärung unterschreiben.

27

Gehunfähigkeit und Bauchschmerzen

Rebecca Seiler

Anamnese

Eine 40-jährige Patientin stellt sich in der Notaufnahme, in der Sie gerade Dienst haben, vor. Seit 2 Tagen könne sie nicht mehr richtig laufen, die Beine seien taub und sie habe abdominelle Schmerzen.

Vor 6 Monaten habe sie eine über Tage andauernde Sehstörung links bemerkt, sei aber nicht beim Arzt gewesen. Eine Zöliakie ist bekannt.

Untersuchungsbefund

Im Untersuchungsbefund Visus rechts 100 %, links 60 %. Hirnnervenstatus regelrecht.

Linksbetonte Paraparese der Beine, dissoziierte Sensibilitätsstörung ab Höhe Th4 mit einer Hypästhesie links sowie Hypalgesie und Störung des Temperaturempfindens rechts. Nichterschöpflicher Fußklonus links, Zeichen nach Babinski links positiv. Linksbetonte Ataxie im Knie-Hacke-Versuch. Gangbild breitbasig unsicher, nur wenige Schritte selbstständig möglich. Erschwerte Gangproben nicht möglich.

Blase knapp unterhalb des Bauchnabels tastbar.

1. **Welches Syndrom liegt klinisch vor, wie sichern Sie dieses und welche weiteren klinischen und diagnostischen Maßnahmen veranlassen Sie?**
2. **Welches sind die wichtigsten Differenzialdiagnosen und wie grenzen Sie diese ab?**
3. **Welche Untersuchungen veranlassen Sie im Liquor?**
4. **Wann stellen Sie die Diagnose dieser Krankheitsgruppe?**
5. **Wie unterscheiden sich Multiple Sklerose und diese Erkrankung und was wissen Sie über ihre Pathophysiologie und die dazugehörigen Spektrum-Erkrankungen?**
6. **Welche Therapie leiten Sie ein?**

1. Klinisches Syndrom

Klinisch liegt ein **subakut aufgetretenes inkomplettes thorakales Querschnittsyndrom** vor. Die Höhe ist in etwa auf Th3 zu veranschlagen. Aufgrund der dissoziierten Sensibilitätsstörung können Sie eine Schädigung des linken Thorakalmarks annehmen – sowohl der Hinterstrang als auch der Tractus spinothalamicus erscheinen betroffen. Weiterhin sind die Pyramidenbahnen beidseits betroffen, der Schwerpunkt liegt klinisch auch hier links. Die Patientin hat außerdem einen Harnverhalt (Blasenhochstand). Aufgrund ihres Alters, des subakuten Auftretens und der fehlenden Schmerzen erscheint eine entzündliche Genese (Myelitis) am wahrscheinlichsten.

Ihre Maßnahmen sollten sein:

- **Katheterisierung** bei akutem Harnverhalt: sofortige Entleerung des Urins und Beseitigung abdomineller Schmerzen.
- **MRT der BWS:** (CT der BWS gibt lediglich Auskunft über knöcherne Strukturen und Bandscheiben.) Hier zeigt sich eine langstreckige, von Th3 bis Th9 reichende, zentral betonte Myelitis mit begleitendem Ödem und flauer Kontrastmittelaufnahme.

MERKE

Ein klassisches Querschnittsyndrom ist das **Brown-Séquard-Syndrom,** das durch eine komplette halbseitige Störung des Rückenmarks oberhalb des ersten Lendenwirbelkörpers entsteht. Die klinische Ausfallssymptomatik entspricht der Topologie des Rückenmarks. Ipsilateral entstehen kaudal der Läsion eine spastische Parese und Störung der Tiefensensibilität (Hinterstrangläsion), kontralateral entsteht unterhalb des Läsionsorts eine dissoziierte Sensibilitätsstörung. Schmerz und Temperaturempfinden sind aufgrund einer Läsion des Vorderseitenstrangs, der auf Segmentebene kreuzt, gestört. Zusätzlich können radikuläre Schmerzen und schlaffe Paresen auf Läsionshöhe hinzukommen.

2. Differenzialdiagnosen

Die wichtigsten Differenzialdiagnosen einer akuten Myelitis umfassen **chronisch-demyelinisierende Erkrankungen,** also etwa die MS und die Neuromyelitis optica. Weiterhin sollten Sie an **Myelitiden** im Rahmen entzündlicher Erkrankungen wie z. B. des Lupus erythematodes oder der Sarkoidose, post- und parainfektiöse Myelitiden (z. B. bei Infektion mit *Mycoplasma pneumoniae*) sowie an **infektiöse Ursachen** wie z. B. bei Mykobakterien denken. Daneben sollten Sie eine **spinale Ischämie** und eine **metabolische Ursache** wie den Vitamin-B_{12}-Mangel ausschließen. Auch eine Neoplasie wie das Lymphom kann sich ähnlich präsentieren. Ein **akutes Trauma** oder eine **posttraumatische Ursache** wie die Syringomyelie kann ebenfalls eine Querschnittsymptomatik verursachen, macht jedoch häufiger spontane Schmerzen.

Entsprechend planen Sie Ihre weiteren diagnostischen Schritte:

- **Labor** (zur Abgrenzung der verschiedenen Differenzialdiagnosen): BSG, Vitamin B_{12}, Folsäure, Lupus-Antikoagulans, Anti-Phospholipid-Antikörper, ANA, Anti-ds-DNA-AK, cANCA, pANCA und TPHA, außerdem ACE im Serum und löslicher IL-2-Rezeptor.
- **Aquaporin-4-Antikörper** im Serum zur Identifikation einer Neuromyelitis optica.
- **cMRT** sowie ggf. auch eine weitere spinale MRT-Untersuchung (HWS, BWS) zur Komplettierung der Neuroachse.
- **VEP** (visuell evozierte Potenziale): anamnestischer Verdacht einer Optikusneuritis links vor 6 Monaten.
- **Liquordiagnostik.**

3. Liquordiagnostik

Sie benötigen Informationen über die Zellzahl und das Zellbild. Ist eine erhöhte Zellzahl vorhanden? Ist es ein eher lymphozytäres oder granulozytäres Zellbild? Granulozyten lassen Sie an eine erregervermittelte Erkrankung denken.

Sie müssen wissen, ob das Gesamtprotein normal oder erhöht ist und ob eine Schrankenstörung vorliegt.

Darüber hinaus bestimmen Sie Glukose und Laktat im Liquor. Der Energiestoffwechsel des Gehirns wird größtenteils über die aerobe Glykolyse betrieben. Eine anaerobe Glykolyse entsteht bei erhöhtem Sauerstoffbedarf des Gehirns, bei Sauerstoffmangel oder gestörtem oxidativem Metabolismus und wirft Laktat ab. Glukose muss immer in Relation zur Serumglukose gesetzt

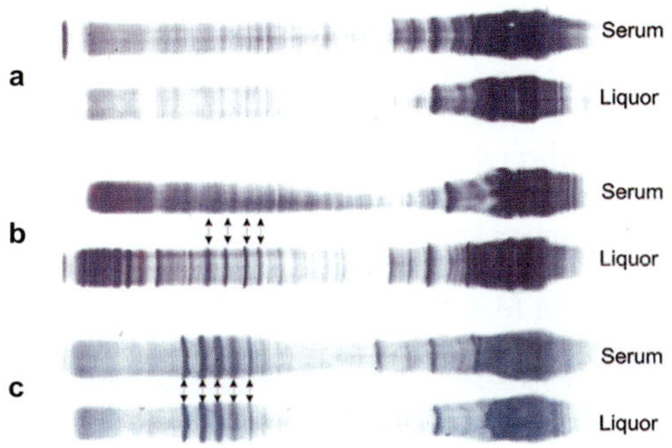

Abb. 27.1 Durch elektrophoretische Auftrennung konzentrieren sich Protein aus Serum und Liquor im elektrischen Feld an ihrem isoelektrischen Punkt. In Bild a bildet sich keine Bande, in b) lediglich im Liquor (oligoklonale Banden). c) Es bilden sich identische Banden in Serum und Liquor. [T534]

werden, Laktat im Liquor ist vom Serumlaktat unabhängig.

Ob neben einer zellulären auch eine humorale Abwehr des Immunsystems vorliegt, können Sie dem **Quotientendiagramm nach Reiber** entnehmen (➤ Fall 10).

Mit der **isoelektrischen Fokussierung** können Sie oligoklonale IgG-Subfraktionen darstellen, die eine intrathekale Immunglobulinsynthese sensibler nachweisen können als das Reiber-Schema (➤ Abb. 27.1). Diese Subfraktionen nennt man **oligoklonale Banden.** Zusätzlich können Sie erregerspezifische Antikörperindices anfordern, die Ihnen Aufschluss darüber geben, ob etwa intrathekal Antikörper gegen Borrelien gebildet werden.

MERKE

Bei der Multiplen Sklerose erwarten Sie typischerweise eine milde Pleozytose mit aktivierten Lymphozyten und Plasmazellen bis 50/µl, in 95 % der Fälle liegen auch oligoklonale Banden vor.

4. Diagnosekriterien

Die kranielle Kernspintomografie der Patientin ist unauffällig, im Liquor finden Sie ein lymphomonozytäres Zellbild mit 88 Zellen/µl, die oligoklonalen Banden bleiben negativ. **Aquaporin-4-Antikörper** lassen sich im Serum nachweisen.

Das VEP ist links pathologisch verlängert.

Sie können bei Ihrer Patientin also die Diagnose einer **Neuromyelitis optica (NMO)** stellen.

Die Diagnose einer Neuromyelitis optica stellen Sie bei den Leitsymptomen Myelitis und Optikusneuritis (Synonym: Retrobulbärneuritis, RBN) sowie zwei der drei folgenden Kriterien: spinales MRT mit langstreckiger Myelonläsion ($\geq$ 3 Wirbelkörpersegmente), für eine MS nicht typisches kranielles MRT, Nachweis von Aquaporin-4-Antikörpern im Serum.

5. Differenzierung zur Multiplen Sklerose

Die NMO galt lange als Variante der Multiplen Sklerose mit eher schlechter Prognose („Devic-Syndrom" nach Eugène Devic, der die bis dato vorliegenden Einzelfallberichte 1894 zusammenfasste). Mit dem Nachweis von Autoantikörpern, die wahrscheinlich auch direkt an der Pathogenese der Erkrankung beteiligt sind, hat sich daraus eine eigene Krankheitsentität entwickelt.

Aquaporin-4 ist ein Wasserkanal, der im ZNS in der Nähe der Blut-Hirn- und Blut-Liquor-Schranke auf Astrozyten gelegen ist, er kommt aber auch in anderen Organen vor. Im ZNS ist er wahrscheinlich an Homöostase und Signaltransduktion beteiligt. Bei der NMO lassen sich in etwa 80 % IgG-Antikörper gegen Aquaporin-4 im Serum nachweisen.

Die Neuromyelitis optica ist ebenfalls eine Autoimmunerkrankung des ZNS, die häufig in oft schweren Schüben mit inkompletter Rückbildung verläuft. Wichtige Unterschiede zur MS sind: Frauen sind sehr viel häufiger betroffen (9:1), das mediane Alter bei Erkrankungsbeginn ist etwas höher und es liegen häufiger Assoziationen mit anderen autoimmunen Erkrankungen (etwa Myasthenia gravis, SLE, Zöliakie, Sarkoidose) vor. Der Liquor zeigt häufig keine oligoklonalen Banden. Die kranielle Kernspintomografie ist bei Erkrankungsbeginn oft unauffällig, erfüllt aber jedenfalls nicht die Kriterien, die bei einer MS vorliegen müssen. In der spinalen MRT zeigen sich typischerweise langstreckige (> 3 Wirbelkörpersegmente) und häufig bilaterale Myelitiden **(longitudinal extensive transverse Myelitis).** Das Rückenmark erscheint in der Bildgebung ödematös und nimmt Kontrastmittel auf. Die Optikusneuritis verläuft häufiger schwer und kann auch beidseitig auftreten. Aquaporin-4-Antikörper finden sich bei Multipler Sklerose nicht.

Das Ansprechen der Erkrankten auf eine Glukokortikoidtherapie ist oft schlechter als bei der Multiplen Sklerose.

Inzwischen wurde die Gruppe der **Neuromyelitis-optica-Spektrum-Erkrankungen (NMOSD)** gebildet, in die neben der klassischen Neuromyelitis optica auch eine Gruppe von Patienten eingeschlossen wird, die zwar Aquaporin-4-Antikörper-positiv sind, aber nicht mit dem klassischen Bild einer NMO präsentieren. In die Gruppe der NMOSD werden Patienten subsummiert, die mindestens eines der folgenden Kernsyndrome aufweisen: Optikusneuritis, akute Myelitis, akutes Area-postrema-Syndrom (das mit Schluckauf oder Übelkeit und Erbrechen einhergeht), akutes Hirnstammsyndrom, symptomatische Narkolepsie oder akutes dienzephales Syndrom mit NMOSD-typischer dienzephaler MRT-Läsion, symptomatisches zerebrales Syndrom mit NMOSD-typischer zerebraler MRT-Läsion).

6. Therapie

Unmittelbar sollten Sie in Analogie zur Akuttherapie der Multiplen Sklerose eine **Hochdosis-Steroidtherapie** beginnen. Eine Ultrahochdosistherapie kann bei nicht ausreichender Besserung angeschlossen werden.

Aufgrund der häufig schweren Verläufe bei NMO kann auch eine **Apheresetherapie** (Plasmapherese oder Immunabsorption) erforderlich sein.

Zudem ist der zeitnahe Beginn einer langfristig verlaufsstabilisierenden Therapie bereits nach dem ersten Schub dringend geboten. Zugelassene Präparate sind Eculizumab, Inebilizumab, Ravulizumab und Satralizumab. Bis zum Wirkungseintritt sollte überlappend eine niedrigdosierte Kortisontherapie für 3–6 Monate fortgeführt werden.

Wichtig zu wissen ist, dass bei der NMO Präparate, die für die Therapie der Multiplen Sklerose eingesetzt werden, nicht wirksam sind oder sogar den Verlauf verschlimmern können.

ZUSAMMENFASSUNG

Die **Neuromyelitis optica** ist eine insgesamt seltene autoimmune Erkrankung des zentralen Nervensystems, die häufig in schweren Schüben verläuft. Sie unterscheidet sich nicht nur phänotypisch von der Multiplen Sklerose, sondern auch hinsichtlich Pathophysiologie und Therapie. Die Neuromyelitis optica wird der Gruppe der Neuromyelitis-optica-Spektrum-Erkrankungen zugeordnet.

WAS WÄRE, WENN ...

- ... Sie eine eine Neuromyelitis optica vemuten würden, Aquaporin-4-Antikörper jedoch negativ wären?
  - Sie sollten eine erneute Testung auf Aquaporin-4-Antikörper in einem anderen Labor und/oder mit einem anderen Testverfahren durchführen.
  - Gelegentlich lassen sich bei Aquaporin-4-Antikörper-negativen Patienten im Serum Antikörper gegen Myelin-Oligodendrozyten-Glykoprotein (MOG-IgG) nachweisen. Diese Patienten bilden mittlerweile eine eigene Gruppe von MOG-IgG-assoziierten Erkrankungen, die in der klinischen Präsentation Überlappungen zu den Erkrankten mit NMOSD aufweisen.
  - Prüfen Sie auch erneut Ihre Differenzialdiagnosen, insbesondere auf Kollagenosen.

28

Holozephaler Kopfschmerz im Wochenbett

Christian Henke

Anamnese

Eine 37-jährige Patientin, die vor 3 Tagen entbunden hat, wird von ihrer behandelnden Gynäkologin in der Ambulanz vorgestellt, nachdem sie seit 2 Tagen über einen holozephalen Kopfschmerz von mittlerer bis starker Intensität geklagt hatte. Die Kopfschmerzen hätten morgens nach dem Aufstehen begonnen und seien seither persistierend, von drückend-bohrendem Charakter und von einer dauerhaften Übelkeit begleitet. Sie habe sich in den letzten 2 Wochen wegen einer Absenkung des Kinds nicht mehr viel bewegen dürfen, ansonsten sei die Schwangerschaft komplikationslos verlaufen.

Keine relevanten Vorerkrankungen. Ehemaliger Nikotinkonsum bis zur Schwangerschaft 15 py.

Untersuchungsbefund

RR 160/95 mmHg, Patientin wach, keine Sprachstörung.

Hirnnerven: Pupillen isokor mit prompter direkter und konsensueller Lichtreaktion, Trigeminus und Fazialis intakt, keine Dysarthrie.

Motorik: keine Paresen, keine Spastik, MER seitengleich mittellebhaft, PBZ bds. negativ.

Sensibilität: regelrecht für Ästhesie, Pallästhesie, Algesie und Thermästhesie.

Koordination: Zeigeversuche regelrecht, Stand und Gang regelrecht.

1. **Was ist die Verdachtsdiagnose? Welche Differenzialdiagnosen kommen in Betracht?**
2. **Welche Diagnostik ist notwendig zum Nachweis der Verdachtsdiagnose?**
3. **Bei welchen klinischen Beschwerdebildern sollten Sie immer auch an diese Erkrankung denken?**
4. **Wie therapieren Sie die Erkrankung?**
5. **Wie sieht die Prognose aus? Wovon ist die Therapiedauer abhängig?**
6. **Welche neurologischen Erkrankungen in der Schwangerschaft kennen Sie?**

1. Verdachtsdiagnose

Aufgrund der 3 Tage zurückliegenden Entbindung und der starken Kopfschmerzen besteht der dringende Verdacht auf eine venöse Thrombose im Bereich der zerebralen Venen **(Sinus- oder Hirnvenenthrombose),** die aufgrund der Umverteilung der extrazellulären Flüssigkeit gehäuft in der Schwangerschaft oder postpartal auftritt. Der Kopfschmerz ist dabei in > 90 % der Fälle vorhanden, in 70 % der Fälle als alleiniges Symptom. Betroffene Venen sind am häufigsten der Sinus sagittalis superior und der Sinus transversus. Differenzialdiagnostisch in Erwägung zu ziehen sind:

- **Einblutung** in einen vorbestehenden ischämischen Hirninfarkt: Infarkt-Anamnese.
- **Enzephalitis,** v. a. HSV-1-assoziiert: Fieber, Wesensänderung, Aphasie.
- **Hirntumor** (hirneigener Tumor oder Metastase): fokal-neurologische Ausfälle in Abhängigkeit der Lokalisation.
- **Hirnödem** anderer Genese (entzündlich, metabolisch): unspezifische Symptomatik.
- **Pseudotumor cerebri** (benigne intrakranielle Hypertension): Adipositas, Sehstörung.
- **Meningitis:** Fieber, Meningismus, Fotophobie, Übelkeit.
- **Primäre Kopfschmerzerkrankungen:** Spannungskopfschmerz, Migräne.

2. Diagnostik

- **Funduskopie** (Spiegelung des Augenhintergrunds): Nachweis von **Stauungspapillen** in ca. 40 % der Fälle.
- **Labordiagnostik:** D-Dimere besitzen eine hohe Sensitivität von > 95 % und Spezifität von 90 %. Normwertige D-Dimere schließen eine Sinusthrombose jedoch nicht aus.
- **MRT und MR-Angiografie:** Methode der Wahl zur Darstellung der Thrombose in einer venösen MR-Angiografie. Daneben sind auch sekundäre Folgezustände wie Stauungsblutungen nachweisbar (➤ Abb. 28.1).
- **CT und CT-Angiografie:** bei Kontraindikation gegen MRT auch möglich. Darstellung des Thrombus als **„Empty-Triangle-Sign“,** Nachweis von Stauungsödem oder -blutung.

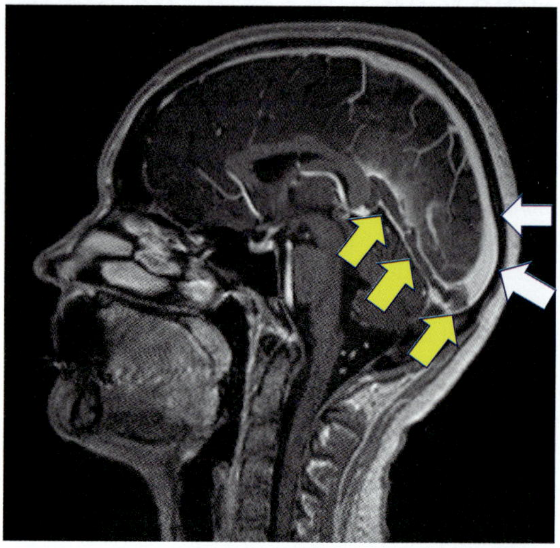

Abb. 28.1 Venöse MR-Angiografie. Es zeigt sich eine Kontrastmittel-Aussparung des unpaaren Sinus rectus (SR) inklusive des Confluens sinuum (gelbe Pfeile), während der Sinus sagittalis superior (SSS) regelrecht kontrastiert ist (weiße Pfeile). [T953-001]

- **Intraarterielle Angiografie:** Bei weiterhin bestehender Unklarheit nach nichtinvasiver Bildgebung kann mittels einer digitalen Subtraktionsangiografie (DSA) das venöse System dargestellt werden. Hierdurch können insbesondere kleinere kortikale Venenthrombosen mit höherer Sensitivität dargestellt werden.
- **Liquordiagnostik:** erhöhter Liquoröffnungsdruck (LÖD) in ca. 60 % der Fälle, milde Pleozytose oder Eiweißerhöhung möglich. Bei septischer Sinusthrombose auch entzündliche Konstellation möglich. Vor der Liquorpunktion muss bei dieser Konstellation ein erhöhter Hirndruck durch bildgebende Verfahren ausgeschlossen werden.
- **EEG:** Allgemeinveränderungen oder epilepsietypische Potenziale bei strukturellen Läsionen (z. B. Stauungsblutungen).

MERKE

Bei einem isolierten akuten Kopfschmerzsyndrom, bei dem keine Stauungspapillen, kein erhöhter Liquoröffnungsdruck und negative D-Dimere vorliegen, sollte dennoch eine venöse MR-Angiografie durchgeführt werden. Sollte sich hierin kein Anhalt auf eine Venenthrombose ergeben, so ist auch keine invasive Zusatzdiagnostik (DSA) notwendig.

3. Klinik

Bei der Sinusthrombose kommen mit ungefähr gleicher Häufigkeit apoplektiforme, subakute und chronische Verläufe vor. Im Falle eines septischen Patienten sollte man an septische Thrombosen denken, die sich ebenfalls in Form starker Kopfschmerzen manifestieren können. Auch das klinische Bild variiert, sodass man bei einer Vielzahl von Symptomen an eine Sinusthrombose oder kortikale Venenthrombose denken muss.

- **Kopfschmerzen:** in > 90 % der Fälle vorkommend, in 70 % als Monosymptom; meist holozephal, aber auch lokalisiert möglich; hohe Intensität.
- **Stauungspapillen** mit assoziierten Sehstörungen (Verschwommensehen, Gesichtsfelddefekte).
- **Atypisch gelegene intrazerebrale Blutung:** Eine wichtige Differenzialdiagnose der atypisch gelegenen intrazerebralen Blutung (ICB) ist die Stauungsblutung im Rahmen einer Sinusthrombose, insbesondere bei kortexnaher Lage oder sulkalem Blut.
- **Erstmaliger epileptischer Anfall:** in ca. 20–25 % der Fälle Initialsymptom der Sinusthrombose; sowohl fokale als auch generalisierte Anfälle möglich, meist in Assoziation mit Stauungsblutung oder Stauungsödem.
- **Neuropsychiatrische Symptome:** Vigilanzstörungen, psychotische Symptome, delirante Zustände.
- **Fokal neurologische Symptome:** Sehstörungen, v. a. bei einer Sinusthrombose im Bereich des Sinus transversus.

4. Therapie

Die Therapie besteht aus einer antikoagulatorischen Behandlung zur Auflösung des Thrombus. Aufgrund unzureichender Datenlage hinsichtlich der Überlegenheit verschiedener Heparine gibt es grundsätzlich zwei Behandlungsmöglichkeiten:

- **Unfraktioniertes Heparin (UFH):** 5.000 I. E. als Bolus, danach PTT-gesteuert mit Zielwert von 60–80 s als Perfusor; Vorteil: bessere Steuerbarkeit insbesondere bei Blutungskomplikationen (auch Vergrößerung bestehender Stauungsblutungen möglich).
- **Niedermolekulares Heparin (NMH):** Vollantikoagulation insbesondere bei unkomplizierten Verläufen gut möglich; bei Blutungskomplikationen keine Antagonisierbarkeit und daher schlechte Steuerung.

Bei fehlender Wirksamkeit von Heparinen und progredienter Symptomatik ist auch der Versuch einer lokalen Thrombolyse mittels rt-PA (Recombinant Tissue-type Plasminogen Activator) oder Urokinase via Mikrokatheter möglich, was jedoch aufgrund der Invasivität und des dadurch größeren Risikos schweren Verläufen vorbehalten bleibt. In Einzelfällen wurden auch venöse Thrombektomien analog zur akuten Schlaganfallbehandlung durchgeführt. Ein standardisierter Einsatz kommt bei fehlender Studienlage noch nicht infrage.

In der Schwangerschaft sollte die Therapie mittels niedermolekularem Heparin durchgeführt werden, gleichgültig in welchem Stadium die Schwangerschaft sich befindet. Komplikationen sind subplazentare oder retroperitoneale Einblutungen, sodass eine solche Therapie stets engmaschig in einem interdisziplinären Setting überwacht werden sollte.

Nach der Akuttherapie mit Heparinen sollte überlappend nach 10–14 Tagen eine **Prophylaxe-Therapie** mit **Marcumar®** durchgeführt werden (außer in der Schwangerschaft, wo Marcumar® wegen teratogener Effekte kontraindiziert ist). Die Heparine sollten erst abgesetzt werden, wenn sich der INR im Zielbereich (2,0–3,0) befindet.

5. Risikofaktoren

Bezüglich der Sinusthrombose gelten die gleichen Risikofaktoren, die prädisponierend für die Venenthrombosen im Allgemeinen sind. Dabei gilt, dass Frauen ein höheres Risiko als Männer haben und klassische Risikofaktoren Adipositas, Nikotinkonsum, aber auch eine Schwangerschaft bzw. insbesondere das Puerperium umfassen. Bei folgenden Begleiterkrankungen bzw. anamnestischen Angaben sollte man hellhörig werden:

- **Medikamentös-toxisch:** Kontrazeptiva, Hormontherapie, Steroide.
- **Thrombophilie:** Faktor-V- oder Faktor-II-Mutation, Protein-C- oder -S-Mangel, Antiphospholipid-Antikörper, AT-III-Mangel, Hyperhomocysteinämie, DIC.
- Schwangerschaft, insbesondere die Postpartalwochen.

- **Mechanische** Abflussstörungen bei z. B. Tumoren im Schädelbasis- oder Halsbereich, ZVK oder kardialer Stauung.
- **Tumoren:** paraneoplastisch, Lymphome, Karzinoid.
- **Hämatologische Erkrankungen:** Leukämien, Eisenmangelanämie, Sichelzellanämie.
- **Autoimmunerkrankungen:** SLE, Vaskulitiden, Morbus Crohn.
- **Liquorunterdruck-Syndrom:** spontan, aber auch nach Lumbalpunktion beschrieben.

Die Dauer der Prophylaxe-Therapie richtet sich nun nach dem Vorliegen oben genannter Risikofaktoren. Bei hormonellen Auslösern oder Kontrazeptiva-Einnahme als einzigem Risikofaktor besteht die Empfehlung einer 6-monatigen Marcumar®-Behandlung. Bei heterozygoter Faktor-II- oder -V-Mutation sowie Hyperhomocysteinämie sollte die Therapie 6–12 Monate durchgeführt werden und bei Hochrisikopatienten mit nachgewiesener Thrombophilie sollte nach Sinusthrombose eine dauerhafte Antikoagulation in Erwägung gezogen werden.

6. Schwangerschaft

Man unterscheidet grundsätzlich drei Gruppen von schwangerschaftsassoziierten Beschwerden:

Durch die Schwangerschaft ausgelöste Erkrankungen:

- **(Prä-) Eklampsie:** Hypertonus, Proteinurie, HELLP-Syndrom, epileptischer Anfall.
- **Posteriores reversibles Enzephalopathie-Syndrom** (PRES): okzipital betontes vasogenes Ödem mit Sehstörung, Delir, Vigilanzstörung, epileptischen Anfällen.
- **Z(c)erebrales reversibles Vasokonstriktionssyndrom** (CRVS): Vasospasmen mit assoziierten Schlaganfällen.

In der Schwangerschaft mit erhöhter Inzidenz auftretende Erkrankungen:

- Ischämischer Schlaganfall.
- Sinus- und Hirnvenenthrombose: v. a. in der Postpartalwoche.
- Nervenengpass-Syndrome (v. a. Karpaltunnelsyndrom): bereits früh in der Schwangerschaft möglich durch vermehrte Wassereinlagerung.

Chronische Erkrankungen, die in der Schwangerschaft exazerbieren können:

- **Migräne.**
- **Multiple Sklerose.**
- **Epilepsie.**
- **Myasthenia gravis.**

ZUSAMMENFASSUNG

Die **Sinus- oder Hirnvenenthrombose** ist eine venöse Thrombose der zerebralen Venen, die die gleichen Risikofaktoren wie extrazerebrale Venenthrombosen besitzt (Nikotinkonsum, Kontrazeptiva, Schwangerschaft, Gerinnungsstörungen u. a.). Sie manifestiert sich klinisch häufig in Form eines isolierten Kopfschmerzsyndroms, kann sich jedoch auch durch epileptische Anfälle, atypisch gelegene intrazerebrale Blutungen oder Sehstörungen manifestieren. Der Nachweis gelingt mittels MR- oder intraarterieller Angiografie und hat eine Voll-Antikoagulation für 2 Wochen zur Folge. Nach dieser Zeit sollte eine prophylaktische Therapie mit Marcumar® initiiert werden, deren Dauer von den vorhandenen Risikofaktoren abhängt.

WAS WÄRE, WENN ...

- ... es im Rahmen der Sinusthrombose zu einer Stauungsblutung gekommen wäre?
  - Da der Thrombus zur venösen Stauung und konsekutiven Blutung führt, muss dennoch eine antikoagulatorische Therapie unter engmaschiger Kontrolle initiiert werden.
- ... die Sinusthrombose in der Schwangerschaft bestehen würde?
  - Dann sollte die Therapie mit niedermolekularen Heparinen durchgeführt werden. Marcumar® und NOAKs sind hierfür kontraindiziert.

29

Rückenschmerzen, Kopfschmerzen, Schluckauf

Simone van de Loo

Anamnese

Eine 35-jährige Frau stellt sich bei Ihnen im Nachtdienst aufgrund seit einigen Wochen bestehender Rückenschmerzen sowie leichter Kopfschmerzen vor. Die Rückenschmerzen seien im unteren Rücken lokalisiert und würden teilweise ins rechte Bein ausstrahlen. Die Kopfschmerzen seien erst im Verlauf der letzten Woche aufgetreten. Heute sei ein anstrengender Tag gewesen, die Kinder hätten viel geweint und wenig geschlafen. Sie habe fast nichts gegessen, weil sie gestresst gewesen sei und ihr übel sei. Erbrochen habe sie nicht, Schluckauf habe sie gehabt und das eigentlich wiederholt seit ein paar Tagen. Sie berichtet, gerade in Elternzeit zu sein, sie habe zwei Kinder im Alter von 1 und 3 Jahren. Sie sei Journalistin bei einer bekannten Tageszeitung, sei nicht chronisch krank, nehme keine Medikamente ein und rauche seit 3 Jahren nicht mehr. Kein ungewollter Gewichtsverlust. Eine Nachbarin habe ihr geraten, zum Arzt zu gehen, da sie in der letzten Zeit verändert sei.

Untersuchungsbefund

Patientin wach und voll orientiert, im Bereich der Hirnnerven unauffälliger Befund. Kein Meningismus. Keine Dysarthrie, keine Aphasie, allenfalls vereinzelte phonematische Paraphasien. Keine manifesten oder latenten Paresen nachweisbar. Kein Tremor. Die Muskeleigenreflexe sind seitengleich mittellebhaft erhältlich. Keine Pyramidenbahnzeichen. Keine Ataxie. Oberflächensensibilität regelrecht. Gangbild regelrecht.

1. **Wie lautet die Verdachtsdiagnose?**
2. **Welche Zusatzdiagnostik veranlassen Sie und warum?**
3. **Welche Therapien stehen zur Verfügung?**
4. **Wie ist die Prognose?**
5. **Was beinhaltet die Palliativmedizin?**
6. **Welche Komplikationen bringt die intrathekale Chemotherapie mit sich?**

1. Verdachtsdiagnose

Zunächst fällt es Ihnen schwer, alle Beschwerden, welche eher diffus erscheinen und zudem bei unauffälligem klinischem Befund auftreten, einzuordnen. Differenzialdiagnostisch denken Sie einerseits an Lumbalgien, andererseits scheinen die Kopfschmerzen und der seit Tagen bestehende Schluckauf die Patientin am meisten zu stören, selbst wenn kein großer Leidensdruck besteht. Deswegen ziehen Sie eine **zentral-nervöse Ursache** mit Beteiligung von Hirnstamm (Singultus) und Lumbalbereich (Lumbalgien) in Betracht, sei es ischämisch, tumorös oder entzündlich.

2. Zusatzdiagnostik

Aufgrund der geschilderten Beschwerden gehen Sie von einer radikulären bzw. pseudoradikulären Symptomatik aus und veranlassen zunächst eine MRT der LWS, welche jedoch keinen wegweisenden Befund ergibt. In der Anamnese sind Sie zudem über die erst kürzlich aufgetretenen Kopfschmerzen, den Schluckauf sowie die diskreten phonematischen Paraphasien gestolpert, weshalb Sie ebenfalls eine cMRT inklusive Kontrastmittel veranlassen. Diese ergibt den Befund von knotigen Kontrastmittelanreicherungen der Lepto- und Pachymeningen.

Dies lässt Sie eine Liquordiagnostik durchführen. Protein, Zellzahl, Laktat und Liquordruck sind erhöht. Das Routinelabor ist unauffällig. Die erhobenen Befunde bestätigen Ihren Verdacht einer **Meningeosis carcinomatosa.** Insbesondere der Befund der Kernspintomografie ist hierfür wegweisend. In folgenden Liquorpunktionen gelingt noch der Nachweis maligner Zellen im Liquor. Im Rahmen der weiteren Diagnostik können Sie ein **Bronchialkarzinom** als Primärtumor nachweisen.

3. Therapie

Allgemein ist bei der Behandlung der Meningeosis carcinomatosa zu beachten, dass es bei Patienten mit soliden Primärtumoren (also Mammakarzinom, Bronchialkarzinom) immer einen palliativen Behandlungsansatz gibt. Dies ist hinsichtlich der Therapieplanung und Ziele immer zu berücksichtigen, insbesondere hinsichtlich der Lebensqualität. Bei ausgedehnter Tumorausbreitung mit Nachweis einer Meningeosis carcinomatosa stehen verschiedene Therapien zur Verfügung, welche den gesamten Liquorraum erfassen. Hierzu gehören Strahlentherapie, systemische Chemotherapie und intrathekale Chemotherapie. Das Ansprechen ist bei kombinierter Radiochemotherapie am höchsten.

Bei Vorliegen einer positiven Liquorzytologie und ausschließlichem Befall der Liquorräume ohne Nachweis eines soliden zerebralen oder spinalen Tumors ist die **intrathekale Chemotherapie** ausreichend. Ansonsten ist die **Radiotherapie** fester Bestandteil der Behandlung. In der Regel erfolgt eine Ganzhirnbestrahlung mit einer Gesamtdosis von 30 Gy.

Die intrathekale Chemotherapie dient der klinischen Stabilisierung und Liquorsanierung. Kontraindikation für die intrathekale Chemotherapie ist eine **Liquorzirkulationsstörung.** Die Therapie muss bei sich verschlechterndem Liquorbefund oder klinischer Verschlechterung abgebrochen werden. Vor Injektion muss eine strikte Desinfektion der Haut über dem Reservoir erfolgen. Zur Kontrolle des freien Liquorflusses wird das Reservoir mehrfach mit dem Daumen eingedrückt und eine spontane Wiederbefüllung sollte beobachtet werden. Man behandelt nach folgendem Schema:

Methotrexat + 15 mg Folsäure : 2-mal wöchentlich, alternativ Tripel-Therapie.

Die **systemische Chemotherapie** wird abhängig vom Primärtumor entschieden.

4. Prognose

Insgesamt ist die Prognose für Patienten mit Meningeosis carcinomatosa eher schlecht. Unbehandelt kommt es im Mittel innerhalb von 6–8 Wochen zum Tod. Die fokale Strahlentherapie sowie intrathekale Chemotherapie führen zu einer 1-Jahres-Überlebensrate von 5–20 %. Zudem ist die Prognose abhängig vom Primärtumor. Mammakarzinome und hämatologische Neoplasien sprechen besser auf eine Radiochemotherapie an als z. B. Bronchialkarzinome und maligne Melanome. Negative prognostische Faktoren sind rasche Progredienz, niedriger Karnofsky-Index, Hirnnervenparesen, Hirnparenchymmetastasen, hohes Alter, eine niedrige Liquorglukose und ein hohes Liquoreiweiß.

5. Palliativmedizin

Die Palliativmedizin beschreibt definitionsgemäß die aktive, ganzheitliche Behandlung von Patienten mit einer progredienten, weit fortgeschrittenen Erkrankung und einer begrenzten Lebenserwartung zu der Zeit, in der die Erkrankung nicht mehr auf eine kurative Behandlung anspricht und die Beherrschung von Schmerzen, anderen Krankheitsbeschwerden, psychologischen, sozialen und spirituellen Problemen höchste Priorität besitzt. Im klinischen Gebrauch ist die Palliativmedizin insbesondere bei Tumorerkrankungen, sie beschränkt sich jedoch nicht hierauf. Auch bei fortgeschrittenen internistischen Erkrankungen (Nieren- oder Herzinsuffizienz, COPD) oder bei neurodegenerativen Erkrankungen (Parkinson-Syndrome, Demenzen) steht am Ende der Krankheit die Symptomkontrolle im Vordergrund. Auch hier sollte nicht vergessen werden, professionelle Hilfe für Patienten und Angehörige in Form einer palliativmedizinischen Anbindung anzubieten.

6. Komplikationen der intrathekalen Chemotherapie

Die Verabreichung der intrathekalen Chemotherapie erfolgt in der Regel über ein Reservoir. Bereits bei Anlage des Ventrikelkatheters kann es perioperativ zu Blutungen, Infektionen oder neurologischen Defiziten kommen. Im weiteren Verlauf können Katheterdislokationen, also Verrutschen der Katheterspitze, oder Liquorleckagen mit konsekutivem Liquorunterdrucksyndrom auftreten. Aufgrund des **hohen Infektionsrisikos** ist das Einhalten der Sterilität oberste Priorität bei Injektionen ins Reservoir. Bei ca. 5 % der Patienten kommt es zu einer Meningitis oder Ventrikulitis, meist hervorgerufen durch *Staphylococcus epidermidis* bzw. bei Kindern mit *Proprionibacterium acne*.

Sollte es zu einer Infektion des Reservoirs kommen, muss dieses samt allen Schlauchsystemen entfernt werden.

ZUSAMMENFASSUNG

Die **Meningeosis carcinomatosa** stellt eine Spätkomplikation einer Tumorerkrankung mit Ausdehnung in Gehirn oder Rückenmark dar. Die zur Verfügung stehenden therapeutischen Ansätze haben alle einen insgesamt palliativen Charakter, weshalb man insbesondere auf eine ausreichende Lebensqualität während der Therapie achten sollte. Abhängig von Ausdehnung, dem Nachweis solider zerebraler oder spinaler Tumore erfolgt eine Strahlentherapie, intrathekale oder systemische Chemotherapie bzw. eine Kombination aus diesen. Die Substanzen der systemischen Chemotherapie sind abhängig von Primärtumor und klinischem Allgemeinzustand. Die intrathekale Chemotherapie wird mit Methotrexat sowie begleitend Folsäure über zunächst 2 Wochen durchgeführt. In der Regel werden Ganzhirnbestrahlungen gemacht, aufgrund der myelosuppressiven Effekte wird von Bestrahlungen der Neuroachse (bei spinalem Befall) meist abgesehen. Die Prognose ist insgesamt schlecht, auch mit Therapie liegt die 1-Jahres-Überlebensrate bei maximal etwa 10 %.

WAS WÄRE, WENN ...

- ... sich in einer Verlaufs-LP nach 6 Wochen Radiochemotherapie ein Anstieg von Laktat, Eiweiß und Zellzahl nachweisen ließe? Die Patientin wäre müde, sonst aber zuversichtlich und würde keine weiteren Ausfälle beklagen. Was würden Sie mit ihr besprechen? Was würden Sie empfehlen?
  – In der Regel wird empfohlen, die Therapie bei nachweisbarem Progress anhand des Liquorbefundes oder auch klinischer Verschlechterung zu beenden. Welche Konsequenzen dies hat, ist leicht nachvollziehbar. Sie befinden sich in einer emotional schwierigen Situation, weshalb Sie bei Ihrem Gespräch unbedingt auf das richtige Setting achten sollten und auch selbst ausreichend vorbereitet und ggf. gemeinsam mit einem zuständigen Oberarzt/bzw. Ärztin in diese Situation hineingehen sollten. Zum Gespräch sollte die Patientin in Begleitung des Ehemanns oder einer vertrauten Person erscheinen, die Kinder würde man hierzu nicht einladen, da diese die ohnehin dramatische Situation noch erschweren würden – alleine durch die Anwesenheit. Im Grunde müssen Sie der Patientin und dem Angehörigen mitteilen, dass es keine Behandlungsmöglichkeiten mehr für die Patientin gibt und sie in absehbarer Zeit versterben wird. Hoffnungen auf Spontanremission oder Ähnliches sind nicht zu machen. Stattdessen sollten Sie versuchen, ausreichend gefasst und dennoch einfühlsam mögliche Unterstützungen insbesondere durch die palliativmedizinische Versorgung (ambulant oder stationär) anzubieten. Im Anschluss könnten Sie ein Gespräch bei einem Psychoonkologen oder Seelsorger anbieten. Außerdem sollten Sie einen erneuten Gesprächstermin am Folgetag anbieten, um aufkommende Fragen zu erörtern. Für Sie selbst wäre es ebenfalls ratsam, im Rahmen einer Fallbesprechung/Supervision nach einem kurzen Intervall nochmals den Fall gemeinsam mit den ärztlichen Kollegen, dem beteiligten Pflegepersonal und einem Psychologen zu besprechen.

30

Subakute Wesensänderung und Hyperkinesien

Christian Henke

Anamnese

Die 20-jährige Patientin wird von den Angehörigen in der Notaufnahme vorgestellt, da sie sich seit 5 Tagen deutlich verändert habe. Sie schlafe immer weniger, sei tagsüber unruhig und umtriebig, könne nicht mehr still sitzen und sei verwirrt. Sie habe außerdem Dinge gesehen, die niemand anders gesehen habe. Manchmal liege sie auf dem Sofa und ihre Arme bewegten sich von alleine, als würde sie tanzen. Medikamenten- und Drogeneinnahme werden verneint. Es bestünden keine Vorerkrankungen, lediglich vor einer Woche ein zweitägiger fieberhafter Infekt und die Gynäkologin habe bei der letzten Routineuntersuchung eine Veränderung des linken Ovars festgestellt, die näher abgeklärt werden soll.

Untersuchungsbefund

20-jährige Patientin, zeitlich, örtlich und situativ desorientiert, distanzgemindertes Verhalten, kein Meningismus. Hirnnervenbefund unauffällig. Keine latenten oder manifesten Paresen. Choreoathetotische Bewegungen der Arme und orofazial. Reflexe mittellebhaft, keine Sensibilitätsstörungen, leichte Gangunsicherheit.

1. **Beschreiben Sie das klinische Syndrom!**

2. **Was ist Ihre Verdachtsdiagnose? Welche Differenzialdiagnosen kommen in Betracht?**

3. **Welche Diagnostik sollte durchgeführt werden?**

4. **Wie sehen die Diagnosekriterien aus?**

5. **Welche therapeutischen Optionen kennen Sie?**

6. **Wie ist die Prognose des Krankheitsbildes?**

1. Klinisches Syndrom

Es handelt sich um ein komplexes Syndrom, das sich in den letzten Tagen ausgebildet und subakut verschlechtert hat. Ihm vorausgegangen ist ein fieberhafter Infekt, der in Zusammenhang stehen könnte oder auch nur koinzidentell aufgetreten ist. Der subakute Verlauf ist insgesamt dennoch verdächtig auf ein **entzündliches Geschehen.**

Das Syndrom besteht aus Desorientiertheit, psychiatrischen Auffälligkeiten (Distanzminderung, psychomotorische Unruhe) sowie extrapyramidalmotorischen Ausfällen in Form von Hyperkinesien (Choreoathetose). Lokalisatorisch sind somit Basalganglien, Frontalhirn und mesiotemporale Strukturen (Hippocampus) betroffen. Es finden sich keine Hinweise auf eine Beteiligung von sensiblem System oder Pyramidalmotorik. Es besteht also der Verdacht auf ein **enzephalitisches Syndrom.**

2. Verdachtsdiagnose und Differenzialdiagnosen

Bei subakutem Verlauf mit Ausfällen verschiedener Hirnregionen ist von einer Enzephalitis auszugehen. Das schleichende Auftreten und das Fehlen meningitischer Symptome (Meningoenzephalitis) sprechen gegen eine klassische bakterielle Infektion. Die häufigsten Ursachen von Enzephalitiden sind virale Infekte (Herpes-Viren, FSME, Enteroviren), es besteht jedoch auch die Möglichkeit autoimmuner Entzündungen. Das junge Alter der Patientin lässt dies wahrscheinlich erscheinen. Zu denken wäre an:

- **Limbische Enzephalitis:** klassische Form oder paraneoplastisch.
- **Virus-Enzephalitis:** HSV-1, FSME, Enteroviren, tropische Erreger (bei Reiseanamnese).
- **Drogenintoxikation:** v. a. Cannabinoide und Amphetamine.
- **Metabolische Enzephalopathien:** Medikamente, Wernicke-Enzephalopathie, renale oder hepatische Enzephalopathie.
- **Status epilepticus non-convulsivus:** epileptischer Status ohne motorische Entäußerungen.
- **Demenzen:** höheres Alter, seltene Bewegungsstörungen.
- **Erstmanifestation einer Psychose:** Prodromalsymptome.
- **Chorea Huntington:** schleichender Verlauf, positive Familienanamnese.

Bei unauffälliger primärer Labordiagnostik und toxikologischem Screening erscheint die **autoimmune limbische Enzephalitis** zunächst die wahrscheinlichste Diagnose zu sein.

3. Diagnostik

Insgesamt ist die Patientin schwer betroffen, sodass eine zügige Diagnostik anzustreben ist. In dem oben beschriebenen Zustand ist die Patientin nicht mehr einwilligungsfähig. Daher sollte zunächst die juristische Grundlage der weiterführenden Diagnostik und Therapien geklärt werden. Liegt eine Vollmacht vor? Ist die Patientin noch unter 18 Jahren, sodass die Eltern unterschreiben können?

In Fällen potenziell lebensbedrohlicher Erkrankungen (z. B. Meningitis oder Enzephalitis) kann eine Diagnostik auch als Notfalldiagnostik ohne vorherige ausführliche Aufklärung durchgeführt werden.

Durchzuführen sind hier:

- **Labordiagnostik:** Blutzucker, Leber- und Nierenwerte, Schilddrüsenwerte und -antikörper, paraneoplastische Antikörper.
- **Urindiagnostik:** toxikologisches Screening.
- **Zerebrale Bildgebung:** cMRT mit Frage nach enzephalitischen Zeichen.
- **Liquordiagnostik:** milde Zellzahlerhöhung (Pleozytose), Eiweißerhöhung möglich, aber auch isolierte Eiweißerhöhungen beschrieben. Nachweis Oberflächen-Rezeptor-Autoantikörper (NMDA-Rezeptor-Antikörper, VGKC-Antikörper) in Liquor und Serum. Sowohl NMDA-R-Antikörper als auch VGKC-Antikörper sind im Liquor nachzuweisen, da sie im Serum nicht sensitiv genug nachweisbar sind.
- **EEG:** epileptogene Veränderungen oder Allgemeinveränderungen.
- **Tumorsuche:** CT-Thorax, CT-Abdomen, gynäkologische Untersuchung **(Ovarial-Teratome!),** ggf. Ganzkörper-PET-CT.

4. Diagnosekriterien

➤ Tab. 30.1. Wenn eines der Hauptkriterien vorhanden ist sowie mindestens eines der Nebenkriterien

Tab. 30.1 Diagnosekriterien der NMDA-Rezeptor-Enzephalitis

Hauptkriterien	Zusatzkriterien
Kognitive oder psychiatrische Störungen	Abnormes EEG (enzephalopathisch oder epilepsietypisch); „extreme-delta-brush" (➤ Abb. 30.1)
Bewusstseinsstörungen	Liquorpleozytose oder oligoklonale Banden (OKBs)
Sprach- oder Sprechstörungen	Ausschluss von Differenzialdiagnosen
Epileptische Anfälle	
Extrapyramidal-motorische Bewegungsstörungen (Hyperkinesien, hypokinetisch-rigide Syndrome, Dystonie)	
Autonome Störungen	

und der gleichzeitige Nachweis von NMDA-R-Ak im Liquor erfolgt, muss die Diagnose als gesichert gelten. Weitere häufige Antikörper bei limbischen Enzephalitiden sind:

VGKC-Komplex-Ak (LGI1, CASPR2), $GABA_B$-R-Ak, GAD-Ak, AMPA1R- und AMPA2-R-Ak, Glycin-R-Ak. Jedes Jahr werden neue Antikörper gefunden und isoliert, sodass mittlerweile eine Vielzahl von Antikörpern bekannt ist, auf die im Einzelfall gar nicht untersucht werden kann, da teilweise keine kommerziellen Tests existieren.

5. Therapie

Bei Nachweis hochtitriger NMDA-Rezeptor-Antikörper und Liquorpleozytose ist die Diagnose der **NMDA-Rezeptor-Enzephalitis** gesichert. Da es sich um eine autoimmune Entzündung handelt, sollte eine

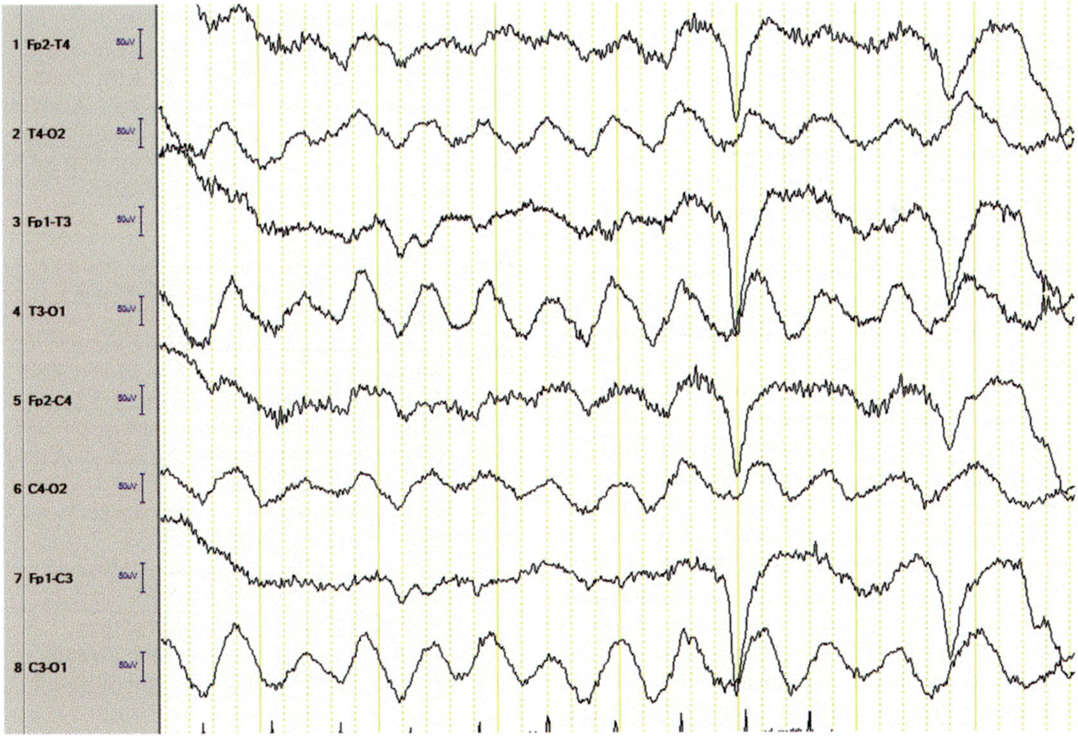

Abb. 30.1 EEG einer 20-jährigen Patientin mit bilateraler, synchroner Delta-Aktivität (2 Hz-Wellen, Sinuskurven) mit aufgelagerter schneller holozephaler Beta-Aktivität (kleine Spitzen innerhalb der Sinuskurven). Dieser Befund ist – wenn er nicht bei Säuglingen abgeleitet wird – pathognomonisch für die NMDA-Rezeptor-Enzephalitis, jedoch nur in ca. 30 % der Patienten nachweisbar. [P618]

entsprechende immunsuppressive Therapie zügig eingeleitet werden. Diese besteht in der Regel zunächst aus einem **intravenösen Steroidstoß** (Methylprednisolon i. v. für 3–5 Tage). Danach wären eine Therapie mit intravenösen Immunglobulinen (IVIG) oder auch eine **Plasmapherese** oder Immunadsorption denkbar. Wenn es sich um ein schweres Krankheitsbild handelt, das mit hoher Wahrscheinlichkeit eine Plasmapherese benötigt, so ist diese zügig anzustreben, da auch die applizierten Immunglobuline durch die Plasmapherese ausgewaschen werden.

Häufig zeigt sich unter diesen Therapiemaßnahmen bereits eine deutliche klinische Besserung. Im Weiteren kann als Erhaltungstherapie eine Gabe von **Rituximab** (CD-20-Antikörper) erfolgen.

Darüber hinaus sollte bei Nachweis einer die Antikörperproduktion auslösenden Tumorerkrankung dieser reseziert werden, um die Antikörperproduktion zu stoppen. Häufige Tumoren bei NMDA-R-Enzephalitis sind **Ovarial-Teratome** und andere **Keimzelltumoren,** aber auch Non-Hodgkin-Lymphome und Neuroblastome.

6. Krankheitsverlauf und Prognose

Die Krankheit manifestiert sich in der Regel (ca. 75 %) nach einem **Prodromalstadium,** das mit Infekt und Kopfschmerzen einhergeht. Anschließend kommt es zur **klassischen Manifestation** mit den psychiatrischen Störungen. Im weiteren Verlauf kommen **epileptische Anfälle und Bewegungsstörungen** hinzu.

Nach der Behandlung bilden sich die Symptome häufig in umgekehrter Reihenfolge wieder zurück. Das bedeutet, dass, wenn ein psychomotorisch-delirantes Bild zu Beginn in einen katatonen Mutismus übergegangen ist, sich aus der Katatonie häufig zunächst wieder ein delirantes Bild entwickelt, ohne dass dies als Rückfall gewertet werden sollte. Entscheidend für die Prognose sind letztlich der Nachweis einer auslösenden Ursache in Form von Tumoren und die entsprechende Behandlung (Resektion). Rezidive treten bei den idiopathischen Verläufen häufiger auf und würden mit Rituximab behandelt werden. Bei den paraneoplastischen Verläufen sind Rezidive deutlich seltener.

Die Mortalität der limbischen Enzephalitis beträgt 5–10 %. Die Dunkelziffer dürfte jedoch deutlich höher liegen, da viele unklare Bewusstseinsminderungen auf den Intensivstationen möglicherweise nicht als eine autoimmune Enzephalitis erkannt werden.

ZUSAMMENFASSUNG

Bei der **limbischen Enzephalitis** handelt es sich um eine autoimmune Hirnentzündung, die sowohl als idiopathische Variante als auch als paraneoplastische Erkrankung auftreten kann. Eine der häufigsten Formen ist die NMDA-Rezeptor-Antikörper-vermittelte limbische Enzephalitis, die mit psychischen und kognitiven Symptomen und Bewegungsstörungen sowie epileptischen Anfällen und Bewusstseinsstörungen auftritt. Diagnostisch finden sich eine Liquorpleozytose sowie der Nachweis von NMDA-R-Ak im Liquor und Serum. Im EEG kann eine betaüberlagerte Delta-Aktivität nachweisbar sein („extreme delta-brush"). Abzugrenzen ist dieses Krankheitsbild von viralen Enzephalitiden. Therapeutisch werden immunsuppressive Verfahren (Steroidstoß, Immunglobulingabe und Plasmapherese) sowie eine Erhaltungstherapie mit Rituximab eingesetzt. Darüber hinaus sollte bei Tumornachweis selbiger reseziert werden. Es kann – insbesondere bei der idiopathischen Variante – in bis zu einem Viertel der Fälle zu Rezidiven kommen. Die Mortalität liegt bei unter 5–10 %.

WAS WÄRE, WENN ...

- ... ein positives Drogenscreening auf Cannabis vorhanden wäre?
  – Auch wenn Cannabis die gleiche Symptomatik verursachen kann, sollte dennoch die weiterführende Diagnostik mit Liquorpunktion und Antikörpernachweis vorangebracht werden. Cannabiskonsum ist in der Gesellschaft verbreitet und schließt keine autoimmune Enzephalitis aus.
- ... direkt nach Aufnahme ein nichtkonvulsiver Status epilepticus im EEG nachweisbar wäre?
  – Auch dies schließt die autoimmune Enzephalitis nicht aus. Im Gegenteil verdichten sich Hinweise, dass ein nicht geringer Anteil epileptischer Erstmanifestationen in Form von Status epileptici durch autoimmune Entzündungen ausgelöst wird.

31

Unilateraler Tremor und Bradykinese

Simone van de Loo

Anamnese

Ein 63-jähriger Patient berichtet, dass ihm seit etwa einem Jahr ein Tremor der rechten Hand auffalle. Weiterhin könne er seinem Hobby, dem Skifahren, nicht mehr nachgehen, da er die Bewegungen „nicht richtig" ausführen könne. Seine Schrift sei unleserlich geworden. Er sei insgesamt langsamer geworden. Er sei sonst gesund und noch nie krank gewesen. In der Familie seien keine neurologischen Erkrankungen bekannt.

Untersuchungsbefund

Wacher, allseits orientierter Patient. Keine Dysarthrie. Keine Aphasie. Hypomimie. Im Bereich der Hirnnerven unauffälliger Befund. Diskreter rechtsseitiger Ruhetremor der oberen Extremität, kein Halte- oder Intentionstremor. Leichtgradiger Rigor. Keine manifesten oder latenten Paresen. Seitengleiche lebhafte Muskeleigenreflexe. Keine Pyramidenbahnzeichen. Zeigeversuche regelrecht. Brady- und Dysdiadochokinese rechtsbetont. Oberflächensensibilität intakt. Stand sicher. Im Pull-Test zwei Ausfallschritte. Gangbild mit nach vorne geneigtem Oberkörper und reduziertem Mitschwingen des rechten Arms. Erhöhte Wendeschrittzahl. Erschwerte Gangprüfung unauffällig.

1. **Wie lautet die Verdachtsdiagnose? Warum?**
2. **Wie gehen Sie weiter vor?**
3. **Welche Therapie ist erforderlich?**
4. **Welche Komplikationen bringt die medikamentöse Therapie mit sich?**
5. **Erklären Sie die Hoehn- und Yahr-Stadien!**
6. **Welche Differenzialdiagnosen müssen Sie bedenken?**

1. Verdachtsdiagnose

Das hier beschriebene hypokinetisch-rigide Syndrom lenkt den Verdacht auf ein Parkinson-Syndrom. Das obligate Leitsymptom ist die Hypokinese, im Weiteren muss mindestens eines der folgenden hinzukommen: Tremor, Rigor oder posturale Instabilität. Aufgrund des einseitigen Beginns mit Betonung der oberen Extremitäten und dem klinischen Mischbild aus Tremor, Rigor und Akinese in etwa gleicher Ausprägung kann hier eine **Parkinson-Krankheit (PK);** früher **idiopathisches Parkinson-Syndrom** (IPS) vom Äquivalenztyp vermutet werden. Für das Vorliegen einer PK sprechen ein einseitiger Beginn von Ruhetremor / Rigor / Akinese, die auch im Verlauf persistierende unilaterale Betonung der progredienten Erkrankung sowie ein gutes Ansprechen auf L-Dopa über mindestens 5 Jahre. Ebenfalls die im Verlauf auftretenden teils schweren durch L-Dopa induzierten Dyskinesien unterstützen den Verdacht. Anamnestisch früh auftretende Stürze, ein symmetrischer Beginn, zerebelläre Zeichen, Pyramidenbahnzeichen sowie eine vertikale Blickparese sprechen ebenso wie eine frühe demenzielle Entwicklung, Sprech- oder Schluckstörungen oder ein ausgeprägter Antecollis und das fehlende Ansprechen auf L-Dopa gegen das Vorliegen eines idiopathischen Parkinson-Syndroms, sondern viel eher für ein atypisches Parkinson-Syndrom.

Klinisch unterscheidet man drei verschiedene Typen der PK: Äquivalenz-Typ, akinetisch-rigider Typ, Tremordominanz-Typ.

Es handelt sich um eine klinische Diagnose, weshalb die ausführliche neurologische Untersuchung und genaue Beobachtung erforderlich sind.

Typische **Symptome** des idiopathischen Parkinson-Syndroms sind:

- **Akinese:** Hypomimie, Dysarthrophonie, Dysphagie. Vermindertes Mitschwingen der Arme, Dys- und Bradydiadochokinese, Mikrografie (Schriftprobe), kleinschrittiger, „schlurfender" Gang, im Verlauf eine Start- und Wendehemmung, Freezing und Festination (beschreibt eine Propulsion und Retropulsion mit plötzlich beschleunigten Schrittfolgen und zunehmend kürzeren Schritten: Sturzgefahr!). Im Verlauf: axiale Akinese.
- **Tremor:** distal betonter Ruhetremor („Pillen-Dreher") in einer Frequenz von 4–6 Hz; ein Mischbild mit Ruhe-, Halte- und Bewegungstremor spricht prinzipiell nicht gegen ein idiopathisches Parkinson-Syndrom; Zunahme unter emotionaler Belastung oder mentaler Anspannung (Kopfrechnen).
- **Rigor:** bei passiver Bewegung der distalen Extremitäten (Hand- oder Ellenbogengelenk) als gleichförmig zäher Widerstand (z. B. Zahnradphänomen) wahrnehmbar; kontralaterale Aktivierung (Bahnung) kann einen Rigor verstärken.
- **Haltungsinstabilität:** Verlust der Haltungsreflexe mit Fallneigung bei passiver Auslenkung („Pull-Test": Untersucher zieht den Patienten unangekündigt ruckartig an beiden Schultern, Achtung: Sturzgefahr!).
- **Fakultative Symptome:** Stürze, dystone Bewegungs- oder Haltungsstörungen, Kamptokormie (zunehmende Vorbeugung des Rumpfs, bei gleichzeitiger Seitneigung, als „Pisa-Syndrom" bezeichnet), fehlende Habituation des Glabella-Reflexes, Okulomotorikstörungen (z. B. sakkadierte Blickfolge).

2. Prozedere

Zum Ausschluss einer symptomatischen Genese (z. B. NPH ➤ Fall 58, zerebrale Mikroangiopathie oder ein atypisches Parkinson-Syndrom ➤ Fall 33) wird eine CT oder MRT durchgeführt. Weiterhin wird das Ansprechen auf L-Dopa mittels des **L-Dopa-Tests** überprüft (orale Gabe von 200 mg schnell wirksamem L-Dopa, ggf. nach Vorbehandlung mit 3× 20 mg Domperidon über 2–3 Tage mit vorheriger sowie ca. 30 min nach Gabe von L-Dopa Durchführung der Unified Parkinson Disease Rating Scale, UPDRS). Der Test wird als positiv bewertet, wenn es zu einer Besserung der Symptomatik von mindestens 30 % kommt. Alternativ steht der Apomorphin-Test zur Verfügung, ähnliche Vorbereitung und Durchführung, statt L-Dopa wird jedoch in ansteigenden Dosen (2, 4, 6 mg) Apomorphin subkutan appliziert. Neben dem Routinelabor, welches unauffällige Werte liefert, muss vor allem bei jungen Patienten ein Morbus Wilson ausgeschlossen werden. Die Hirnparenchym-Sonografie kann bereits in frühen Stadien der Erkrankung eine Hyperechogenität der kontralateralen Substantia nigra sowohl beim idiopathischen Parkinson-Syndrom als auch bei der kortikobasalen Degeneration (nicht jedoch bei Multisystematrophie, MSA, und progressiver supranukleärer

Blickparese, PSP) nachweisen. Eine Tremoranalyse sowie neurophysiologische Untersuchung (sympathische Hautantwort, Kipptisch) sind ebenfalls möglich. Zur Abgrenzung eines essenziellen Tremors oder bei atypischen Bewegungsstörungen sowie nur geringem Ansprechen auf L-Dopa kann die **FDG-PET (Fluordesoxyglukose-PET)** zur Beurteilung des nigrostriatalen Systems hilfreich sein. Zur Testung des präsynaptischen Dopaminstoffwechsels kann ein **DaTSCAN™** durchgeführt werden, wo sich bei Morbus Parkinson eine verminderte Aktivität im Bereich der Basalganglien zeigt. Bei atypischen Parkinson-Syndromen ist der DaTSCAN™ unauffällig.

3. Therapie

Der Beginn einer oralen medikamentösen Therapie richtet sich nach Ausprägung der klinischen Schwere sowie dem subjektiven Leidensdruck des Patienten. Maßgeblich für die Wahl der eingesetzten Substanzen sind das Alter des Patienten sowie mögliche Begleiterkrankungen (➤ Tab. 31.1).

MERKE

Bei der Dosierung von L-Dopa gilt der Grundsatz: So wenig wie möglich, aber so viel wie nötig!

4. Komplikationen

Im Verlauf der medikamentösen Therapie der Parkinson-Krankheit kommt es aufgrund der nachlassenden Wirksamkeit von L-Dopa (Ende der „Honeymoon-Periode") zu folgenden Komplikationen:

- **Wirkungsfluktuationen** treten zumeist nach etwa 7–10 Jahren auf. Man unterscheidet: **Wearing Off / End-of-Dose-Akinesie / On-Off-Fluktuationen** – Nachlassen der Wirkung von L-Dopa vor der nächsten Medikamenteneinnahme, welche mit einer Zunahme der Parkinson-Symptomatik einhergeht („Off"). In der Anflutungsphase / Plateauphase spricht man auch vom „On". Maßnahmen: Verkürzen der Dosisintervalle, Einsatz von MAO-B- oder COMT-Hemmern, Dopaminagonisten, Duodopa-Pumpen, Apomorphinpumpen, tiefe Hirnstimulation (Implantation von Stimulationselektroden in den Nucleus subthalamicus).
- **L-Dopa-induzierte Dyskinesien:** Hierzu gehören die sich klinisch als choreoathetotisch präsentierenden Bewegungsstörungen in der Plateauphase sog. **On-Dyskinesien bzw. Peak-Dose-Dyskinesien.** Maßnahmen: Reduktion der L-Dopa-Dosis zugunsten der Dopaminagonisten-Dosis, Fraktionierung der L-Dopa-Gaben, Monotherapie mit Dopaminagonisten, tiefe Hirnstimulation. Die Off-Dystonie oder „Early-Morning"-Dystonie beschreibt v. a. schmerzhafte Fußdystonien. Die Gabe von retardiertem L-Dopa zur Nacht oder lang wirksamen Dopaminagonisten führt zu einer Besserung der Symptomatik.

5. Stadien nach Hoehn und Yahr

Die Stadieneinteilung nach Hoehn und Yahr (➤ Tab. 31.2) dient der Bestimmung des Schweregrads der Erkrankung im Verlauf.

Tab. 31.1 Therapieschema zur Behandlung der Parkinson-Krankheit

Unter 70 Jahren	
Akinetisch-rigider Typ / Äquivalenztyp	MAO-B-Hemmer (Selegelin / Rasagilin) **und / oder** Amantadin **oder** Monotherapie Non-Ergot-Dopaminagonisten später bzw. bei Unverträglichkeiten zusätzlich L-Dopa, evtl. COMT-Hemmer
Tremordominanztyp	Anticholinergika **oder** Budipin **oder** Dopaminagonisten **und / oder** L-Dopa
Über 70 Jahren	Niedrig dosiert L-Dopa evtl. plus COMT-Hemmer **oder** Dopaminagonist **und / oder** MAO-B-Hemmer. **Anticholinergika vermeiden** (Nebenwirkungen)!

Tab. 31.2 Stadien nach Hoehn und Yahr

I	Einseitige Symptomatik ohne bzw. mit geringer Beeinträchtigung
II	Beidseitige Symptomatik, keine Haltungsinstabilität
III	Geringe bis mäßige Behinderung mit leichter Haltungsinstabilität, Arbeitsfähigkeit teilweise erhalten
IV	Vollbild mit starker Behinderung, Patient ohne Hilfe steh- und gehfähig
V	Patient an Rollstuhl oder Bett gebunden, Pflegefall

6. Differenzialdiagnosen

Differenzialdiagnostisch müssen bei einer akinetisch-rigiden Symptomatik v.a. **symptomatische Parkinson-Syndrome** ausgeschlossen werden. Hierzu gehören vor allem unerwünschte Medikamentenwirkungen (Neuroleptika, Metoclopramid, Valproat, Tetrabenazin), Intoxikationen (CO, Kohlenstoffdioxid, Methanol, Quecksilber) und Entzündungen (Encephalitis lethargica). Weiterhin sind Traumata und vaskuläre Parkinson-Syndrome auszuschließen, wobei man akute Formen (Infarkte im Putamen oder der Substantia nigra) von chronisch progredienten (SAE, auch „lower body parkinsonism") unterscheidet. Die atypischen Parkinson-Syndrome (➤ Fall 33) zeigen klinisch begleitend zur akinetisch-rigiden Symptomatik weitere fokal-neurologische bzw. neuropsychiatrische Defizite auf. Die häufigsten sind: progressive supranukleäre Blickparese (PSP), Multisystematrophie, hier vor allem die parkinsonoide Form (MSA-P), die Lewy-Körperchen-Krankheit und die kortikobasale Degeneration.

ZUSAMMENFASSUNG

Unter einem **Parkinson-Syndrom** fasst man die klinische Symptomatik mit den vier Leitsymptomen **Tremor, Rigor, Akinese** sowie **posturale Instabilität** zusammen, wobei die Hypokinesie/Akinesie obligat vorliegen muss. Es beschreibt eine hypokinetische Bewegungsstörung. Die am häufigsten auftretende Form ist die Parkinson-Krankheit (oder Morbus Parkinson). Im Weiteren unterscheidet man symptomatische, atypische sowie familiäre Formen. Es handelt sich um eine extrapyramidale Erkrankung, welcher ein Untergang der dopaminergen Zellen der Substantia nigra zugrunde liegt. Der hieraus resultierende Dopaminmangel führt zu einer Dysfunktion der Basalganglien. Die Diagnose der Parkinson-Krankheit erfolgt anhand der klinischen Symptomatik. Die zur Verfügung stehende Zusatzdiagnostik (MRT, CT, L-Dopa-Test, neurophysiologische Testung, FDG-PET) dient der Unterstützung der Verdachtsdiagnose. Die medikamentöse Therapie hat das Ziel, den bestehenden Dopaminmangel auszugleichen: L-Dopa, Dopaminagonisten, MAO-B-Hemmer, COMT-Hemmer. Weiter stellt die tiefe Hirnstimulation vor allem im späten Verlauf der Erkrankung eine sehr effektive Behandlungsmethode der Wirkungsfluktuationen dar.

WAS WÄRE, WENN ...

- ... sich die Ehefrau des Patienten einige Monate nach der letzten ambulanten Vorstellung zur Anpassung der dopaminergen Medikation bei Ihnen melden würde, da sie Probleme mit ihrem Ehemann habe? Dieser benehme sich seltsam, so habe er zuletzt einen Kofferraum voller Milchtüten eingekauft, obwohl sie eigentlich kaum Milch trinken würden.
  - Wahrscheinlich haben Sie einen Dopaminagonisten verordnet, unter dessen Einsatz es nicht selten zu einer Impulskontrollstörung kommt. Zu diesen gehören u.a. Kaufsucht, Spielsucht, Sexsucht, Essenthemmung (Binge Eating und carbo craving), zwanghaftes Ordnen/Sammeln, Dopamindysregulationssyndrom. Da dieses Verhalten den finanziellen Ruin der Betroffenen und deren Familien bedeuten kann, muss zwingend bei Ansetzen der entsprechenden medikamentösen Therapie (z.B. Pramipexol, Ropinirol, Rotigotin) eine entsprechende Aufklärung und Dokumentation erfolgen.
- ... der Patient im Rahmen seiner Erkrankung eine Dysphagie entwickelt hätte und passager nicht schlucken könnte?
  - Das einzige Medikament, das über eine nasogastrale Sonde sicher resorbiert wird, ist das Madopar LT (für **L**ösliche **T**ablette). Alternativ können Rotigotin transdermal und Amantadin intravenös gegeben werden, wobei die Wirkung nicht die gleiche Potenz besitzt wie L-Dopa.

Sehstörung

Johannes Rieger

Anamnese

Die 43-jährige Patientin stellt sich bei Ihnen vor, da sie sich bei einigen Situationen im Alltag unsicherer fühle: Sie empfinde Probleme vor allem beim Gehen durch enge Passagen wie Türrahmen. So sei sie bereits mehrmals an den rechten Türrahmen gestoßen, da sie ihn nicht wahrgenommen habe. Außerdem empfinde sie Einschränkungen beim Autofahren, insbesondere beim Einparken am rechten Straßenrand. Die Eigenanamnese ist abgesehen von einer vor einigen Jahren erfolgten Operation eines Karpaltunnelsyndroms rechts unauffällig.

Untersuchungsbefund

43-jährige Patientin, unauffälliger Ernährungszustand, guter Allgemeinzustand, internistisch keine Auffälligkeiten. Klinisch-neurologisch: wache, allseits orientierte Patientin, bei der Untersuchung der Hirnnerven fällt Ihnen fingerperimetrisch die Gesichtsfeldeinschränkung nach rechts auf. Die Differenzierung, ob nur ein lateraler Defekt auf dem rechten Auge oder zusätzlich ein Defekt auf dem linken Auge vorliegt, können Sie klinisch wegen der geringen Ausdehnung der Einschränkung nicht treffen. Ansonsten ist der Hirnnervenstatus unauffällig, keine umschriebenen Paresen, erschwerte Stand- und Gangproben unauffällig, Koordination intakt, MER allseits lebhaft auslösbar, pathologische Reflexe bds. nicht auslösbar. Pallaesthesie an den Großzehengrundgelenken bds. 8 / 8, Sensibilität intakt.

1. **Wie können Gesichtsfelddefekte topodiagnostisch gegliedert werden?**
2. **Welche Untersuchungen veranlassen Sie nun?**
3. **Welche anamnestischen Informationen sollten Sie nun gezielt erfragen?**
4. **Wie erfolgt die Klassifikation der vorliegenden Erkrankung? Welche weiterführende Diagnostik veranlassen Sie?**
5. **Ist bei der Patientin eine Behandlung notwendig? Falls ja, wie erfolgt die Therapie dieser Erkrankungen?**
6. **Wie ist die Prognose einzuschätzen? Welche Nachsorgeaspekte sind zu beachten?**

1. Gesichtsfelddefekte

Die von der Patientin beschriebene Symptomatik mit vermehrtem Anstoßen an Türkanten rechts würde ebenso wie die Problematik beim Einparken zu dem in der Untersuchung aufgefallenen **Gesichtsfelddefekt** passen.

Die verschiedenen Arten von Gesichtsfelddefekten deuten auf die **Schädigungslokalisation** hin (➤ Abb. 32.1):

- Ophthalmologische Ursachen können verschiedenartige Sehstörungen verursachen.
- Läsionen im Bereich des N. opticus führen zu monokulären Sehstörungen.
- Veränderungen am Chiasma können beidseitige Gesichtsfelddekte hervorrufen. Typisch ist die bitemporale Hemianopsie. Je nach genauer Lage und Ausdehnung der Läsion können jedoch auch nur auf ein Auge zu beziehende Gesichtsfeldeinschränkungen vorkommen.
- Läsionen im Bereich des Tractus opticus („postchiasmal") führen zu einer homonymen Hemianopsie.

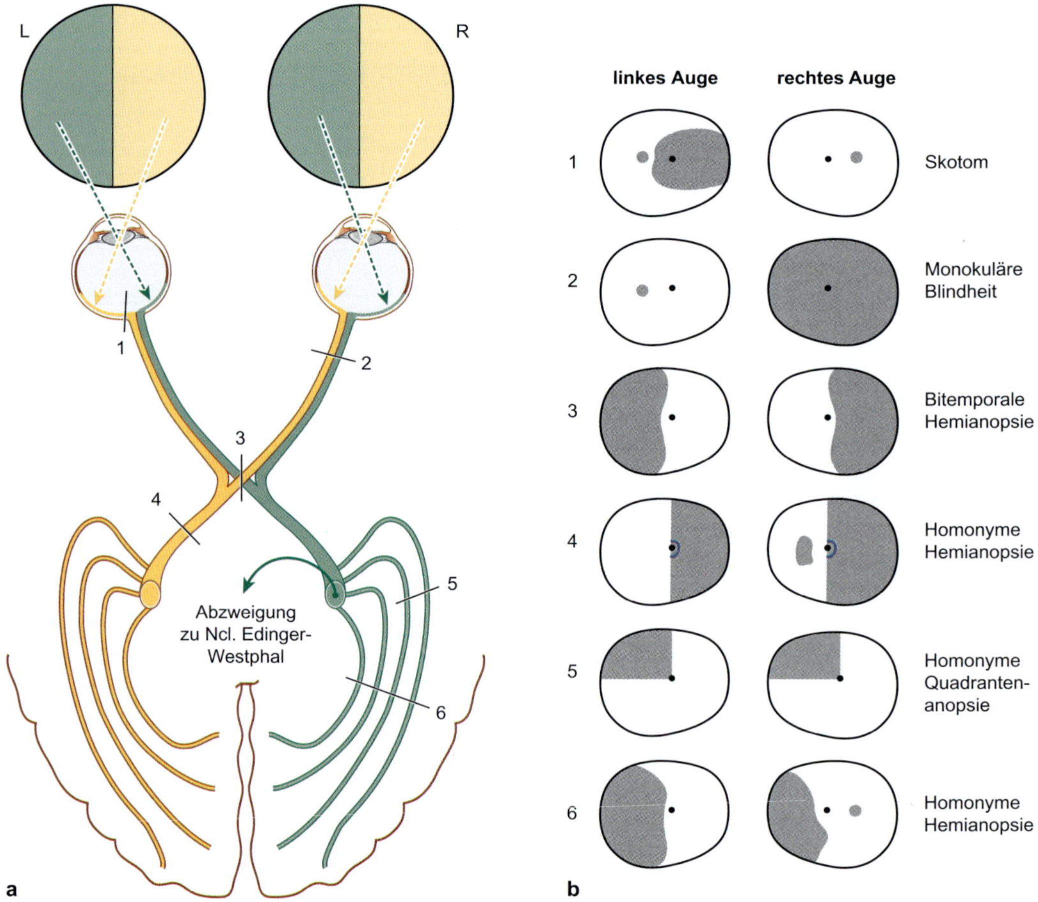

Abb. 32.1 Verlauf der Sehbahn (a) und entsprechende Gesichtsfeldausfälle je nach Schädigungslokalisation (b) [L106]

2. Diagnostik

Zur weiterführenden Einordnung ist deshalb zunächst die **augenärztliche Untersuchung** notwendig: einerseits, um Erkrankungen des Auges nachzuweisen bzw. auszuschließen, andererseits, um mittels einer perimetrischen Untersuchung den Gesichtsfelddefekt genauer einzuordnen und zu quantifizieren.

Diese Untersuchung erbringt unauffällige Befunde im Bereich des vorderen Augenabschnitts und der Retina, der Sehnerv ist funduskopisch ebenfalls unauffällig. Perimetrisch ist ein deutlicher Defekt des rechten Auges nach lateral und zusätzlich ein kleinerer auf dem linken Auge lateral erkennbar. Somit ist ein chiasmanaher Läsionsort als Ursache anzunehmen.

Zum Nachweis einer strukturellen Veränderung initiieren Sie als Nächstes die Durchführung einer **Kernspintomografie des Schädels** mit Fokussierung auf diese Region. Diese zeigt einen kontrastmittelaufnehmenden, verdrängend wachsenden Tumor im Bereich der Hypophyse mit einem Durchmesser von ca. 20 × 22 × 12 mm, der das Chiasma erreicht und nach kranial verlagert (➤ Abb. 32.2).

Die wahrscheinlichste Differenzialdiagnose eines solchen Befunds ist das **Hypophysenadenom.** Weitere Prozesse in dieser anatomischen Region könnten sein:

- Kraniopharyngeom.
- Meningeom.
- Chronische, granulomatöse Entzündungen: Sarkoidose, Tuberkulose.
- Metastasen.
- Germinom.
- Lymphom.

3. Klinik

Es besteht bei der Patientin somit der V. a. auf ein **Hypophysenadenom.** Sie sollten sie deshalb gezielt nach Symptomen, die auf das Vorliegen von Hormonstörungen hindeuten, befragen:

- Gewichtsverlust, Gewichtszunahme.
- Verstärkter Milchfluss (Galaktorrhö).
- Zyklusstörungen, Amenorrhö.
- Veränderung der Gesichtszüge, beispielsweise durch Vergleich mit älteren Fotos.
- Veränderungen der Größe von Händen und Füßen (Akromegalie).
- Diabetes.
- Hypertonie.

Die Patientin berichtet Ihnen auf Nachfrage, es sei innerhalb der zurückliegenden 10 Jahre zu einer Zunahme der Schuhgröße um zwei Nummern gekommen. Außerdem habe der Brillenbügel verstellt werden müssen, da er zu eng geworden sei. Dem Zahnarzt sei eine große Zunge aufgefallen.

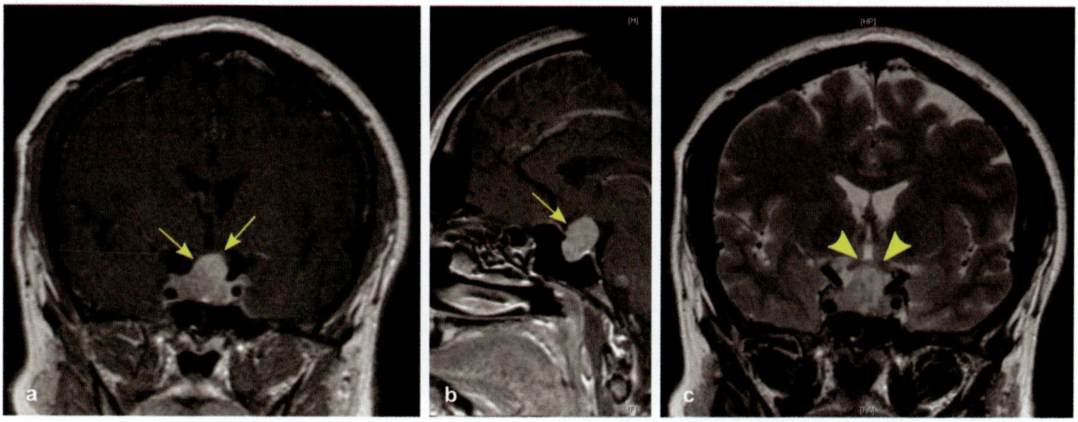

Abb. 32.2 Die T1-gewichtete Kernspintomografie des Schädels zeigt in der koronaren (a) und sagittalen (b) Ebene die kontrastmittelaufnehmende Läsion im Bereich der Hypophyse (Pfeile). In der koronaren T2-gewichteten Aufnahme (c) ist das Chiasma opticum (Pfeilspitzen) zu erkennen. [T1050]

4. Klassifikation und Labordiagnostik

Anhand der Größen erfolgt folgende Einstufung:

- Mikroadenom: Durchmesser < 10 mm.
- Makroadenom: Durchmesser > 10 mm.

Hinsichtlich der **Hormonproduktion** werden Hypophysenadenome folgendermaßen klassifiziert:

- Hormoninaktive Adenome: ca. 40 %.
- Hormonsezernierende Adenome:
  - Prolaktinom: ca. 30 %.
  - Wachstumshormon-sezernierende Adenome: ca. 20 %.
  - ACTH-produzierende Adenome: ca. 5 %.
  - TSH-produzierende Adenome, FSH / LH-produzierende Adenome: jeweils sehr selten.

Bei den hormonproduzierenden Hypophysenadenomen können typische Syndrome auftreten (➤ Tab. 32.1).

Zusammengefasst passt die Symptomatik der Patientin somit zum Vorliegen einer **Akromegalie.**

Neben einer **verstärkten Hormonproduktion** durch ektope Bildung kann es außerdem insbesondere bei größeren Adenomen durch Kompression der Hypophyse zu einer **verminderten hypophysären Hormonproduktion** (Hypophyseninsuffizienz) kommen (ACTH-Mangel, Hypothyreose, STH-Mangel).

Als Nächstes veranlassen Sie deshalb die **endokrinologische Vorstellung.** Dabei werden üblicherweise folgende Basisparameter untersucht: Prolaktin, Cortisol, TSH, fT_4, GH, IGF-1, LH, FSH, ggf. Testosteron / Estradiol. Gegebenenfalls erfolgt die weitere Eingrenzung durch spezifische Tests, wie beispielsweise den oralen Glukosetoleranztest und den Dexamethason-Hemmtest.

Die Laborwerte der Patientin passen zu einem Akromegalie-Syndrom mit leicht erhöhtem STH und deutlich erhöhtem Spiegel für das STH-regulierte IGF-1. Zusammengefasst liegt bei ihr somit ein STH-produzierendes Makroadenom der Hypophyse vor.

Tab. 32.1 Syndrome bei Hypophysenadenomen

Syndrom	Produziertes Hormon	Leitsymptome
Hyperprolaktinämie	Prolaktin	Milchfluss, reduzierte Libido ♀: Amenorrhö ♂: Gynäkomastie, Hypogonadismus
Cushing-Syndrom	ACTH	Gewichtszunahme, Stammfettsucht, Striae, Hypertonie, Osteoporose
Akromegalie	Somatotropin (STH) = Wachstumshormon (GH)	Verstärktes Wachstum an Händen und Füßen, vergröberte Gesichtszüge, Karpaltunnelsyndrom

MERKE

Erhöhte Prolaktinwerte kommen nicht nur bei einem Prolaktinom vor. Weitere Ursachen sind zum Beispiel:

- Schwangerschaft.
- Medikamentös-bedingt: Metoclopramid, Neuroleptika (durch Dopaminantagonismus verstärkte Bildung von Prolaktin).
- Bei Kompression des Hypophysenstiels durch andere Hypophysenadenome / Tumoren: Vermutlich durch verminderten Transport von Dopamin vom Hypophysenstiel in die Hypophyse kommt es zu einer Enthemmungshyperprolaktinämie.
- Postiktal.
- Hypothyreose.

Deutlich erhöhte Werte (> 200 ng / ml) treten jedoch nahezu ausschließlich bei einem Prolaktinom auf.

5. Therapie

Nicht selten werden Hypophysenadenome zufällig im Rahmen einer kranialen Kernspintomografie entdeckt („Inzidentalom"). Sofern diese klein (Mikroadenom) und asymptomatisch (insbesondere keine Gesichtsfelddefekte) sind und die hormonelle Diagnostik ebenfalls keine Auffälligkeiten zeigt, kann zunächst die **Verlaufsuntersuchung** erfolgen.

Demgegenüber besteht die Indikation zu einer **Behandlung** bei:

- Hormonaktiven Adenomen bzw. zu einer hypophysären Insuffizienz führenden Adenomen.
- Neurologisch symptomatischen Adenomen (v. a. Chiasmakompression).
- Adenomen mit Nachweis eines progredienten Wachstums.

Bei der Patientin besteht somit die Notwendigkeit einer Behandlung:

- Üblicherweise erfolgt die Therapie in Form einer **Operation** mittels eines transnasalen, transsphenoidalen Zugangs. Im Falle einer Nebennierenrindeninsuffizienz ist die perioperative Stressprophylaxe notwendig.

- Ausnahme ist das Prolaktinom, bei dem die **medikamentöse Behandlung** mit Dopaminagonisten (Cabergolin) erfolgen kann. Dadurch ist häufig die Suppression der erhöhten Prolaktinproduktion zu erreichen. Außerdem kann oft die Reduktion der Tumorgröße erreicht werden. Allerdings erfordert dieses Vorgehen meist die langfristige Behandlung mit Dopaminagonisten. In besonderen Situationen (Unverträglichkeit der Medikation, Adenomwachstum trotz der medikamentösen Behandlung, Wunsch des Patienten, nicht dauerhaft Medikation einnehmen zu wollen) kann bei Prolaktinomen ebenfalls die Operation erwogen werden.
- In speziellen Situationen können die Strahlentherapie und medikamentöse Ansätze (beispielsweise Octreotid) zum Einsatz kommen.

Bei Ihrer Patientin wurde somit die Indikation zu einer Operation gestellt, die zu einer Besserung der Sehstörung und Normalisierung der Hormonüberproduktion führte.

6. Prognose und Nachsorge

Die Prognose von Hypophysenadenomen ist normalerweise günstig. Um ein Rezidivwachstum erfassen zu können, ist dennoch die regelmäßige klinische, augenärztliche und kernspintomografische Verlaufsuntersuchung notwendig. Kommt es im Verlauf zu einem erneuten Adenomwachstum, muss das Vorgehen individuell festgelegt werden (erneute Operation, Strahlentherapie, medikamentöse Ansätze).

Bereits in der unmittelbar postoperativen Phase und danach im weiteren Verlauf ist außerdem die regelmäßige endokrinologische Nachsorge notwendig.

ZUSAMMENFASSUNG

Das **Hypophysenadenom** kam auf verschiedene Weise symptomatisch werden: durch hypophysäre Überfunktion infolge der Hormonproduktion im Adenom, hypophysäre Unterfunktion und durch neurologische Symptome, insbesondere Gesichtsfelddefekte. Prolaktinome können primär medikamentös behandelt werden, ansonsten ist die Operation die bevorzugte Therapie. Die Diagnostik, Therapie und Nachsorge sollten in spezialisierten Zentren mit enger interdisziplinärer Zusammenarbeit erfolgen.

WAS WÄRE, WENN ...

- ... die Patientin plötzliche Sehstörungen verbunden mit starken Kopfschmerzen erlitten hätte?
  - ... diese Symptomatik würde zu einer Einblutung in ein Hypophysenadenom (hypophysäre Apoplexie) passen. Dieses erfordert die dringliche neurochirurgische Vorstellung.
- ... bei der Patientin ein Prolaktinom vorgelegen hätte?
  - In dieser Situation hätte anstatt der Resektion die medikamentöse Behandlung mit einem Dopaminagonisten erfolgen können.

33

Antecollis, Stürze und Rigor

Simone van de Loo

Anamnese

Die 74-jährige Patientin stellt sich aufgrund einer seit einem Jahr bestehenden zunehmenden Neigung des Kopfs nach vorne vor. Hierdurch sei sie im Alltag bereits erheblich eingeschränkt. Unter der Annahme einer zervikalen Dystonie habe man bereits Botulinumtoxin-Injektionen vorgenommen, welche die Symptomatik jedoch noch verschlimmert hätten. Weiterhin sei ihr eine Feinmotorikstörung der rechten Hand aufgefallen. Zudem stürze sie etwa einmal pro Woche. Außer multiplen Hämatomen habe sie sich jedoch glücklicherweise bisher nicht schlimmer verletzt. Relevante andere Vorerkrankungen bestünden nicht.

Untersuchungsbefund

Wache, allseits orientierte Patientin. Keine Aphasie. Hypomimie. Im Bereich der Hirnnerven findet sich bis auf eine sakkadierte Blickfolge ein regelrechter Befund. Ausgeprägter Antecollis. Keine manifesten oder latenten Paresen. Keine Atrophien. Kein Tremor. Leichtgradiger Rigor rechtsseitig an der oberen Extremität. Oberflächensensibilität regelrecht. Muskeleigenreflexe seitengleich lebhaft. Bradydiadochokinese. Halte- und Intentionstremor. Zeigeversuche sicher. Stand und Gang unsicher. Gangbild kleinschrittig, leicht nach vorne geneigt. Posturale Instabilität. Erhöhte Wendeschrittzahl.

1. **Wie lautet die Verdachtsdiagnose?**
2. **Welche bildgebenden Verfahren sind hilfreich?**
3. **Was versteht man hier unter einer möglichen, wahrscheinlichen und gesicherten Form?**
4. **Nennen Sie Aspekte, die für und gegen die Diagnose sprechen!**
5. **Welche Differenzialdiagnosen müssen Sie bedenken?**
6. **Beschreiben Sie das Krankheitsbild der PSP!**

1. Verdachtsdiagnose

Die Verdachtsdiagnose lautet atypisches Parkinson-Syndrom, am wahrscheinlichsten im Sinne einer Multisystematrophie (MSA). Hierfür spricht der typische klinische Befund mit extrapyramidal-motorischen Symptomen mit akinetisch-rigider Symptomatik, Antecollis sowie leichtgradiger Kamptokormie.

Zu Bestätigung der vermuteten Diagnose kann folgende Zusatzdiagnostik veranlasst werden: cMRT, wenn möglich FDG-PET, Schellong-Test oder/und Kipptisch- (orthostatische Hypotonie), L-Dopa-Test, Riechtest, autonome neurophysiologische Testung (Herzfrequenzvariabilität, sympathische Hautantwort), neuropsychologische Testung (MMST, DemTect), transkranielle Hirnparenchymsonografie.

2. Bildgebende Verfahren

Im Vergleich zur klassischen Parkinson-Krankheit (➤ Fall 31) sind im Falle der MSA bereits in der zerebralen MRT eine Verschmächtigung der Substantia nigra (Pars compacta) sowie Hypointensitäten des Putamens in der T2-Wichtung und ein hyperintenses Signal zwischen Putamen und Capsula externa zu sehen. Typisch ist das **Hot-Cross-Bun-Zeichen,** welches kreuzförmige Hyperintensitäten (T2) im Pons beschreibt (➤ Abb. 33.1). Daneben finden sich Atrophien des Cerebellums sowie der Pons.

In der SPECT (IBZM/DaTSCAN™) zeigen sich eine verminderte Dopamin-(D2)-Rezeptordichte bzw. ein reduzierter striataler Dopamintransport. Die Verteilung des Hypometabolismus in der FDG-PET (bildhafte Darstellung des zerebralen Glukosemetabolismus) betrifft den Hirnstamm, das Putamen und das Cerebellum. Im DMFP-PET zeigt sich eine Störung des postsynaptischen Dopamintransporters, womit die Unterscheidung zum klassischen Morbus Parkinson gegeben ist.

Mittels der MIBG-Szintigrafie (nuklearmedizinisches Verfahren zur Darstellung des sympathischen Nervensystems) ist eine Abgrenzung der MSA gegenüber der Parkinson-Krankheit möglich.

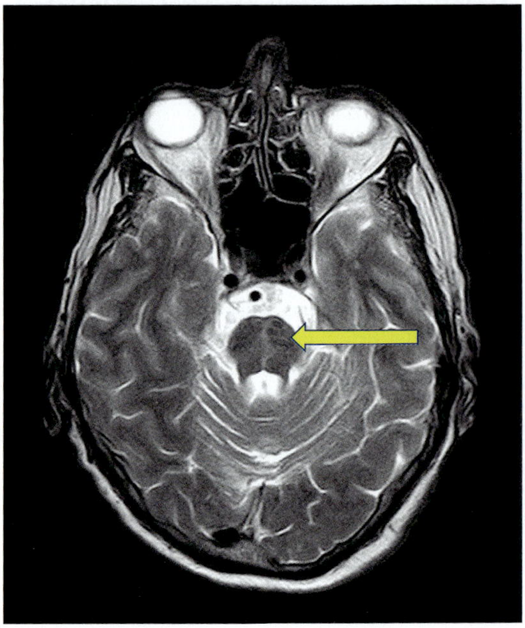

Abb. 33.1 cMRT: T2-Sequenz mit Zeichen der pontinen und zerebellären Atrophie. Pontin erkennt man angedeutet ein „hot cross bun sign" mit kreuzförmigen Hyperintensitäten (siehe Pfeil). [M464]

3. Diagnostische Kriterien

- **Mögliche Multisystematrophie (MSA):**
  - Parkinson-Syndrom (Akinese, Tremor, Rigor, posturale Instabilität) = MSA-P **oder**
  - zerebelläres Syndrom (Gangataxie, Dysarthrie, Extremitätenataxie/Okulomotorikstörung) = MSA-C plus mindestens ein Symptom einer autonomen Störung (Blasenstörung, Erektionsstörung, orthostatische Hypotension) plus
  - Pyramidenbahnzeichen, Hyperreflexie.
- **Wahrscheinliche MSA:**
  - Parkinson-Syndrom und geringes/fehlendes Ansprechen auf L-Dopa = MSA-P **oder**
  - mit zerebellärem Syndrom = MSA-C plus autonome Störungen (z. B. orthostatische Hypotension mit RR-Abfall von > 30 mmHg im Stehen systolisch oder > 15 mmHg diastolisch).
- **Gesicherte MSA: nur** post mortem durch Nachweis α-Synuklein-positiver Einschlusskörperchen der Glia sowie der Neurone.

4. Pro / Kontra Multisystematrophie

Für das Vorliegen einer MSA sprechen:

- Dystonie (meistens orofazial).
- Ausgeprägter Antecollis.
- Kamptokormie, Pisa-Syndrom.
- Inspiratorisches Seufzen / Stridor, verstärktes Schnarchen.
- Schwere Dysphonie / Dysarthrie.
- Pathologisches Lachen / Weinen.
- Myoklonischer Tremor.

Gegen das Vorliegen einer MSA sprechen:

- Klassischer Ruhetremor.
- Vertikale Blickparese.
- Halluzinationen (nichtmedikamentös).
- Später Beginn (nach 75. Lebensjahr).
- Demenz.
- MS-ähnliche Läsionen in der zerebralen MRT.

5. Differenzialdiagnosen

- **Parkinson-Krankheit:** Parkinson-Syndrom aus den vier Kardinalsymptomen Akinese – Rigor – Tremor – posturale Instabilität ohne zusätzliche neurologische Symptomatik.
- **Multisystematrophie** (MSA-P).
- **Progressive supranukleäre Paralyse** (PSP): Frage 6.
- **Normaldruck-Hydrozephalus** (➤ Fall 58).
- **Morbus Whipple:** hervorgerufen durch Infektion mit *Tropheryma whipplei.* Man unterscheidet intestinale (Diarrhö, Malabsorptionssyndrom, abdominelle Schmerzen) von extraintestinalen Symptomen (Fieber, Arthritiden, Eisenmangel, Lymphadenopathie, Endokarditis, Herzinsuffizienz). Zu den extraintestinalen Symptomen gehört ebenfalls die neurologische Symptomatik: Neben einer demenziellen Symptomatik finden sich psychiatrische Auffälligkeiten (Wesensänderung, Antriebsstörung) sowie eine supranukleäre Blickparese. Diagnose: LP, Ösophagogastroduodenoskopie mit Biopsie, PCR zum Erregernachweis. Therapie: Antibiose über mindestens 1 Jahr.
- **Kortikobasale Degeneration** (CBD): Parkinson-Syndrom (jedoch selten Ruhetremor), „Alien Limb"-Phänomen, Dystonie, gesteigerte Muskeleigenreflexe, Myoklonien, Augenbewegungsstörungen. Diagnose: klinisch, ggf. SPECT. Therapie: L-Dopa, jedoch ohne signifikanten Erfolg; Lebenserwartung nach Diagnosestellung im Mittel 5 Jahre.
- **Vaskuläre Genesen, Tumoren.**

6. Progressive supranukleäre Blickparese (PSP)

(Synonym: Steele-Richardson-Olszewski-Syndrom) Es beschreibt eine progrediente neurodegenerative Erkrankung mit symmetrischem, axial betontem akinetisch-rigidem Syndrom, vertikaler supranukleärer Blickparese („erstaunter Blick"), frühen Stürzen und fehlender L-Dopa-Responsivität. Die PSP gehört zu den Tauopathien. Man unterscheidet mehrere klinische Varianten:

1. PSP-RS (40 %): symmetrisches, axial betontes Parkinson-Syndrom, vertikale supranukleäre Blickparese, Levodopa-Resistenz, frühe Haltungsinstabilität mit Stürzen.
2. PSP-P (20 %): asymmetrisches L-Dopa-sensitives Parkinson-Syndrom mit spät auftretender vertikaler supranukleärer Blickparese.
3. Pure Akinese mit Gang-Freezing (pAGF) (5 %): Freezing ohne Rigor und Tremor mit im Verlauf auftretender vertikaler supranukleärer Blickparese.
4. Behaviorale Variante der frontotemporalen Demenz (bv-FTD) (15 %): Apathie und gestörte Exekutivfunktion (< 6 Lurija-Sequenzen, Applauszeichen), spät auftretende vertikale supranukleäre Blickparese.
5. Progressive nichtflüssige Aphasie (PNFA) (5 %): nichtflüssige Wortproduktion (< 9 Worte in 60 s) bei erhaltenem Einzelwortverständnis.
6. Kortikobasales Syndrom (10 %): mindestens ein kortikales (Aphasie, Alien-limb-Phänomen) und ein extrapyramidales Syndrom (Rigor, Dystonie, Myoklonus, Akinese).

Zur Abgrenzung zu den anderen atypischen Parkinson-Syndromen (Parkinson-Plus-Syndrome) können vor allem bildgebende Verfahren (SPECT, PET) eingesetzt werden. In der MRT finden sich das „Mickey-Mouse-Zeichen" (Atrophie und Signalanhebung des Mittelhirns, ➤ Abb. 33.2) oder das „Pinguin-Zeichen" (auch „bird sign" genannt; Atrophie der Mittelhirnhaube). Ein Therapieversuch ist mit hoch dosierten L-Dopa-

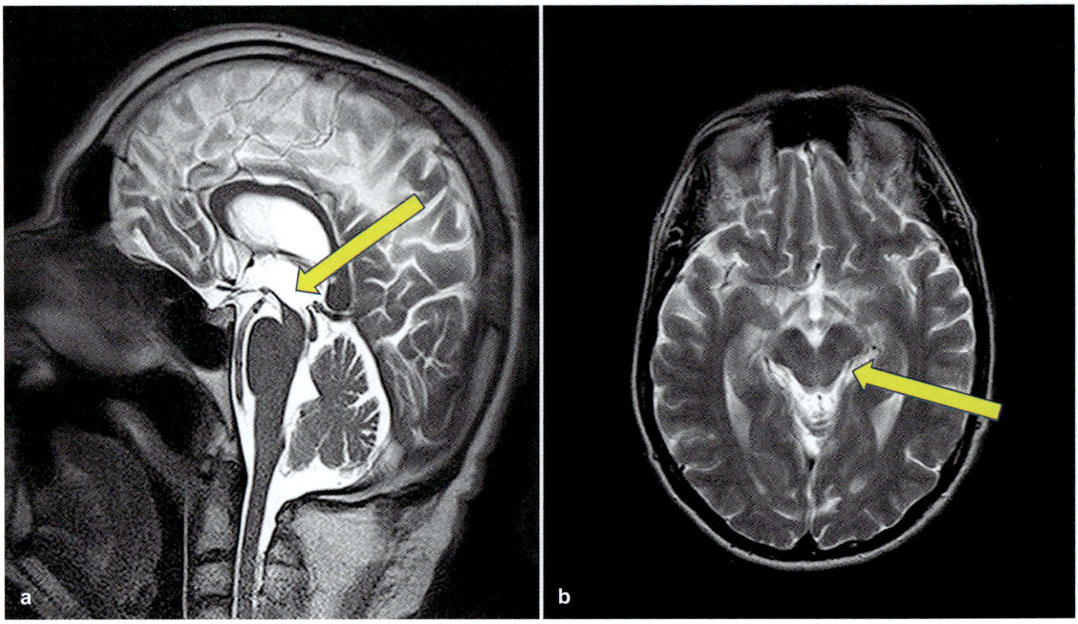

Abb. 33.2 cMRT. a) Sagittale Schnittführung mit Hinweisen auf eine mesenzephale Atrophie und Darstellung des „Pinguin-Zeichens" (Mesenzephalon sieht aus wie der Schnabel eines Vogels, Pfeil). b) Axiale Darstellung des Mesenzephalons mit „Mickey-Mouse-Zeichen" (Mesenzephalon sieht aus wie die Ohren von Mickey Mouse, Pfeil). [M464]

Gaben, Amantadin oder Amitriptylin möglich, diese zeigen jedoch nur einen geringen Effekt. Vor allem die früh auftretenden Stürze stellen aufgrund des hohen Verletzungsrisikos ein großes Problem dar. Durch regelmäßige physio- und ergotherapeutische Übungen kann eine Verbesserung des Gangbilds und der Gangsicherheit erreicht werden. Die Verordnung von Hilfsmitteln (Rollator, Rollstuhl) ist unerlässlich.

ZUSAMMENFASSUNG

Die **atypischen Parkinson-Syndrome** oder **Parkinson-Plus-Syndrome** ähneln der Parkinson-Krankheit, zeigen jedoch noch zusätzliche Symptome. Zu den atypischen Parkinson-Syndromen zählt man die Multisystematrophie (MSA-P / -C), progressive supranukleäre Blickparese (PSP) und die kortikobasale Degeneration (CBD). Gemeinsam ist diesen Syndromen das geringe oder fehlende Ansprechen auf L-Dopa. Klinisch finden sich neben den Symptomen Akinese, Tremor, Rigor und posturale Instabilität z. B. positive Pyramidenbahnzeichen, Hyperreflexie, vertikale supranukleäre Blickparese oder anamnestisch frühzeitige Stürze und kognitive Störungen. Die Abgrenzung untereinander ist oftmals nicht eindeutig. Die Prognose der atypischen Parkinson-Syndrome ist deutlich schlechter als die der Parkinson-Krankheit, was u. a. durch die schlechte L-Dopa-Responsivität und die dadurch entstehenden Komplikationen erklärt ist.

WAS WÄRE, WENN ...

- ... Sie sich nicht festlegen könnten, ob es sich um eine MSA oder eine Parkinson-Krankheit handelt?
  - Ein L-Dopa-Test und ggf. nuklearmedizinische Untersuchungen sind indiziert, um zwischen den Krankheitsbildern zu differenzieren.
- ... die klinische Symptomatik innerhalb weniger Tage in obiger Ausprägung aufgetreten wäre?
  - Dann sollten ein MRT zum Schlaganfall-Ausschluss sowie eine Liquordiagnostik wegen einer entzündlichen Genese erfolgen. Für eine klassische MSA wäre dies zu rasch.

Subakute, progrediente Koordinationsstörung

Christian Henke

Anamnese

Eine 75-jährige Patientin wird elektiv aufgenommen zur Abklärung einer progredienten Gangstörung. Sie berichtet, dass sie seit 4 Monaten eine deutliche Verschlechterung ihres Gangs bemerke, sodass sie sich nur noch mit Rollator aus dem Haus traue. So komme es auch beim Stehen immer wieder vor, dass sie sich festhalten müsse, da sie das Gefühl habe, hinzufallen. Auch sei ihr vor wenigen Tagen aufgefallen, dass sie beim Kochen neben die Gewürze gegriffen habe. Das Ansteuern ihrer rechten Hand falle ihr zunehmend schwer. An Vorerkrankungen habe sie zwei Hüftoperationen gehabt und einen Hypertonus. Vor 2 Jahren sei ein Ovarialkarzinom rechts operiert worden, in der Folge sei seither kein Rezidiv aufgefallen. Medikamente nehme sie nur sporadisch ein.

Untersuchungsbefund

Wache, orientierte Patientin ohne Sprachstörung oder Meningismus.

Hirnnervenbefund: sakkadierte Blickfolge in alle Richtungen mit deutlicher Sakkadendysmetrie, Down-Beat-Nystagmus, leichte Dysarthrie mit angedeuteter skandierender Sprache.

Motorik: keine latenten oder manifesten Paresen, MER bds. lebhaft, keine Atrophien.

Sensibilität: keine Auffälligkeiten.

Koordination: deutliche Ataxie und Dysmetrie im Finger-Nase-Versuch bds. mit Intentionstremor rechts. Knie-Hacke-Versuch ebenfalls dysmetrisch und ataktisch. Stehen bereits bei offenen Augen ungerichtet unsicher, deutlich ataktisches Gangbild mit Ausfallschritten zu beiden Seiten, Seiltänzergang nicht möglich. Rumpfstabilität im Sitzen noch ausreichend.

1. **Beschreiben Sie das klinische Syndrom! Wohin würden Sie den Ort der Schädigung lokalisieren?**
2. **Was ist Ihre Verdachtsdiagnose? Welche Differenzialdiagnosen kommen in Betracht?**
3. **Welche Diagnostik sollte durchgeführt werden?**
4. **Wie therapieren Sie die Erkrankung? Wie sieht die Prognose aus?**
5. **Welche weiteren klassischen Syndrome aus diesem Formenspektrum kennen Sie?**
6. **Was versteht man unter dem „Stiff-person-Syndrom"?**

1. Klinisches Syndrom

Klinisch handelt es sich um ein **ataktisches Syndrom** mit Stand-, Gang- und Extremitätenataxie. Es zeigen sich hierbei typische Zeichen eines **zerebellären Syndroms.** Das Leitsymptom ist die Ataxie, die verschiedene Muskelgruppen betreffen kann. Die Ataxie der bulbären Muskulatur führt zu einer Dysarthrie, die der okulären Muskulatur zu sakkadierter Blickbewegung sowie Dysmetrie von Sakkaden (auch hypermetrische Sakkaden möglich) und Nystagmen. Ein typischer zerebellärer Nystagmus ist der Down-Beat-Nystagmus. Die Ataxie der Extremitäten zeigt sich in dysmetrischer und ataktischer Zeigebewegung mit einem Intentionstremor (Tremor-Amplitude wird immer größer, je mehr man sich dem Ziel nähert). Beim Stehen zeigt sich bereits bei offenen Augen eine Standunsicherheit im Gegensatz zur afferenten Ataxie, die erst unter Augenschluss manifest wird (pathologischer Romberg-Versuch). Das Gehen ist ataktisch mit Ausfallschritten, um Stürzen auszuweichen. Insbesondere die Verringerung der Spurbreite (Seiltänzergang) führt zu einer deutlichen Reduktion der Gehsicherheit.

2. Verdachtsdiagnose und Differenzialdiagnosen

Es handelt sich um ein subakut progredientes zerebelläres Syndrom, das in Zusammenschau mit der vorhandenen Tumorerkrankung hoch verdächtig auf eine **paraneoplastische Kleinhirndegeneration** ist. Paraneoplastische Syndrome können durch eine immunologische Mimikry auch bereits vor einer aktiven Tumorerkrankung auftreten, jedoch auch zeitlich nach dem Tumornachweis.

Differenzialdiagnostisch sind weitere Erkrankungen zu berücksichtigen:

- **PSP, Multisystematrophie vom zerebellären Typ (MSA – C):** Parkinson-Syndrom + zerebelläres Syndrom, wobei das Parkinson-Syndrom auch erst im Verlauf kommen kann.
- **Toxische Kleinhirnschädigung:** Alkohol, Phenytoin, Chemotherapeutika (5-Fluorouracil, Cytosin-Arabinosid).
- Zerebellitis: VZV, EBV.
- **Hereditäre Ataxien:** Friedreich-Ataxie, Fettstoffwechselstörungen, spinocerebelläre Ataxien (SCA), autosomal-dominante zerebelläre Ataxien (ADCA).
- **Metabolische Störungen:** Vitamin E-Mangel, Vitamin-B_{12}-Mangel, Zöliakie, Hypothyreose, Wernicke-Enzephalopathie.
- **Immunvermittelte Störungen:** Miller-Fisher-Syndrom, Multiple Sklerose.
- Sporadische Ataxie des Erwachsenenalters (SAOA).

3. Diagnostik

- Familienanamnese erheben!
- Labordiagnostik: Vitaminmangel, Anti-Gliadin-Ak, paraneoplastische Antikörper.
- Liquordiagnostik: Pleozytose (entzündliche Genese), zytoalbuminäre Dissoziation (immunvermittelte Erkrankungen), oligoklonale Banden (OKBs).
- cMRT: Nachweis einer Kleinhirnatrophie (➤ Abb. 34.1), Nachweis zusätzlicher Ataxiezeichen.
- Tumorsuche: Bronchialkarzinom, Mammakarzinom bzw. Ovarialkarzinom sind häufig. CT-Thorax und -Abdomen, gynäkologische Untersuchung, ggf. Gastroskopie und Koloskopie.

Im Falle unserer Patientin wäre bei Ovarialkarzinom nach anti-Yo-Antikörpern zu suchen, die im Bereich gynäkologischer Tumoren am häufigsten nachweisbar sind.

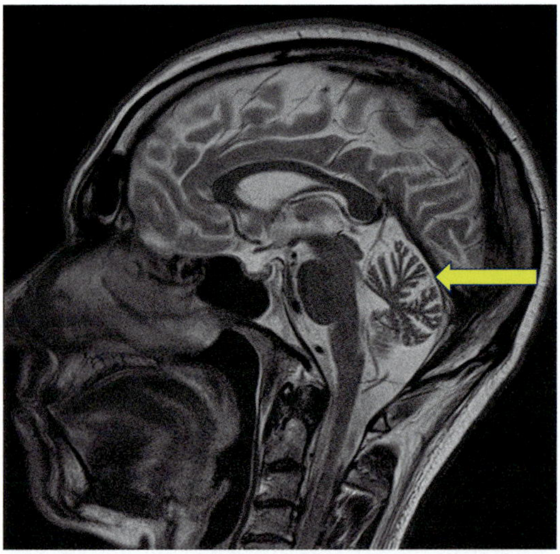

Abb. 34.1 cMRT bei 46-jährigem Patienten mit zerebellärer Atrophie. Am besten lässt sich diese in der sagittalen FLAIR- oder T2-Wichtung darstellen, in der man die Atrophie der Kleinhirnhemisphären gut nachweisen kann (Pfeil). Normalerweise sieht man innerhalb des Kleinhirns keine relevanten Liquorräume. [T953-001]

MERKE

Anti-Yo-Antikörper, die bei paraneoplastischen Erkrankungen auftreten, sind nicht zu verwechseln mit Jo1-Antikörpern, die zu den extrahierbaren nukleären Antikörpern (ENAs; Unterform der antinukleären Antikörper, ANAs) gehören und bei rheumatologischen Erkrankungen, z. B. Polymyositis auftreten können.

4. Therapie und Prognose

Die Therapie besteht zum einen aus der **Entfernung und Therapie des Tumors.** Da paraneoplastische Syndrome der eigentlichen Tumorerkrankung um bis zu 5 Jahre vorausgehen können, sollte auch bei fehlendem Tumornachweis ein engmaschiges und regelmäßiges Tumorscreening durchgeführt werden. Bei unserer Patientin wäre hier der Verdacht auf ein Rezidiv zu stellen und gynäkologisch sollte eine Reevaluation erfolgen. Daneben handelt es sich um eine autoimmun vermittelte Entzündung, die entsprechend mit **Immunsuppressiva** behandelt werden muss. Initial kommt – wie üblich – ein Steroidstoß in Betracht, im Verlauf dann auch eine intravenöse Immunglobulingabe (IVIG) oder auch eine Plasmapherese, wobei hierbei die Ausdehnung des Tumorbefunds in Betracht gezogen werden muss.

Prognostisch lässt sich bei noch nicht ausgeprägter Kleinhirnschädigung durch die Therapie möglicherweise ein Stillstand des Progresses erzielen. Ob auch eine Reversibilität vorhanden ist, hängt vom Zeitpunkt des Entdeckens und der Therapie ab. Insgesamt spricht die immunsuppressive Therapie aber nicht sehr stark auf das Syndrom an, sodass es im Verlauf dennoch zu einer weiteren Progredienz der Ataxie kommt.

5. Klassische paraneoplastische Syndrome

Viele Syndrome und Symptome sind im Rahmen neoplastischer Erkrankungen beschrieben worden. Paraneoplastische Syndrome sind hierbei immunvermittelt und nicht direkt durch den Tumor, sondern vielmehr durch die Reaktion unseres Immunsystems auf den Tumor bedingt. Es werden seltenere von klassischen paraneoplastischen Syndromen unterschieden. Hierzu gehören:

- Subakute Kleinhirndegeneration.
- Opsoklonus-Myoklonus-Syndrom.
- „Klassische" limbische Enzephalitis.
- Subakute sensorische Neuropathie (Denny-Brown-Syndrom).
- Pandysautonomie (chronisch gastrointestinale Pseudoobstruktion).
- Lambert-Eaton-Myasthenie-Syndrom (LEMS).
- Dermato- / Polymyositis.

Ein definitives paraneoplastisches Syndrom ist definiert als klassisches Syndrom in Verbindung mit einer Tumorerkrankung innerhalb von 5 Jahren nach Auftreten des Syndroms oder als ein „nicht klassisches Syndrom", das sich nach Tumorbehandlung auch ohne Immuntherapie zurückbildet. Alternativ kann auch ein nicht klassisches Syndrom in Zusammenhang mit gut charakterisierten Autoantikörpern und Tumornachweis als definitiv paraneoplastisch gewertet werden.

Gut charakterisierte Antikörper sind anti-Hu-, -Yo-, -Ma, -Ta-, -Ri, -Amphiphysin-, -CV2 / CRMP5-Antikörper.

MERKE

Anti-Hu ist ein Marker, der in der Regel auf ein kleinzelliges Bronchialkarzinom (SCLC) hindeutet. Wenn anti-Hu-Antikörper nachweisbar sind, sollte man im Zweifelsfall die Diagnostik bis hin zum Ganzkörper-PET / CT vorantreiben, da dieser Antikörper eine hohe Sensitivität besitzt.

6. Stiff-person-Syndrom

Früher hieß das Stiff-person-Syndrom auch Stiff-man-Syndrom, was im Zuge der Political Correctness umbenannt wurde. Es handelt sich um ein **Antikörper-vermitteltes Syndrom** (GAD- oder Amphiphysin-Antikörper), das sowohl paraneoplastisch als auch mit anderen Autoimmunerkrankungen auftreten kann. Dabei steht im Vordergrund eine Steifigkeit durch Dauerinnervation der Beinmuskulatur. In manchen Varianten können auch die Arme mit betroffen sein. Es kommt zu einer anhaltenden Spastik, die zu einer bizarren Gangstörung führt und mit gesteigerten Schreckreaktionen („startle reaction") assoziiert ist. Daneben können auch psychiatrische Symptome (v. a. Angststörung) und autonome Störungen (Tachykardie, Schwitzen, Tachypnoe) auftreten. Im EMG lässt

sich die Dauerkontraktion nachweisen, im Liquor zeigt sich manchmal eine intrathekale IgG-Synthese. Es sollte eine Tumorsuche erfolgen, da es eine erhöhte Koinzidenz mit Tumorerkrankungen gibt.
Die Therapie sieht eine intravenöse Immunglobulingabe (IVIG) oder Steroidtherapie vor. In schweren Fällen können auch Plasmapherese oder Rituximab notwendig sein. Benzodiazepine können helfen, die Spastik zu mindern.

ZUSAMMENFASSUNG

Paraneoplastische Syndrome sind immunvermittelte Syndrome, die begleitend zu oder bis zu 5 Jahre vor einer Tumorerkrankung auftreten können. Die subakute zerebelläre Degeneration ist dabei ein klassisches paraneoplastisches Syndrom, das mit einer subakut einsetzenden und progredienten zerebellären Ataxie und in der Folge Atrophie des Cerebellums auftritt. Der Nachweis paraneoplastischer Antikörper führt zur korrekten Diagnosestellung (anti-Hu bei SCLC und anti-Yo bei Ovarialkarzinom). Die Therapie sieht eine Resektion des Tumors vor mit begleitender immunsuppressiver Therapie in Abhängigkeit vom Schweregrad. Die Prognose ist eher ungünstig, da es häufig trotz Therapie zu einer langsamen Progredienz der Symptomatik kommt.

WAS WÄRE, WENN ...

- ... keine Tumorerkrankung innerhalb von 5 Jahren nachweisbar ist?
  - Dann muss die Diagnose kritisch gesehen werden und andere Differenzialdiagnosen müssen in Erwägung gezogen werden.
- ... neben einer schweren Alkoholanamnese auch ein Tumor nachweisbar ist?
  - Eine rasche Progredienz spricht gegen die äthyltoxische Ataxie. Es sollte der Nachweis von onkoneuralen Antikörpern angestrebt werden, um die Diagnose wahrscheinlicher zu machen.

35

Schwere Erkrankung bei altem Patienten

Christian Henke

Epikrise

Ein 90-jähriger Patient wird über die Notaufnahme mit Verdacht auf einen Schlaganfall gebracht. Er ist bis dahin noch selbstversorgend gewesen und hat neben einem Hypertonus noch eine chronische Niereninsuffizienz ohne Dialysepflichtigkeit. Vor 3 Jahren, so berichtet der Notarzt, habe er einen Myokardinfarkt gehabt, von dem er sich wieder weitgehend erholt habe.

In der CT-Bildgebung zeigt sich ein bereits demarkierter großer Infarkt im Stromgebiet der linken A. cerebri media mit Einbezug der Stammganglien. Aufgrund der bestehenden Demarkation verbietet sich eine Akuttherapie in Form einer systemischen Thrombolyse oder einer mechanischen Thrombektomie.

Die Angehörigen, seine 88-jährige Frau, die 60-jährige Tochter und die Enkelkinder, kommen in die Notaufnahme und sind sichtlich schockiert und mit der Situation überfordert.

Nach wenigen Tagen kommt es zu einer Verschlechterung von Vigilanz unter einer Aspirationspneumonie und progredientem Hirnödem. Unter Berücksichtigung der Patientenverfügung und unter Kenntnis des aktuellen klinischen Verlaufs möchten Sie mit den Angehörigen nochmal über das weitere Prozedere sprechen.

1. **Wie führen Sie das Gespräch in der Notaufnahme? Worauf müssen Sie bei der Kommunikation achten?**
2. **Was wissen Sie über Patientenverfügung, Vorsorgevollmacht und die Bedeutung der Begriffe DNR / DNI und DND?**
3. **Was sollte nach Aufnahme auf Station im Weiteren besprochen werden?**
4. **Was sollten Sie für das Setting des Gesprächs beachten?**
5. **Wie sollte das Gespräch bezüglich der Fortführung einer regulären Therapie oder Umschwenken auf ein palliativmedizinisches Konzept aufgebaut werden?**
6. **Welche palliativmedizinischen Maßnahmen werden auf Station durchgeführt? Was versteht man unter „SAPV"?**

Fall 35 Schwere Erkrankung bei altem Patienten

1. Notaufnahmegespräch

In der Notaufnahme geht in der Regel alles sehr schnell und hektisch zu, sodass wenig Zeit für Zuwendung und Abfangen von Angehörigen besteht. Darüber hinaus besteht eine deutliche Diskrepanz zwischen Ihnen als professionellem Arzt, der über Krankheitsbild und Prognose Bescheid weiß und der den betroffenen Menschen als Patienten wahrnimmt, auf der einen Seite und den Angehörigen, die ihren Vater, Partner oder Großvater kurz zuvor noch lebendig und mitten im Leben stehend wahrgenommen haben und normalerweise keine Ahnung von der nun aufgetretenen Erkrankung besitzen.

Daher empfiehlt es sich, in der Notaufnahmesituation zunächst einmal zu **informieren.** Dies umfasst die Diagnose (hier: Hirninfarkt, Schlaganfall) mit den dadurch aufgetretenen Symptomen (Aphasie, Hemiparese). Am besten erklärt man auch noch das Defizit, das aktuell besteht, und welche Therapieoptionen es gibt. Man sollte Angehörigen nicht zumuten, sich in der Akutsituation entscheiden zu müssen, sondern ein Gespräch entsprechend zu lenken.

In diesem Fall besteht eine Kontraindikation für eine akute Therapie, sodass sich diese Frage gar nicht stellt.

2. Patientenverfügung und Therapielimitierung

In einer Patientenverfügung können Patienten regeln, welche medizinischen und pflegerischen Maßnahmen sie wünschen, wenn sie diese Entscheidungen nicht mehr selbstständig treffen können. Hierbei sollte man aufpassen, da es sehr viele verschiedene Vordrucke für Patientenverfügungen gibt, die sich inhaltlich stark unterscheiden. Eine gute und recht ausführliche Version findet sich auf der Homepage der Bundesärztekammer. Eine Patientenverfügung sollte handschriftlich unterschrieben sein, muss jedoch nicht notariell beglaubigt sein, um zu gelten. Insbesondere sollte darauf geachtet werden, in welchem Fall die Patientenverfügung gelten soll. Die häufigste Formulierung ist „im Falle eines eingeleiteten Sterbeprozesses", oder wenn man aufgrund schwerer Krankheit (z. B. Demenz) nicht mehr seinen Willen äußern kann. Außerdem wird benannt, worauf man verzichten möchte (Ernährung, Beatmung, Reanimationsmaßnahmen).

Häufig angeschlossen an die Patientenverfügung ist eine **Vorsorgevollmacht,** in der geregelt ist, wer im Falle der eigenen Entscheidungsunfähigkeit die Entscheidung treffen soll. Hierbei ist es wichtig zu beachten, dass explizit erwähnt ist, dass die Vollmacht für „Gesundheitsfürsorge" und „Aufenthaltsbestimmung" gilt.

DNR: Do not resuscitate! bezeichnet den Verzicht auf Reanimationsmaßnahmen. Dies kann neben dem mechanischen Drücken auch den Verzicht auf eine „chemische Reanimation" mit Katecholaminen bedeuten.

DNI: Do not intubate! bezeichnet den Verzicht auf künstliche (maschinelle) Beatmung. Hierbei ist zwischen potenziell reversiblen Ursachen (Pneumonie oder postiktal) und einer potenziell längerfristigen Beatmung (respiratorische Erschöpfung aufgrund einer degenerativen Grunderkrankung, z. B. COPD) zu unterscheiden.

DND: Do not dialyse! bezeichnet den Verzicht auf Dialysemaßnahmen im Falle eines Nierenversagens.

MERKE

Im Gegensatz zur gesetzlichen Betreuung, die mit dem Tod des Betreuten erlischt, kann eine Patientenvollmacht auch über den Tod des Patienten hinaus verfügt werden, sodass auch Nachlassregelungen getroffen werden können.

3. Therapiegrenzen

Nach Übernahme des Patienten aus der Notaufnahme auf die Überwachungsstation wird es in der Regel etwas geordneter und ruhiger. Hier empfiehlt es sich dann, auch noch einmal mit den Angehörigen zu sprechen. Das zuvor Gesagte sollte noch einmal wiederholt werden, da Angehörige in der Akutsituation häufig nicht das Gleiche wahrnehmen, wie Sie glauben, gesagt zu haben.

Daneben sollte über **mögliche Komplikationen** im Verlauf der ersten Tage gesprochen werden (erneuter Schlaganfall, Dysphagie, Aspirationspneumonie, Thrombose mit Lungenembolie), ohne die Angehörigen zu sehr zu beunruhigen. Es sollte klar zum Ausdruck kommen, dass es sich bei einem so großen Schlaganfall um eine lebensbedrohliche Erkrankung handelt, die eine engmaschige Kontrolle erfordert. Das Gespräch muss in Worten geführt werden, die für die Angehörigen verständlich sind, und es sollte auf Fachbegriffe weitgehend verzichtet werden.

Im Weiteren sollte darüber gesprochen werden, ob es akute Therapielimitierungen gibt, die sich der Patient gewünscht hätte. Auf die Frage nach einer Patientenverfügung kommt häufig die Antwort, dass man diese habe aufsetzen wollen, aber noch nicht dazu gekommen sei. Es gilt jedoch auch der mutmaßlich mündlich geäußerte Patientenwillen, sofern er klar und nachvollziehbar wiedergegeben werden kann.

4. Setting

Aufgrund der Verschlechterung der Symptomatik bestehen von Ihrer Seite aus Zweifel, ob das zu erwartende Ergebnis der Behandlungen (Aphasie und hochgradige Hemiparese) der Patientenverfügung entnommen werden kann. Bei bereits zweifelnden Angehörigen, die sich im Rahmen der ersten Gespräche kritisch geäußert hatten bezüglich einer eingeschränkten Lebensführung, entschließen Sie sich, ein weiteres Gespräch einzuleiten, in dem Sie über einen Therapieabbruch und einen Perspektivwechsel hin zu einem **palliativmedizinischen Konzept** sprechen möchten.

Da dies ein einschneidendes und für die Angehörigen belastendes Thema ist, das mit vielen Ängsten belegt ist, den Patienten „im Stich zu lassen", sollte das Setting eines solchen Gesprächs stimmen.

Nach Möglichkeit sollte die Familie mit einer einheitlichen Stimme sprechen. Wichtig ist, dass die Entscheidung letztlich vom **Bevollmächtigten oder Betreuer** getroffen werden muss, sodass dieser dabei sein muss. Da jedoch keine Streitigkeiten in der Familie gewünscht sind, können und sollten auch weitere Angehörige an dem Gespräch teilnehmen. Sofern der Patient nicht mehr bei Bewusstsein ist und mitentscheiden kann, sollte das Gespräch nicht im Patientenzimmer stattfinden. Es empfiehlt sich folgendes Setting:

- Ruhiger Raum.
- Schild an der Tür, dass keine Störung erfolgen sollte.
- Abgabe des Handys an einen Kollegen.
- Ausreichend Stühle für alle Teilnehmer.
- Keine Termine für mindestens 30 min, besser 60 min.

Wenn es einrichtbar oder gewünscht ist, kann man auch einen Kollegen der **Palliativmedizin** oder der **Krankenhausseelsorge** einladen, die beratend und abfangend mithelfen können.

> **MERKE**
> Man sollte vorsichtig sein, seine eigenen Überzeugungen und Vorstellungen als Grundlage für alle Menschen zu nehmen. Auch wenn es für den medizinisch Verständigen häufig klar ist, dass man nicht als bettlägriger Patient ohne Kommunikationsfähigkeit weiterleben möchte, muss dies nicht der Willen des betroffenen Patienten gewesen sein. Bindend ist ausschließlich der schriftliche oder mutmaßlich geäußerte Patientenwillen.

5. Gesprächsführung

Am besten ist es, wenn man selbst **keine Erwartungen** an das Gesprächsergebnis hat. Man sollte seine eigenen Erwartungen und Einstellungen außen vor lassen. Zum Start kann man z. B. die Angehörigen bitten, ihren Eindruck der letzten Tage des Krankheitsverlaufs zu schildern und abzugleichen, ob die klinische Verschlechterung auch von ihnen wahrgenommen wurde. Es bietet sich an, anschließend auch den Verlauf aus medizinischer Sicht zu rekapitulieren.

Manchmal kommt es bereits zu diesem Zeitpunkt zu einer Aussage von Angehörigen, dass sich dies der Patient sicherlich nicht gewünscht habe. Sollte dies nicht der Fall sein, sollte man sich – vor allem bei fehlender schriftlicher Willensäußerung (Patientenverfügung) – einen **Eindruck vom Leben des Patienten** machen. Wichtige Fragen hierbei sind die nach Selbstständigkeit im Alltag, nach kognitiven Einschränkungen, nach Aussagen bei ähnlichen Fällen im Bekanntenkreis. Leider sind die Intentionen von Angehörigen nicht immer erkennbar. So kann es Notwendigkeiten des Patienten-Überlebens geben aufgrund wirtschaftlicher Abhängigkeit, fehlender Erbregelung oder bestehendem Mietverhältnis, das nach dem Tod beendet wäre. Bei Erkennen solcher Schwierigkeiten sollte man sich im Zweifel Hilfe suchen bei der hauseigenen **Rechtsabteilung,** der klinischen Ethikkommission oder auch dem **Amtsgericht.** Letztlich kommt dem Arzt anschließend die Aufgabe zu, die Einstellungen des Patienten zu rekapitulieren und mit der initial eingeschätzten jetzigen Situation abzugleichen. Wichtig ist dabei, auch einfach mal Schweigen oder Weinen zuzulassen und den Angehörigen die Zeit zu geben, sich selbstständig mit dieser schwierigen Entscheidung befassen zu können. Wenn Fragen auftreten, sollten diese professionell und ausreichend ausführlich beantwortet werden. Bieten Sie anschließend gerne noch einmal Rücksprachemöglichkeiten an.

6. Palliativmedizinische Maßnahmen

In diesem Fall würde auf medikamentöse Therapien inklusive Antibiotikagabe verzichtet werden. Einzelne Medikamente könnten dennoch im Rahmen eines präfinalen Konzepts gegeben werden wie z. B. antikonvulsive Medikamente, um epileptische Zuckungen in der Sterbephase zu vermeiden. Eine analgetische Therapie sollte in ausreichendem Maße angesetzt werden, d. h., dass in der Regel Morphin subkutan oder intravenös appliziert wird. Eine nasogastrale Sonde sollte gezogen werden, die Ernährung wird eingestellt. Flüssigkeiten können in geringem Umfang gegeben werden, jedoch droht die Gefahr, dass es zu einem Lungenödem kommt, das sich anhören kann, als ob ein Patient ertrinken oder ersticken würde und somit für Angehörige mit einem unangenehmen Gefühl verbunden ist.

Es sollte auf Mundpflege geachtet werden (Zitronenstäbchen, Befeuchtung der Schleimhäute mit Butter), wozu auch Angehörige angeleitet werden dürfen, um das Gefühl zu haben, hilfreich zu sein. Man sollte niemals vergessen, dass keiner von uns weiß, was ein Mensch in dieser Phase seines Lebens (trotz Bewusstlosigkeit) von seiner Umwelt miterlebt!

ZUSAMMENFASSUNG

In akuten und lebensbedrohlichen medizinischen Zuständen bei alten und schwer vorerkrankten Patienten sollte immer der **Wille** oder der **mutmaßliche Wille des Patienten** erfragt werden, um keine unerwünschte Maximaltherapie durchzuführen. Wichtig ist es dabei, Patienten und Angehörige an der jeweiligen Stelle abzuholen, da diese ohne medizinische Erfahrung sind und sowohl inhaltlich als auch emotional mit der Situation überfordert sind. Daher sollte sich Zeit genommen werden in einer ruhigen Umgebung und zunächst einmal über Krankheit und vermuteten Verlauf informiert werden. Danach sollte über verschiedene Faktoren gesprochen werden: mutmaßlicher Wille des Patienten, Therapielimitierung (DNR, DNI, DND), ggf. auch Initiierung einer palliativmedizinischen Therapie mit ausschließlichem Ziel der Symptomkontrolle und Sterbebegleitung. Angehörige sollten nicht gedrängt werden, es muss ihnen ausreichend Zeit und Information gegeben werden. Zudem sollte die emotionale Bindung an den Patienten, die die Krankenhausmitarbeiter nicht haben, immer mitbedacht werden.

WAS WÄRE, WENN …

- … der Patient seinen Willen noch äußern könnte, die Angehörigen dem aber nicht entsprechen wollen?
  - Bindend ist alleine der Wille des Patienten. Eine Verfügung gilt erst dann, wenn der Patient nicht mehr in der Lage ist, seinen freien Willen zu äußern. Hier sollten Psychologen, Seelsorger oder Palliativmediziner eingebunden werden, um zu vermitteln.
- … der Patient sich bereits in der Notaufnahme verschlechtern würde?
  - Dann müssen solche Gespräche notgedrungen direkt geführt werden. Dennoch sollte hier ein ruhigerer Raum gesucht werden und nicht der Flur der Notaufnahme.

36

Attackenartige Stiche im Gesicht

Christian Henke

Anamnese

Es stellt sich in der neurologischen Praxis eine 70-jährige Rentnerin vor, die berichtet, dass sie seit einer Woche zunehmende Schmerzen im Bereich der linken Gesichtshälfte habe. Diese Schmerzen hätten über die letzten Tage hinweg zugenommen, seien vor einer Woche nur 2- bis 3-mal am Tag für ca. 1 min aufgetreten und würden mittlerweile mehrmals stündlich vorkommen. Immer wenn sie kaue oder den Mund öffne, komme es zu einschießenden Schmerzen wie kleine Nadelstiche, die jeweils für wenige Sekunden anhielten, jedoch wie eine Salve für insgesamt 2–3 min bestünden. ASS und Ibuprofen hätten keinerlei Besserung gebracht.

Vorerkrankungen: Hypertonus, Z. n. Myokardinfarkt (NSTEMI) 2015.
Medikation: ASS, Ramipril comp, Bisoprolol.

Untersuchungsbefund

RR 190 / 90 mmHg, Patientin wach, keine Sprachstörung.
Hirnnerven: Pupillen isokor, direkte und konsensuelle Lichtreaktion, Trigeminus und Fazialis intakt, keine Dysarthrie.
Motorik: keine Paresen, keine Spastik, MER seitengleich mittellebhaft, PBZ bds. negativ.
Sensibilität: regelrecht für Ästhesie, Pallästhesie, Algesie und Thermästhesie.
Koordination: Zeigeversuche regelrecht, Stand und Gang unauffällig.

1. **Wie lautet die Verdachtsdiagnose? Welche Differenzialdiagnosen sind in Erwägung zu ziehen?**
2. **Welche zwei Unterformen dieses Krankheitsbilds kennen Sie? Wie lassen sich diese klinisch unterscheiden?**
3. **Welche Diagnostik ist notwendig zur Unterscheidung der Unterformen bzw. zur Therapieplanung?**
4. **Wie würden Sie die Patientin in der Akutphase therapieren? Welche weiteren Therapieoptionen stehen zur Verfügung?**
5. **Klären Sie die Patientin über die Prognose der Erkrankung auf!**
6. **Was wissen Sie über den idiopathischen anhaltenden (atypischen) Gesichtsschmerz?**

Fall 36 Attackenartige Stiche im Gesicht

1. Verdachtsdiagnose

Die nadelstichartigen, einschießenden Schmerzen im Gesichtsbereich lassen sich als neuralgiformer Schmerz klassifizieren, der rezidivierend für wenige Sekunden bis Minuten auftritt und daher hochgradig verdächtig auf eine **Trigeminusneuralgie** ist. Dazu passend wechselt die Lokalisation des Schmerzes nicht und ist triggerbar durch sensorische Reize (die über den N. trigeminus vermittelt werden), wie Berührung von Gaumen und Zähnen oder motorische Reize (Aktivierung der Kaumuskulatur – N. mandibularis [V3]). Des Weiteren finden sich klassischerweise keine Begleitsymptome in Form von Hirnnervenausfällen.

Zu berücksichtigende Differenzialdiagnosen umfassen:

- **Trigemino-autonome Kopfschmerzen:** periorbital mit vegetativen Ausfällen (Horner-Syndrom, Lakrimation, Rhinorrhö).
- **Migräne:** Lokalisation eher am Schädel, vegetative Begleitsymptome, dauerhafter Kopfschmerz.
- **Post-Zoster-Neuralgie:** nach einem Zoster im Gesichtsbereich; Hyperalgesie und persistierender Schmerz im Gesicht, brennender Charakter.
- **Glossopharyngeus-Neuralgie:** neuralgiforme Schmerzen im Bereich des Zungengrunds und des Rachens.
- **Intermedius-Neuralgie:** neuralgiforme Schmerzen im Bereich des Trommelfells und des äußeren Gehörgangs.
- **„Anhaltender, idiopathischer Gesichtsschmerz":** dauerhafter, nicht neuralgiformer Schmerz ohne Bezug zu einzelnem Trigeminusast.

2. Klinik

Es werden drei Formen der Trigeminusneuralgie unterschieden:

- **Klassische** (früher idiopathische) Trigeminusneuralgie.
- **Sekundäre** Trigeminusneuralgie.
- **Idiopathische** Trigeminusneuralgie.

Ursache der klassischen Form ist ein pathologischer **Gefäß-Nerven-Kontakt,** der typischerweise durch eine Gefäßelongation bei langjährig bestehendem Hypertonus bedingt ist und im Bereich des Eintritts des Hauptstamms in den Hirnstamm lokalisiert ist. Klassische Gefäße sind Kleinhirnarterien (A. cerebelli inferior anterior [AICA] und A. cerebelli superior [SUCA]). Durch die Pulsation des Gefäßes kommt es zu einer Demyelinisierung des Nervs mit ephaptischer Überleitung der Erregung, die im Sinne eines projizierten Schmerzes vom Gehirn als ein aus dem peripheren Versorgungsgebiet stammender Schmerzreiz verkannt und somit als Gesichtsschmerz wahrgenommen wird.

Bei der sekundären Trigeminusneuralgie finden sich andere, nichtvaskuläre Ursachen des Schmerzes. Am häufigsten sind dies **Entzündungen** im Bereich des Hirnstamms (v. a. MS), aber auch Tumoren im Kleinhirnbrückenwinkel (z. B. Akustikusneurinom). Der klinische Unterschied zwischen den zwei Formen ist die Möglichkeit der persistierenden Ausfälle (insbesondere sensible Störungen) im Rahmen der symptomatischen Trigeminusneuralgie.

Wenn keine Ursache gefunden wird, bezeichnet man sie als idiopathische Form.

3. Diagnostik

Entspricht das klinische Erscheinungsbild dem einer klassischen Trigeminusneuralgie und ist bei dem Patienten ein Hypertonus vorbekannt, so bedarf dies keiner weiteren ätiologischen Einordnung. In diesem Fall kann der Gefäß-Nerven-Kontakt bildgebend lokalisiert werden. Dies gelingt am besten mit einer cMRT-Untersuchung, bei der es spezielle Sequenzen (CISS-Sequenzen) zur Darstellung der Hirnnerven gibt. Im Falle eines operativen Vorgehens ist dies von Vorteil, jedoch nicht obligat.

Bei Hinweisen auf eine sekundäre Trigeminusneuralgie (Hypästhesie im Gesichtsbereich, Paresen der Kaumuskulatur) sollten erfolgen:

- **CMRT:** Darstellung des N. trigeminus im Verlauf. Hierbei sollte geachtet werden auf entzündliche oder tumoröse Prozesse im Bereich des Hirnstamms und des Kleinhirnbrückenwinkels.
- **CT-Schädelbasis:** knochendestruierende Prozesse der Schädelbasis.
- **Elektrophysiologie:** Blinkreflex, Masseter-Reflex, Trigeminus-SEP.
- **MS-Abklärung:** in Abhängigkeit des Alters der Patienten; SEP (somato-sensibel evozierte Potenziale), MEP (motorisch evozierte Potenziale), AEP (akustisch evozierte Potenziale), VEP (visuell

evozierte Potenziale), Liquordiagnostik, CMRT, Ausschlussdiagnostik im Labor.
- **Konsiliarische Untersuchungen:** HNO-Arzt, Zahnarzt, Kieferorthopäde, ggf. Ophthalmologe.

MERKE

Bei Patienten mit einer Trigeminusneuralgie, die jünger als 40 Jahre alt sind, sollte immer eine **MS** ausgeschlossen werden. Insgesamt ist die MS für 2–3 % aller Trigeminusneuralgien verantwortlich.

4. Therapie

Therapie der ersten Wahl ist ein medikamentös-konservatives Vorgehen. Hierbei stehen mehrere Medikamente zur Wahl, die als Monotherapie oder auch als Kombinationstherapie eingesetzt werden können.

Als Medikamente der ersten Wahl gelten:
- **Carbamazepin:** initiale Ansprechrate 90 %; Langzeitwirksamkeit: 40–50 %.
- **Oxcarbazepin:** ebenfalls gute Wirksamkeit, häufigere Hyponatriämien, aber off-label.

Medikamente der zweiten Wahl sind:
- **Phenytoin:** rasche Aufsättigung (auch i. v.) möglich, schnelle Wirksamkeit, jedoch Off-Label-Use. **Cave** Enzyminduktion!
- **Baclofen:** gut wirksam, auch als Zweitmedikation gut einsetzbar, off-label.
- **Lamotrigin, Valproat, Gabapentin, Pregabalin:** nur unkontrollierte Studien.
- **Misoprostol:** bei MS-Patienten in unkontrollierter Studie wirksam.

Bei Versagen der medikamentösen Therapie stehen grundsätzlich drei Optionen zur Verfügung:
- **Operativ** (mikrovaskuläre Operation nach Janetta): höchste Langzeitwirksamkeit; bei niedrigem OP-Risiko Methode der Wahl.
- **Radiochirurgisch:** stereotaktische Gamma-Knife-Bestrahlung der Eintrittszone der Trigeminuswurzel; 3-Jahres-Wirksamkeit ca. 50 %.
- **Interventionell:** ganglionäre lokale Opioid-Analgesie (GLOA) oder Thermokoagulation des Ganglion Gasseri bzw. Kryoneurolyse; schlechtere Ansprechrate, häufigere Rezidivquote als Operation.

Natürlich steht zunächst auch die Behandlung der Grunderkrankung im Vordergrund. Dies bedeutet für die klassische Trigeminusneuralgie eine optimierte antihypertensive Behandlung, für die sekundäre Trigeminusneuralgie die operative Korrektur von strukturellen Veränderungen bzw. eine antiinflammatorische Therapie bei entzündlicher Genese.

MERKE

Der Abstand zwischen Symptombeginn und korrekter Diagnosestellung dauert im Falle der Gesichtsschmerzen besonders lang (häufig > 6 Monate). Dabei durchlaufen viele Patienten eine interdisziplinäre Odyssee mit multiplen HNO- oder zahnärztlichen Eingriffen, die neue Beschwerden erschaffen, jedoch bezüglich der Schmerzproblematik keinen positiven Effekt erzielen. Im Gegenteil steigt dadurch das Risiko der Chronifizierung deutlich an.

5. Prognose

Die Trigeminusneuralgie ist eine Erkrankung, die zunächst medikamentös oder operativ / interventionell gut behandelt werden kann. Jedoch kommt es nach einigen Jahren in Abhängigkeit von der Effektivität der Behandlung einer Grunderkrankung in 50 % der Fälle zu Rezidiven. Es sollten zunächst einmal die konservativen Behandlungsoptionen ausgereizt werden, bevor man sich invasiven Verfahren wie der **Janetta-Operation** zuwendet, von der die Patienten lesen, dass sie in 98 % der Fälle eine sofortige Schmerzfreiheit mit sich bringt. Die Mortalität dieser Operation liegt jedoch in Abhängigkeit von der Spezialisierung des Operateurs ebenfalls zwischen 0,5 und 1 %, sodass eine genaue Risiko-Nutzen-Analyse vorab getätigt werden muss.

Jeder vierte Patient hat während seines Lebens drei oder mehr Rezidive der Neuralgie, während ca. 30 % nur eine einmalige Episode haben. Dies liegt jedoch z. T. auch am höheren Manifestationsalter (Altersgipfel 65. – 75. Lebensjahr).

6. Anhaltender idiopathischer Gesichtsschmerz

Unter diesem Begriff, der früher als **atypischer Gesichtsschmerz** bezeichnet wurde, findet sich ein Gesichtsschmerz, der nicht neuralgiform ist und dessen organische Genese bislang nicht demonstriert werden konnte. Aufgrund der fehlenden Fassbarkeit und der nicht-neuralgiformen Charakteristik dauert die korrekte Diagnosestellung bei diesem Patientenkollektiv noch länger als bei anderen Gesichtsschmerzen. Der Schmerz ist bei dieser Erkrankung dauerhaft vorhanden, schlecht lokalisierbar und von dumpfem und tiefem Charakter. Fokal-neurologische Ausfälle wie Sensibilitätsstörungen sind nicht vorhanden und zusatzdiagnostisch findet sich kein wegweisender Befund.

Ausschlussdiagnostik:

- HNO-ärztliche, zahnärztliche und kieferorthopädische Konsile.
- Elektrophysiologische Untersuchungen: Blinkreflex, Trigeminus-SEP, Masseter-Reflex.
- CT und MRT des Gesichtsschädels und der Schädelbasis.

Die wichtigste therapeutische Maßnahme stellt die Aufklärung des Patienten dar mit der daraus resultierenden Vermeidung weiterer operativer Eingriffe, die einen wichtigen Faktor zur Chronifizierung der Erkrankung bilden. Daneben stehen nichtmedikamentöse Verfahren wie Verhaltenstherapie und Entspannungsverfahren zur Verfügung. Medikamentös unterstützend können als Therapieversuch Antidepressiva (Amitriptylin, Doxepin, Venlafaxin) oder Antikonvulsiva (Gabapentin, Carbamazepin) eingesetzt werden, ohne dass es einen Wirksamkeitsnachweis bei diesem Krankheitsbild gibt. Der Schmerz chronifiziert häufig, es gibt jedoch auch spontane Besserungen oder gar Remissionen.

ZUSAMMENFASSUNG

Als **Trigeminusneuralgie** bezeichnet man eine Gruppe von Gesichtsschmerzen, die mit nadelstichartigen Schmerzen attackenartig einschießen. Es werden drei Arten von Trigeminusneuralgie unterschieden, eine klassische, durch einen pathologischen Gefäß-Nerven-Kontakt bedingte Variante, eine sekundäre, durch entzündliche oder neoplastische Affektionen des N. trigeminus bedingte Variante und eine idiopathische, bei der keine Genese benannt werden kann. Diagnostisch sollte bildgebend nach einer nichtvaskulären Ursache gesucht werden. Therapeutisch stehen neben der medikamentösen Therapie mit Antikonvulsiva operative und interventionelle Verfahren zur Verfügung, wobei die mikrovaskuläre Operation nach Janetta als Goldstandard bezeichnet werden muss. Aufgrund des höheren Alters der Erstmanifestation bei der klassischen Form ist die Lebenserwartung nicht eingeschränkt, jedoch kommt es im Verlauf der Therapie häufig zu Rezidiven.

WAS WÄRE, WENN ...

- ... der Schmerz eher periorbital wäre?
  - Dann muss auf migräniforme oder Cluster-Kopfschmerz-Charakteristika geachtet werden (Horner-Syndrom, Lakrimation, Rhinorrhö).
- ... zwei Medikamente nicht ausreichend wirksam zur Schmerzbehandlung wären?
  - Aktuell empfiehlt die Leitlinie bei Refraktarität von zwei empfohlenen Analgetika die operative Therapie nach Janetta.
- ... die Patientin jung wäre und keinen Hypertonus hätte, aber auch keine MS diagnostiziert würde?
  - Bildgebende Darstellung eines Gefäß-Nerven-Kontakts und Standardtherapie. Manchmal gibt es unabhängig vom Hypertonus ungünstige anatomische Varianten.

37

Attackenartiger Drehschwindel beim Erwachen

Christian Henke

Anamnese

Ein 45-jähriger Fahrradkurier stellt sich in der neurologischen Ambulanz vor, nachdem er am Morgen beim Aufwachen festgestellt habe, dass sich das Zimmer um ihn herum drehe. Weiter berichtet er über Übelkeit, und dass er mehrmals bei dem Versuch sich umzudrehen, erbrochen habe. Auf Ihre Nachfrage hin beschreibt er die Schwindelattacken als Drehschwindel, der für ca. 30–60 s bestehe und mit massiver Übelkeit einhergehe. Weitere Symptome wie Hörstörungen, Tinnitus, Ohrdruck, Seh- und Sprechstörungen werden von ihm verneint. Auf Nachfrage berichtet er über ein Sturzereignis vom Fahrrad vor wenigen Tagen, bei dem er auf den Kopf gefallen sei, aber keine weiteren Beschwerden bemerkt habe. Weitere Vorerkrankungen sind ihm nicht bekannt.

Untersuchungsbefund

RR 130/90 mmHg, Patient wach, keine Sprachstörung, kein Meningismus.

Hirnnerven: Pupillen isokor, direkte und konsensuelle Lichtreaktion, Trigeminus und Fazialis intakt, kein Spontannystagmus, keine Dysarthrie.

Motorik: keine Paresen, keine Spastik, MER seitengleich mittellebhaft, PBZ bds. negativ.

Sensibilität: regelrecht für Ästhesie, Pallästhesie, Algesie und Thermästhesie.

Koordination: Zeigeversuche regelrecht, Stand und Gang regelrecht.

1. **Was ist die Verdachtsdiagnose? Welche Differenzialdiagnosen kommen in Betracht?**
2. **Welche speziellen neuroophthalmologischen Untersuchungen sind notwendig zum Nachweis der Verdachtsdiagnose?**
3. **Welche apparative Zusatzdiagnostik wäre im weiteren Verlauf sinnvoll?**
4. **Beschreiben Sie die Pathophysiologie der Erkrankung!**
5. **Wie therapieren Sie die Erkrankung?**
6. **Was wissen Sie über die Häufigkeit und die Prognose der Erkrankung?**

1. Verdachtsdiagnose

Drehschwindelsymptome mit Übelkeit, die lediglich unter Bewegung auftreten und hierunter nur kurzzeitig anhalten, sind dringend verdächtig auf einen Lagerungsschwindel. Der benigne paroxysmale Lagerungsschwindel (BPLS oder engl. BPPV), der durch eine Ablösung von Otolithen aus den Makulaorganen in die Bogengänge verursacht wird, ist mit 20 % das häufigste Schwindelsyndrom. In einigen Fällen können Traumen (hier Fahrradunfall) einem BPLS vorausgehen. Weitere Differenzialdiagnosen sind:

- **Zentraler Lageschwindel:** durch Läsionen im Bereich der Vestibulariskerne, in der dorsalen Medulla oblongata nahe dem IV. Ventrikel oder im Bereich des Kleinhirns, z. B. MS-Plaques, kleine Ischämien, Blutungen.
- **Vestibuläre Migräne:** assoziiert mit Kopfschmerzen, Übelkeit, Erbrechen, Foto- und Phonophobie bei bekannter Migräne-Anamnese. Der Schwindel kann hierbei als Aura-Symptomatik und damit nur kurz auftreten oder aber begleitend zur Kopfschmerzattacke über 2–3 Tage persistieren.
- **Vestibuläre Epilepsie:** seltenes Krankheitsbild mit Nachweisbarkeit von epilepsietypischen Potenzialen im EEG während der Attacken und ggf. zentralen Nystagmen (v. a. vertikal).

2. Neuroophthalmologie

In Anbetracht der klinischen Symptomatik mit bewegungsabhängigem Drehschwindel für wenige Sekunden ohne weitere Begleitsymptome lässt sich die Verdachtsdiagnose eines BPLS stellen. Entsprechend sollten die sog. **Lagerungsmanöver** für die Bogengänge des Vestibularorgans durchgeführt werden. Es gibt auf jeder Seite drei Bogengänge: einen posterioren, einen horizontalen (oder lateralen) und einen anterioren (oder superioren).

- **Dix-Hallpike-Manöver:** Dies ist ein einfacher klinischer Test, mit dem die posterioren Bogengänge beider Seiten getrennt voneinander beurteilt werden können: Der Patient bekommt eine Frenzel-Brille aufgesetzt und der Kopf wird um 45° zur Gegenseite gedreht. Dann legt man den Patienten schnell auf die betroffene Seite und sieht bei positivem Lagerungsmanöver einen mit wenigen Sekunden Latenz einsetzenden, maximal 60 s lang anhaltenden, nach unten schlagenden rotatorischen Nystagmus mit Crescendo-Decrescendo-Charakter, d. h., der Nystagmus schwillt zunächst an, um dann langsam zu sistieren. Formal sollte immer auch die Lagerung für den kontralateralen Bogengang durchgeführt werden, da es auch ein bilaterales Betroffensein der posterioren Bogengänge gibt.
- **Lagerungsmanöver für den horizontalen Bogengang:** Hierbei wird der Patient mit Frenzel-Brille gerade hingelegt und der Kopf zur rechten Seite (für den rechten horizontalen Bogengang) oder zur linken Seite (für den linken horizontalen Bogengang) gedreht. Bei positivem Lagerungsmanöver ist ein rein horizontaler Nystagmus zu sehen.

MERKE

Die Lagerungsmanöver für die Bogengänge mit den hierunter auftretenden Nystagmen und dem subjektiven Schwindelgefühl sind die einzig beweisende Untersuchung eines peripheren Lagerungsschwindels. Sie gehören zur Basisuntersuchung jedes Schwindelpatienten, da der BPLS gelegentlich andere Schwindelerkrankungen imitieren kann.

3. Zusatzdiagnostik

Sofern es Hinweise auf einen zentralen Lagerungsschwindel gibt, so sollten weitere Untersuchungen zur genaueren Ursachenabklärung vorgenommen werden:

- **cMRT:** Ausschluss struktureller Läsionen im Bereich des Hirnstamms (z. B. entzündlicher Veränderungen [MS-Plaque], ischämischer Läsionen [Hirnstamminfarkt]) oder Raumforderungen im Bereich des N. vestibulocochlearis (Akustikusneurinom).
- **EEG:** Nachweis von Allgemeinveränderungen im Rahmen einer möglichen Migräne. Bei V. a. Schwindel im Rahmen einer Epilepsie auf epilepsietypische Potenziale achten.
- **Evozierte Potenziale** (visuell, akustisch, sensorisch und motorisch): Hinweis auf demyelinisierende Veränderungen im Rahmen einer Multiplen Sklerose.

4. Pathophysiologie

Ursache des BPLS ist eine Ablösung der **Otolithen** im Utriculus, der für die Detektion horizontaler Bewegungen zuständig ist. Gelegentlich lässt sich ein Trauma in der näheren Vorgeschichte eruieren (wie in diesem Fall), gelegentlich geht dem BPLS eine Entzündung des Labyrinths (Neuropathia vestibularis) voraus. Wenn sich die Otolithen ablösen, können sie in den angrenzenden posterioren Bogengang hineinrollen, wo sie bei Kopfbewegungen fehlerhaft als Beschleunigungsbewegung wahrgenommen werden und über den Gleichgewichtsnerv dem Gehirn eine Drehbewegung suggerieren. Nur wenn es zu einer Ablösung multipler Steine kommt, die sich im Bogengang zusammenklumpen, kann unter Bewegung mit der Schwerkraft eine Endolymph-Strömung erzeugt werden, die groß genug ist, um die Kinozilien der Makula-Organe zu erregen und somit eine nervale Reizung und einen daraus resultierenden Drehschwindel zu erzielen.

5. Therapie

Physiotherapeutisch: Zur Therapie des benignen paroxysmalen Lagerungsschwindels sind dem Patienten die sog. Befreiungsmanöver zu erklären, die er im Verlauf der folgenden 1–2 Wochen eigenständig durchführen sollte. Ziel der Befreiungsmanöver ist es, die Otolithen wieder aus dem Bogengangssystem in den Utriculus zu befördern, wo sie keinerlei fehlerhafte Erregung auslösen können.

- Für den **posterioren** Bogengang gibt es die beiden Befreiungsmanöver nach Sémont und nach Epley, deren Wirksamkeit gut belegt ist und die sich in ihrer Wirksamkeit nicht unterscheiden (➤ Abb. 37.1). Hierbei empfiehlt sich das Eplex-Manöver bei Menschen mit Hüftbeschwerden, das Sémont-Manöver bei Menschen mit HWS-Beschwerden.
- Für den **horizontalen** Bogengang sei als Beispiel das **Gufoni-Manöver** genannt, bei dem der Patient sich zunächst auf die Seite des betroffenen Bogengangs hinlegt, danach den Kopf um 90° dreht, sodass die Nase zum Boden zeigt, und anschließend sich wieder mit einer schnellen Bewegung aufrichtet. Ebenso wirksam ist das **Brandt-Daroff-Manöver,** bei dem der Patient zunächst den Kopf zur nicht betroffenen Seite dreht und sich anschließend schnell zur betroffenen Seite fallen lässt. Anschließend richtet sich der Patient wieder zur Mitte auf, dreht den Kopf jetzt zur betroffenen Seite und lässt sich zur nicht betroffenen Seite fallen.

Medikamentös: Sollte es in den ersten Tagen zu einer ausgeprägten vegetativen Begleitsymptomatik mit Übelkeit und Erbrechen kommen, so ist eine antivertiginöse Therapie mit z. B. Dimenhydrinat (Vomex®) indiziert.

MERKE

Der benigne paroxysmale Lagerungsschwindel (BPLS) ist mit ca. 20 % die häufigste Schwindelform. Hierbei ist in ca. 90 % der Fälle einer der beiden posterioren Bogengänge betroffen, der horizontale Bogengang mit ca. 10 % deutlich seltener und das Vorkommen eines BPLS des anterioren Bogengangs wird insgesamt sehr kritisch betrachtet, da aufgrund der anatomischen Lage eine Inklination des Kopfs die Otolithen bereits wieder aus dem Bogengang hinausbefördern müsste.

6. Epidemiologie

Das Krankheitsbild ist mit den physiotherapeutischen Manövern sehr gut behandelbar. Beim posterioren Bogengang kommt es in über 90 % der Fälle zu einer kompletten Remission, beim horizontalen Bogengang in über 50 % der Fälle. Sollte es trotz der mehrmals täglich durchgeführten Befreiungsmanöver zu keiner zufriedenstellenden Besserung der Schwindelsymptomatik gekommen sein, so sollte die korrekte Durchführung der Manöver evaluiert werden.

Die beiden häufigsten **Fehler beim Sémont-Manöver** sind:

- Der Kopf wird nicht während des gesamten Manövers um 45° zur kontralateralen Seite gedreht.
- Die 180°-Wendung findet zu langsam statt, sodass die Otolithen nicht über den Kulminationspunkt hinüberrollen und somit im Bogengangssystem verbleiben.
- In ca. 10–20 % der Fälle kommt es zu Rezidiven, insbesondere wenn zur Behandlung keine Befreiungsmanöver durchgeführt worden sind.

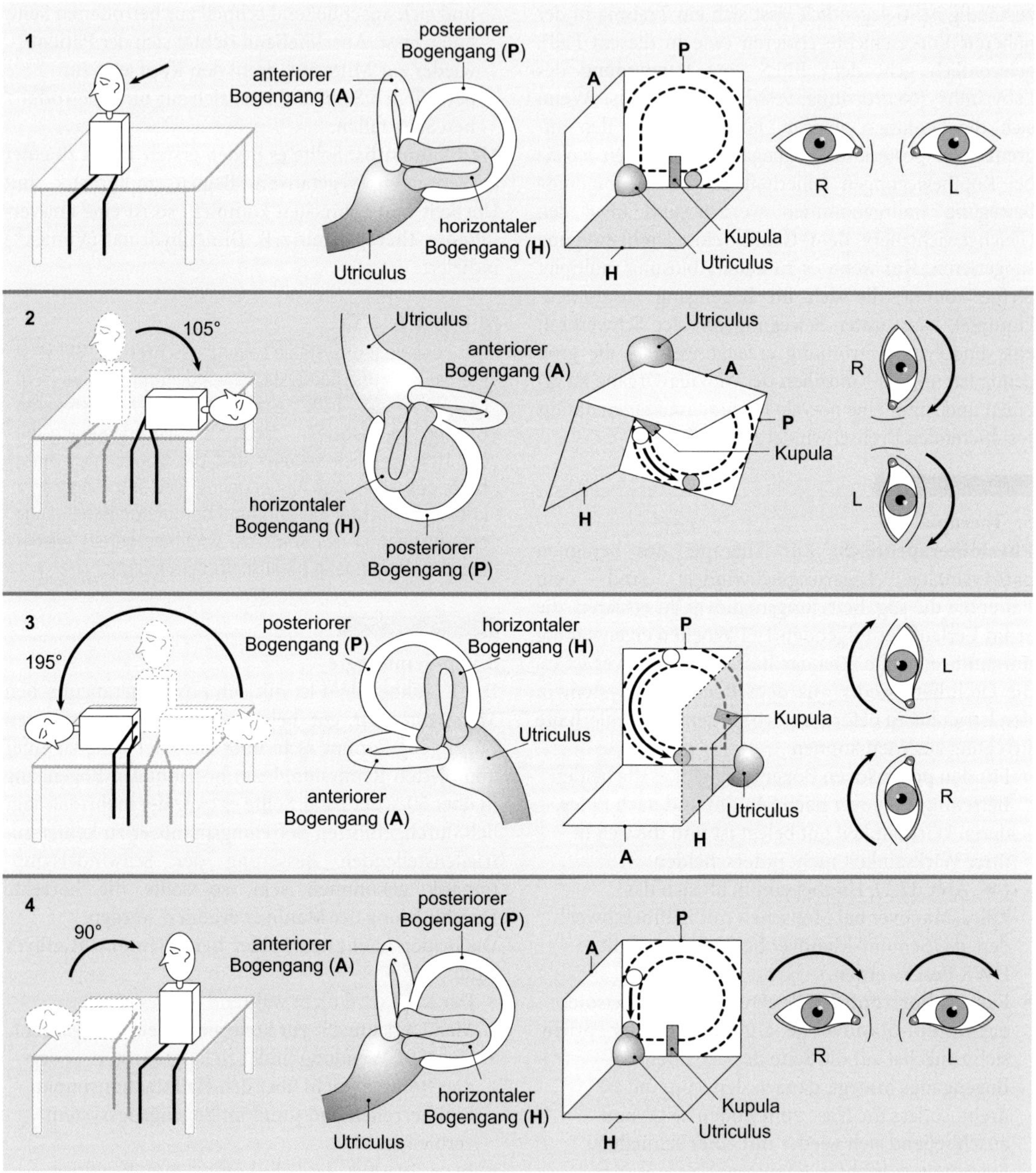

Abb. 37.1 Schematische Darstellung des Befreiungsmanövers nach Sémont für den benignen paroxysmalen Lagerungsschwindel des linken posterioren Bogengangs. A, P, H = anteriorer, posteriorer und horizontaler Bogengang. R = rechtes Auge, L = linkes Auge. [V492]

ZUSAMMENFASSUNG

Der **benigne paroxysmale Lagerungsschwindel** ist klinisch gekennzeichnet durch einen paroxysmalen, sekundenlang anhaltenden Drehschwindel, der gehäuft mit Übelkeit und Erbrechen auftritt.

Diagnostisch wegweisend sind die Lagerungsmanöver (Dix-Hallpike-Manöver), mithilfe derer ein lagerungsabhängiger Nystagmus nachgewiesen werden kann, der die Diagnose letztlich beweist. Zur Therapie sollten neben antivertiginösen Medikamenten die physiotherapeutischen Befreiungsmanöver eingesetzt werden (Sémont- und Epley-Manöver), wodurch die Symptomatik schneller abklingt und Rezidiven vorgebeugt werden kann.

WAS WÄRE, WENN ...

- … der Schwindel auch nach 2 Wochen noch persistieren würde?
  - Dann sollte man sich die Manöver demonstrieren lassen und bei korrekter Ausführung ggf. ein cMRT ergänzen.
- … unter Lagerung der Nystagmus einmal nach unten und einmal nach oben schlagen würde?
  - Dann sollte dringend geprüft werden, ob es nicht doch ein Spontannystagmus ist, der durch die Bewegung in seiner Amplitude und Frequenz zugenommen hat, ggf. Ergänzung einer Video-Nystagmografie.

38

Progrediente Gangstörung und sensibler Querschnitt

Christian Henke

Anamnese

Eine 52-jährige Patientin stellt sich vor mit seit 2–3 Jahren zunehmender Gangunsicherheit. Damals habe sich eine leichte Unsicherheit innerhalb weniger Wochen bemerkbar gemacht und sei seither quartalsweise schlechter geworden. Sie könne noch immer ohne Gehhilfe laufen, merke aber, dass sowohl die Ausdauer als auch die Sicherheit schlechter geworden seien. Seit wenigen Monaten habe sie auch bemerkt, dass die Beine und der Rumpf sich anders anfühlten mit Taubheitsgefühlen und vereinzelt auch Missempfindungen. Vor 2 Jahren habe der Hausarzt schon einmal eine MRT-Untersuchung des Kopfes veranlasst, die unauffällig gewesen sei.

Untersuchungsbefund

Patientin wach, kein Meningismus, keine Sprachstörung.
Hirnnervenbefund mit sakkadierter Blickfolgebewegung, sonst unauffällig. Motorisch zeigt sich eine Paraparese der Beine KG4 mit gesteigerten Muskeleigenreflexen (PSR bds. und unerschöpflicher Fußklonus bds.). An den oberen Extremitäten keine Paresen, aber ebenfalls links gesteigerter BSR und positiver Trömner-Reflex links. Sensibler Querschnitt ab Höhe Th7 mit Störung von Algesie und Ästhesie. Koordination: spastisch-ataktisches Gangbild mit ungerichteter Fallneigung im Romberg-Stehversuch. Ataktischer Knie-Hacke-Versuch bds. und Finger-Nase-Versuch links.

1. **Beschreiben Sie das klinische Syndrom! Wo vermuten Sie den Ort der Schädigung?**

2. **Was ist Ihre Verdachtsdiagnose? Welche Differenzialdiagnosen haben Sie?**

3. **Welche Diagnostik sollte durchgeführt werden? Kennen Sie Diagnosekriterien dieser Erkrankung?**

4. **Welche Differenzialdiagnosen bestünden, wenn sich das Syndrom akut (innerhalb von maximal 1–2 Tagen) präsentieren würde? An welche Erkrankungen müssten Sie bei Schmerzlosigkeit oder Schmerzhaftigkeit denken?**

5. **Welche therapeutischen Optionen stehen grundsätzlich zur Verfügung?**

6. **Was ist der Trömner-Reflex und welchen Stellenwert besitzt er in der klinischen Untersuchung?**

1. Klinisches Syndrom

Klinisch-neurologisch zeigt sich zunächst einmal ein **sensibles Querschnittssyndrom** auf Höhe Th7, was mit einer Läsion auf Höhe BWK3–5 vereinbar wäre. Es umfasst sowohl die Epikritik als auch die Protopathik, was gegen eine vaskuläre Genese spricht, da hierbei die Hinterstränge (epikritische Sensibilität) unabhängig von der Restfunktion betroffen wären. Motorisch zeigen sich gesteigerte Muskeleigenreflexe sowohl der Beine als auch der linken oberen Extremität. Paresen lassen sich lediglich an den Beinen nachweisen, jedoch zeigt sich das Gangbild spastisch-ataktisch. All dies spricht für eine **zentrale Parese,** die über eine reine Paraparese hinausgeht und bei Betroffensein auch der oberen linken Extremität als Triparese bezeichnet werden könnte, aber vermutlich im Verlauf in eine Tetraparese münden wird. Zusammengefasst handelt es sich somit um eine **sensomotorische Querschnittssymptomatik,** die zentral generiert wird. Bei Beteiligung des Bizepssehnenreflexes (C5 / C6) und des Trömner-Reflexes (C7 – Th1) ist von einer links lateralisierten Läsion im **HWS-Bereich** auszugehen sowie vermutlich von einer zweiten thorakalen Läsion auf Höhe BWK3–5 als Ursache des sensiblen Querschnittsniveaus.

2. Verdachtsdiagnose

Bei initial subakut begonnener Symptomatik, die sich seither schleichend verschlechtert, müssen sowohl neurodegenerative Erkrankungen als auch chronisch-entzündliche Erkrankungen und kompressive Läsionen (Meningeom, Metastase) in Betracht gezogen werden. Das Alter der Patientin in Zusammenhang mit den mindestens zwei unterschiedlichen Läsionshöhen spricht gegen eine kompressive Störung und lässt eine chronisch-entzündliche Genese im Sinne einer **primär chronisch progredienten Multiplen Sklerose (PPMS)** wahrscheinlich erscheinen. Hierbei handelt es sich um eine Erkrankung, die dem MS-Formenkreis zugerechnet wird, wenngleich es auch zu keinen Schüben kommt, sondern zu einer chronischen Progression. Differenzialdiagnostisch sollte aufgrund der Behandlungsmöglichkeit auch eine **Neuromyelitis-optica-Spektrumserkrankung** (NMOSD, ➤ Fall 27) in Erwägung gezogen werden. Auch neurodegenerative Erkrankungen müssen in Betracht gezogen werden. Gegen Motoneuronerkrankungen wie die Amyotrophe Lateralsklerose (ALS, ➤ Fall 53) sprechen sowohl die sensible Beteiligung als auch das Fehlen von Zeichen des 2. Motoneurons. Für rein erstmotoneuronale Erkrankungen wie die primäre Lateralsklerose (PLS) oder die hereditäre spastische Spinalparalyse (HSP) sollte ebenfalls keine sensible Beteiligung vorhanden sein.

3. Diagnostik, Kriterien

Es sollte eine spinale Bildgebung durchgeführt werden, da hier die klinische Läsion vermutet wird. In einer **HWS- und BWS-MRT**-Untersuchung würde man erwarten, dass myelitische Läsionen nachgewiesen werden (➤ Abb. 38.1). **Laborchemisch** sollten Vaskulitiden, ein Vitamin-B_{12}-Mangel, Sarkoidose, ggf. auch Tuberkulose und eine HIV-Erkrankung ausgeschlossen werden. Die Aquaporin-4-Antikörper können v. a. bei Nachweis longitudinal-extensiver Läsionen eine Differenzierung zur Neuromyelitis optica ermöglichen. Letztlich ist die **Liquordiagnostik** durch den Nachweis oligoklonaler Banden hinweisend auf die PPMS. Mithilfe der **evozierten Potenziale** (SEP, MEP, VEP) lassen sich klinisch-manifeste oder auch subklinische Hinweise auf eine Läsion der visuellen, motorischen oder sensiblen Bahnen verifizieren.

Für die primär progrediente Multiple Sklerose (PPMS) gibt es seit 2017 ebenfalls modifizierte Definitionskriterien:

Obligat ist das Vorhandensein einer progredienten klinischen Behinderung ohne Rückbildung und ohne Schübe über eine Dauer von mehr als einem Jahr. Dazu müssen noch mindestens 2 der 3 folgenden Symptome vorhanden sein:

- ≥ 1 T2-Läsion im MRT (periventrikulär, juxtakortikal / kortikal oder infratentoriell).
- ≥ 2 T2-Läsionen im spinalen MRT.
- Intrathekale Immunglobulinsynthese (bzw. oligoklonale Banden).

4. Akute Paraparese

➤ Tab. 38.1

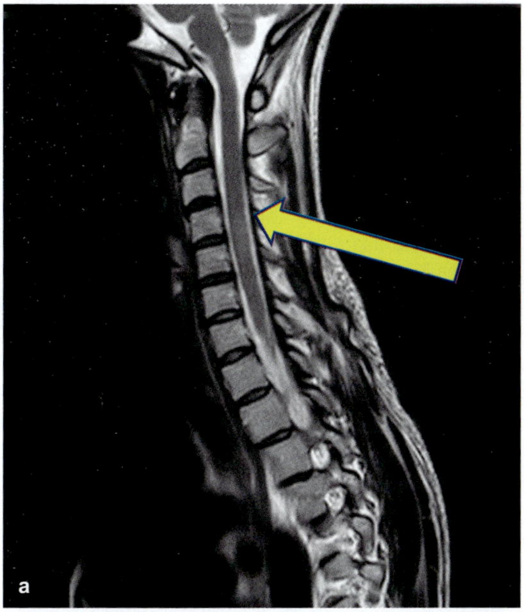

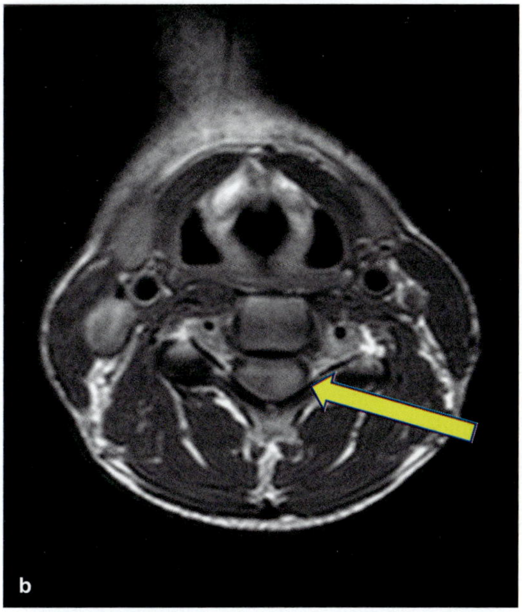

Abb. 38.1 HWS-MRT mit Nachweis einer links lateralisierten myelitischen Läsion. In der sagittalen T2-Wichtung (a) kann man die entzündliche Läsion auf Höhe HWK4/5 erkennen (Pfeil). In der axialen T2-Wichtung (b) sieht man die Lateralisierung in den linken Seitenstrang (Pfeil). [T953-001]

Tab. 38.1 Differenzialdiagnosen der akuten Paraparese

Schmerzhafte Paraparese	Schmerzlose Paraparese
• Aortenverschluss (Leriche-Syndrom) • Medialer thorakaler Bandscheibenvorfall • Traumatische Rückenmarksläsion • Spinale Subarachnoidalblutung (SAB) • Syringomyelie (➤ Fall 45)	• Infarkt der A. spinalis anterior (➤ Fall 55) • Guillain-Barré-Syndrom (GBS, ➤ Fall 57) • Myelitis • Durale arteriovenöse Fistel

5. Therapie

Im Gegensatz zur schubförmigen Multiplen Sklerose gibt es für die progredienten Formen nur wenige und eingeschränkt effektive Behandlungsoptionen. Das einzige zugelassene Medikament für die PPMS in der Frühphase (kurze Symptomdauer, Krankheitsaktivität) ist Ocrelizumab. Darüber hinaus kommen noch Steroidstöße im Intervall in Betracht, für die die Effektivität jedoch gering und die Datenlage nicht vorhanden ist.

Andere Medikamente, die bei schubförmigen Formen der MS eingesetzt werden können, um die Entzündungsaktivität zu unterdrücken, haben bei der PPMS keine Wirksamkeit gezeigt. Insgesamt wird ohnehin diskutiert, ob die Progredienz bei den MS-Formen bereits einen Übergang von einer entzündlichen Erkrankung in eine neurodegenerative Form darstellt.

Bei der **sekundär progredienten Multiplen Sklerose** kann man, insbesondere wenn es noch aufgelagerte Schübe gibt oder der Behinderungsgrad noch gering ist, verschiedene Medikamente einsetzen, die für diese Form sowohl eine Zulassung als auch eine leichtgradige Wirksamkeit haben.

6. Trömner-Reflex

Der Trömner-Reflex ist ein polysegmental verschalteter Reflex der oberen Extremitäten, der nervale Zuflüsse von C7, C8 und Th1 erhält. Bei passiver Extension der gebeugten Fingerendglieder der Digiti II–V kommt es reflektorisch zu einer Beugung der Finger, die man am besten am nichtextendierten Daumen sehen kann, der eine Beugebewegung zeigt. Dieser Reflex ist **kein** pathologischer Reflex wie der Babinski-Reflex. Er ist lediglich bei vielen Menschen so schwierig auslösbar, dass er häufig nicht vorhanden ist. Bei Seitengleichheit hat dies somit keinen diagnostischen Stellenwert. Lediglich bei Seitendifferenz kann er Ausdruck einer unilateralen Läsion der unteren zervikalen Segmente sein.

Pathologische Reflexe für die oberen Extremitäten (wie Babinski-Zeichen, Gordon-, Chaddock- oder Oppenheim-Zeichen für die unteren Extremitäten) gibt es auch. Zum einen gibt es den **Palmomental-Reflex** (Radovici-Zeichen), bei dem es durch Bestreichen der palmaren Handfläche zu einer ipsilateralen Kontraktion des M. mentalis kommt. Ein zweites Pyramidenbahnzeichen der oberen Extremitäten ist das **Wartenberg-Zeichen,** bei dem die Finger von Untersucher und Patient ineinander verhakt werden und es beim Patienten zu einer Daumenflexion und -adduktion kommt.

ZUSAMMENFASSUNG

Bei der **primär progredienten Multiplen Sklerose (PPMS)** handelt es sich um eine Verlaufsform, bei der es zu keinem Zeitpunkt der Erkrankung zu Schüben kommt. Die Krankheit ist gekennzeichnet durch einen meist spinalen Beginn und eine Progredienz über mindestens 12 Monate, bevor die Diagnose gestellt werden darf. Bildgebend müssen spinale Läsionen nachweisbar sein, im Verlauf sieht man auch MS-typische Läsionen in der zerebralen Bildgebung. Im Liquor lässt sich zumeist eine intrathekale Immunglobulinsynthese mit oligoklonalen Banden nachweisen. Therapeutisch kann in der Frühphase noch mit Ocrelizumab oder Steroidstößen behandelt werden, im Verlauf kommen lediglich symptomatische Maßnahmen (Antispastika, Gehhilfen etc.) in Betracht.

WAS WÄRE, WENN …

- … die Gangstörung erst seit 6 Monaten bestünde?
  - Die Diagnose einer PPMS setzt mindestens 12 Monate Progress voraus, sodass in engmaschigen Kontrollen beobachtet werden sollte.
- … bereits zu Beginn auch deutliche zerebrale Läsionen und Symptome vorhanden wären?
  - Die Differenzierung zu einer klassischen MS kann schwierig sein. Anamnestisch muss noch einmal detailliert erarbeitet werden, ob es nicht doch in der Vorgeschichte Schubereignisse gegeben hat.

39

Desorientiertheit und psychomotorische Unruhe

Christian Henke

Anamnese

Sie werden im Bereitschaftsdienst konsiliarisch auf eine urologische Station gerufen.

Ein 79-jähriger Patient, bei dem am Vortag eine TURP (transurethrale Prostataresektion) bei benigner Prostatahyperplasie durchgeführt wurde, wirke seit dem Mittag zunehmend verwirrt und verhalte sich auch zunehmend aggressiv gegenüber dem Pflegepersonal. Den Pfleger habe er als „unfähigen Kellner" beschimpft und versuche ständig, aus dem Bett zu steigen. Der diensthabende Assistenzarzt der Urologie habe zunächst den Verdacht auf einen Schlaganfall gehabt, sodass er bereits eine kraniale Computertomografie (cCT) veranlasst habe. Hierbei zeigte sich ein altersentsprechend normaler Befund.

Als Vorerkrankungen sind ein arterieller Hypertonus sowie ein bisher diätisch eingestellter Diabetes mellitus Typ 2 bekannt. Allergien werden verneint. Es bestehe ein Nikotinkonsum von ca. 10 Zigaretten am Tag und ca. 2–3 Dosen Bier nachmittags sowie einer halben Flasche Wein zum Abendessen.

Untersuchungsbefund

Benommener Patient, zeitlich, örtlich und situativ nicht orientiert, zur Person orientiert, Sprache verworren, vorbeiredend. Hirnnervenstatus ohne pathologischen Befund, keine latenten oder manifesten Paresen der oberen und unteren Extremitäten, grobschlägiger Tremor beider Hände (8–9 Hz), lebhafte Muskeleigenreflexe der oberen und unteren Extremitäten, keine Pyramidenbahnzeichen, groborientierend kein Defizit der Oberflächensensibilität.

RR 150/100 mmHg, Puls 90/min, Temperatur 37,9 °C.

1. **Welche Differenzialdiagnosen kommen infrage?**
2. **Welche weitere Diagnostik leiten Sie ein?**
3. **Wie ist die Definition des Syndroms nach der ICD?**
4. **Welche Risikofaktoren für die Entwicklung eines solchen Syndroms kennen Sie?**
5. **Was ist in der Kommunikation mit diesem Patienten zu beachten?**
6. **Beschreiben Sie nichtmedikamentöse oder medikamentöse Therapieoptionen!**

1. Differenzialdiagnosen

Im Fallbeispiel wird ein **delirantes Syndrom** beschrieben, hierbei a. e. das **Delirium tremens (DT)** (Synonym: Alkoholdelir, Entzugsdelir). Dabei handelt es sich um eine potenziell lebensbedrohliche Folge eines chronischen Alkoholkonsums mit psychotischer und neurovegetativer Symptomatik. Ungefähr 3 % der Bevölkerung sind alkoholkrank, 5 % (3–15 %) der Alkoholkranken erleiden Delirien, 12–23 % machen Rezidive durch.

Das Auftreten ist häufig postoperativ (ca. 30 %) und betrifft häufig ältere Patienten. Die klinische Symptomatik setzt sich aus psychischen, neurologischen und autonomen Symptomen zusammen. Die Kernsymptome umfassen eine vorübergehende qualitative und quantitative Bewusstseinsstörung und kognitive Defizite. Die wichtigste Differenzialdiagnose zum deliranten Syndrom ist das **dementielle Syndrom.**

Anamnese (Eigen- und Fremdanamnese) und klinische Untersuchung sind in der Diagnosestellung ausschlaggebend. Insbesondere Symptombeginn, Symptomverlauf, körperliche Symptomatik und das Bewusstsein sind hier von Bedeutung (➤ Tab. 39.1).

Weitere Differenzialdiagnosen:

- **Nonkonvulsiver Status:** oft Epilepsie bekannt, abrupter Beginn, wenig Fluktuation, minimale Myoklonien, EEG-Befund.
- **L-Dopa-induzierte Psychose:** keine quantitative Bewusstseinsstörung, Besserung nach Reduktion der dopaminergen Medikation.
- **Depression:** keine quantitative oder qualitative Bewusstseinsstörung, oft unaufmerksam, Gedächtnis prinzipiell intakt.

2. Diagnostik

- Symptomorientierte internistische und neurologische Untersuchung, Vitalzeichen.
- **Labor:** Basisdiagnostik (inkl. TSH), ggf. Medikamentenspiegel, BGA, Liquor.
- Fokussuche bei Infekt (Röntgen Thorax, Urin-Status), Ausschluss Endokarditis (Echokardiografie).
- Zerebrale Bildgebung (CCT, cMRT).
- EKG: QTc-Veränderungen bei Intoxikationen und Polypharmazie?
- EEG.

Tab. 39.1 Symptome bei delirantem und dementiellem Syndrom

Merkmal	Delirantes Syndrom	Dementielles Syndrom
Bewusstsein	Bewusstseinsstörung bis hin zum Koma	Keine Bewusstseinsstörung
Orientierung	Desorientiertheit Gedächtnis- und Denkstörungen (verworren, weitschweifig, vorbeiredend)	Desorientiertheit
Sprach- und Sprechstörungen	Inkohärent	Wortfindungsstörungen
Körperliche Symptome	Neurovegetative Entgleisung: ▪ Hyperthermie bis 38,5 °C. ▪ Hypertonie bis 180 / 110 mmHg. ▪ Tachykardie. ▪ Hyperhidrose. ▪ Grobschlägiger Tremor (8–9 Hz). ▪ Hyperreflexie. ▪ Mydriasis.	Fehlend
Psychomotorik	Hyper- oder Hyporeaktivität (psychomotorische Unruhe, Antriebssteigerung mit Bettflucht, Übererregbarkeit, Schreckhaftigkeit, Schlafstörungen, in schweren Fällen Bewusstseinsstörung bis hin zum Koma)	Psychomotorisch häufig unauffällig
Halluzinationen und Verkennung	Vorhanden („Pfleger wäre Kellner", Käfer, kleine Elefanten) **Cave:** Eigen- und Fremdgefährdung!	Selten
Symptombeginn, -verlauf	Akut, subakut Fluktuierend	Schleichend, beständig

Bei klinischem Verdacht auf ein Delir sollte ein strukturiertes Delir-Screening, z. B. mithilfe der **Confusion Assessment Method (CAM)**, erfolgen. Bei einem manifesten Delir erfolgt alle 8 h eine erneute Erhebung des CAM.

Confusion Assessment Method (CAM), Kurzversion

1. Akuter Beginn und fluktuierender Verlauf:
   a. Gibt es begründete Anzeichen für eine akute Veränderung des mentalen Status des Patienten?
   Nein
   Ja
   b. Fluktuierte das (veränderte) Verhalten während des Tages, d. h., hatte es die Tendenz, aufzutreten und wieder zu verschwinden oder wurde es stärker und schwächer?
   Nein
   Ja
2. Aufmerksamkeitsstörung: Hatte der Patient Schwierigkeiten, seine Aufmerksamkeit zu fokussieren, z. B. war er leicht ablenkbar oder hatte er Schwierigkeiten, dem Gespräch zu folgen?
   Nein
   Ja
3. Formale Denkstörung: War der Gedankenablauf des Patienten desorganisiert oder zusammenhangslos, wie Gefasel oder belanglose Konversation, unklarer oder unlogischer Gedankenfluss, oder unerwartete Gedankensprünge?
   Nein
   Ja
4. Veränderte Bewusstseinslage: Wie würden Sie die Bewusstseinslage des Patienten allgemein beschreiben?
   Wach – alert (normal)?
   Wenn nein:
   Hyperalert (überspannt)?
   Somnolent (schläfrig, leicht weckbar)?
   Soporös – stuporös (erschwert weckbar)?
   Koma (nicht weckbar)?
   Nein
   Ja

Bewertung:
Kriterien Ia, Ib und II vorhanden **und** III **oder** IV (bzw. beide) erfüllt: Delir vorliegend.
[Quelle: Inouye 1990, deutsche Version Hasemann 2007]

3. ICD-Definition

Ein ätiologisch unspezifisches hirnorganisches Syndrom, welches charakterisiert ist durch gleichzeitig bestehende Störungen des Bewusstseins einerseits und mindestens zwei der nachfolgend genannten Störungen andererseits:

- Störungen der Aufmerksamkeit,
- der Wahrnehmung,
- des Denkens,
- des Gedächtnisses,
- der Psychomotorik (Hypo-oder Hyperreaktivität),
- der Emotionalität,
- des Schlaf-wach-Rhythmus.

Die Dauer ist sehr unterschiedlich und der Schweregrad reicht von leicht bis sehr schwer.

4. Risikofaktoren

Einem besonderen Risiko, ein Delir zu entwickeln, sind Patienten ausgesetzt mit Zustand nach Schlaganfall, ZNS-Infektionen, ZNS-Traumata oder epileptischen Anfällen. Eine besondere Risikogruppe stellen Patienten mit neurodegenerativen Vorerkrankungen, vorbestehenden kognitiven Störungen und Demenzen dar. **Prädispondierende Faktoren** sind:

- Kognitiver Status (Demenz, stattgehabtes Delir, Depression).
- Alter > 65 Jahre.
- Komorbidität / Multimorbidität (neurologische und internistische Erkrankungen, terminale Erkrankungen, metabolische Störungen).
- Abhängigkeit (Alkohol- und Benzodiazepinabhängigkeit).
- Schmerzpatienten.
- Malnutrition, Dehydratation, Elektrolytstörungen (Hyponatriämie!).
- Medikamente (Psychopharmaka, Polymedikation, anticholinerge Medikamente).
- Schlafentzug.
- Visus- und Akusisverlust.

5. Kommunikation

Delirante Patienten fühlen sich meist hilflos und verängstigt (Halluzinationen, Verkennung!). Wichtig ist, eine **ruhige und geborgene Atmosphäre** zu schaffen. Dies kann insbesondere durch eine angepasste Kommunikation erreicht werden. Hierbei sollte nicht erzwungen werden, den deliranten Patienten von der Realität zu überzeugen. Durch ruhiges Nachfragen und Ansprechen kann das Sicherheitsgefühl gesteigert werden. Kurze und einfache Formulierungen unter bewusstem Einsatz von Mimik und Gestik können hier helfen. Besonders das Einbeziehen von Angehörigen kann hierbei hilfreich sein und Vertrautheit schaffen. Auch Gegenstände, die dem Patienten gehören und die ihn an seine häusliche Umgebung erinnern, können die Orientierung verbessern.

6. Therapie

Primär ist es wichtig, ein Delir rechtzeitig zu erkennen und die zugrunde liegenden Störungen zu beheben und zu behandeln. Dabei sollten zunächst alle nicht-medikamentösen Therapieoptionen ausgeschöpft werden.

Allgemeine Therapieprinzipien, individuell je nach Patientengruppe:

- Reorientierungshilfen: Hör- und Sehhilfen, Uhr, Reorientierung verbal, Bezugspflege, Zimmerverlegungen vermeiden, zur geistigen Betätigung anregen.
- Tag- / Nacht-Wechselbeleuchtung, Vermeiden von ärztlichen / pflegerischen Interventionen zur Schlafenszeit, Schlafregulation, Reduzierung von Lärm.
- Geduldiges Wiederholen des Aufnahmegrunds, des Datums etc.
- Wiederholtes Erläutern medizinischer Eingriffe.
- Frühzeitige Mobilisierung.
- Mitbetreuung durch Angehörige.
- Absetzen anticholinerg wirksamer Medikamente.
- Infektprävention, Katheterisierungen vermeiden.
- Screening auf / Vermeidung von Dehydratation, Elektrolytdysbalance, Obstipation, Urinretention, Schmerzen, Malnutrition und Hypoxie.
- Patienten mit Bewegungsdrang sollten nicht zurückgehalten werden (Fixierungen vermeiden!), sondern von Pflegepersonal oder Angehörigen begleitet werden.

Medikamentöse Therapieoptionen des Delirs:

- Neuroleptika.
- Benzodiazepine.
- Clonidin bei vegetativen Unruhezuständen.

ZUSAMMENFASSUNG

Ein Delir ist ein Syndrom mit Störung des Bewusstseins in Kombination mit mehreren weiteren kognitiven Defiziten wie Gedächtnis- oder Denkstörungen, Aufmerksamkeitsdefiziten oder Umkehrung des Schlaf-wach-Rhythmus. Grundlegend gefährdet sind ältere Patienten, die chronisch krank sind, eine beginnende Demenz haben oder eine Polypharmakotherapie haben. Wichtig im stationären Alltag ist es, bei Risikopatienten (s. o.) die Entwicklung eines **Delirs** frühzeitig zu erkennen und zu behandeln. Hierbei helfen eine fundierte Eigen- und Fremdanamnese sowie neurologische und internistische Untersuchung.

Präventive Maßnahmen wie die Vermeidung von Infekten (Blasendauerkatheter!), Dehydratation, Reorientierungshilfen (Hör- und Sehhilfe), die Vermeidung der Aufhebung des Tag- und Nachtrhythmus (insbesondere auf Intensivstationen) sowie frühzeitige Mobilisierung sind empfehlenswert.

Therapeutisch können medikamentös Benzodiazepine sowie Neuroleptika unter engmaschiger Überwachung der Vitalparameter eingesetzt werden.

WAS WÄRE, WENN ...

- ... sich bei Ihrem Patienten der Allgemeinzustand innerhalb des nächsten Tages trotz ihrer therapeutischen Maßnahmen deutlich verschlechtern würde?
  - Bei weiterer klinischer Verschlechterung sollte die Diagnosestellung erneut kritisch überprüft werden (Temperatur, Blutzucker, ggf. Liquor).

40

Unwillkürliche Bewegung des Kopfes

Simone van de Loo

Anamnese

Eine 40-jährige Patientin berichtet, bereits seit 4 Jahren unter einer unwillkürlichen Drehung des Kopfs nach rechts zu leiden. Sie habe häufig Schmerzen im Bereich des Nackens und der Schultern. Zahlreiche ärztliche Vorstellungen, u. a. in der Orthopädie und Chirurgie, hätten keine eindeutige Diagnose erbracht. Bisher habe sie lediglich eine analgetische Therapie versucht, welche jedoch ebenfalls keine Linderung verschafft habe. Sie leide seit einigen Jahren an einer Depression und werde sowohl medikamentös als auch psychotherapeutisch behandelt.

Untersuchungsbefund

Im Bereich der Hirnnerven findet sich ein unauffälliger Befund. Auffallend sind eine Drehung des Kopfes nach rechts mit leichter Seitneigung ebenfalls nach rechts und ein Schulterhochstand rechts. Keine manifesten / latenten Paresen. Muskeleigenreflexe seitengleich mittellebhaft erhältlich. In der weiteren Untersuchung unauffälliger Befund.

1. **Welche Muskeln sind für die bestehende Symptomatik verantwortlich?**
2. **Was versteht man unter einer „Geste antagonistique"?**
3. **Was ist die Therapie der 1. Wahl? Beschreiben Sie das Wirkprinzip!**
4. **Welche alternativen Behandlungsmethoden gibt es?**
5. **Welche Zusatzdiagnostik veranlassen Sie?**
6. **Welche Formen unterscheidet man?**

1. Betroffene Muskulatur

Bei der hier beschriebenen Symptomatik handelt es sich um einen **Torticollis spasmodicus** nach rechts sowie einen Laterocollis nach rechts im Rahmen einer fokalen Dystonie.

Verantwortlich für die Symptomatik:

- M. splenius capitis ipsilateral: Drehung und Neigung des Kopfes zur betroffenen Seite.
- M. sternocleidomastoideus: bewirkt bei einseitiger Kontraktion eine seitliche Neigung des Kopfes zur Schulter der betroffenen Seite sowie gleichzeitig eine Drehung zur Gegenseite.
- M. levator scapulae: hebt das Schulterblatt.

2. Geste antagonistique

Eine **Geste antagonistique** beschreibt einen sensorischen Tick, welcher zu einer Verringerung des Ausmaßes einer Dystonie (griech. dys: miss; tonos: Spannung) führt. Bei einem Laterocollis bewirkt somit die Berührung der Gesichtshälfte der Gegenseite eine Linderung der Symptomatik (z. B. hier erleichtert das Berühren der linken Wange das Geradehalten des Kopfs), oftmals tragen betroffene Personen auch einen Schal oder Kleidungsstücke mit Kragen / Rollkragen.

3. Therapie der Wahl

Die medikamentöse Therapie der 1. Wahl ist eine Behandlung mit **Botulinumtoxin** in die entsprechenden Muskelgruppen. Die Injektion kann mittels Weichteilultraschall oder unter EMG-Kontrolle erfolgen.

Botulinumtoxin ist ein Neurotoxin, welches von den Bakterienstämmen der Clostridien (*Clostridium botulinum*) gebildet wird. Seinen Namen haben Bakterium und Toxin von dem Begriff „botulus", lateinisch für: Wurst. Hierher rührt auch die Bezeichnung „Wurstgift". Grund hierfür ist, dass früher häufig Vergiftungen nach dem Konsum von Wurstkonserven aufgetreten sind, in deren anaerobem Milieu das Bakterium einen optimalen Nährboden hatte. Botulinumtoxin hemmt die Erregungsübertragung von der Nervenzelle zum Muskel.

Botulinumtoxin liegt zunächst als Polypeptidkette vor, welche von Peptidasen in eine schwere und leichte Kette gespalten wird. Mithilfe der schweren Kette bindet Botulinumtoxin gezielt am präsynaptischen Teil der muskulären Endplatte und gelangt über Endozytose in die synaptische Endigung. Dadurch ist die Exozytose nicht möglich und Acetylcholin kann nicht ausgeschüttet werden. Hierbei verbraucht sich das Toxin nicht selbst, sodass sich der Vorgang so lange fortsetzt, bis die betroffene Nervenzelle teilweise irreversibel zerstört ist.

Nach Abschluss der Neuaussprossung der Nervenenden (Sprouting), in der Regel nach 2–6 Monaten, ist der Effekt beendet und der betroffene Muskel kann wieder bewegt werden.

Für den Menschen toxisch sind die Serotypen A, B, E und F, medizinische Verwendung finden die Serotypen A und B (➤ Abb. 40.1).

4. Alternative Therapien

Alternative medikamentöse Behandlungsmethoden sind orale Behandlungsversuche mit Trihexiphenidyl (z. B. Artane) oder Tetrabenazin, Baclofen, Diazepam und Carbamazepin. Diese sind der Behandlung mit Botulinumtoxin jedoch deutlich unterlegen. Alternativ können regelmäßige Physiotherapie mit begleitender analgetischer Therapie sowie psychotherapeutische Mitbehandlungen zu einer Linderung der Symptomatik führen. Die zur Verfügung stehende invasive Behandlungsmethode, die tiefe Hirnstimulation (THS), beschreibt die Implantation von bilateralen Stimulationselektroden in den Globus pallidus internus (GPi) und ist ein sehr wirksames Verfahren (Verbesserung der Lebensqualität um ca. 50 %) vor allem zur Behandlung der segmentalen, multifokalen und generalisierten Dystonien. Die allgemeinen Risiken und Kontraindikationen bei operativen Eingriffen müssen jeweils berücksichtigt werden.

5. Zusatzdiagnostik

Folgende zusatzdiagnostischen Maßnahmen sind erforderlich:

- **Labordiagnostik:** Serum-Kupfer und Coeruloplasmin zum Ausschluss eines Morbus Wilson (hier zusätzlich Spaltlampenuntersuchung zum Ausschluss eines Kayser-Fleischer-Kornealrings).
- **Zerebrale Bildgebung** (CMRT / CCT): zum Ausschluss struktureller Läsionen der Basalgan-

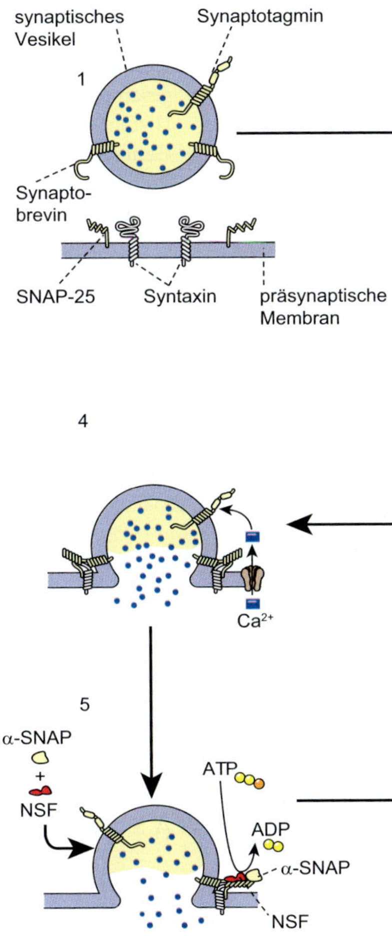

Abb. 40.1 Wirkprinzip von Botulinumtoxin [E346]

glien oder von Raumforderungen der hinteren Schädelgrube.

- Ggf. **molekulargenetische Diagnostik** zum Ausschluss einer DYT-Mutation (v. a. bei früher Manifestation und positiver Familienanamnese).
- **EMG:** Identifizierung der beteiligten Muskeln (Botulinumtoxin-Therapie).

6. Dystonieformen

Unter einer Dystonie versteht man repetitive prolongierte, unwillkürliche Kontraktionen der quergestreiften Muskulatur. Diese führen entweder zu einer abnormen Haltung oder Fehlstellung (tonische Dystonien) oder einer verzerrenden repetitiven Bewegung (phasische Dystonie). Neben der Unterscheidung in primäre (sporadisch / hereditär: z. B. Segawa-Syndrom) und sekundäre (degenerativ, vaskulär, medikamentös, metabolisch) Dystonien ist eine Einteilung anhand der regionalen Verteilung möglich. Man unterscheidet somit:

- **Fokale Dystonie:** Nur eine Region ist betroffen; bevorzugt kraniozervikal lokalisiert (z. B. Torticollis ➤ Abb. 40.2, Lidkrampf ➤ Abb. 40.3, Meige-Syndrom: idiopathischer Blepharospasmus und oromandibuläre Dystonie des Erwachsenenalters → Kontraktionen der Kiefer- und Mundmuskulatur);

ca. 25 % sind genetisch bedingt; oftmals vorausgehendes Trauma, fluktuierend in der Ausprägung, spontane Remission nicht selten.
- **Segmentale Dystonie:** Aneinander angrenzende Körperregionen sind betroffen, z. B. Arm und Hals.

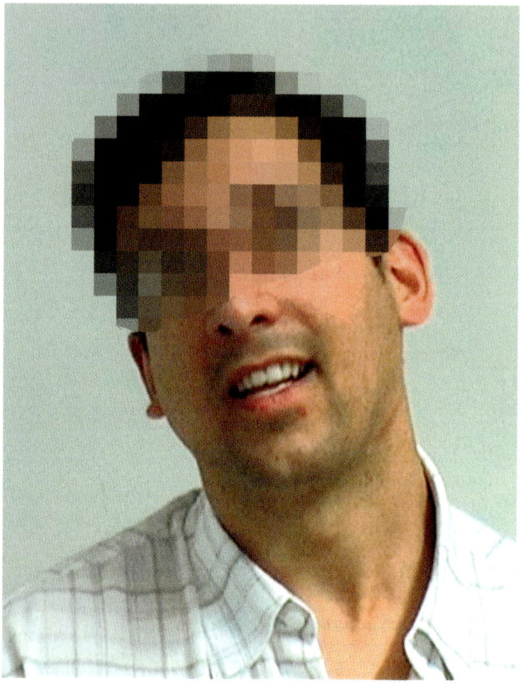

Abb. 40.2 Patient mit zervikaler Dystonie (Torticollis spasmodicus rechts) [P318]

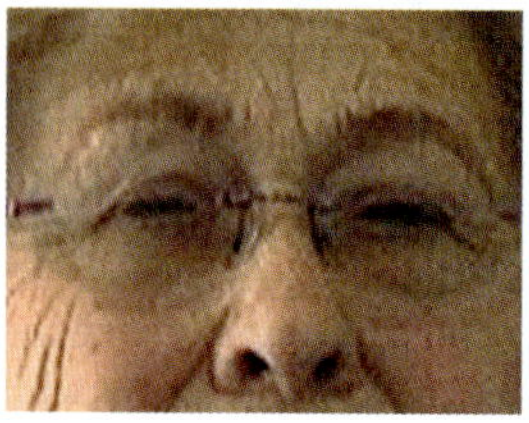

Abb. 40.3 Patientin mit bilateralem Blepharospasmus (Lidkrampf) [P318]

- **Multifokale Dystonie:** Nicht zusammenhängende Körperregionen sind betroffen (z. B. Hand und Fuß).
- **Hemidystonie:** Dystone Symptome betreffen eine gesamte Körperhälfte (z. B. sekundär nach Hirninfarkt).
- **Generalisierte Dystonie:** Auftreten unwillkürlicher drehender oder repetitiver Bewegungen des gesamten Körpers mit unterschiedlicher Ausprägung in den betroffenen Regionen. Beispielsweise **DYT1 / Oppenheim-Dystonie:** autosomaldominant, CAG-Deletion im Protein Torsin A (Chaperon-Funktion im endoplasmatischen Retikulum), Beginn in der Kindheit mit rascher Generalisierung.

ZUSAMMENFASSUNG

Unter einer **Dystonie** versteht man eine unwillkürliche, anhaltende Kontraktion einzelner oder mehrerer Muskeln, welche zu einer Fehlhaltung führt. Die häufigste Form ist die fokale Dystonie mit dem Bild des Torticollis spasmodicus. Therapie der Wahl sind regelmäßige Botulinumtoxin-Injektionen in die betroffene Muskulatur. Differenzialdiagnostisch sollten ein Morbus Wilson sowie strukturelle zerebrale Läsionen ausgeschlossen werden. Vor allem bei jungen bzw. jugendlichen Patienten sollte eine L-Dopa-responsive Dystonie ausgeschlossen werden.

WAS WÄRE, WENN ...

- … die Patientin seit Jahren Neuroleptika einnehmen müsste?
  - Sie würden von einer tardiven Dyskinesie ausgehen und die medikamentöse Therapie entsprechend anpassen bzw. umstellen.
- … die Patientin auf eine tiefe Hirnstimulation bestehen würde?
  - Sie müssten über das erhöhte Risiko einer Zunahme der depressiven Symptomatik mit erhöhter Suizidrate unbedingt aufmerksam machen und eher aufgrund der Vorgeschichte davon abraten.

41

Persistierende Doppelbilder

Christian Henke

Anamnese

Ein 66-jähriger Diabetiker stellt sich bei Ihnen in der Praxis vor, da er seit 2 Tagen doppelt sehe. Dies sei ihm zunächst abends beim Fernsehen aufgefallen. Er habe zunächst gedacht, er sei müde, und habe sich schlafen gelegt. Am nächsten Tag habe er bei der Morgenzeitung wieder bemerkt, dass er nicht in der Lage gewesen sei zu lesen. Zudem verspüre er Schwindel und auch Übelkeit beim Gehen.

Außer einem insulinpflichtigen Diabetes mellitus Typ 2 und einem arteriellen Hypertonus seien keine weiteren Erkrankungen bekannt. Keine Allergien, gelegentlicher Alkoholkonsum, kein Nikotinabusus. Der Patient berichtet, dass sein Blutzucker in den letzten Wochen sehr hoch sei, der letzte HbA1c vor 4 Wochen habe bei 9 % gelegen.

Untersuchungsbefund

66-jähriger wacher und voll orientierter Rechtshänder, keine Sprach- oder Sprechstörungen, kein Meningismus, beidseits intakter Visus, Pupillen isokor, prompte direkte und indirekte Lichtreaktion. Beim Blick geradeaus zeigt sich am rechten Auge eine Bulbusabweichung nach nasal, das Geradeausblicken fällt dem Patienten sichtlich schwer und der Kopf wird immer wieder nach rechts gedreht. Der Patient gibt horizontale Doppelbilder an, weiterer Hirnnervenstatus intakt, keine latenten oder manifesten Paresen der oberen und unteren Extremitäten: Muskeleigenreflexe seitengleich an oberen und unteren Extremitäten. Keine Pyramidenbahnzeichen, kein Defizit der Oberflächensensibilität, keine Ataxie. Gang und Stand unsicher, jedoch ohne pathologische Falltendenz im Romberg-Stehversuch.

1. Welche Hirnnerven versorgen das Auge motorisch und welche klinischen Untersuchungsmöglichkeiten können Sie nennen?

2. Beschreiben Sie kurz den anatomischen Verlauf des VI. Hirnnervs! Welche Muskeln werden durch ihn innerviert?

3. Welche Ursachen für das Syndrom kennen Sie?

4. Welche weiteren diagnostischen Maßnahmen leiten Sie ein?

5. Welche therapeutischen Maßnahmen stehen Ihnen zur Verfügung?

6. Beschreiben Sie Klinik und Ursachen einer Parese des III. Hirnnervs!

1. Klinische Untersuchung des Auges

Die innere und äußere Augenmuskulatur wird von den Hirnnerven III (N. oculomotorius), IV (N. trochlearis) und VI (N. abducens) versorgt.

Die **äußere Augenmuskulatur** ist als Skelettmuskulatur für die Blickrichtung des Bulbus oculi verantwortlich, während die glatte innere Augenmuskulatur ihre Funktion in der Akkommodation und Pupillenmotorik ausübt.

Die für die Bewegung des Auges zuständige äußere Augenmuskulatur setzt sich aus vier gerade und zwei schräg verlaufenen Muskeln zusammen (➤ Abb. 41.1). Die Versorgung der einzelnen Muskeln durch den jeweiligen Hirnnerven erfolgt folgendermaßen:

- **N. oculomotorius (III):** M. rectus superior, M. rectus inferior, M. rectus medialis, M. obliquus inferior, M. retractor bulbi, M. levator palpebrae superioris (Lidhebung).
- **N. trochlearis (IV):** M. obliquus superior.
- **N. abducens (VI):** M. rectus lateralis, M. retractor bulbi.

Klinische Untersuchung

Bereits eine **Kopffehlhaltung** kann einen Hinweis erbringen (der Patient in diesem Fall dreht den Kopf kompensatorisch zur erkrankten Seite). Bei der **Inspektion der Augen** kann eine Aussage über deren Augenposition und Augenmotilität getroffen werden. Hierbei achtet man auf die **Stellung der Bulbi beim Geradeausblick.** Dabei ist der **Abdecktest** nützlich, um Fehlstellungen identifizieren zu können: Man lässt den Patienten in die Richtung der Doppelbilder schauen. Bei Abdeckung des paretischen Auges sollte nun das äußere (laterale) Doppelbild verschwinden, während beim Abdecken des gesunden Auges das innere (mediale) Doppelbild verschwindet. Dies hilft, bei horizontalen Doppelbildern eine Abduktionsparese des einen Auges von einer Adduktionsparese des anderen Auges zu differenzieren. Wenn beide Male das gleiche Bild verschwindet, ist der Test nicht verwertbar.

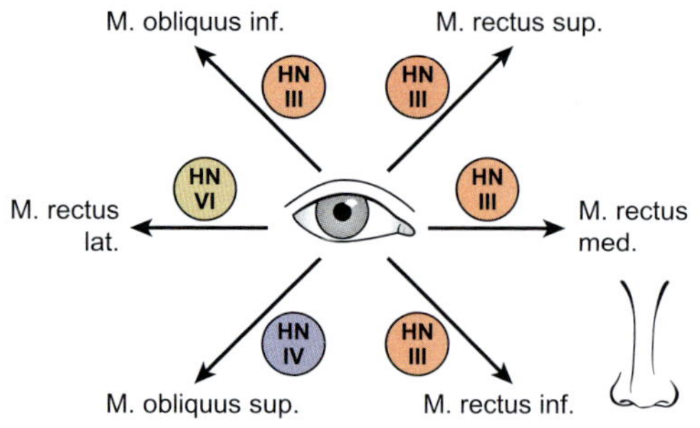

Abb. 41.1 Die äußere Augenmuskulatur und ihre Bewegungszuordnung [L231]

Blickhaltefunktionen (horizontal, vertikal) helfen bei der Beurteilung von einem Nystagmus (Blickrichtungsnystagmus: horizontal, vertikal, Reboundnystagmus). Zudem wird bei der langsamen Blickfolge horizontal und vertikal beurteilt, ob diese glatt oder sakkadiert ist und ob motorische Störungen durch die jeweiligen Augenmuskeln vorliegen.

Bereits die Angabe der Doppelbilder kann Hinweise auf den betroffenen Hirnnerven bringen:

- Horizontale Doppelbilder: Parese des M. rectus medialis oder lateralis (z. B. bei Abduzensparese oder internukleärer Ophthalmoplegie [INO]).
- Vertikale Doppelbilder: Parese des M. rectus superior oder M. rectus inferior.
- Schräg zueinander versetzte Doppelbilder: Parese des M. obliquus superior oder inferior.

2. Anatomischer Verlauf

Der **N. abducens** ist der VI. Hirnnerv und mit seinen vorwiegend motorischen Fasern für die Innervation des M. rectus lateralis verantwortlich. Dieser bewirkt die Abduktion des Auges (➤ Abb. 41.2).

Aus seinem Kerngebiet, dem Ncl. nervi abducentis, entspringt der Nerv in der Brückenhaube (Tegmentum pontis) und durchbricht am Clivus die Dura mater, um mittig durch den Sinus cavernosus zu verlaufen, wo er in unmittelbarer Nähe der A. carotis interna (ACI) stark exponiert ist und bei Pathologien in diesem Bereich häufig der erste betroffene Hirnnerv ist. Er tritt schließlich durch die Fissura orbitalis superior in die Orbita ein und zieht dort zum M. rectus lateralis, den er innerviert.

3. Ätiologie

Durch den langen extraduralen Verlauf ist der Nerv besonders **traumatischen** Schädigungen (z. B. bei Schädelbasisbruch) ausgeliefert.

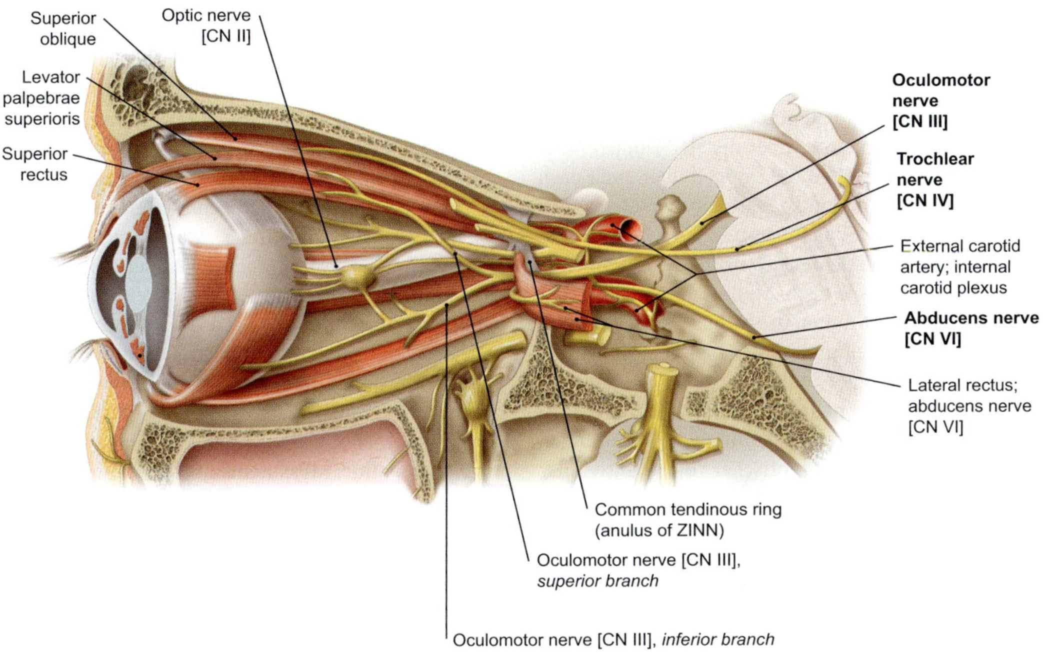

Abb. 41.2 Verlauf des N. abducens [L238]

Auch **pathologische Prozesse im Sinus cavernosus** können zu Schädigungen führen. Hier können eine lokale Kompression wie z. B. Thrombosen im Sinus cavernosus oder eine Fistel der A. carotis interna (ACI) und des Sinus cavernosus zu einer Schädigung des Nervs führen.
Weitere Ursachen können **entzündlich** (basale Meningitis Lues, Borrelien, Sarkoidose, Multiple Sklerose), **mechanisch/komprimierend** (Aneurysmen, arteriovenöse Fistel, tumoröse Prozesse) oder ein **erhöhter Hirndruck** (idiopathische intrakranielle Hypertension) sein.
Ferner kann der Nerv aufgrund einer **mikrovaskulären** Genese geschädigt werden im Sinne eines Nerveninfarkts durch Beteiligung der Vasa nervorum. Dies kommt häufig bei Patienten mit Diabetes mellitus vor.
Darüber hinaus sollte man an Manifestationen anderer Syndrome denken, wie an das **Miller-Fisher-Syndrom** (Ophthalmoplegie, Ataxie, Areflexie) oder die **Wernicke-Enzephalopathie** (Ophthalmoplegie, Ataxie, Vigilanzstörung).

4. Diagnostik

Anamnese und klinische Untersuchung können schon wichtige Hinweise geben und die Genese eingrenzen.
Wichtig ist hier zu eruieren, ob der N. abducens alleine betroffen ist oder ob eine Beteiligung anderer Hirnnerven vorliegt.
Je nach entsprechender Verdachtsdiagnose sollte die weiterführende Diagnostik beinhalten:

- **Kranielle Bildgebung** (cMRT, evtl. MR-Angiografie): Verdacht auf Raumforderung.
- **Liquordiagnostik:** Verdacht auf entzündlichen Prozess.
- **CT-Schädel:** Verdacht auf traumatische Genese (Schädelbasisfraktur).
- **Laboruntersuchungen:** Nachweis oder Ausschluss entzündlicher Erkrankungen, HbA1c-Wert.

5. Therapie

Die Doppelbilder lassen sich vonseiten des Gehirns häufig gut kompensieren, sodass eine symptomatische Therapie selten in Betracht gezogen werden muss. Eine **Prismenbrille** kann zur Linderung der Doppelbilder eingesetzt werden. Sollten die Doppelbilder auch nach längerer Zeit persistieren, so wäre ein operativer Eingriff im Sinne einer „Schieloperation" möglich.

Die kausale Therapie richtet sich nach der ursächlichen Erkrankung und hat je nach Ätiologie eine gute Prognose. Diabetische Mononeuropathien sollten durch konsequente Einstellung des Diabetes behandelt werden. Aneurysmata oder Fisteln sollten interventionell oder neurochirurgisch-operativ angegangen werden. Erreger-bedingte Entzündungen mit entsprechender antibiotischer oder antiviraler Therapie und Beteiligung im Rahmen von autoimmunentzündlichen Erkrankungen sollten konsequenterweise mit einer Steroidgabe oder einer intravenösen Immunglobulingabe (ivIg) behandelt werden.

MERKE

Häufig kann man keine relevante Ursache benennen, sodass das Krankheitsbild als idiopathische Abduzensparese bezeichnet wird. Der Nutzen einer oralen Steroidgabe ist in diesem Zusammenhang umstritten, da Studien hierzu fehlen. In Analogie zur idiopathischen peripheren Fazialisparese wäre ein solches Vorgehen jedoch diskutierbar.

6. Okulomotoriusparese

Klinisch kann man eine äußere von einer inneren Okulomotoriusparese (III-Parese) unterscheiden. Bei Beteiligung beider Anteile spricht man von einer **kompletten III-Parese.** Bei der **äußeren Okulomotoriusparese** sind lediglich die von den beiden anderen Hirnnerven innervierten M. obliquus superior (IV. Hirnnerv) und M. rectus lateralis (VI. Hirnnerv) intakt, sodass der Bulbus der betroffenen Seite nach außen und unten abweicht. Daneben ist der M. levator palpebrae betroffen, der zu einer Ptose führt. Wenn man das Lid passiv anhebt, sieht man im Falle einer **inneren Okulomotoriusparese** eine Mydriasis, da der parasympathische M. sphincter pupillae ausgefallen ist.

Bei rein innerer Okulomotoriusparese ist eine kompressive Genese am wahrscheinlichsten, da sich die parasympathischen Nervenfasern im äußeren Anteil des Nervs verlaufen. Daher ist die Anisokorie mit Vigilanzminderung auch ein Hinweis auf erhöhten Hirndruck.

Bei Paresen der äußeren Augenmuskeln kommen verschiedene Genesen infrage, wobei die diabetische Genese, der Hirnstamminfarkt (Mesencephalon), der Nerveninfarkt und das plegische Aneurysma der distalen A. carotis interna (ACI) oder der A. communicans posterior, die beide sehr eng im Verlauf des N. oculomotorius gelegen sind, am häufigsten vorkommen. Weitere Differenzialdiagnosen entsprechen denen des N. abducens (Miller-Fisher-Syndrom, Wernicke-Enzephalopathie, Myasthenia gravis, Tumoren).

ZUSAMMENFASSUNG

Die **Abduzensparese** kommt durch eine Schädigung des VI. Hirnnervs zustande und führt bei Patienten durch eine Minderinnervation des M. rectus lateralis zu horizontalen Doppelbildern. Ursachen der **Mononeuropathie** können mechanisch, infektiös oder vaskulär sein. Allein die klinische Untersuchung hilft, eine Parese des VI. Hirnnerven zu identifizieren. Durch Anamnese und spezifische apparative Diagnostik sowie eine Nervenwasseranalyse kann die Genese weiter eingegrenzt werden. Therapie und Prognose richten sich nach der Ursache der Mononeuropathie. Eine Prismenbrille kann den Patienten vorübergehend helfen und die Symptome lindern.

WAS WÄRE, WENN ...

- ... Sie sich entscheiden würden, bei dem oben geschilderten Patienten eine Lumbalpunktion durchzuführen, bei der sich liquorchemisch ein Glukosewert von 95 mg/dl bei einer Serumglukose von 110 mg/dl und sonst unauffälligem Liquor zeigen würde?
  – Bei Patienten mit nicht gut eingestelltem Diabetes mellitus (unser Patient hat einen HbA1c von 9 %) kann der Glukosewert im Liquor deutlich erhöht sein. Wichtig ist hierbei der gleichzeitig gemessene Plasmaspiegel.

Unilaterale Fazialisparese und radikuläre Schmerzen

Simone van de Loo

Die 55-jährige Patientin stellt sich kurz vor Weihnachten notfällig bei Ihnen vor. Sie berichtet, dass es vor bereits 2 Tagen zur Ausbildung einer Schwäche der linken Gesichtshälfte gekommen sei. Schmerzen bestünden nicht. Hauteffloreszenzen werden ebenfalls verneint. In den letzten Monaten seien Schmerzen im Bereich des rechten Rippenbogens aufgefallen, welche aktuell jedoch nicht mehr vorhanden seien. Neben einem arteriellen Hypertonus und einer antihypertensiven Therapie mit Ramipril bestehe eine Hypothyreose. Die Patientin raucht nicht und trinkt gelegentlich Alkohol.

Untersuchungsbefund

Wache, allseits orientierte Patientin. Kein Kopfschmerz. Kein Meningismus. Kein neuropsychologisches Defizit.

Hirnnerven: Parese des N. facialis links mit Beteiligung des Stirnasts. Bell-Phänomen links. Sonstiger Hirnnervenstatus regelrecht.

Motorik: keine objektivierbaren Paresen. Kein Tremor. Muskeleigenreflexe seitengleich erhältlich. Keine Pyramidenbahnzeichen.

Sensibilität: bandförmige Schmerzen im Bereich Th12 rechts sowie Hypästhesie im Bereich des Rückens Höhe Th4 – L1 links.

Koordination: Eudiadochokinese, Gang und Stand sowie erschwerte Gangvarianten sicher.

1. **Wie lautet die Verdachtsdiagnose?**
2. **Welche Untersuchungen veranlassen Sie?**
3. **Wie behandeln Sie die Patientin?**
4. **Nennen Sie die diagnostischen Kriterien der Erkrankung!**
5. **An welche Differenzialdiagnosen denken Sie?**
6. **Beschreiben Sie Verlauf und Prognose der Erkrankung!**

Fall 42 Unilaterale Fazialisparese und radikuläre Schmerzen

1. Verdachtsdiagnose

Bei der hier geschilderten Symptomatik handelt es sich um eine **linksseitige periphere Fazialisparese** (➤ Fall 6) bei einer gleichzeitig bestehenden rein **sensiblen polyradikulären Symptomatik.** Diese Symptomkonstellation ist typisch für eine frühe Neuroborreliose, welche wenige Wochen bis Monate nach Infektion mit zumeist *Borrelia garinii* auftreten kann. Der Symptomenkomplex beschreibt das **Garin-Bujadoux-Bannwarth-Syndrom (Meningoradikuloneuritis)** als Stadium 2 der Lyme-Borreliose. In diesem Fall besteht keine meningeale Mitbeteiligung, also keine Kopfschmerzen, Meningismus, Übelkeit, was zusätzlich noch auftreten kann. Typischerweise klagen die Patienten über radikuläre Schmerzen von brennendem, bohrenden oder reißenden Charakter. Diese sprechen meist nicht gut auf gängige orale nichtsteroidale Analgetika (z. B. Ibuprofen, Novaminsulfon) an. Anzunehmen ist, dass die Patientin in den Sommermonaten durch einen Zeckenstich infiziert wurde. Die radikuläre Symptomatik des Bannwarth-Syndroms ist typischerweise vor allem nachts ausgeprägt und kann im Verlauf zur Ausbildung von Parästhesien sowie Paresen führen. Die Fazialisparese ist häufig beidseits vorhanden, wobei Affektionen weiterer Hirnnerven eher selten sind.

Neben der frühen Neuroborreliose kann sich die Symptomatik auch langsam schleichend über Monate entwickeln. Mit 5 % ist die Verlaufsform der späten Neuroborreliose somit deutlich seltener. Klinisch finden sich typischerweise eine Enzephalomyelitis mit spastisch-ataktischer Gangstörung, Blasenstörung und Hörstörungen.

Die Lyme-Borreliose ist die in Europa am häufigsten durch Zecken übertragene Erkrankung.

2. Diagnostik

Um sich der Verdachtsdiagnose zu nähern, wird neben einer zerebralen Bildgebung eine MRT der Brustwirbelsäule veranlasst, um strukturelle Läsionen auszuschließen. Die weiterhin durchgeführte Labordiagnostik umfasst zum einen die serologische Bestimmung der **Borrelien-IgG-Antikörper** sowie eine Liquorpunktion. Auf die Bestimmung der IgM-Antikörper kann verzichtet werden, da diese keinen diagnostischen Wert besitzen und oft auch bei frühen Verläufen nicht nachweisbar sind. Es finden sich ein deutlich zu hoher serologischer Borrelien-IgG-Antikörpertiter, eine Liquor-Pleozytose mit 66 Zellen / µl und eine intrathekale IgG-Synthese. Der Borrelien-Liquor-Serum-Antikörperindex (AI) ist mit 17,2 deutlich zu hoch (Normwert < 2). Die übrige Diagnostik mit Lues-Serologie sowie Lipidprofil und HbA_{1c} blieb unauffällig. In der transkraniellen Duplexsonografie der intrakraniellen Gefäße finden sich keine Hinweise auf Strömungsbeschleunigungen, womit es keinen Anhalt für eine begleitende Vaskulitis gibt.

Zu bedenken ist, dass einzig ein erhöhter serologischer Borrelien-IgG-Antikörpertiter nicht zur Diagnose einer Neuroborreliose berechtigt, da dieser Zeichen einer früher durchgemachten Infektion sein kann, welche aktuell jedoch nicht mehr aktiv ist (Seronarbe).

3. Therapie

Die **frühe** und auch die **späte Neuroborreliose** erfordern eine mindestens 14-tägige und höchstens 21-tägige intravenöse antibiotische Therapie. Antibiotikum der Wahl ist Ceftriaxon, das in einer Dosierung von 2 g / Tag einmal täglich verabreicht wird. Alternativ kann mit Cefotaxim i. v. (2 × 3 g / Tag) oder Doxycyclin 2–3 × 100 mg täglich oral oder intravenös behandelt werden.

Aufgrund der bestehenden Fazialisparese können entweder durch physiotherapeutische Anleitung oder in Eigenregie mehrmals täglich Übungen zum Training der fazialen Muskulatur durchgeführt werden. Bei bestehenden Schmerzen ist abhängig von der Ausprägung zudem eine begleitende analgetische Therapie, z.B. mit Pregabalin (z. B. 2 × 75 mg p. o.) oder Gabapentin (2 × 300 mg p. o.), möglich.

MERKE

Innerhalb der ersten Tage nach Beginn einer antibiotischen Therapie kann es zum Auftreten einer **Jarisch-Herxheimer-Reaktion** kommen. Diese äußert sich in einer Zunahme der radikulären Schmerzen bzw. Kopfschmerzen, Übelkeit, Erbrechen sowie Fieber. Eine begleitende Therapie mit Kortikosteroiden hat keinen signifikanten Erfolg gezeigt, eine Jarisch-Herxheimer-Reaktion zu verhindern.

4. Diagnostische Kriterien

Man unterscheidet folgende Formen:

- **Mögliche Neuroborreliose:** typisches klinisches Bild (Hirnnervenausfälle, Meningitis, fokale neurologische Ausfälle) sowie borrelienspezifische IgG- und / oder IgM-Antikörper im Serum bei nicht vorliegendem Liquorbefund.
- **Wahrscheinliche Neuroborreliose:** dieselben Kriterien wie mögliche Neuroborreliose, jedoch zusätzlich ein positiver Liquorbefund mit Nachweis einer Pleozytose, Schrankenstörung und / oder intrathekaler IgG-Synthese.
- **Gesicherte Neuroborreliose:** Kriterien der wahrscheinlichen Neuroborreliose sowie zusätzlich intrathekale Synthese borrelienspezifischer Antikörper im Liquor oder positive PCR im Liquor.

5. Differenzialdiagnosen

Bei Vorliegen einer peripheren Fazialisparese muss ein **Guillain-Barré-Syndrom (GBS)** (➤ Fall 57) ebenso ausgeschlossen werden wie ein **Miller-Fisher-Syndrom** und natürlich eine **idiopathische Fazialisparese** (➤ Fall 6). Radikuläre Schmerzen des Bannwarth-Syndroms erfordern den Ausschluss einer **Pathologie der Bandscheiben,** eines **Herpes zoster** oder einer **Polymyalgia rheumatica.** Eine in diesem Fall nicht vorliegende, jedoch prinzipiell mögliche meningitische Symptomatik ist Anlass für eine breite mikrobiologische sowie virale Erregerdiagnostik. Bei einer möglicherweise bereits chronifizierten Lyme-Enzephalomyelitis kann die Kernspintomografie des Schädels ähnliche Veränderungen wie die einer **Multiplen Sklerose** (➤ Fall 15) aufzeigen. Eine Abgrenzung hierzu ist mittels Liquordiagnostik und Nachweis intrathekaler borrelienspezifischer Antikörper im Liquor möglich.

6. Verlauf / Prognose

Die frühen Stadien der Erkrankung (Stadium I [Erythema migrans] und II) haben insgesamt eine gute Prognose und heilen meist spontan ab. Bei neurologischen Symptomen kommt es unter symptomatischer Therapie meist innerhalb von Wochen bis einigen Monaten zur Rückbildung. Die antibiotische Therapie mindert die radikulären Schmerzen und kann die Entwicklung von Spätmanifestationen vermeiden. Bei einigen Patienten kommt es jedoch zu Residuen (residuelle Fazialisparesen, leichtgradige Sensibilitätsstörungen, radikuläre Schmerzen). Gelegentlich als **Post-Treatment- Lyme-Disease Syndrome (PTLDS)** oder **Lyme-Enzephalopathie** bezeichnete unspezifischen Symptome, wie Müdigkeit, Kopfschmerzen, Konzentrationsstörungen, Sensibilitätsstörungen und radikuläre Schmerzen, sind jedoch ebenso häufig bei Patienten vorhanden, welche nicht an einer Lyme-Borreliose erkrankt waren. Aufgrund dieser Symptome häufig angebotene Verlaufsuntersuchungen des Borrelien-Ig-Titers im Serum treffen keine Aussage bezüglich der Krankheitsaktivität, Borrelien-Ig-Titer im Serum sind als Seronarbe zu betrachten. Zudem können geringfügig erhöhte Titer auch bei Gesunden beobachtet werden (falsch positiv, Durchseuchung). Sollten bei einem Patienten Beschwerden im Sinne eines PTLDS bestehen, ist eine entsprechende Differenzialdiagnostik zu veranlassen, Antibiotikatherapien sollten nicht erfolgen.

Die von sog. Speziallaboren angebotenen, häufig sehr teuren Untersuchungen hinsichtlich einer Borreliose, wie z. B. Lymphozytentransformationstest (LTT), der Graustufentest (VCS-Test) oder die Bestimmung der $CD57^+$ / CD3-Lymphozyten-Subpopulationen, sind als diagnostische Verfahren ungeeignet, da nicht ausreichend validiert.

Die weiterhin oftmals angebotenen Antibiotika-Kuren (teilweise über 12 Wochen) zeigen ebenfalls keinen positiven Effekt auf den Verlauf der Erkrankung. Allerdings wurde ein möglicher Zusammenhang mit der Ausbildung einer depressiven Symptomatik bei positiver Borrelienserologie beobachtet. Insgesamt ist also festzuhalten, dass die Symptome umso besser ausheilen, je kürzer die klinische Symptomatik bestanden hat.

ZUSAMMENFASSUNG

Die **Borreliose** wird durch eine Infektion mit *Borrelia species* hervorgerufen. Überträger ist die Zecke. Neben einer systemischen Verlaufsform unterscheidet man **zwei neurologische Verlaufsformen.** Unterschieden werden die akute oder frühe (Garin-Bujadoux-Bannwarth-Syndrom, Stadium 2 der Lyme-Borreliose) und die chronische oder späte Neuroborreliose (Stadium 3). Das Garin-Bujadoux-Bannwarth-Syndrom manifestiert sich als eine Meningopolyradikulitis mit Beteiligung der Hirnnerven, wobei es am häufigsten zum Auftreten einer peripheren Fazialisparese kommt, welche auch beidseits vorhanden sein kann. Die Symptome entwickeln sich innerhalb von Wochen oder wenigen Monaten. Das Stadium 3 der Lyme-Borreliose verläuft schleichend über Monate und manifestiert sich mit enzephalomyelitischen Symptomen, spastisch-ataktischen Gangstörungen sowie Blasen- und Hörstörungen. Diagnostische Mittel sind neben einer zerebralen und spinalen Bildgebung der serologische Erregernachweis sowie der Nachweis borrelienspezifischer Antikörper im Liquor. Therapie der Wahl ist eine antibiotische Behandlung mit Beta-Laktam-Antibiotika (Cefotaxim, Ceftriaxon, Penizillin G) oder Doxycyclin über mindestens 14 Tage (frühe Verlaufsform) oder 14–21 Tage (späte Verlaufsform) entweder oral oder intravenös, abhängig von der eingesetzten antibiotischen Substanz.

WAS WÄRE, WENN ...

- ... es nach der antibiotischen Therapie zu einem Titer-Anstieg des IgG käme?
  - Ein Titeranstieg oder -abfall ist isoliert betrachtet kein Marker für die Therapiebedürftigkeit. Sollte es zusätzlich innerhalb eines Nachbeobachtungszeitraums von 6 Monaten zum erneuten Auftreten einer klinischen Symptomatik kommen, ist eine Reevaluierung der Diagnose durch entsprechende Differenzialdiagnostik (u. a. erneute Liquordiagnostik) erforderlich, da es sich dann möglicherweise auch um eine Fehldiagnose handeln kann.
- ... der Patient eine Neuroborreliose ausgeschlossen haben möchte, aber eine Liquordiagnostik verweigern würde?
  - Der Ausschluss einer Neuroborreliose bei passender Klinik ist nur mittels Liquordiagnostik möglich. Ungezielte antibiotische Therapien bei klinisch nicht ausreichend begründetem Verdacht auf eine Borreliose bzw. Neuroborreliose sollten aufgrund der möglichen Nebenwirkungen der eingesetzten Präparate sowie möglicher Resistenzentwicklungen nicht erfolgen.
- ... Sie von einem sehr besorgten Patienten aufgesucht werden, der gerade in ein Endemiegebiet gezogen ist und Sie um eine Beratung hinsichtlich Impfungen gegen Borreliose bittet?
  - Sie erklären, dass eine Impfung nicht existiert. Dann beruhigen Sie die betreffende Person und klären sie über sinnvolle prophylaktische Maßnahmen auf. Hierzu gehören das Tragen bedeckender Kleidung beim Aufenthalt im Freien (optimalerweise helle Stoffe), Absuchen der Haut nach dem Aufenthalt im Wald oder auf Wiesen und Feldern. Sollten Zecken aufgefunden werden, müssen diese mit einem entsprechenden Hilfsmittel (Zeckenzange, -karte) sorgfältig entfernt werden. Sollten Reste des Kopfes oder Saugapparats in der Haut verbleiben, können diese auch später mittels Kanüle entfernt werden – Ein Risiko einer Übertragung von Borrelien besteht hierdurch nicht. Das betroffene Hautareal sollte 6 Wochen lang beobachtet werden. Teilen Sie mit, dass frühzeitig behandelte Borrelieninfektionen vollständig ausheilen und auch nur ein geringer Anteil an Personen erkrankt.

43

Bewusstlosigkeit und Zuckungen

Christian Henke

Anamnese

Eine 19-jährige Patientin wird bei Ihnen in Begleitung des Rettungsdienstes mit dem Verdacht auf einen erstmaligen epileptischen Anfall vorstellig.

Die Schwester der Patientin habe den Rettungssanitätern berichtet, dass die Patientin nach einem heftigen Streit mit ihrem Freund ganz aufgelöst zu ihr gekommen sei. Streitereien habe es in letzter Zeit häufiger gegeben. Sie habe ihrer Schwester von dem Streit berichtet und sei dann plötzlich „zusammengebrochen" und habe heftig mit Armen, Beinen und dem Kopf gewackelt. Sie habe die ganze Zeit über ihre Augen geöffnet, sei aber nicht ansprechbar gewesen. Das Ganze habe ungefähr 30 min gedauert und habe erst aufgehört, als der Rettungsdienst eingetroffen sei. Sie spreche weiterhin nicht, sei kardiopulmonal aber stabil.

Weitere Erkrankungen seien nicht bekannt. Bis auf eine orale Kontrazeption besteht keine Dauermedikation. Keine bekannten Allergien oder Unverträglichkeiten.

Sie habe bisher dreimalig ihre Ausbildungsstelle aufgrund von Mobbing wechseln müssen.

Untersuchungsbefund

Wache Patientin, Orientierung nicht prüfbar, da Fragen nicht beantwortet werden, Patientin weint. Aufforderungen werden befolgt. Kein Meningismus. Hirnnervenstatus ohne pathologischen Befund. Keine latenten oder manifesten Paresen der oberen und unteren Extremitäten, kein Defizit der Oberflächensensibilität, Muskeleigenreflexe seitengleich lebhaft an oberen und unteren Extremitäten. Finger-Nase-Versuch und Knie-Hacke-Versuch bds. metrisch, keine Pyramidenbahnzeichen. Kein Zungenbiss, keine Enuresis.

1. **Welche Differenzialdiagnosen sind zu bedenken?**
2. **Beschreiben Sie Ätiologie und Epidemiologie Ihrer Verdachtsdiagnose!**
3. **Welche diagnostischen Mittel helfen, zwischen den Differenzialdiagnosen zu unterscheiden? Welche weitere Diagnostik leiten Sie ein?**
4. **Ihre Patientin kann Ihre Diagnose nur schwer annehmen und hat Sorge, dass ihre Umwelt sie als Simulantin sehen könnte. Wie können Sie ihr weiterhelfen?**
5. **Ist eine medikamentöse Behandlung indiziert?**
6. **Welche Empfehlungen können Sie der Patientin hinsichtlich der Fahrtauglichkeit geben?**

Fall 43 Bewusstlosigkeit und Zuckungen

1. Differenzialdiagnose

Differenzialdiagnostisch muss zwischen einem „echten“ epileptischen Anfall durch eine elektrische Funktionsstörung des Gehirns und einem **psychogenen, nichtepileptischen Anfall (PNEA)** unterschieden werden. Trotz der großen Ähnlichkeit kann eine gute Anfallsbeschreibung helfen, zwischen beiden zu unterscheiden.

Hierbei sind besonders die **Fremdanamnese** der Personen, die bei dem Anfall anwesend waren, oder **Videoaufzeichnungen** (Smartphone) hilfreich. Hinweisende Fakten auf einen PNEA sind:

- Wechselnd offene und zusammengekniffene Augen.
- Gezielte Greifbewegungen trotz generalisierter motorischer Entäußerungen.
- Erhaltenes Bewusstsein (Kontaktfähigkeit) trotz generalisierter Entäußerungen.
- Lange Dauer der Anfälle (> 30 min).
- Auftreten nur unter Anwesenheit anderer Personen.

Interessant ist zu erwähnen, dass Angehörige / Freunde von Patienten oft sehr emotional (ängstlich, besorgt, oder verärgert) über die Patienten berichten.

MERKE

Psychogene nichtepileptische Anfälle (PNEA) sind nicht gleichzusetzen mit simulierten Anfällen. Menschen mit PNEA sind sich dieser Anfälle nicht bewusst und setzen diese auch nicht gezielt ein. Anfälle, bei denen Menschen dies tun, würden als **simulierte Anfälle mit appellativem Charakter** bezeichnet werden.

2. Ätiologie

Psychogene nichtepileptische Anfälle (Synonyme: dissoziative Anfälle, hysterische Anfälle, somatoforme Anfälle, funktionelle Anfälle, pseudoepileptische Anfälle oder Pseudoanfälle) sind anfallsartige Ereignisse, die wie epileptische Anfälle aussehen können, ihren Ursprung jedoch nicht in einer epileptischen neuronalen Störung haben, sondern **Ausdruck einer seelischen / emotionalen Störung** sind.

2–3 / 10.000 Menschen durchleben in ihrem Leben psychogene nichtepileptische Anfälle (PNEA). Häufiger sind junge Frauen betroffen. Es ist noch nicht genau bekannt, welche Faktoren genau dazu führen, dass Patienten PNEA entwickeln. Frühe Traumatisierungen, familiäre Konflikte und Belastungssituationen (Verlust von nahestehenden Personen, Beziehungsängste, Existenzängste) sind ursächlich zu sehen.

Klinisch kann man zwischen zwei Formen unterscheiden:

- Hypermotorisch mit lebhaften, asymmetrisch-asynchronen Extremitätenbewegungen.
- Hypomotorisch (seltener) durch ein areaktives Verharren / Zusammensinken.

Das Auftreten ist häufig situativ, die Augen sind geschlossen. Es kommt ferner zum Weinen, Vermeidung von Verletzungen, einer langen Anfallsdauer (> 5 min; Pseudostatus). Kein Ansprechen auf Antikonvulsiva.

MERKE

Das Vorliegen psychogener, nichtepileptischer Anfälle schließt eine Epilepsie nicht aus! Ein nicht geringer Anteil von Patienten mit einer Epilepsie entwickelt im Laufe ihres Lebens zusätzliche psychogene Anfälle. Nichtsdestoweniger bleibt die Diagnose der Epilepsie dann bestehen.

3. Diagnostik

Die Diagnosestellung ist in erster Linie eine klinische mit einer ausführlichen Anfallsbeschreibung sowie einer psychiatrischen Exploration.

EEG und **Video-EEG** sind diagnostisches Mittel der Wahl.

Im EEG können bei bis zu 85 % der Fälle keine interiktalen Spikes / Waves nachgewiesen werden.

Im Video-EEG kann die genauere Differenzierung erfolgen. Charakteristisch ist, dass kein Auftreten aus dem Schlaf heraus, keine iktalen Anfallsmuster oder postiktale EEG-Veränderungen aufgezeichnet werden können.

Ein erstmaliger Anfall mit nicht ganz klar einzuordnender Symptomatik sollte analog zum erstmaligen epileptischen Anfall umfassend diagnostisch abgeklärt werden (➤ Fall 21):

- Anfallsanamnese (Eigen-, Fremdanamnese, ausführliche Anfallsbeschreibung, ggf. Videoaufzeichnung).

- Labor (Infektparameter, Nierenparameter, Leberenzyme, Blutzucker, Kreatinkinase[CK]), Liquoranalyse.
- Magnetresonanztomografie (MRT) mit epilepsiespezifischen Sequenzen.
- Elektroenzephalografie (EEG), Langzeitvideo-EEG.

Nach einem Anfall darf die Suche nach möglichen Traumen nicht vernachlässigt werden, bei gegebener Klinik sollte die entsprechende Bildgebung eingeleitet werden, vor allem bei einem Schädel-Hirn-Trauma (➤ Fall 5).

4. Kommunikation

Wichtig ist, dass Sie Ihrer Patientin erklären, dass bei dieser Diagnose keiner davon ausgeht, dass sie ihre Anfälle willkürlich steuern kann, und bei suffizienter psychotherapeutischer Therapie eine durchaus gute Prognose beinhaltet. Sie können ihr anbieten, einen gemeinsamen Termin mit auserwählten engen Vertrauenspersonen (Partner, Familie, Freunde) zu vereinbaren, um eventuelle Fragen zu besprechen. Zudem können organisierte Selbsthilfegruppen zum Erfahrungsaustausch vorgeschlagen werden.

5. Therapie

Antikonvulsive Medikamente führen zu keiner Anfallsreduktion bei psychogenen nichtepileptischen Anfällen und belasten den Patienten durch zusätzliche Nebenwirkungen.

Wichtig ist die **ausführliche Aufklärung** der Patienten im geeigneten Setting. Oftmals wird die Diagnose nicht gut angenommen, da die Patienten nicht verstehen, wie es zu Anfällen kommen kann, ohne eine körperliche Ursache dafür zu haben.

Zudem gibt es auch eine große Patientenzahl, die schon seit Jahren fälschlicherweise antikonvulsive Medikation erhalten hat. Sowohl aufgrund der Ko-Morbidität mit epileptischen Anfällen als auch aufgrund diagnostischer Unsicherheit werden Patienten oft medikamentös behandelt. Hier besteht dann eine große Unsicherheit seitens der Patienten. Hier gilt es, sich gemeinsam mit dem Patienten langsam an die Diagnose heranzutasten und die antikonvulsive Medikation (ausgenommen bei Patienten mit zusätzlichen epileptischen Anfällen) zu beenden.

Hauptsächlich die **Psychotherapie** ist ausschlaggebend für die Genesung der Patienten. Die Prognose der Erkrankung ist bei erfolgreicher Psychotherapie gut.

6. Fahrtüchtigkeit

Wer anfallsartig auftretende Störungen (z. B. epileptische Anfälle, Synkopen oder psychogene nichtepileptische Anfälle) hat, die mit einer akuten Beeinträchtigung des Bewusstseins, der Motorik oder anderer handlungsrelevanter Funktionen einhergehen, darf kein Kraftfahrzeug (z. B. Auto, Motorrad, Moped) führen, solange Anfälle auftreten oder ein wesentliches Risiko für Anfälle besteht.

Die weiterführende Beurteilung der Fahrtüchtigkeit bei psychogenen nichtepileptischen Anfällen, z. B. wie lange jemand anfallsfrei sein muss, bis wieder Fahreignung angenommen werden kann, unterliegt dann anderen Kriterien als denjenigen bei epileptischen Anfällen. Im Unterschied zu epileptischen Anfällen sind diese für psychogene nicht-epileptische Anfälle bislang nicht detailliert festgelegt.

Deshalb muss der behandelnde Arzt bzw. Psychotherapeut in jedem Einzelfall beurteilen, wann bzw. unter welchen Voraussetzungen Fahrtüchtigkeit besteht. Entscheidend dafür ist die Beurteilung der Prognose, d. h. der Wahrscheinlichkeit, dass nach einer bestimmten anfallsfreien Zeit keine Anfälle beim Fahren zu erwarten sind

ZUSAMMENFASSUNG

Psychogene nichtepileptische Anfälle (PNEA) sind anfallsartige Ereignisse, die wie epileptische Anfälle aussehen können, ihren Ursprung jedoch nicht in einer epileptischen neuronalen Störung haben, sondern Ausdruck einer emotionalen Störung sind. Trotz der großen Ähnlichkeit kann eine gute Anfallsbeschreibung helfen, zwischen einem PNEA und einem epileptischen Anfall zu unterscheiden. In der weiterführenden Diagnostik zeigt das EEG keine epilepsietypischen Veränderungen. Antikonvulsive Medikation führt nicht zu einer Anfallsreduktion. Wichtig ist die ausführliche Aufklärung der Patienten in einem angemessenen Setting über die Erkrankung, um Verunsicherungen zu verhindern und die Compliance der Patienten zu steigern. Therapie der Wahl ist eine psychotherapeutische Behandlung, unter der die Patienten profitieren.

WAS WÄRE, WENN ...

- ... Ihre Patientin auf eine medikamentöse Therapie bestehen würde?
  - Nach Ausschluss von zusätzlichen epileptischen Anfällen kann eine medikamentöse Therapie nicht empfohlen werden. Bei fehlendem therapeutischem Erfolg sollte hier über die zusätzliche Belastung durch medikamentöse Nebenwirkungen aufgeklärt werden.

44

Tänzelnder Gang

Simone van de Loo

Anamnese

Der 53-jährige Patient klagt über eine seit mindestens 2 Jahren bestehende innere Unruhe. Ständig komme es zu unwillkürlichen, einschießenden Bewegungen der Extremitäten und des Gesichts. Er könne kaum stillstehen, dabei sehe er aus, als würde er tanzen. Zudem habe sich seine Sprache verändert. Anfangs habe der Patient die unkontrollierbaren Bewegungen in Verlegenheitsgesten umwandeln können, um die Störung zu kaschieren, was jedoch mittlerweile nicht mehr möglich sei. Bei körperlicher Aktivität oder durch psychische Anspannung komme es zu einer Zunahme der Beschwerdesymptomatik. Die Ehefrau des Patienten berichtet, dass ihr Mann zunehmend aggressiver werde. Außerdem habe sich die Gedächtnisleistung verschlechtert. Der Patient ist verheiratet und hat zwei gesunde Kinder sowie vier Enkelkinder. Er leidet an einem Diabetes mellitus, welcher mit Insulin behandelt wird. Sonst sind keine weiteren Vorerkrankungen bekannt.

Untersuchungsbefund

Wacher, orientierter Patient. Im Bereich der Hirnnerven zeigen sich leichte orofaziale Dyskinesien sowie eine motorische Impersistenz der Zunge bei sonst unauffälligem Befund. Keine manifesten / latenten Paresen. Muskeltonus eher hypoton, Trophik regelrecht. Choreatiforme distal betonte Hyper- und Dyskinesien aller Extremitäten mit leichter Linksbetonung. Die Muskeleigenreflexe sind seitengleich lebhaft auslösbar. Keine Pyramidenbahnzeichen. Oberflächensensibilität intakt. Gangbild unsicher mit tänzelndem Gang, erschwerte Gangprüfungen sicher. Koordination intakt.

1. **Welche Informationen fehlen in der Anamnese?**
2. **Was versteht man unter der motorischen Impersistenz der Zunge? Welche weiteren Phänomene können vorhanden sein?**
3. **Wie lautet die Verdachtsdiagnose und welcher Befund kann in der zerebralen Bildgebung erwartet werden?**
4. **Was muss bei der Durchführung einer humangenetischen Analyse beachtet werden?**
5. **Welche hyperkinetischen Syndrome unterscheidet man?**
6. **Welche therapeutischen Möglichkeiten stehen zur Verfügung?**

1. Anamnese

Die vom Patienten beschriebene Symptomatik beschreibt eine Bewegungsstörung, in diesem Fall eine **hyperkinetische Bewegungsstörung.** Neben einer ausführlichen klinisch-neurologischen Untersuchung und Anamnese ist eine ebenso gründliche **Familienanamnese** unerlässlich, um eine hereditäre Erkrankung nicht zu übersehen, welche von großer Relevanz für die gesamte Familie sein kann. Hier sind also Angaben zu weiteren Betroffenen in der Familie sowie Verwandtschaft dringend einzuholen. Ebenso sollte auch bereits nach Auffälligkeiten der Kinder der nächsten Generationen gefragt werden.

2. Motorische Impersistenz

Die motorische Impersistenz beschreibt die verminderte Dauer in der Ausübung einfacher motorischer Handlungen über einen kurzen Zeitraum (< 10 s). Der Patient kann z. B. die Augen nicht geschlossen halten, einen Punkt am Tisch fixieren, die Zunge herausstrecken oder ein Objekt kontraläsional fixieren. Sie ist die Folge einer Schädigung des 1. Motoneurons.

Weiterhin kann es zum Auftreten einer **Sakkadenverlangsamung** sowie des **Westphal-Reflexes (Gordon-Kniephänomen)** kommen, der sich als ein verzögertes Absinken des Unterschenkels nach Auslösen des Patellarsehnenreflexes darstellt. Ebenfalls kann die Durchführung der **Lurija-Sequenz** (fortlaufendes Klopfen nacheinander mit Faust, Handkante und flacher Hand auf den Tisch bzw. Oberschenkel) pathologisch sein, was man als Apraxie bezeichnet.

3. Verdachtsdiagnose

Schlagwort in der Anamnese ist der **tänzelnde Gang.** Zusammen mit dem klinisch-neurologischen Untersuchungsbefund mit Nachweis einer hyperkinetischen Bewegungsstörung, einhergehend mit choreatiformen unwillkürlichen Bewegungen der distalen Muskelgruppen, lautet die Verdachtsdiagnose: **Huntington-Erkrankung** bzw. Chorea major oder Chorea Huntington. Es handelt sich um eine autosomal-dominant vererbte Erkrankung, deren Ursache die Expansion einer Polyglutamin-Sequenz im entsprechenden Gen ist. Das Protein, das die Krankheit verursacht, heißt Huntingtin, das dafür kodierende Gen liegt auf dem kurzen Arm von Chromosom 4 (Locus 4p16.3). Chorea Huntington ist eine Trinukleotiderkrankung: Bei gesunden Menschen wiederholt sich das Basentriplett CAG ca. 9- bis 35-mal. Bei Kranken kommt dieses Triplett von 36- bis zu 250-mal vor. Dies wird vor allem durch sog. „S" (ein Verrutschen der DNA-Polymerase bei der Replikation) oder (unwahrscheinlicher, aber immerhin möglich) durch ein nichtreziprokes (asymmetrisches) Crossing-over verursacht. Je häufiger sich diese Wiederholung ereignet, desto früher tritt die Erkrankung (im Durchschnitt) auf (Antizipationseffekt). In der bei diesem Patienten veranlassten zerebralen MRT (➤ Abb. 44.1) zeigt sich neben einer globalen Hirnvolumenminderung eine Atrophie der Basalganglien (v. a. des Ncl. caudatus), welche sich abhängig von ihrer Ausprägung als Pseudohydrocephalus internus (Hydrocephalus e vacuo) darstellen kann.

Sollte sich in der bildgebenden Diagnostik ein unauffälliger Befund zeigen, sind weitere zusatzdiagnostische Maßnahmen erforderlich.

4. Humangenetische Diagnostik

Bei der bestehenden Verdachtsdiagnose ist eine humangenetische Diagnostik zur Sicherung der Diagnose un-

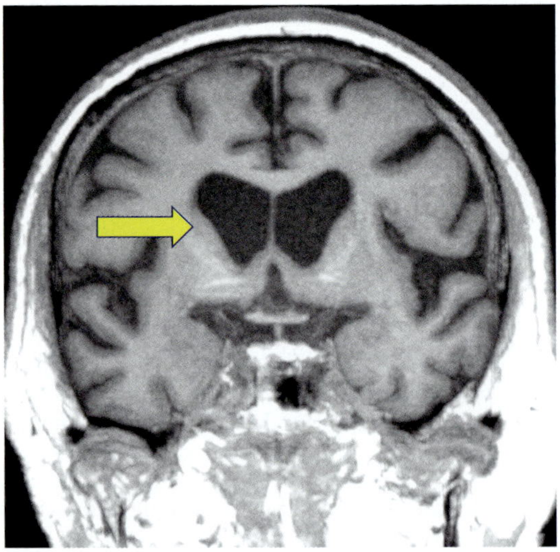

Abb. 44.1 MRT: koronare T1-Sequenz zur Darstellung der grauen Substanz mit Darstellung einer Atrophie des Nucleus caudatus (Pfeil) und konsekutivem Hydrocephalus e vacuo [M464]

abdingbar. Diese darf nur nach Zustimmung des Patienten von einem humangenetischen Institut durchgeführt werden. Eine ausführliche Aufklärung des Patienten sowie ggf. weiterer Familienmitglieder, die sich ebenfalls einer Testung unterziehen möchten, sollte erfolgen. Optimalerweise werden sowohl Aufklärung als auch Diagnostik und Befundmitteilung durch dasselbe Institut bzw. dieselbe Person durchgeführt. Mögliche psychische Belastungen müssen, ebenso wie medizinethische Konsequenzen, in Betracht gezogen werden.

Untersucht wird eine **Verlängerung der Polyglutaminsequenz des Huntington-Disease-Gens (HD-Gen)** über einen bestimmten Schwellenwert. Als Probenmaterial wird EDTA-Blut verwendet. Der Befund ist pathologisch, wenn ein Schwellenwert von 36 CTG-Repeats überschritten wird.

5. Hyperkinetische Syndrome

Chorea minor

Spätkomplikation nach Infektion meist im Kindesalter mit α- oder β-hämolysierenden Streptokokken (Angina, rheumatisches Fieber, Endokarditis) vermutlich autoimmunologischer Genese. Es besteht ein gehäufter Nachweis von Anti-Basalganglien-Antikörpern (ABGA) bei der Mehrzahl der betroffenen Personen. Klinisch finden sich in der Regel generalisierte choreatiforme Hyperkinesien sowie Tics. Auch neuropsychiatrische Symptome, z. B. Depression, erhöhte Reizbarkeit oder Zwangsideen, können bestehen. Üblicherweise sistieren die motorischen Symptome 5–15 Wochen nach Beginn. Eine beweisende klinische Zusatzdiagnostik existiert nicht, allerdings kann ein erhöhter Antistreptolysin-Titer (AST) vorliegen bzw. der Nachweis von Anti-Basalganglien-Antikörpern gelingen. Eine symptomatische Therapie ist meist nicht notwendig. Im Fall ausgeprägter Hyperkinesien wird mit Neuroleptika (z. B. Tiaprid) oder mit Valproat behandelt. Die Behandlung mit Penicillin p. o. über 10 Tage stellt die Standard-Akuttherapie dar.

Morbus Wilson

Eine autosomal-rezessive Erkrankung des Kupferstoffwechsels, welche als Folge eines verminderten Kupfertransports zu einer Einlagerung von Kupfer in verschiedene Gewebe (Leber, Auge, Niere, Gehirn) führt. Ursächlich liegt eine Mutation einer Kupfer-transportierenden ATPase (ATPase7-Gen) zugrunde. Diese manifestiert sich in einer verminderten biliären Exkretion von Kupfer und verminderten Kupferinkorporation in Coeruloplasmin, was zu einem Anstieg des freien Cu^{2+} im Serum führt. Symptombeginn ist meist in der Kindheit oder im jungen Erwachsenenalter. Die Erkrankung manifestiert sich häufig mit psychiatrischen Auffälligkeiten, Tremor, Sprach- oder Schluckstörungen. Im Verlauf kommt es zu Gangstörung, Ataxie, Dystonie oder einer parkinsonähnlichen Symptomatik. Meist erst spät im Verlauf treten choreatische Bewegungsstörungen auf. Neben den neurologischen Symptomen kommt es zu einer Beeinträchtigung der hepatischen Funktion, einhergehend mit Anämie, Leuko- oder Thrombopenie, hämolytischen Krisen bis hin zu akutem oder chronischem Leberversagen. Durch Ablagerung des Kupfers in der Descemet-Membran der Kornea lässt sich der Kayser-Fleischer-Kornealring mittels Spaltlampenuntersuchung nachweisen. Wegweisend ist die Labordiagnostik mit Nachweis eines erhöhten freien Kupferserums, erniedrigtem Coeruloplasmin und deutlich erhöhtem Kupfer im 24-h-Urin. Pathologisch sind ebenfalls Nieren- und Leberwerte. Die zerebrale Bildgebung (MRT) ist in 50 % der Fälle unauffällig, in den übrigen Fällen lässt sich in der T2-Wichtung eine Hyperintensität im Bereich des Putamens neben einer hypointensen Darstellung im Pallidum sowie einer Mittelhirnatrophie und Signalalteration des Tegmentums darstellen („Face of the giant Panda").

Weitere hyperkinetische Syndrome

Tardive (medikamenteninduzierte) Dyskinesien, metabolische Störungen (Elektrolytentgleisungen, Hyperglykämien, Hyperthyreose), frontotemporale Demenz (Morbus Pick).

6. Therapie

Eine kausale bzw. neuroprotektive Therapie existiert nicht. Zum Zellschutz werden verschiedene Vitamine (z. B. Vitamin E und Kreatin) eingesetzt. Zur Reduktion der Hyperkinesien kann eine Behandlung mit Dopaminantagonisten erfolgen (z. B. Neuroleptika). Der Glutamatantagonist Riluzol soll den Verlauf verlangsamen. Weiterhin ist eine antidepressive Therapie mit einem SSRI erforderlich, wobei hierunter eine Zunahme der Hyperkinesien beobachtet werden kann.

Ebenfalls medikamentös behandelt werden sollten entsprechend Schlafstörungen, Psychosen und Impulskontrollstörungen.

Es sollte auf eine hochkalorische Ernährung geachtet werden, da sich durch die Hyperkinesien einerseits der Grundumsatz erhöht und andererseits einem geringen Übergewicht ein positiver Effekt auf die Hyperkinesien nachgesagt wird. Weiterhin sollten Physiotherapie, Schlucktraining und eine regelmäßige supportive psychotherapeutische oder psychiatrische Behandlung für Betroffene und Angehörige erfolgen.

ZUSAMMENFASSUNG

Die **Huntington-Erkrankung** ist eine autosomal-dominante Erkrankung, die zur Gruppe der Polyglutaminerkrankungen zählt. Klinisch zeigen sich unwillkürliche, distal betonte, teils ruckartige Bewegungen sowie, je nach Erkrankungsbeginn, früher oder später Verhaltensauffälligkeiten. Bei vorliegendem Verdacht ist eine molekulargenetische Diagnostik indiziert. Weiterhin sollte zum Ausschluss struktureller Läsionen eine zerebrale Bildgebung durchgeführt werden. Bei unauffälliger zerebraler Bildgebung ist eine ausführliche weiterführende Zusatzdiagnostik unerlässlich. Eine kausale Therapie existiert nicht. Mehrere symptomatische medikamentöse Therapien sowie eine psychiatrische Betreuung sind nötig.

WAS WÄRE, WENN ...

- ... die schwangere Angehörige 1. Grades um eine Pränataldiagnostik bitten würde?
  - Eine pränatale Diagnostik auf spätmanifestierende Erkrankungen darf in Deutschland nicht vorgenommen werden (§15 Abs. 2 GenDG), dies schließt im Regelfall auch die Huntington-Erkrankung ein (ohne dass das Gesetz die Huntington-Krankheit speziell benennt). In Österreich ist bis zum Abschluss der 16. Schwangerschaftswoche jede pränatale Diagnostik möglich, danach wird ein Schwangerschaftsabbruch mit einer medizinischen Indikation nur in engen Grenzen durchgeführt. In der Schweiz gilt die Fristenregelung bis zur 12. Schwangerschaftswoche. Eine pränatale Diagnostik darf jeweils nur im Rahmen einer genetischen Beratung durch entsprechend qualifizierte Ärzte vorgenommen werden.
- ... die Symptomatik akut auftreten würde?
  - Bei akuten Beschwerden sollte immer ein Schlaganfall ausgeschlossen werden. Dieser könnte im Bereich der Stammganglien (z. B. Caput nuclei caudati) lokalisiert sein.

45

Diffuse Schmerzen, Missempfindungen, Müdigkeit

Simone van de Loo

Anamnese

Eine 32-jährige Patientin wird zur weiteren Abklärung von unklaren Schmerzen der Hände, Kopfschmerzen, starker Müdigkeit und Missempfindungen mit dem Verdacht einer chronisch-entzündlichen ZNS-Erkrankung stationär eingewiesen. Die Symptomatik bestehe nun seit 2 Jahren zunehmend. Sie sei beunruhigt, da sie zuletzt in der Badewanne nicht bemerkt habe, dass das Wasser viel zu heiß gewesen sei, und sie sich beim Wassereinlassen Verbrühungen an der rechten Hand zugezogen habe. Sie sei bis auf einen Unfall vor 3 Jahren, damals sei sie mit dem Mountainbike gestürzt, nicht vorerkrankt. Nach dem Unfall habe man eine CCT durchgeführt ohne wegweisenden Befund. In der Familie gebe es keine neurologischen Erkrankungen. Sie habe Angst, tatsächlich an einer Multiplen Sklerose zu leiden, wie der Hausarzt vermute. Im Moment sei sie bereits seit 3 Wochen krankgeschrieben. Sie rauche gelegentlich und trinke zu besonderen Anlässen Alkohol.

Untersuchungsbefund

Wache, voll orientierte Patientin, im Bereich der Hirnnerven bis auf diskrete Visusminderung rechts auf 0,9 (links 1,0) regelrechter Befund. Keine manifesten oder latenten Paresen. Muskeleigenreflexe seitengleich lebhaft auslösbar. Keine Pyramidenbahnzeichen. Bauchhautreflexe beidseits bei adipöser Patientin schwer beurteilbar, eher negativ. Dissoziierte Empfindungsstörung der rechten oberen Extremität. Zeigeversuche ausreichend sicher. Stand sicher, Gang sicher. Romberg-Versuch mit ungerichteter Fallneigung.

1. **Welche Zusatzdiagnostik veranlassen Sie? Beschreiben Sie die Befunde!**
2. **Wie lautet die Diagnose? Wie kommt es hierzu?**
3. **Wie behandeln Sie?**
4. **Was sind die „Ventil-Theorie“ und die „Kolben-Theorie“?**
5. **Gibt es eine Klassifikation?**
6. **Nennen Sie prognostisch relevante Differenzialdiagnosen!**

1. Zusatzdiagnostik

Aufgrund der Halbseitigkeit der Symptomatik muss an ein zentrales Geschehen gedacht werden. Daher sollte durchgeführt werden:

cMRT mit Kontrastmittel: Ausschluss einer kompressiven oder entzündlichen kontralateralen Läsion.

HWS- und BWS-MRT: Nachweis / Ausschluss fokaler spinaler Läsionen oder Entzündungen (Myelitis, Syringomyelie, Raumforderungen) (➤ Abb. 45.1).

Liquordiagnostik: Ausschluss einer entzündlichen Genese.

Evozierte Potenziale: Objektivierung der Läsion der somatosensiblen Bahnen.

Neurografie: Frage nach peripheren Nervenläsionen, Ausschluss einer Polyneuropathie.

Differenzialdiagnostisch müssen insbesondere intraspinale Tumoren ausgeschlossen werden. Daher sollte die Bildgebung mit Kontrastmittelgabe erfolgen. Die im Erwachsenenalter am häufigsten nachzuweisenden intraduralen intramedullären Tumoren sind die Ependymome (40–60 %), welche mit Neurofibromatose Typ 2 assoziiert sind, Astrozytome (35–35 %), assoziiert mit Neurofibromatose Typ 1, sowie die Hämangioblastome (3–6 %).

2. Diagnostik und Pathomechanismus

Aufgrund des Bildbefunds stellen Sie die Diagnose einer **Syringomyelie,** ursächlich vermuten Sie eine sekundäre Form infolge des Fahrradunfalls vor 3 Jahren.

Bei der Syringomyelie handelt es sich um eine durchgehende oder gekammerte Höhle im Bereich des Hinterhorns und der vorderen Kommissur. Diese kann in allen Abschnitten des Rückenmarks – vorwiegend jedoch zervikal – sowie bulbär auftreten. Bei der bulbären Form spricht man von **Syringobulbie.** Eine Kommunikation mit dem Zentralkanal ist möglich. Im Verlauf kann es sekundär zu einer Degeneration von Rückenmarksbahnen kommen. Klinisch zeigt sich ein abhängig von Lokalisation und Ausmaß fluktuierendes Beschwerdebild mit im Vordergrund stehenden neuropathischen Schmerzen meist im Bereich des Schultergürtels. Im weiteren Verlauf kommt es zu segmentalen oder polysegmentalen, häufig als dissoziierte Sensibilitätsstörungen auftretenden sensiblen Störungen. Vegetative Störungen (Anhidrose, Ödeme, Ulzerationen, Wundheilungsstörungen) und motorische Störungen sind ebenso möglich wie Wirbelsäulenveränderungen (Kyphoskoliose, Hyperlordose der HWS / LWS). Bei der Syringobulbie treten entsprechend Nystagmen, Hirnnervenausfälle oder Trigeminusneuralgien auf.

Anatomisch kommt es durch die zentral gelegene Kompression primär zu einer Beteiligung der auf Segmentebene kreuzenden protopathischen Bahnen (Schmerz- und Temperaturempfinden), was zu einer Analgesie und Thermanästhesie führt. Hierdurch kann es zu Verbrennungen und Verbrühungen kommen, die von der betroffenen Person nicht als schmerzhaft wahrgenommen werden. Bei Ausweitung der Syrinx können auch Vorderhornzellen betroffen sein, was

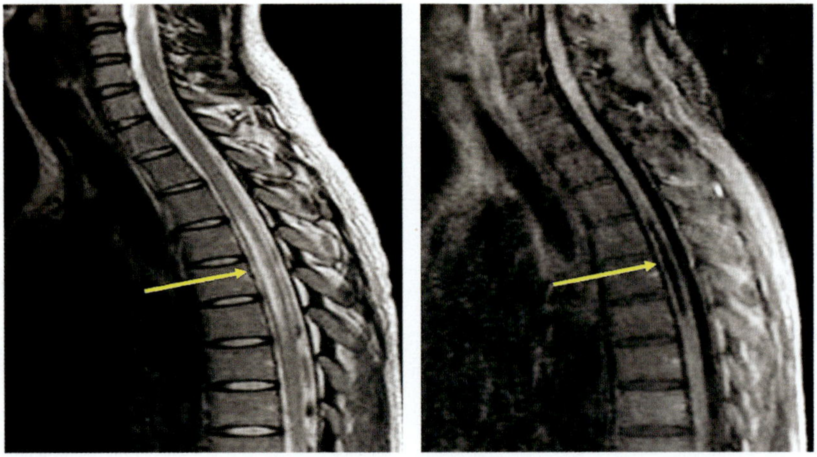

Abb. 45.1 Spinales MRT mit Syringomyelie. Man sieht eine T2-hyperintense, T1-hypointense Läsion, die sich von der Oberkante des 5. BWK bis zur Unterkante des 7. BWK erstreckt und einer postentzündlichen Syringomyelie entspricht. [M460 / T420]

dann auf Segmentebene zu peripheren Paresen (Atrophien, Tonusminderung, Reflexabschwächung) führt. Die Hinterstrangbahnen (epikritische Sensibilität) und die Pyramidenbahnen (zentrale motorische Symptome) sind erst im späten Verlauf betroffen, wenn meistens die Diagnose bereits gestellt werden konnte.

3. Therapie

Therapeutisch wird primär **konservativ symptomatisch** mittels Analgesie, Physiotherapie sowie **orthopädisch** behandelt. Bei progredienter Symptomatik – z. B. einer Obstruktion des Foramen magnum – steht die operative Versorgung zur Verfügung. Hiermit können Schmerzen meist gut, bestehende neurologische Defizite jedoch selten gebessert werden. Ziel der operativen Versorgung ist die Korrektur des subarachnoidalen Liquorflusses durch Laminektomie, Duraerweiterungsplastik und Adhäsiolyse. Diese sind der Anlage eines Shunts deutlich überlegen. Eine Entlastung der Syrinx wird – wenn nötig – von dorsal durchgeführt, da die Verletzung der Hinterstrangbahnen „nur" mit einem sensiblen Defizit einhergeht und nicht mit Paresen.

4. Ventil-Theorie und Kolben-Theorie

Diese beiden Theorien beschreiben hypothetische Erklärungsansätze der pathophysiologischen Abläufe einer Syringomyelie. Die **„Ventil-Theorie"** geht von einer Einengung des Foramen magnum aus (Tonsillenprolaps, sonstige Stenosen). Bei dann auftretender intrakranieller Drucksteigerung (Husten, Valsalva-Manöver) setzt sich der Druck in den Subarachnoidalraum fort, was zu einer Zunahme des intra-/extramedullären Druckgradienten führt. Die **„Kolben-Theorie"** geht davon aus, dass es bei der Arnold-Chiari-Malformation zu einer pulssynchronen Verschiebung der Kleinhirntonsillen nach kaudal kommt. Die systolische Druckwelle des spinalen Subarachnoidalraums führt durch pulssynchrone Kompression bzw. Dekompression zu einer Schädigung des Rückenmarks.

Neben diesen beiden Hypothesen existiert noch die **hydrodynamische Theorie** (Blockade der Foramina Luschkae und Magendii) sowie die These, dass es **durch Obstruktion des Subarachnoidalraums** (z. B. posttraumatisch durch Verklebungen) über Liquordruckgradienten und Valsalva-Manöver zu einer Parenchymschädigung kommt.

5. Klassifikation

Es werden vier Formen unterschieden:

1. Kommunizierende Syringomyelie = Dilatation des Zentralkanals:
   - Arnold-Chiari Typ 2, Enzephalozele – als komplexe Anomalie des kraniozervikalen Übergangs
   - Dandy-Walker-Malformation (embryonale Störung mit zystischer Erweiterung des 4. Ventrikels, Kleinwurmdysgenesie und Atresie der Foramina Luschkae und Magendii).
2. Nichtkommunizierende Syringomyelie:
   - Zentrale / parazentrale Syrinx: Arnold-Chiari-Malformation:
     - Basiläre Impression.
     - Extramedulläre Kompression (Spondylose, Tumoren, Zysten).
     - Tethered-cord-Syndrom (Conus-Tiefstand mit verdicktem Filum terminale).
     - Hydrozephalus, intrakranielle Raumforderungen.
   - Primär parenchymatös: posttraumatisch, postischämisch, nach intramedullären Blutungen.
3. Atrophische Kavitationen.
4. Neoplastische Kavitationen.

6. Differenzialdiagnosen

Zu den relevanten Differenzialdiagnosen gehören insbesondere die **intraspinalen Tumoren,** welche bildgebend nachgewiesen werden können. Hier müssen insbesondere Hämangioblastom (3–6 %), Ependymom (40–60 %) und Astrozytom (35–45 %) genannt werden. Diese sind insgesamt bis auf das Hämangiobastom prognostisch ungünstiger als eine sekundäre Syringomyelie. Die Verläufe sind meist progredient, dies auch rasch durch etwaige Einblutungen oder Kompressionen. Behandelt wird akut mit Dexamethason je nach Schwere der Defizite. Danach kann abhängig von Resezierbarkeit operativ bzw. mit Radio-Chemotherapie behandelt werden.

Sicherlich können Sie der verängstigten Patientin keine Garantie geben, wie sich der weitere Krankheitsverlauf bei ihr gestalten wird. Es kann jedoch darauf verwiesen werden, dass stabile Verläufe ohne weitere Progression sicherlich möglich sind. Die symptomatische Therapie kann eine gute Linderung erreichen und durch ergänzende Physiotherapie kann zusätzlich vorgesorgt werden. Im konkreten Fall kann bei weiter progredienter Symptomatik ebenfalls operativ durch Lösung arachnoidaler Verklebungen behandelt werden.

ZUSAMMENFASSUNG

Bei der **Syringomyelie** handelt es sich um eine durchgehende oder gekammerte Höhle im Bereich des Hinterhorns und der vorderen Kommissur. Diese kann in allen Abschnitten des Rückenmarks – vorwiegend jedoch zervikal – sowie bulbär auftreten. Bei bulbärer Form spricht man von **Syringobulbie.** Klinisch zeigt sich ein abhängig von Lokalisation und Ausmaß fluktuierendes Beschwerdebild mit im Vordergrund stehenden neuropathischen Schmerzen meist im Bereich des Schultergürtels. Im weiteren Verlauf kommen segmentale oder polysegmentale, häufig als dissoziierte Sensibilitätsstörungen auftretende sensible Störungen hinzu. Durch Beteiligung der auf Segmentebene kreuzenden protopathischen Bahnen (Schmerz- und Temperaturempfinden) kommt es zu Analgesie und Thermanästhesie. Dadurch sind als nicht schmerzhaft wahrgenommene Verbrennungen und Verbrühungen möglich. Therapeutisch wird primär konservativ symptomatisch mittels Analgesie, Physiotherapie sowie orthopädisch behandelt. Bei progredienter Symptomatik – z. B. Obstruktion des Foramen magnum – steht die operative Versorgung zur Verfügung.

WAS WÄRE, WENN ...

- ... die spinale Bildgebung unauffällig wäre? Welche Differenzialdiagnose würden Sie am ehesten favorisieren?
  - Somit wäre von einer zerebralen Läsion auszugehen. Aufgrund des Alters und des klinischen Befunds käme als mögliche Differenzialdiagnose eine chronisch-entzündliche ZNS-Erkrankung in Betracht.
- Wie würden Sie in diesem Fall weiter vorgehen?
  - Sie ergänzen eine cMRT, welche optimalerweise mit Kontrastmittel durchgeführt wird, schließlich die evozierten Potenziale und eine Liquordiagnostik.

46

Augen- und Kopfschmerz mit Doppelbildern

Christian Henke

Anamnese

Eine 54-jährige Patientin stellt sich bei Ihnen in der Ambulanz aufgrund von seit 2 Wochen bestehenden Kopfschmerzen vor.
Sie berichtet, dass diese Schmerzen von bohrendem Charakter seien. Die Schmerzen seien recht plötzlich aufgetreten. Zum Teil sei es ein unerträgliches Bohren im und um das Auge herum. Schmerzmittel wie Aspirin und Ibuprofen hätten keine Linderung gebracht. Zudem habe sie das Gefühl, schlechter sehen zu können.
Kopfschmerzen habe sie sonst sehr selten und meist würden Aspirin oder Ibuprofen gut helfen. Weitere Vorerkrankungen seien nicht bekannt. Seit dem 16. Lebensjahr besteht ein Nikotinabusus von einem halben Päckchen Zigaretten am Tag. Zudem gelegentlicher Alkoholkonsum.

Untersuchungsbefund

54-jährige Rechtshänderin in gutem Allgemein- und Ernährungszustand. Wach und zu allen Qualitäten orientiert. Keine Sprach- oder Sprechstörungen, kein Meningismus.
Hirnnerven: Das rechte Auge zeigt das klinische Bild einer Ophthalmoplegia totalis (Okulomotorius-, Trochlearis- und Abduzensparese) mit träger und dilatierter Pupille. Weiterer Hirnnervenstatus ohne pathologischen Befund.
Keine latenten oder manifesten Paresen der oberen und unteren Extremitäten. Muskeleigenreflexe seitengleich lebhaft an oberen und unteren Extremitäten. Kein Defizit der Oberflächensensibilität. Finger-Nase- und Knie-Hacke-Versuch bds. metrisch. Gang unsicher, Stand sicher mit unauffälligem Romberg-Stehversuch.

1. **Beschreiben Sie kurz das klinische Syndrom!**
2. **Welche Differenzialdiagnosen sind in Erwägung zu ziehen?**
3. **Welche Zusatzdiagnostik leiten Sie ein?**
4. **Können Sie die diagnostischen Kriterien der International Headache Society (IHS) nennen und sind diese in diesem Fall erfüllt?**
5. **Was wissen Sie zur Ätiologie des Syndroms?**
6. **Wie sieht die Therapie aus?**

1. Klinisches Syndrom

Syndromatologisch zeigt sich eine **komplette Ophthalmoplegie** des rechten Auges, die bei fehlender Augenbewegung auch als „eingemauerter Bulbus" beschrieben wird. Es muss also eine Beteiligung der Hirnnerven (III – N. oculomotorius, IV – N. trochlearis und VI – N. abducens) bestehen. Da die Kerngebiete dieser Hirnnerven deutlich auseinanderliegen (III – paramedian mesenzephal, IV – dorsal mesenzephal, VI – dorsal pontin) und keine weiteren Hirnstammstrukturen klinische Auffälligkeiten zeigen, ist eine Läsion im Kernbereich des Hirnstamms wenig wahrscheinlich. Die Orte, an dem die drei Hirnnerven in unmittelbarer Umgebung zueinander verlaufen, sind der Sinus cavernosus und die ventral hieran angrenzende Fissura orbitalis superior, durch die alle drei Hirnnerven den Weg in die Orbita an die Effektororgane (Augemuskulatur) finden. Daher bezeichnet man die Kombination dieser Hirnnervenausfälle auch als **Sinus-cavernosus-Syndrom.** In der Wand des Sinus cavernosus sind auch noch die Hirnnerven V1 (N. ophthalmicus) und V2 (N. maxillaris) lokalisiert, sodass auch diese mitbeteiligt sein könnten.

Es kam zu einem raschen Beginn mit steter Verschlechterung über 2 Wochen, sodass eine entzündliche Genese vom Verlauf her passen würde. Dazu passend wären auch die akut oder subakut einsetzenden persistierenden, bohrenden Augenschmerzen. Lokalisiert sind diese im und um das Auge. Die Pupillomotorik kann dilatiert und träge, dilatiert und fixiert, ausgespart oder miotisch sein.

2. Differenzialdiagnosen

Aufgrund des klinischen Syndroms kommen infrage:

- **Entzündliche Erkrankungen:** Tuberkulose mit basaler Meningitis.
- **Immunologisch vermittelte Erkrankungen:** Sarkoidose, Myasthenia gravis, Miller-Fisher-Syndrom, Tolosa-Hunt-Syndrom.
- **Vaskuläre Erkrankungen:** septische oder aseptische Sinus-cavernosus-Thrombose, A. carotis-interna-Sinus-cavernosus-Fistel, ACI-Aneurysma.
- **Traumatische Erkrankungen:** Felsenbeinfraktur.
- **Neoplastische Erkrankungen:** lokale Tumoren (v. a. Lymphome, Meningeome).
- Ophthalmoplegische Migräne.

Die starken Schmerzen, die keine Linderung durch NSAR-Einnahme erfahren, in Kombination mit den anschließend auftretenden Paresen der entsprechenden Region erinnern von der Reihenfolge und der Ausprägung stark an die Neuralgische Schulteramyotrophie. In dieser Kombination ist das **Tolosa-Hunt-Syndrom** die wahrscheinlichste Ursache.

3. Zusatzdiagnostik

Zunächst einmal sollte bildgebend nach einer **anatomischen Veränderung im Bereich des Sinus cavernosus** gesucht werden. In der cMRT-Untersuchung können insbesondere Meningeome oder Raumforderungen (z. B. Lymphome) in diesem Bereich nachgewiesen werden. Durch eine zusätzliche Gefäßdarstellung wären auch vaskuläre Genesen (Fistel, Thrombose, Aneurysma) nachweisbar oder auszuschließen. Unter Kontrastmittelgabe können zum Teil Anreicherungen der basalen Hirnnerven hinweisend auf eine Entzündung sein.

Im nächsten Schritt sollte laborchemisch nach Hinweisen auf eine zerebrale oder systemische Vaskulitis, eine Sarkoidose (ACE, löslicher Interleukin-2-Rezeptor), eine Myasthenia gravis (Acetylcholin-Rezeptor-Ak) oder ein Miller-Fisher-Syndrom (Gq1b-Ak) geschaut werden. Anschließend erfolgt eine Liquordiagnostik, die – wenn möglich – mit Liquorzytologie durchgeführt werden sollte, um mögliche Lymphomzellen nachweisen zu können. Darüber hinaus finden sich ggf. Hinweise auf eine autoimmune oder erregerbedingte Entzündung mit der Möglichkeit eines Direktnachweises.

Bei Hinweisen auf eine **systemische Erkrankung** (Vaskulitis oder Lymphom) sollten weitere Organe untersucht werden (Sonografie des Abdomens, CT-Thorax, CT-Abdomen), um eine dortige Mitbeteiligung festzustellen. Da das Gehirn bioptisch nur schwierig und unter Inkaufnahme einer strukturellen Verletzung erreichbar ist, würde dies dann den histologischen Nachweis erleichtern.

Letztlich sollten auch die Augenärzte eingeschaltet werden, um Veränderungen des Auges (Glaukom) oder Veränderungen der Retina (Granulome, Einblutungen, venöse Stauung) nachzuweisen.

MERKE

Beim Tolosa-Hunt-Syndrom handelt es sich um eine Ausschlussdiagnose, die nicht bewiesen werden kann. Bei Nachweis von Granulomen sind immer noch eine Sarkoidose oder eine Tuberkulose möglich. Auch Lymphome sind radiologisch nicht immer sicher hiervon abzugrenzen. Da sowohl Lymphome als auch die Sarkoidose Steroid-responsiv sind, muss in jedem Fall eine engmaschige Verlaufskontrolle erfolgen und die Diagnose jederzeit kritisch reevaluiert werden.

4. IHS-Kriterien

Die Kriterien der **International Headache Society (IHS)** wurden in der Klassifikation der Kopfschmerzerkrankungen (ICHD-3) zusammengefasst und setzen sich aus folgenden Punkten zusammen, wobei alle diese Punkte vorhanden sein sollten:

- **A** Einseitiger Kopfschmerz, der das Kriterium C erfüllt.
- **B** Beide der folgenden Kriterien:
  a. Parese eines oder mehrerer ipsilateraler Hirnnerven (III., IV. und / oder VI).
  b. Nachweis einer granulomatösen Entzündung im Sinus cavernosus, der Fissura orbitalis superior oder der Orbita mittels MRT oder Biopsie.
- **C** Ursächlicher Zusammenhang nachgewiesen durch
  a. Auftreten des Kopfschmerzes innerhalb von 2 Wochen vor der Parese oder zeitgleich **und**
  b. Lokalisation des Kopfschmerzes um die ipsilaterale Augenbraue und das Auge.
- **D** Nicht besser durch eine andere ICHD-3-Diagnose erklärt.

Die Patientin erfüllt somit alle Kriterien. In der alten Klassifikation (ICHD-2) war das Ansprechen der Kopfschmerzen und / oder der Paresen auf Steroide (innerhalb von 72 h) obligates Kriterium, was in der aktuellen Nomenklatur jedoch keinen Eingang mehr gefunden hat.

5. Pathogenese

Das Krankheitsbild wurde erst 1954 von Eduardo Tolosa und William Hunt beschrieben, die exakte Pathogenese ist bislang weiterhin unbekannt. Der histologische Nachweis unspezifischer granulomatös-lymphozytärer Entzündungen im Bereich der Orbitaspitze und des Sinus cavernosus ohne Erregernachweis machen eine **immunologisch-vermittelte Entzündung** wahrscheinlich. Hierfür spricht letztlich auch die oben beschriebene Ähnlichkeit des klinischen Verlaufs zur neuralgischen Schulteramyotrophie (➤ Fall 62). Ein weiterer Faktor, der die autoimmun-entzündliche Genese unterstützt, ist das rasche Ansprechen auf Steroide, das zwar nicht mehr obligates Diagnosekriterium ist, jedoch weiterhin als unterstützendes Kriterium herangezogen wird.

6. Therapie

Wie bereits weiter oben diskutiert, besteht die Therapie der Wahl in einer Kortikosteroidtherapie. Diese wird mit 1 mg / kg KG über 2 Wochen induziert und anschließend über 12 Wochen hinweg ausgeschlichen. Unter der Therapie sollten eine Schmerzfreiheit und Regredienz der Lähmung meist innerhalb von 72 h auftreten. Bei einem Nichtansprechen auf Steroide sollte die Diagnose noch einmal kritisch reevaluiert werden! Trotz initialer Rückbildung kann es zu Rezidiven in Form erneuter Attacken kommen, die jeweils wieder mit Steroiden behandelt werden können. Zur Verhinderung weiterer Rezidive kämen Steroid-sparende Medikamente wie z. B. Methotrexat oder Azathioprin in Betracht.

ZUSAMMENFASSUNG

Das **Tolosa-Hunt-Syndrom** ist eine granulomatöse Entzündung im Bereich des Sinus cavernosus oder der Fissura orbitalis superior, die klinisch mit bohrenden Schmerzen im und um das Auge beginnt und schlecht auf Standard-Analgetika anspricht. Innerhalb von 2 Wochen bildet sich schließlich eine Lähmung der Hirnnerven III, IV und VI einzeln oder in Kombination aus. Die radiologische Zusatzdiagnostik (cMRT, cCT plus KM) sowie die Liquordiagnostik schließen konkurrierende Ursachen aus und zeigen ggf. eine granulomatöse Entzündung. Therapie der Wahl ist die Kortikosteroidtherapie, die in der Regel zu einer deutlichen Schmerzreduktion binnen 72 h führt. Bei Rezidiven sollten Steorid-sparende Immunsuppressiva eingesetzt werden.

WAS WÄRE, WENN ...

- ... das klinische Syndrom passt, aber ein positiver Serum-Quantiferon-Test (Tuberkulose-Nachweis) vorliegen würde?
  - Da eine Tuberkulose auch eine granulomatöse Entzündung hervorrufen kann und unter Steroidtherapie ausbrechen kann, sollten vor Steroidbeginn eine PCR und ein mikroskopischer Nachweis durchgeführt sowie eine Kultur angelegt werden. Der Quantiferon-Test selbst sagt nichts über eine Aktivität der Erkrankung.
- ... die Kriterien nicht erfüllt sind, aber keine bessere Differenzialdiagnose vorliegen würde?
  - Im Zweifel kann man das Ansprechen auf Steroide als weiteren Indikator heranziehen, sofern relevante Differenzialdiagnosen ausgeschlossen sind. Man sollte die Unsicherheit jedoch in der Diagnosestellung („Verdacht auf") klar äußern, damit engmaschige Nachuntersuchungen stattfinden.

47

Bilateraler Tremor der Hände

Simone van de Loo

Anamnese

Der 70-jährige Patient stellt sich aufgrund eines seit ca. 10 Jahren bestehenden Tremors beider Hände vor. Dieser habe im Verlauf deutlich zugenommen und störe vor allem bei Tätigkeiten (z. B. Essen, Trinken, Schreiben). Die Mutter des Patienten habe ebenfalls an einem solchen Tremor gelitten. Sonst sei er gesund. Medikamente nehme er nicht ein.

Untersuchungsbefund

Wacher, zu allen Qualitäten orientierter Patient. Regelrechter Hirnnervenbefund. Keine manifesten / latenten Paresen. Leichtgradiger Halte- und Aktionstremor der Hände. Muskeleigenreflexe seitengleich mittellebhaft auslösbar. Oberflächensensibilität, Koordination sowie Stand und Gang intakt.

1. **Welche Angaben in der Anamnese fehlen Ihnen?**
2. **An welche Diagnose denken Sie, welche Differenzialdiagnosen kommen infrage?**
3. **Welche apparative Diagnostik ist sinnvoll?**
4. **Welche medikamentösen Therapieoptionen stehen zur Verfügung?**
5. **Welche operativen Therapieoptionen sind möglich?**
6. **Welche verschiedenen Tremores unterscheidet man?**

1. Anamnese

Die Anamnese sollte Aufschluss über den Beginn der Symptomatik geben – uni- oder bilateral. Weiterhin ist es relevant, ob die Symptomatik plötzlich begonnen hat oder langsam progredient verläuft. Besteht ein Ruhetremor oder tritt die Symptomatik bei bestimmten Tätigkeiten auf? Es sollte eine ausführliche Medikamentenanamnese erhoben werden. Weiterhin sollte eine Entzugssymptomatik ausgeschlossen werden. Demgegenüber ist die Angabe einer positiven Alkoholsensitivität, d. h., der Genuss von Alkohol führt zu einer Linderung der Symptomatik, entscheidend bei der Diagnosefindung.

Im Falle unseres Patienten handelt es sich tatsächlich um einen langsam progredienten isolierten Halte- und Aktionstremor der Hände. Anamnestisch sind keine tremorgenen Medikamente (z. B. verschiedene Antiepileptika, Antidepressiva) zu eruieren. Eine Entzugssymptomatik ist sicher auszuschließen. Der Patient berichtet, dass der Genuss geringer Mengen Alkohol zu einer Linderung der Symptomatik führt.

2. Verdachtsdiagnose

Die Verdachtsdiagnose ist ein **essenzieller Tremor.** Hierfür sprechen der klinisch-neurologische Befund mit isoliertem Halte- und Aktionstremor der Hände, bilateralem langsam progredientem Beginn, positiver Familienanamnese sowie Alkoholsensitivität. Weiterhin wird dies durch die sonst unauffällige klinisch-neurologische Untersuchung unterstützt (v. a. keine dystonen Elemente). Die Frequenz beträgt ca. 5–8 Hz.

Die wichtigsten Differenzialdiagnosen sind der gesteigerte physiologische Tremor, der psychogene Tremor sowie der dystone Tremor. Der essenzielle Tremor verläuft meist langsam progredient über Jahre und Jahrzehnte hinweg. Eine Sonderform des essenziellen Tremors ist der aufgabenspezifische Tremor, welcher ausschließlich bei bestimmten Aufgaben oder in bestimmten Positionen auftritt (z. B. isolierter Stimmtremor, primärer Schreibtremor, instrumentenspezifischer Tremor bei Musikern).

Ein ebenfalls in Erwägung zu ziehender Tremor im Rahmen eines Parkinson-Syndroms ist eher unwahrscheinlich. Der Parkinson-Tremor ist ein unilateraler bzw. unilateral betonter Ruhetremor mit einer Frequenz von 4–6 Hz, der unter emotionaler Anspannung oder Stress zunimmt. Die zusätzlich geforderten Kardinalsymptome eines Parkinson-Syndroms, Akinese, Rigor und posturale Instabilität, müssen ebenfalls vorliegen. Sicherlich gibt es Fälle, in denen auch bei einem Parkinson-Syndrom ein isolierter gemischter Tremor (Ruhe-, Halte- und Aktionstremor) vorliegen kann, was die Diagnosefindung erheblich beeinträchtigt. Im Vergleich zum essenziellen Tremor, der sich bilateral manifestiert, spricht der Parkinson-Tremor nicht positiv auf Alkohol an.

3. Apparative Diagnostik

Neben der ausführlichen Anamnese und klinischen Untersuchung sind verschiedene zusatzdiagnostische Methoden sinnvoll. Diese beinhalten neben Labordiagnostik (zum Ausschluss von Erkrankungen der Schilddrüse, Leber und Nieren) die Tremoranalyse und bildgebende Diagnostik, wie z. B. Computertomografie (CT) oder Kernspintomografie (MRT) zum Ausschluss struktureller Läsionen oder regionaler Atrophien (z. B. bei atypischen Parkinson-Syndromen; ➤ Fall 33).

Die **Tremoranalyse** ist ein Verfahren, das zur Unterscheidung der verschiedenen Tremorformen beitragen kann. Hierzu werden auf den betroffenen Muskelgruppen (jeweils Agonist und Antagonist) Oberflächenelektroden aufgebracht. Die Messung erfolgt in Ruhe, bei Intention, mentaler Belastung und Intention mit Belastung.

Über eine digitale Messeinheit werden Frequenz und Amplitude des Tremors aufgezeichnet. Der essenzielle Tremor ist ein üblicherweise niedrig-amplitudiger Halte- und Aktionstremor mit einer Frequenz von ca. 5–8 Hz.

Das positive Ansprechen auf Alkohol kann im sog. **Alkohol-Versuch** überprüft werden, hierfür wird dem Patienten eine geringe Menge Alkohol (z. B. Rotwein) verabreicht und der positive Effekt überprüft. Durch Videoaufzeichnungen vor und nach Alkoholgenuss ist der Effekt meist besser zu objektivieren.

Durch **Zeichnen der Archimedes-Spirale** erhält man einen Eindruck der Ausprägung des Tremors und hat v. a. intraoperativ die Möglichkeit, den Therapieeffekt zu überprüfen (➤ Abb. 47.1).

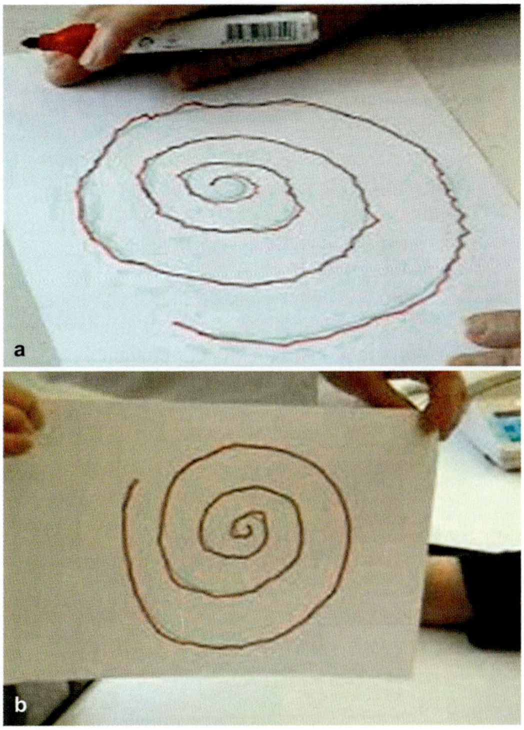

Abb. 47.1 Archimedes-Spirale. a) Vor medikamentöser Behandlung. b) 4 Wochen nach medikamentöser Behandlung. [P318]

4. Medikamentöse Therapie

Zur medikamentösen Therapie des essenziellen Tremors stehen zahlreiche Präparate zur Verfügung. Aufgrund des heterogenen Bilds sind meistens eine regelmäßige Anpassung der Medikation sowie eine Kombinationstherapie erforderlich. Die Behandlung mit folgenden Wirkstoffen hat sich etabliert:

- Retardiertes Propranolol: 30–320 mg / d.
- Primidon: 30–500 mg / d.
- Kombination: Propranolol + Primidon mit maximaler tolerierter Dosis.
- Topiramat: 400–800 mg / d.
- Gabapentin: 1.800–2.400 mg / d.

5. Operative Therapie

Im Falle des Versagens der medikamentösen Therapie bzw. bei Auftreten unerwünschter, vom Patienten nicht tolerierbarer Nebenwirkungen steht die **tiefe Hirnstimulation** (THS, DBS) im Nucleus ventralis intermedius thalami (VIM) zur Verfügung. Der tremorsuppressive Effekt bei Stimulation des VIM tritt sofort ein. In den ersten Wochen nach erfolgreicher Operation ist eine Anpassung der Stimulationsparameter erforderlich. Die orale medikamentöse Therapie kann zumeist komplett abgesetzt werden.

Vor Durchführung der tiefen Hirnstimulation ist eine ausführliche präoperative Diagnostik erforderlich, welche neben den üblichen Untersuchungen (EKG, Routinelabor) vor allem eine ausführliche neuropsychologische Testung und psychiatrische Evaluation enthalten muss.

6. Tremorformen

Klinisch unterscheidet man neben dem essenziellen Tremor folgende häufigen Tremorformen:

- **Verstärkter physiologischer Tremor:** im eigentlichen Sinne nicht pathologisch; symmetrisch, hochfrequent (8–12 Hz); Triggerfaktoren sind emotionale Belastung, Hyperthyreose, Hypoglykämie, Medikamente, Alkoholentzug, Kälte oder körperliche Anstrengung.
- **Parkinson-Tremor:** unilateral und niedrigfrequent (4–6 Hz); vorwiegend Ruhetremor; Sistieren bei Aktion; meist gleichzeitig vorhandener Rigor bzw. Akinese, keine Alkoholsensitivität.
- **Zerebellärer Tremor:** typischerweise als Intentionstremor, Frequenz ca. 3 Hz; manifest als Extremitäten- bzw. Rumpf- oder Standtremor.
- **Holmes-Tremor:** symptomatischer Ruhe- und Intentionstremor – selten Haltetremor – nach Läsionen des Mittelhirns, Hirnstamms, Kleinhirns oder Thalamus; arrhythmisch, niedrigfrequent (4,5 Hz) und hochamplitudig.
- **Orthostatischer Tremor:** Stand- und Haltetremor der unteren Extremität; Frequenz 13–18 Hz, meist nur subjektiv durch den Patienten wahrgenommen, mit dem bloßen Auge nicht wahrnehmbar, führt abhängig von der Ausprägung zu schwerer Standunsicherheit und Stürzen.

ZUSAMMENFASSUNG

Der **essenzielle Tremor** ist die häufigste Tremorform, welche in jedem Alter auftreten kann. Es ist klassischerweise ein Tremor der Hände, allerdings können auch Kopf, Stimme und Hände betroffen sein oder eine Kombination aus diesen. Ein schwer ausgeprägter essenzieller Tremor führt zur Pflege- und Hilfsbedürftigkeit. So können sich betroffene Personen nicht mehr selbst waschen, unabhängig essen oder schreiben. Klinisch manifestiert sich ein bilateraler Halte- oder/und Intentionstremor. Die positive Familienanamnese sowie der positive Effekt auf Alkohol sind relevante Diagnosekriterien. Gelegentlich ist die Abgrenzung gegenüber anderen Tremorformen, wie z. B. dem Parkinson-Tremor, schwierig. In diesen Fällen kann die zerebrale Bildgebung (SPECT) zur differenzialdiagnostischen Abgrenzung eingesetzt werden.

WAS WÄRE, WENN …

- … der Patient Ihnen gegenüber von einer massiven Angst vor der Entwicklung eines Parkinson-Syndroms sprechen würde? Was sagen Sie ihm?
  - Die Sorge können Sie ihm leider nicht nehmen, da rein statistisch das Risiko zur Entwicklung eines Parkinson-Syndroms gegenüber der Normalbevölkerung um das 2- bis 4-Fache erhöht ist.
- … die Familienanamnese bei einem jungen Menschen negativ wäre?
  - Der essenzielle Tremor kann sich in der vorherigen Generation manchmal auch sehr spät manifestieren und lange subklinisch (nur unter Aufregung) bleiben, sodass dieser zu einem frühen Zeitpunkt möglicherweise noch nicht manifest ist.

48

Proximale Paresen und Myalgien

Rebecca Seiler

Anamnese

In Ihrer Praxis stellt sich eine 52-jährige Patientin mit einer Schwäche der Beine vor. Die Patientin berichtet, dass sie in den letzten Wochen eine zunehmende Schwäche beim Treppensteigen bemerkt habe. Sie wohne im vierten Stock und habe die Strecke immer problemlos gehen können. In der letzten Zeit müsse sie aber immer wieder Pausen machen. Sie beschreibt eine Schwäche und Schmerzen der Beckenmuskulatur ohne begleitende Symptome wie Atemnot oder thorakales Engegefühl. Zeitgleich habe sich ein fliederfarbenes Erythem des Gesichts entwickelt. Dies würde nicht jucken oder schmerzen und auch sonst nicht stören. Sie benutze jetzt eine stärker deckende Tagescreme.

Untersuchungsbefund

52-jährige Patientin, 168 cm groß, 64 kg schwer. Periorbitales lilafarbenes Erythem. Der Hirnnervenstatus ist regelrecht. Im Bereich der Extremitätenmuskulatur zeigt sich eine proximale Kraftgrad-4-Parese der Oberschenkelmuskulatur. Der M. quadriceps femoris ist bds. druckschmerzhaft. Die Oberflächensensibilität wird als intakt angegeben. Die Muskeleigenreflexe sind mittellebhaft auslösbar. Der Babinski-Reflex ist beidseits negativ.

1. **Welche Differenzialdiagnosen sollten Sie bedenken?**

2. **Welche Formen der autoimmunen Variante gibt es?**

3. **Welche Diagnostik wird bei der Erkrankung verwendet?**

4. **Welche erregerbedingten Varianten kennen Sie?**

5. **Was ist eine Rhabdomyolyse?**

6. **Erklären Sie die Einteilung der manifesten Paresen!**

1. Differenzialdiagnosen

Leitsymptom der Patientin ist eine proximale Muskelschwäche der Beinmuskulatur mit provozierbarem Druckschmerz. Zudem besteht ein Erythem des Gesichts ohne Juckreiz. Für die Muskelschwäche kommen diverse Differenzialdiagnosen infrage:

- Endokrine Myopathien können bei einer Reihe **internistischer Erkrankungen** auftreten. Exemplarisch seien hier der Morbus Addison, die Hypokaliämie sowie die Hypothyreose genannt. Die Diagnostik erfolgt über die Serumparameter.
- Wichtig ist eine ausführliche Medikamentenanamnese. Unter anderem können Statine und Glukokortikoide als häufig **in der Neurologie eingesetzte Medikamente** eine proximale Myopathie verursachen.
- **Rheumatoide Erkrankungen** können begleitend eine Myositis bedingen. Der Nachweis erfolgt über die klinischen Diagnosekriterien und die entsprechende Serologie. Insbesondere müssen Sie hier an die Polymyalgia rheumatica denken.
- Leitsymptom der **Myasthenia gravis** und des **Lambert-Eaton-Syndroms** ist eine belastungsabhängige Schwäche der Muskulatur. Das Verteilungsmuster des beschriebenen Falls ist nicht typisch und die Parese der Myasthenie ist schmerzlos. Mittels EMG kann die Myasthenie diagnostiziert werden.
- Bei **Glykogenspeicherkrankheiten** (z. B. McArdle-Syndrom) kann es zu Muskelschwäche und Myalgien kommen. Sehr untypisch wäre in diesem Fall die sehr späte Manifestation. Nachgewiesen wird die Glykogenspeicherkrankheit mittels PAS-Färbung des Muskelbiopsats.
- Eine **Spinalkanalstenose** kann ebenfalls zu einer belastungsabhängigen Schwäche führen. Allerdings sind dann auch sensible Ausfälle und eine Veränderung des Reflexmusters zu erwarten. Ein Druckschmerz liegt nicht vor.
- Differenzialdiagnostisch kommt eine **Amyotrophe Lateralsklerose** in Betracht (➤ Fall 53). Hierfür fehlen jedoch in der Anamnese und Untersuchung die Faszikulationen. Schmerzen bestehen bei der ALS nicht.

In der Kombination von Muskelschwäche und Exanthem ist eine Dermatomyositis die wahrscheinlichste Differenzialdiagnose.

2. Autoimmune Myositis

Myositis ist ein Überbegriff für eine heterogene Gruppe von Muskelerkrankungen, die mit einer progredienten Muskelschwäche einhergehen, eine Beteiligung extramuskulärer Organe kann vorliegen. Neben den autoimmunen Myositiden kann man erregerbedingte Myositiden und Sonderformen abgrenzen. Eingeteilt werden die autoimmunen Myositiden nach Klinik sowie der Histopathologie:

- **Polymyositis (PM):** Die Erkrankung betrifft häufiger Frauen als Männer und kann in jedem Lebensalter nach der Adoleszenz auftreten. Leitsymptom ist eine meist symmetrische und proximal betonte Muskelschwäche. In der Immunhistologie der Muskelbiopsie können typischerweise $CD8^+$-Lymphozyten nachgewiesen werden. Im Verlauf der Erkrankung können kardiopulmonale Manifestationen mit einer Lungenfibrose oder kardialen Myopathie auftreten. Assoziiert können auch andere Systemerkrankungen sein.
- **Dermatomyositis (DM):** Auch die DM betrifft häufiger Frauen als Männer. Die Erkrankung kann in jedem Lebensalter auftreten. Es scheint jedoch einen Erkrankungsgipfel in der Kindheit / Adoleszenz und im Alter zwischen 45 und 60 Jahren zu geben. In Bezug auf die Muskelsymptome unterscheiden sich PM und DM nicht. Klinisch wird die DM durch ein Erythem mit Betonung der sonnenexponierten Haut abgegrenzt. Immunhistochemisch bestimmen $CD4^+$-Lymphozyten die Entzündungsreaktion. Die DM tritt im Gegensatz zur PM häufiger als paraneoplastisches Syndrom auf.
- **Einschlusskörperchen-Myositis (IBM):** Die IBM ist die häufigste entzündliche Myopathie im Alter über 45 Jahre. Männer sind häufiger als Frauen betroffen. Der Verlauf ist schleichender als bei PM und DM. Die Myositis ist im Unterschied zur PM / DM asymmetrisch verteilt mit Betonung der Unterarmmuskeln. Die Histologie zeigt die namensgebenden Vakuolen.
- **Nekrotisierende Myositis (NM):** Eine Geschlechtsprädilektion gibt es nicht, der Befall ist wie bei DM und PM proximal. Immunhistochemisch liegen im wesentlichen Makrophagen vor. Die NM kann ebenfalls paraneoplastisch vermittelt sein oder zusammen mit Kollagenosen auftreten.

- **Overlap-Syndrom:** Myositiden können im Rahmen einer anderen Autoimmunerkrankung auftreten. Dies ist bei Vaskulitiden, Kollagenosen und rheumatoiden Erkrankungen der Fall.

3. Diagnostik

Grundlage der Diagnosestellung sind Anamnese und klinische Diagnose. Hier wird das Syndrom mit Verteilungsmuster der Muskelschwäche (symmetrisch/asymmetrisch), Schmerzen, begleitenden Symptomen (Fieber, Erytheme, Arthralgien) sowie Hinweisen auf Beteiligung weiterer Organe oder ein Malignom beschrieben.

- In der **Serumanalyse** kann mit Bestimmung der Kreatinkinase (CK) das Ausmaß der Muskelschädigung quantifiziert werden. Diese ist dabei unspezifisch für die Ätiologie, d. h., sie ist bei jeder Art der Schädigung von Muskelzellen erhöht und weist keine Myositis nach. CRP und BSG identifizieren eine systemische Akutphase.
- **Elektrophysiologische Untersuchungen:** Mithilfe der Neurografie kann eine neurogene Muskelschwäche ausgeschlossen werden. In der EMG lässt sich bei den Myositiden typischerweise in Ruhe eine pathologische Spontanaktivität nachweisen. Bei Willküraktivität zeigen sich verkürzte, polyphasische Potenziale mit Amplitudenminderung.
- **Muskelbiopsie:** Zum Nachweis einer klinisch vermuteten Myositis und zum Ausschluss anderer neuromuskulärer Erkrankungen muss eine Muskelbiopsie angestrebt werden. Die Biopsie erfolgt in Lokalnarkose aus einem klinisch betroffenen Muskel.

Neben diesen drei diagnostischen Pfeilern können in Einzelfällen weiterhelfen:

- **Myositis-spezifische Antikörper:** Man unterscheidet zwischen Autoantikörpern mit Assoziation zu Myositiden und Myositis-spezifischen Autoantikörpern, ein Beispiel dafür sind Antikörper gegen Antihistidinyl-tRNA-Synthetase.
- **MRT:** Das MRT kann ein Muskelödem sowie Zeichen einer Atrophie mit Nachweis einer fettigen Muskeltransformation zeigen. Die Befunde sind auch hier nicht spezifisch für eine Myositis, können jedoch helfen, eine geeignete Biopsiestelle zu identifizieren.

Die weitere Diagnostik richtet sich nach den klinischen Symptomen. Wenn z. B. Hinweise auf eine Herzbeteiligung bestehen, muss unbedingt eine kardiologische Diagnostik erfolgen. Bei einem vermuteten Overlap-Syndrom erfolgt die weitere Diagnostik zum Nachweis einer Kollagenose / Vaskulitis. Im Zweifelsfall sollte eine Malignomsuche durchgeführt werden.

MERKE

Bei allen vier autoimmunen Myositiden kann es zu einer Beteiligung der Schluck- und Atemmuskulatur kommen. Es ist also wichtig, nach diesbezüglichen Beschwerden zu fragen, den Patienten unter diesem Aspekt zu untersuchen (eine Schwäche der Nackenmuskulatur kann hinweisgebend sein) bzw. die Beteiligung apparativ zu sichern (z. B. durch eine Lungenfunktionsprüfung).

4. Erregerbedingte Myositis

- **Virale Myositis:** Das klinische Symptom einer Myalgie tritt häufig im Rahmen einer viralen Infektion auf. Die akute Infektion des Muskels ist möglich durch Coxsackieviren Typ B, Influenzaviren, Parainfluenzaviren, Herpesviridae, Adenoviren, Parvovirus B19 und ECHO-Viren. Akute Virusinfektionen können den Muskel bis zum Bild der Rhabdomyolyse schädigen. Chronische Infektionen sind z. B. bei HIV, ECHO-Viren und Epstein-Barr-Virus möglich. Bei HIV kann die Unterscheidung zwischen einer erregerbedingten Myositis und einer toxischen Myopathie durch Therapeutika schwierig sein.
- **Bakterielle Myositis:** Bakterielle Myositiden sind im europäischen Raum selten, weltweit jedoch die häufigste Form der Myositis. Hauptsächlich treten sie bei Wundinfektionen oder Abszedierungen mit Septikopyämie durch Staphylokokken oder Streptokokken auf. Weitere Erreger von Myositiden sind Leptospiren (Morbus Weil), Mykobakterien (Tuberkulose, Lepra), Treponemen (Syphilis) und Clostridien (Tetanus, Gasbrand).
- **Parasitäre Myositis:** Bei Auslandsaufenthalten muss bei Muskelschmerzen eine Parasiteninfektion bedacht werden. Möglich ist eine parasitäre Myositis als Schistosomiasis, Zystizerkose oder Trichinose.

5. Rhabdomyolyse

Die Rhabdomyolyse beschreibt einen raschen und ausgeprägten Muskelzerfall. Ausgelöst werden kann der Zerfall durch Medikamente (z. B. Neuroleptika, Barbiturate), Drogen (z. B. Kokain, Heroin, Ecstasy), Toxine (z. B. Schlangengift), eine Ischämie (z. B. im Rahmen einer Sichelzellanämiekrise), Entzündungen (viral, bakteriell, autoimmun), mechanische Belastungen (Trauma, Status epilepticus) oder durch Störungen des Muskelstoffwechsels (Glykogenosen, Mitochondriopathien). Durch den Muskelzerfall kommt es zu einem Anstieg des Kaliums, der Kreatinkinase und des Myoglobins im Serum. Als sichtbares Zeichen der Myoglobinurie kann es zu einer Urinverfärbung kommen. Nachfolgend entwickelt sich durch die Azidose und den Myoglobinanstieg eine Niereninsuffizienz mit weiterem Anstieg der harnpflichtigen Metaboliten. Als Komplikation kann es zu lebensbedrohlichen Herzrhythmusstörungen kommen.

Die Therapie besteht in der Beseitigung des auslösenden Faktors. Die Patienten müssen auf der Intensivstation überwacht werden. Die weitere Therapie besteht in der Volumengabe, Alkalisierung des Urins sowie der forcierten Diurese. Bei Fortschreiten der Niereninsuffizienz wird eine Dialyse durchgeführt.

6. Kraftgrade

Die Kraftminderung eines Muskels wird als Parese bezeichnet, die komplette Lähmung ist eine Plegie. Der Kraftgrad 5 beschreibt eine altersentsprechende normale Kraft.

- 0: keine Bewegung, keine Muskelkontraktion.
- 1: keine Bewegung, sichtbare oder palpable Muskelkontraktion.
- 2: Bewegung bei Ausschaltung der Schwerkraft möglich.
- 3: Bewegung gegen die Schwerkraft möglich, aber nicht gegen Widerstand.
- 4: Bewegung gegen leichten Widerstand möglich, aber nicht gegen starken Widerstand.
- 5: normale Kraft.

ZUSAMMENFASSUNG

Die **autoimmunen Myositiden** werden in die **Polymyositis, Dermatomyositis, Einschlusskörperchen-Myositis** und **nekrotisierende Myositis** unterteilt. Eine Koinzidenz als Overlap-Syndrom mit Vaskulitiden, Kollagenosen und rheumatoiden Erkrankungen ist möglich. Bei unklarer Genese einer Myositis ist eine paraneoplastische Ätiologie auszuschließen. Die Diagnose wird mittels Biopsie gesichert. Viren, Bakterien und Parasiten können eine erregerbedingte Myositis verursachen. Häufig ist eine Myalgie bei viralen Infekten als Begleitsymptom ohne direkte Infektion. Durch Verletzungen oder eine Septikopyämie können bakterielle Myositiden mit Staphylokokken und Streptokokken entstehen. Bei Auslandsaufenthalten müssen parasitäre Myositiden bedacht werden.

Der rasche und ausgeprägte Muskelzerfall wird als **Rhabdomyolyse** bezeichnet. Folge ist eine Schädigung der Nieren bis zur dialysepflichtigen Niereninsuffizienz.

WAS WÄRE, WENN ...

- ... keine CK-Erhöhung bei proximalen Paresen und Myalgien vorläge?
  - Dann wäre eine Polymyalgia rheumatica (Vaskulitis-Form) wahrscheinlicher als eine primäre Muskelerkrankung.
- ... keine Myalgien bei proximalen Paresen vorlägen?
  - Dann wäre eine Myositis weniger wahrscheinlich, sondern je nach Geschlecht und Alter eine Gliedergürteldystrophie oder eine Muskeldystrophie Duchenne / Becker zu erwägen.

49

Kribbeln und Gangunsicherheit

Johannes Rieger

Anamnese

Die 50-jährige Patientin berichtet, seit einigen Wochen bemerke sie ein „Kribbeln“, das anfangs nur an den Beinen, später auch an den Armen aufgetreten sei. Seit einigen Tagen sei ihr aufgefallen, dass insbesondere im Dunkeln das Gehen unsicher und schwankend geworden sei. In der Eigenanamnese bestehen keine wesentlichen Vorerkrankungen.

Untersuchungsbefund

50-jährige Patientin, schlanker Ernährungszustand, guter Allgemeinzustand, internistisch keine Auffälligkeiten.

Klinisch-neurologisch:

Vigilanz: wache, allseits orientierte Patientin.

Hirnnerven: unauffällig.

Motorik: keine umschriebenen Paresen, MER an den Armen seitengleich lebhaft, an den Beinen bds. gesteigert, Babinski bds. auslösbar.

Sensibilität: Pallanästhesie an den Malleoli mediales bds., Pallhypästhesie 3/8 an der Tuberositas tibiae bds., Lagesinn an den Zehen reduziert, ansonsten Sensibilität intakt.

Koordination: Finger-Nase-Versuch bds. unauffällig, Knie-Hacke-Versuch bds. dysmetrisch mit deutlicher Zunahme der Dysmetrie bei Augenschluss, ungerichtete Fallneigung bei den Gangproben, Romberg-Versuch auslösbar.

1. Welche Arten von Sensibilitätsstörungen liegen bei der Patientin vor?

2. Wo vermuten Sie die Läsion?

3. Welche Verdachtsdiagnose und welche Differenzialdiagnosen stellen Sie?

4. Legen Sie die weiteren diagnostischen Schritte dar!

5. Welche Ursachen hat das vorliegende Krankheitsbild?

6. Wie behandeln Sie die Erkrankung?

1. Sensibilitätsstörungen

Das von der Patientin angegebene „Kribbeln" bezeichnet man als **Parästhesien.** Parästhesien stellen spontan auftretende sensible Reizsymptome dar und können bei Affektion des zentralen und des peripheren Nervensystems auftreten.

Andere Formen der **Sensibilitätsstörungen** sind in ➤ Tab. 49.1 dargestellt.

Neben den Parästhesien liegt bei der Patientin eine Reduktion des Lagesinns und der Vibrationsempfindung **(Pallhypästhesie)** vor (Tiefensensibilitätsstörung).

Zusätzlich sind bei der Patientin eine **Dysmetrie** im Knie-Hacke-Versuch und eine Gangunsicherheit vorhanden. Beide Symptome passen zu einem ataktischen Syndrom. Bei geöffneten Augen und im Hellen ist die ataktische Symptomatik bei der Patientin nur gering ausgeprägt. Das zeigt, dass die Ataxie unter optischer Kontrolle kompensiert werden kann. Bei Wegfall der visuellen Wahrnehmung ist zur Steuerung der Koordination und des Gleichgewichts die Tiefensensibilität von besonderer Bedeutung. Bei der Patientin sprechen das Vorherrschen der Symptomatik bei Dunkelheit und Augenschluss und die Störung des Vibrations- und Lagesinns somit dafür, dass eine Störung der Tiefensensibilität die Ataxie verursacht. Man spricht daher von einer **sensiblen Ataxie.**

Tab. 49.1 Sensibilitätsstörungen

Bezeichnung	Bedeutung
Dysästhesie	Veränderte sensible Wahrnehmung auf Stimuli, beispielsweise wird Berührung als Hitze wahrgenommen
Hyperpathie	Erhöhte Empfindlichkeit bezüglich sensibler Reize, Berührung wird als schmerzhaft empfunden
Hypästhesie	Verminderte Berührungsempfindung
Thermhypästhesie, Thermanästhesie	Reduktion bzw. vollständiger Verlust der Temperaturempfindung
Pallhypästhesie, Pallanästhesie	Reduktion bzw. vollständiger Verlust der Vibrationsempfindung
Hypalgesie, Analgesie	Reduktion bzw. vollständiger Verlust der Schmerzempfindung

MERKE

Mithilfe des Romberg-Versuchs kann eine sensible Ataxie (durch Ausfall der Propriozeption) von einer zerebellären Ataxie unterschieden werden. Bei der zerebellären Ataxie ist es dem Betroffenen auch mit offenen Augen nicht möglich, das Gleichgewicht im Stehen zu halten!

2. Lokalisation

Die Symptomatik, bestehend aus Parästhesien und einer Lagesinnstörung mit sensibler Ataxie, wäre mit einer Polyneuropathie in Einklang zu bringen. Gegen die Polyneuropathie sprechen allerdings das gesteigerte Reflexniveau an den Beinen und der auslösbare Babinski-Reflex. Diese Befunde deuten auf eine Affektion des zentralen Nervensystems hin. Die Störung der Tiefensensibilität einerseits und die Pyramidenbahnzeichen andererseits sprechen für einen kombinierten Befall der Rückenmarkshinterstränge und der Pyramidenbahn.

3. Verdachtsdiagnose und Differenzialdiagnosen

Die subakute bis chronische Affektion der Hinterstränge bei gleichzeitiger, häufig anfangs jedoch geringerer Störung der Vorderseitenstränge ist typisch für das Vorliegen eines **Vitamin-B_{12}-Mangels** („funikuläre Myelose"). Dabei kommt es zu Demyelinisierungen der genannten Bahnsysteme. In schweren Fällen tritt durch die Pyramidenbahnschädigung eine spastische Paraparese oder Tetraparese auf.

Differenzialdiagnostisch kommen weitere Erkrankungen des Myelons infrage:

- Autoimmun-vermittelte Myelitis. Bei dieser entwickelt sich die Symptomatik allerdings meistens subakut innerhalb von einigen Tagen bis wenigen Wochen.
- Erregerbedingte Myelitiden werden beispielsweise durch Viren der Herpes-Gruppe verursacht. Die Symptomentwicklung ist bei diesen Erkrankungen ebenfalls meistens rascher. Im Rahmen einer Neuroborreliose kann es selten zu einer Myelitis kommen. Typischer für die Neuroborreliose ist jedoch eine Polyradikulitis mit Vorherrschen von nächtlichen Schmerzen („Bannwarth-Syndrom").
- Bei einer zervikalen Spinalkanalstenose können ebenfalls vorwiegend die Hinterstränge betroffen sein. Häufig bestehen anamnestisch bei diesen Patienten Zervikalgien und radikulär ausstrahlende Schmerzen in die Schulter und die Arme.

4. Diagnostik

Der **Vitamin-B_{12}-Spiegel** im Serum ist bei den meisten Patienten mit funikulärer Myelose erniedrigt. Ein erniedrigter Wert von **Holotranscobalamin** ist vermutlich geeignet, um im Frühstadium einen Vitamin-B_{12}-Mangel nachzuweisen. Infolge des Vitamin-B_{12}-Mangels kommt es aufgrund einer Akkumulation von Stoffwechselmetaboliten außerdem zu einer Erhöhung der Werte von **Homocystein** und **Methylmalonsäure.**

Häufigste Ursache eines Vitamin-B_{12}-Mangels ist die chronisch atrophische Gastritis, die durch **Antikörper gegen Parietalzellen** des Magens gekennzeichnet ist. Autoantikörper gegen den **Intrinsic Factor** können ebenfalls vorkommen. Durch den **Schilling-Test,** bei dem radioaktiv markiertes Vitamin B_{12} verabreicht und dessen Resorption indirekt durch Bestimmung der Ausscheidung des markierten Vitamins im Urin gemessen wird, ist die Resorptionsstörung nachweisbar.

Mittels einer **MRT** der HWS und BWS können bei der funikulären Myelose die Demyelinisierungen der Hinterstränge und der Vorderseitenstränge nachgewiesen werden. Außerdem kann eine relevante Spinalkanalstenose ausgeschlossen werden.

Die **Untersuchung des Liquors** ergibt bei der funikulären Myelose im Gegensatz zu entzündlichen Erkrankungen des Myelons einen unauffälligen Befund.

Elektrophysiologisch kann eine zusätzlich bestehende **Polyneuropathie** nachgewiesen werden. Die Polyneuropathie ist ein wichtiges Unterscheidungskriterium zwischen einer nur das ZNS betreffenden Erkrankung, wie beispielsweise der autoimmunvermittelten Myelitis im Rahmen einer Multiplen Sklerose, und einem sowohl das zentrale als auch das periphere Nervensystem betreffenden Krankheitsbild wie dem Vitamin-B_{12}-Mangel.

Mittels **Gastroskopie** ist der Nachweis der atrophischen Gastritis möglich.

MERKE

Im Blutbild zeigt sich in einigen Fällen eine Erhöhung des MCV-Werts (MCV: mittleres korpuskuläres Volumen) bzw. eine makrozytäre, hyperchrome Anämie. Allerdings ist die Bestimmung des MCV nicht geeignet, um einen Vitamin-B_{12}-Mangel auszuschließen, da bei Patienten mit neurologischen Manifestationen des Vitamin-B_{12}-Mangels häufig normale Werte für das MCV vorliegen.

5. Ursachen

Vitamin B_{12} kommt vor allem in Fleisch, Fisch und Milchprodukten vor. Bei der chronisch atrophischen Gastritis kommt es aufgrund von Antikörpern gegen Parietalzellen des Magens zu einem Mangel an Intrinsic Factor, der notwendig für die Resorption des Vitamin B_{12} im Dünndarm ist.

Weitere Ursachen für einen Vitamin-B_{12}-Mangel umfassen:

- Verringerte Resorption aufgrund von Magen- bzw. Dünndarmoperationen.
- Malabsorptionssyndrome wie Morbus Crohn und Sprue.
- Mangelernährung, beispielsweise bei Alkoholabhängigkeit, veganer Ernährung (vollständiger Verzicht auf tierische Produkte), Anorexie.
- Lachgaskonsum (akute Hinterstrangsymptomatik möglich)

6. Therapie

Die Therapie der funikulären Myelose besteht in der **Substitution** von Vitamin B_{12}. Da häufig die Malresorption durch Fehlen des Intrinsic Factors ursächlich ist, sollte die parenterale Substitution erfolgen, beispielsweise an fünf aufeinanderfolgenden Tagen intramuskulär 1.000 µg Hydroxycobalamin, danach einmal wöchentlich für einen Monat und als anschließende Erhaltungstherapie einmal pro Monat. Bei atrophischer Gastritis und Malabsorptionssyndromen ist diese Behandlung normalerweise dauerhaft notwendig.

In den Fällen, in denen Mangelernährung ursächlich ist, kann nach der parenteralen Initialtherapie die orale Substitution mit Vitamin B_{12} erfolgen. Dabei ist die Sicherstellung einer ausgewogenen Ernährung wichtig, um das Auftreten anderer Vitaminmangelerkrankungen, wie Folsäure- und Thiamin-Mangel, zu vermeiden.

Im Anfangsstadium ist die neurologische Symptomatik durch die Substitutionsbehandlung reversibel. Die Besserung tritt meistens innerhalb von Wochen bis Monaten auf. Bei länger bestehendem Vitamin-B_{12}-Mangel bleiben bei vielen Patienten allerdings Residuen der Erkrankung zurück.

MERKE

Die Kombination aus spinalen Symptomen und einer Polyneuropathie sollte an einen Vitamin-B_{12}-Mangel denken lassen.

ZUSAMMENFASSUNG

Beim **Vitamin-B_{12}-Mangel** kommt es typischerweise zu einem Befall der Hinterstränge und der Vorderseitenstränge des Rückenmarks. Zusätzlich besteht häufig eine Polyneuropathie. Typische Beschwerden umfassen Sensibilitätsstörungen wie Parästhesien, eine sensible Ataxie und eine spastische Tetraparese. Wichtig für die Diagnosestellung sind die makrozytäre Anämie und der Nachweis des Vitamin-B_{12}-Mangels im Serum. Da meistens Resorptionsstörungen wie die chronisch atrophische Gastritis ursächlich sind, ist therapeutisch die dauerhafte parenterale Substitution notwendig.

WAS WÄRE, WENN ...

- ... bereits bei geöffneten Augen deutliche Fallneigung vorläge?
  - In diesem Falle wäre das Vorliegen einer **zerebellären Ataxie** wahrscheinlicher. Bei dieser liegen zusätzlich häufig Störungen der Okulomotorik (wie sakkadierte Blickfolge, Nystagmen) und des Sprechens („skandierende Sprache“) vor.
- ... ein junger Mensch mit einer akuten Hinterstrangsymptomatik eingewiesen würde?
  - In diesem Falle müsste anamnestisch dringend nach regelmäßigem Lachgaskonsum gefragt werden. Lachgas ist legal erhältlich und wird in den letzten Jahren zunehmend konsumiert. Es kann die biochemische Wirkung von Vitamin-B_{12} reduzieren und somit einen funktionellen Vitamin-B_{12}-Mangel mit ähnlichen Symptomen wie bei einem tatsächlichen Mangel an Vitamin-B_{12} verursachen (akut bis subakut auftretende Hinterstrangschädigung und Polyneuropathie). Die Symptomatik tritt oft erst Wochen bis einige Monate nach dem Lachgaskonsum auf. Der Vitamin-B_{12}- und der Holotranscobalaminspiegel sind dabei häufig normal, wohingegen erhöhte Werte von Homocystein und Methylmalonsäure den funktionellen Vitamin-B_{12}-Mangel anzeigen.

50

Plötzliche Bewusstlosigkeit

Christian Henke

Anamnese

In der Notaufnahme wird ein 80 Jahre alter Patient durch den Rettungsdienst vorgestellt. Der Patient beschreibt, dass ihm beim Einkaufen zunächst schwindelig geworden sei und er vermehrt geschwitzt habe. Danach sei ihm „schwarz vor Augen geworden" und er sei auf dem Boden wieder zu sich gekommen. Die umstehenden Passanten hatten den Rettungsdienst verständigt. Er sei rasch wieder orientiert gewesen und habe gewusst, wo er sich befindet. Bei dem Sturz habe er sich den rechten Ellenbogen geprellt. Er habe nicht eingenässt.

Der Patient nimmt keine Medikamente ein. Der letzte Besuch beim Hausarzt liegt schon Jahre zurück.

Untersuchungsbefund

80-jähriger Patient, 178 cm, 92 kg. Der Hirnnervenstatus ist regelrecht. Kein Anhalt für einen Zungenbiss. Es besteht kein Meningismus. Im Bereich der Extremitätenmuskulatur zeigt sich eine normotone Muskulatur ohne umschriebene Atrophien oder Paresen. Die Oberflächensensibilität wird als intakt angegeben. Die Muskeleigenreflexe sind mittellebhaft auslösbar. Der Babinski-Reflex ist beidseits negativ. Der rechte Ellenbogen ist druckschmerzhaft, sonst finden sich keine Traumafolgen.

1. **Welche Angaben in der Anamnese helfen, zwischen einer vasovagalen Synkope und einem epileptischen Anfall zu unterscheiden?**
2. **Was sind prädisponierende Faktoren für eine orthostatische Synkope?**
3. **Welche kardialen Ursachen können Synkopen haben?**
4. **Nennen Sie weitere Ursachen und Differenzialdiagnosen der Synkope!**
5. **Welche Diagnostik kommt infrage?**
6. **Erklären Sie den Schellong-Test!**

1. Unterschiede: Synkope und epileptischer Anfall

Bei dem Patienten ist es zu einer plötzlichen Bewusstseinsstörung gekommen. Differenzialdiagnostisch muss hier u. a. zwischen einer vasovagalen Synkope und einem epileptischen Anfall unterschieden werden.

Vor einer vasovagalen Synkope kommt es häufig zu einem allgemeinen Unwohlsein. Die Patienten berichten über ein Leeregefühl im Kopf mit Tunnelblick, einen Schwankschwindel oder über eine andersartige Unsicherheit beim Stehen oder Gehen. Gleichzeitig können vegetative Symptome mit Übelkeit, vermehrtem Schwitzen oder Zittern bestehen. Bei der Epilepsie kommt es seltener zu Symptomen vor dem Anfall. Als **Aura**-Symptomatik können Lichtblitze oder ein epigastrisches Unwohlsein auftreten. Zum Teil kommt es auch zu komplexeren Störungen der Wahrnehmung. Es können Déjà-vu- oder Jamais-vu-Erlebnisse, Derealisationen und ein plötzlicher Affektwechsel auftreten.

Wichtig für die Einordnung der Bewusstlosigkeit eines Patienten ist die **Fremdanamnese.** Bei epileptischen Anfällen berichten die Umstehenden meist lebhaft von den **motorischen Entäußerungen** des Patienten. Bei Synkopen kommt es jedoch auch in 70 % der Fälle zu motorischen Entäußerungen, die schwächer und teils asynchron ablaufen.

Die Dauer der **Reorientierungsphase** kann Hinweise auf die Genese der Bewusstlosigkeit liefern. Bei der Synkope ist der Patient meistens rasch wieder orientiert und kann sich erinnern, wie er an den Ort gekommen ist und was er dort wollte. Nach einem epileptischen Anfall sind die Patienten postiktal verhangen. Fragen nach der Orientierung können meist nicht beantwortet werden. Ein Großteil der Patienten gibt im Nachhinein an, erst wieder in der Klinik orientiert gewesen zu sein.

Durch die motorischen Entäußerungen kann es bei einem epileptischen Anfall zu einem **Zungenbiss** kommen. Da die Bewusstlosigkeit bei einem epileptischen Anfall tiefer als bei einer Synkope ist, kommt es häufiger zu einem **Einnässen.** Dennoch schließen ein fehlender Zungenbiss oder fehlendes Einnässen einen epileptischen Anfall nicht aus. Genauso kann es bei einer Synkope durch einen Sturz auf das Gesicht zu einer Zungenverletzung kommen.

2. Prädisponierende Faktoren

Auch wenn Synkopen in der Adoleszenz auftreten können, ist die Synkope eine Erkrankung des höheren Lebensalters. Epidemiologische Untersuchung zeigten die Zunahme mit dem Lebensalter sowie die Korrelation zu **Herz-Kreislauf-Erkrankungen.** Die weiteren Risikofaktoren sind ebenfalls dem älteren Patienten zuzuordnen. Prädisponierend ist eine **unzureichende Flüssigkeitszufuhr,** vor allem in Kombination mit einer Therapie mit Diuretika. Die Therapie mit **Antihypertensiva** erhöht das Risiko für eine Synkope. Orthostatische Synkopen treten häufiger am Morgen bis zur Mittagszeit als am Abend auf. Langes Liegen oder Immobilisation erhöhen das Risiko. Weitere prädisponierende Faktoren sind eine **Anämie** und **Alkoholkonsum.**

3. Kardiale Ursachen einer Synkope

Herz-Kreislauf-Erkrankungen können durch eine Synkope symptomatisch werden. Diese müssen in der Diagnostik abgeklärt werden, da es sich z. T. um behandelbare Ursachen handelt bzw. das zumeist harmlose Symptom einer Synkope einem Herz-Kreislauf-Stillstand vorausgehen kann. Die kardiologischen Erkrankungen können in die mechanischen Störungen bradykarde und tachykarde Herzrhythmusstörungen eingeteilt werden.

Bei den mechanischen kardialen Störungen kann das Herzminutenvolumen nicht an den Bedarf des Körpers angepasst werden. Mögliche Ursachen sind **Vitien,** z. B. Mitral- oder Aortenklappenstenose oder eine hypertrophe **Kardiomyopathie.** Prinzipiell kann aber jede mechanische Störung, wie z. B. ein Vorhofmyxom oder -thrombus, zu einer Synkope führen. Über eine Erhöhung des pulmonalarteriellen Drucks, z. B. durch eine **Lungenarterienembolie,** kann es zu einem Rechtsherzversagen mit Bewusstlosigkeit kommen. Eine weitere wichtige Differenzialdiagnose mit Abnahme der Muskelkraft ist die **Myokardischämie.** Die Myokardischämie kann allein durch eine Synkope symptomatisch werden, ohne dass weitere klinische Symptome eines Herzinfarkts bestehen.

Bei den **bradykarden Rhythmusstörungen** kommen eine Sinusbradykardie, ein Long-QT-Syndrom, ein

AV-Block oder ein bifaszikulärer Block in Betracht. Bei den **tachykarden Herzrhythmusstörungen** müssen eine supraventrikuläre oder ventrikuläre Tachykardie, paroxysmales Vorhofflimmern oder -flattern, Torsade-de-Pointes sowie intermittierendes Kammerflimmern und -flattern bedacht werden.

Wichtig ist eine ausführliche Anamnese, um einen möglichen Schrittmacherdefekt oder eine **Intoxikation** mit Antiarrhythmika nicht zu übersehen.

4. Differenzialdiagnosen der Synkope

Es gibt eine Assoziation zwischen orthostatischen Synkopen und **neurologischen Erkrankungen.** Typisch können neurogene orthostatische Hypotensionen bei Multisystematrophien (MSA), Morbus Parkinson oder Multipler Sklerose auftreten, jedoch auch bei Polyneuropathien (z. B. GBS; ➤ Fall 57).

Alle Erkrankungen der Inneren Medizin, die eine Hypotonie bedingen (z. B. Addison-Syndrom oder Hypothyreose), können Synkopen als Symptom hervorbringen.

Metabolische Erkrankungen können zu kurzzeitigen Bewusstseinsverlusten führen. Hier ist vor allem die Hypoglykämie als behandelbare Ursache zu beachten. Aber auch Elektrolytveränderungen und Hypovolämie begünstigen Synkopen.

Eine kurzzeitige Erhöhung des intrathorakalen Drucks kann zu einem reduzierten Herzminutenvolumen führen. Bekannteste Manifestation ist die **Miktionssynkope,** bei der es durch Pressen zu einer Synkope kommt. Andere Formen sind die Lach- und Hustensynkope.

Differenzialdiagnostisch muss eine Ursache des Bewusstseinsverlusts im Bereich des vertebrobasilären Stromgebiets durch **Minderperfusion des Hirnstamms** in Betracht gezogen werden.

Nach Ausschluss somatischer Ursachen sollte eine psychiatrische Ursache, z. B. ein **dissoziativer Anfall,** in Erwägung gezogen werden.

5. Diagnostik

Wesentlicher Schritt der Diagnostik ist die **subtile Anamnese** des Patienten. Die Anamnese muss genau den Hergang der Synkope mit möglichen Prodromi, Dauer der Bewusstlosigkeit, mögliche Krampfäquivalente, Reorientierungsphase, weitere Symptome und die Begleitumstände, in denen es zu der Bewusstlosigkeit gekommen ist, erheben. Unverzichtbar ist die Frage nach Grunderkrankungen und bestehender Medikation.

Die apparative Zusatzdiagnostik richtet sich nach den erwogenen Differenzialdiagnosen. Es sollte immer eine **kardiologische Abklärung** durchgeführt werden.

- **Serumanalyse** mit Untersuchung der Elektrolyte, Infektparameter, Nierenparameter, Leberenzyme und des Blutzuckers. Bestimmung des Blutbilds. Gegebenenfalls Bestimmung des Medikamentenspiegels bei Einnahme von Antiarrhythmika oder antikonvulsiver Medikation, CK, ggf. Myoglobin und Troponin.
- **EKG** bei Aufnahme, Auskultation der Herztöne, 24-h-EKG, 24-h-Blutdruckmessung, transthorakale oder transösophageale Echokardiografie. Bei Verdacht auf eine Myokardischämie wird die Diagnostik entsprechend um die Bestimmung der Herzenzyme und ggf. die Herzkatheteruntersuchung erweitert. Bei anhaltendem Verdacht auf intermittierende Rhythmusstörungen ohne Nachweis von Pathologika in der 24-h-Ableitung kann ein Event-Rekorder verwendet werden. Besitzt der Patient einen Herzschrittmacher, so muss dieser in seiner Funktion überprüft werden.
- **Schellong-Test,** Kipptisch-Untersuchung, ggf. mit Provokation (Legen eines großlumigen Zugangs), Karotisdruckversuch.
- **EEG,** ggf. mit Provokation mittels Fotostimulation, Hyperventilation oder Schlafentzug. Bei klinischem Verdacht auf einen Krampfanfall oder Nachweis eines Herdbefunds oder epilepsietypischer Potenziale wird ein cMRT zur Darstellung eines epileptogenen Fokus durchgeführt.
- **Duplexsonografie der hirnversorgenden Gefäße,** ggf. CT- oder MR-Angiografie. Bei Verdacht auf eine zerebrale Ischämie wird die Diagnostik durch ein **MRT** des Kopfs ergänzt.

6. Schellong-Test

Der Schellong-Test und die Kipptisch-Untersuchung dienen dem Nachweis einer orthostatischen Hypotension als Genese einer Synkope. Der Patient muss zu Beginn der Untersuchung mindestens 10 min liegen.

Blutdruck und Puls werden am Ende der Liegezeit als Ausgangswert dokumentiert. Der Patient muss anschließend rasch aufstehen oder wird mittels des Kipptischs aufgerichtet. Blutdruck und Puls werden direkt nach dem Aufrichten und im Verlauf dokumentiert. Durch den **raschen Lagewechsel** kommt es zu einem **venösen Pooling** des Bluts in den Beingefäßen und damit zu einer Abnahme des Blutstroms zum rechten Herzen. Um das Herzminutenvolumen und den Blutdruck aufrechtzuhalten, muss das Herz die Frequenz erhöhen. Gleichzeitig kommt es durch Aktivierung des Sympathikus zu einer Vasokonstriktion. Physiologisch sollte sich in der Standphase eine Erhöhung der Herzfrequenz zeigen, der Blutdruck sollte stabil bleiben. Als pathologisch wird das Ergebnis gewertet, wenn der Blutdruck trotz Anstiegs der Herzfrequenz nicht stabilisiert werden kann (sympathikotone Form), es zu keiner ausreichenden Steigerung der Frequenz kommt (hyposympathikotone Form) oder diese ganz ausbleibt (asympathikotone Form). Pathologisch ist ein Abfall des systolischen Blutdrucks um mehr als 20 mmHg oder ein Abfall des diastolischen Blutdrucks um mehr als 10 mmHg zu werten.

ZUSAMMENFASSUNG

Die **Synkope** ist ein plötzlicher, reversibler Bewusstseinsverlust aufgrund einer globalen Minderperfusion des Gehirns. Die Synkope ist ein Symptom, keine eigenständige Krankheitsentität. Die Ursachen der Synkope sind vielfältig. Wichtigster diagnostischer Schritt ist eine genaue Anamneseerhebung. Nach den differenzialdiagnostischen Überlegungen wird stufenweise eine weitere apparative kardiologische (24-h-EKG und Ultraschall) und neurologische Diagnostik ergänzt. Die sensibelsten Untersuchungen zur Diagnostik vasovagaler Synkopen sind der Schellong-Test und die Kipptisch-Untersuchung.

WAS WÄRE, WENN ...

- ... ein Anfall bei einem jungen Mann bei Blutentnahme oder Spritzengabe beschrieben wäre?
  - Es handelt sich a. e. um eine klassische vasovagale Synkope, bevorzugt bei jungen Männern und unter Schmerzen.
- ... nächtliche Anfälle im Flur der Wohnung auftreten würden?
  - Bei nächtlicher Miktion und orthostatischer Reizung können im Zusammenhang mit der Nachtabsenkung des Blutdrucks gehäuft Synkopen (orthostatisch, vasovagal gemischt) auftreten.

51

Nächtliches Kribbeln und Schmerzen der Hand

Rebecca Seiler

Anamnese

In Ihrer Praxis stellt sich ein 31 Jahre alter Informatiker mit Gefühlsstörungen der Hand vor. Er berichtet über Gefühlsstörungen mit Betonung des Daumens und des Zeigefingers in Form von Kribbelparästhesien. Bevorzugt treten die Gefühlsstörungen in der Nacht und am Morgen auf, z.T. auch mit Schmerzen, die sich wie „Nadelstiche" anfühlen würden. Eine Massage der betroffenen Finger und ein „Ausschütteln" der Hand würden Linderung bringen. Zuletzt hätten die Gefühlsstörungen zugenommen und er habe jetzt auch tagsüber Probleme bei der Arbeit beim Tippen an der Tastatur. Es gibt keine relevanten Grunderkrankungen oder Operationen in der Vorgeschichte.

Untersuchungsbefund

31-jähriger Patient, 179 cm, 74 kg. Der Hirnnervenstatus ist regelrecht. Im Bereich der Extremitätenmuskulatur zeigt sich die rechte thenare Muskulatur im Vergleich zur Gegenseite leicht verschmächtigt. Sonst findet sich eine unauffällige Muskulatur. Die Oberflächensensibilität wird im Bereich der palmaren Seite der ersten drei Finger als reduziert angegeben. Sonst ist die Sensibilität intakt.

1. **Welche klinischen Tests können die Verdachtsdiagnose stützen?**
2. **Welche Diagnostik veranlassen Sie?**
3. **Was sind die Ursachen des Syndroms?**
4. **Wie wird es behandelt?**
5. **Welche weiteren Ausfallsmuster des N. medianus kennen Sie?**
6. **Was versteht man unter dem komplexen regionalen Schmerzsyndrom (CRPS)?**

1. Klinische Untersuchung

Bei dem Patienten liegt eine Gefühlsstörung der ersten drei Finger der rechten Hand an der palmaren Seite vor. Zusätzlich bestehen Schmerzen, die nachts und in den Morgenstunden betont sind (Brachialgia paraesthetica nocturna). Zusammen mit der leichtgradigen Atrophie der Daumenmuskulatur ist ein **Karpaltunnelsyndrom** am wahrscheinlichsten. Die Schmerzen beim Karpaltunnelsyndrom sind dabei oft nicht auf das Versorgungsgebiet des N. medianus begrenzt. Sie können auch die ulnare Handseite betreffen oder über den Unterarm ziehen. Die Gefühlsstörungen können durch Beanspruchung der Hand, wie z. B. Tippen auf der Tastatur, verstärkt werden. Die klinischen Tests basieren auf einer **Provokation von Gefühlsstörungen** durch Reizung des lädierten N. medianus.

- **Phalen-Test:** Die Handgelenke werden für mindestens 1 min maximal gebeugt oder gestreckt. Der Patient kann auch die Hände im rechten Winkel aneinanderpressen. Der Test ist positiv, wenn sich die Symptome verstärken.
- **Hoffmann-Tinel-Zeichen:** Der Verlauf des N. medianus wird unter Hyperextension des Handgelenks im Bereich des Karpaltunnels beklopft. Der Test ist positiv, wenn es zu elektrisierenden Schmerzen im Versorgungsgebiet des N. medianus kommt.

Eine Schwäche der medianusversorgten, thenaren Muskulatur kann durch Überprüfung der Daumenabduktion und -opposition getestet werden. Diese kann sich eindrucksvoll demonstrieren, wenn der Patient versucht, eine Flasche zu umgreifen. An der paretischen Hand kann die Flasche nicht vollständig umschlossen werden und die zwischen Daumen und Zeigefinger liegende Hautfalte liegt nicht an der Flasche an, das **Flaschenzeichen** ist dann positiv. Eine Schwurhand entsteht nicht, da die Nerven zur Innervation der Fingerbeugung bereits im Unterarmbereich vor dem Eintritt des N. medianus in den Karpaltunnel abgehen.

2. Diagnostik

Die Diagnose eines Karpaltunnelsyndroms ergibt sich aus der Anamnese und dem klinischen Befund. Eine **Elektroneurografie** kann die Diagnose bestätigen und zur Verlaufsbeurteilung dienen. Besonders zuverlässig ist die Messung der **sensiblen Nervenleitgeschwindigkeit.** Es wird ein elektrischer Reiz im Versorgungsgebiet des N. medianus gesetzt und proximal und distal des Karpaltunnels abgeleitet. Bei Reizung am Finger (antidrom) finden sich ein unauffälliges Signal im Bereich der Handfläche und eine herabgesetzte Nervenleitgeschwindigkeit am Handgelenk (➤ Abb. 51.1). Das EMG der Thenarmuskulatur kann zwischen einer Neurapraxie (Leitungsstörung ohne Kontinuitätsunterbrechung) und einer Axonotmesis (Kontinuitätsunterbrechung der Axone) unterscheiden, ist aber in der Regel verzichtbar.

Die Sonografie kann den Nerv und seine Volumenzunahme im Karpaltunnel darstellen, nur in Ausnahmefällen ist ein Röntgen oder MRT erforderlich.

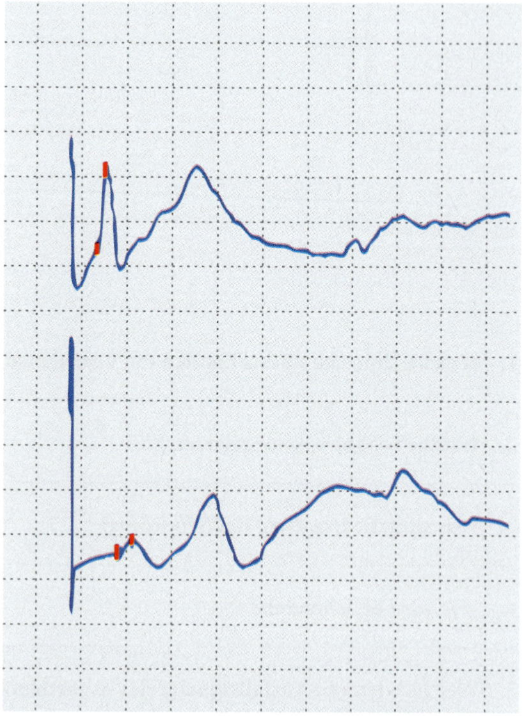

Abb. 51.1 Sensible Neurografie des distalen N. medianus. Die Ableitung auf der betroffenen Seite (untere Abbildung) zeigt im Seitenvergleich eine Latenzverlängerung und Amplitudenminderung (rote Markierung). [P318]

3. Ätiologie

Das Karpaltunnelsyndrom stellt das häufigste Nervenengpasssyndrom dar. Frauen sind 3- bis 4-mal häufiger betroffen als Männer. Der Erkrankungsgipfel liegt zwischen dem 40. und 60. Lebensjahr. Außerdem erkranken bevorzugt Schwangere und übergewichtige Personen, häufiger ist die dominante Hand betroffen.

Der N. medianus verläuft im Karpaltunnel zwischen der volaren Seite der Handwurzelknochen und dem Retinaculum flexorum mit den Sehnen und Sehnenscheiden der langen Fingerbeuger (➤ Abb. 51.2).

Als Genese kommen Erkrankungen in Betracht, die zu einer Volumenzunahme des Inhalts des Karpaltunnels oder einer lokalen Verengung des Karpaltunnels führen. Lokal kann es sich um Dislokationen der Handwurzelknochen, Gichttophi, eine Arthrose des Handgelenks oder eine Sehnenscheidenentzündung handeln. Ebenso kommen Raumforderungen wie Osteophyten, Ganglien oder Lipome in Betracht. Als systemische Erkrankungen sind der Diabetes mellitus, die Amyloidose, die Niereninsuffizienz, die Akromegalie, die chronische Polyarthritis und die Hypothyreose mit Assoziation zum Karpaltunnelsyndrom zu nennen. Auch repetitive manuelle Tätigkeiten können zu einem Karpaltunnelsyndrom führen.

Kompression von außen oder Volumenzunahme des Nervs resultieren in einer Kompression der neuralen Gefäße, was wiederum zu einer lokalen Ischämie und nachfolgenden fokalen Demyelinisierung führt.

4. Therapie

Liegt keine behandelbare Ursache wie eine Fraktur oder Dislokation eines Handwurzelknochens zugrunde, kann das Karpaltunnelsyndrom zunächst **konservativ** behandelt werden. Die Therapie besteht aus einer Schonung der Handgelenkbeuger mit **Schienung** des Handgelenks. In Einzelfällen kann bedarfsweise eine begleitende Therapie mit oralem **Methylprednisolon** oder Injektion von Methylprednisolon in den Karpaltunnel versucht werden.

Eine Indikation für eine **operative Entlastung** des N. medianus liegt immer dann vor, wenn funktionell behindernde sensomotorische Ausfallserscheinungen bestehen, d.h., wenn Lähmungen auftreten, die den Gebrauch der Hand einschränken. Weiterhin wird die Operation empfohlen, wenn es unter konservativer Therapie zu keiner Besserung gekommen ist, allzu lang sollte dann nicht gewartet werden.

Die operative Entlastung besteht in einer Spaltung des Retinaculum flexorum, welche offen oder endoskopisch durchgeführt werden kann. Die Verfahren unterscheiden sich nicht hinsichtlich der Komplikationsrate und Erfolgsquote. Die offene Operation ist bei schwierigen anatomischen Verhältnissen, Rezidiv-Operation oder bei Verdacht auf eine Raumforderung zu bevorzugen. Die Endoskopie bietet den Vorteil kleinerer Narben und einer früheren Belastbarkeit der Hand.

5. Nervenkompressionssyndrome

Neben dem Karpaltunnelsyndrom, bei dem eine Kompression unterhalb des Retinaculum flexorum vorliegt, kann eine proximale Läsion im Bereich des Oberarms („Paralysie des amants", Lähmung der Liebenden) oder des Ellenbogens (Pronator-teres-Syndrom) zu einem kompletten Ausfall der medianusversorgten Muskeln mit charakteristischer **Schwurhand** führen (➤ Abb. 51.2). Die sensiblen Ausfälle entsprechen den gleichen wie beim Karpaltunnelsyndrom.

Weiterhin gibt es das **Kiloh-Nevin-Syndrom** (Interosseus-anterior-Syndrom). Hier kommt es zu einer Läsion des rein motorischen N. interosseus anterior. Dieser versorgt den M. flexor digitorum profundus zu Zeige- und Mittelfinger, den M. flexor pollicis longus sowie den M. pronator quadratus. Dies manifestiert sich im **Kreiszeichen:** Die Endglieder von Daumen und Zeigefinger können keinen Kreis formen.

6. Komplexes regionales Schmerzsyndrom

Das komplexe regionale Schmerzsyndrom (CRPS, Synonym Morbus Sudeck, Algodystrophie, Kausalgie) beschreibt ein **chronisches Schmerzsyndrom nach einem Trauma.** Nach einer variablen Zeit kommt es im Anschluss an eine Gewebeschädigung (z.B. Fraktur, Operation) zu regionalen Schmerzen, die nicht auf ein einzelnes Nervenversorgungsgebiet begrenzt sind, im Vergleich zum Trauma unangemessen stark sind und keine direkte Traumafolge mehr darstellen. In der Regel

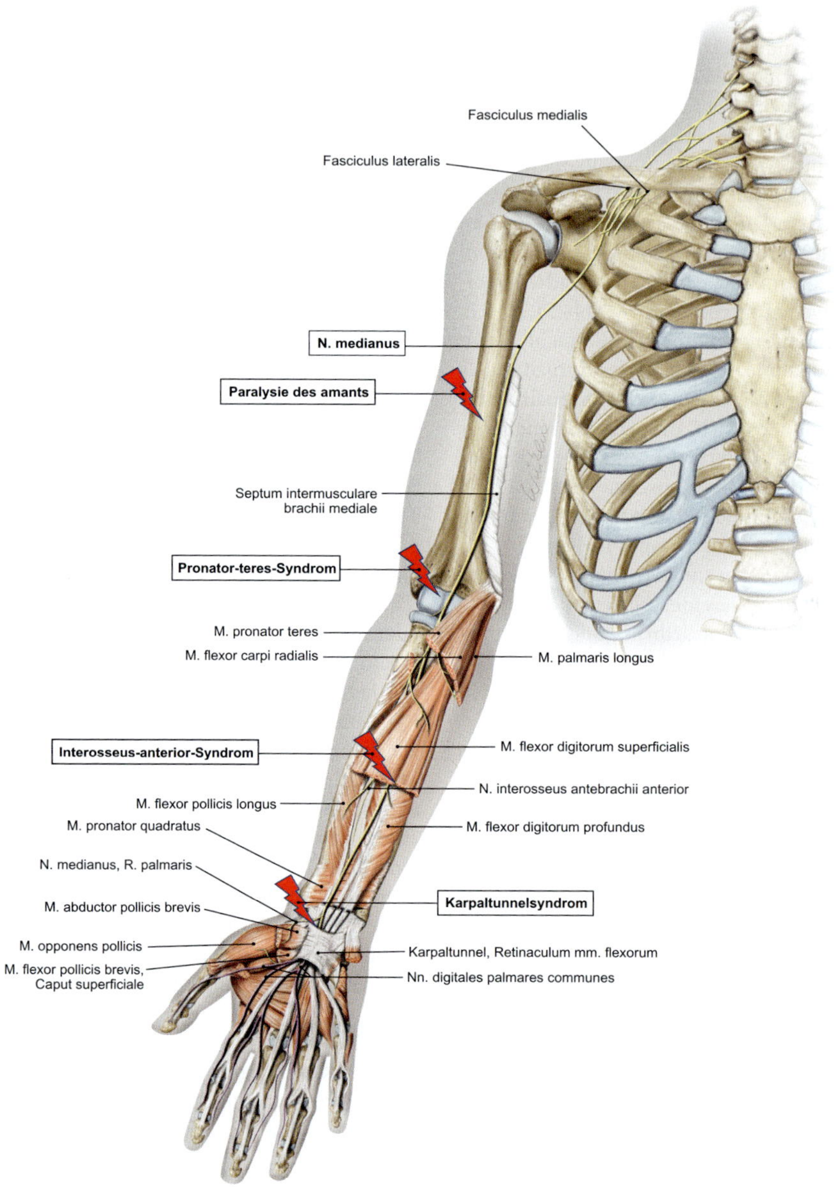

Abb. 51.2 Schematische Zeichnung des N. medianus mit den durch ihn versorgten Muskeln. Die vier häufigsten Schädigungsorte mit Syndromnamen („Paralysie des amants", Pronator-teres-Syndrom, Interosseus anterior-Syndrom, Karpaltunnelsyndrom) sind markiert und benannt. [L266]

entstehen die Schmerzen distal des Traumas an einer Extremität. Die Patienten berichten von einem Wandel des Schmerzcharakters vom Akutschmerz hin zu einer Hyperalgesie, Hyperästhesie und Allodynie. Motorisch kommt es zu Einschränkungen der aktiven und passiven Beweglichkeit. Das vegetative Nervensystem ist ebenfalls betroffen, was zu einer Störung der Hautdurchblutung, ödematösen Veränderungen oder starkem Schwitzen führen kann. Trophische Störungen verursachen Veränderungen des Haar- und Nagelwuchses, Bewegungseinschränkungen bis hin zu Kontrakturen. (Diagnosestellung mittels Budapest-Kriterien).

Die Therapie erfolgt multimodal mit Physiotherapie, Ergotherapie, medikamentöser Schmerztherapie und psychotherapeutischen Verfahren. Spezielle Therapien sind die Gabe von Bisphosphonaten bei CRPS nach Frakturen, Einsatz von Glukokortikoiden bei akut posttraumatischer Entzündung und die Stellatumblockade bei sympathisch unterhaltenem Schmerz.

ZUSAMMENFASSUNG

Das **Karpaltunnelsyndrom** ist das häufigste Nervenengpasssyndrom. Leitsymptom sind nächtlich betonte Schmerzen, welche über das medianusinnervierte Gebiet hinausgehen können. Fehlen funktionell behindernde Ausfallserscheinungen, so wird zunächst eine konservative Therapie mit Ruhigstellung des Handgelenks durchgeführt. Bei Versagen der Therapie kann eine operative Spaltung des Retinaculum flexorum erfolgen.

WAS WÄRE, WENN ...

- ... die Beschwerden Ihres Patienten akut aufgetreten wären?
  - Dann müssen Sie die Differenzialdiagnosen des seltenen akuten Karpaltunnelsyndroms abarbeiten: Liegt ein akutes Hämatom z. B. infolge einer Fraktur vor? Leidet der Patient an einer Handgelenksphlegmone? Liegt eine arterielle Embolie mit Ödem vor? Neben der Behandlung der Ursache besteht die unmittelbare Therapie zum Erhalt der motorischen Funktionen in Analogie zu einem Kompartmentsyndrom in einer Spaltung des Retinaculum flexorum.
- ... der Patient eine streifenförmige Sensibilitätsstörung auch an der dorsalen Hand beklagen würde?
  - Dann müssen Sie differenzialdiagnostisch an ein C7-Syndrom denken. Über den Arm nach proximal ziehende Schmerzen sind hierfür typisch, können aber auch im Rahmen der Brachialgia paraesthetica nocturna auftreten. Klassischerweise ist beim C7-Syndrom der M. triceps brachii betroffen und der Trizepsreflex abgeschwächt, was beim Karpaltunnelsyndrom niemals der Fall ist.

52

Muskelschwäche mit Krämpfen

Christian Henke

Anamnese

Ein 35-jähriger Maler kommt in die Ambulanz und berichtet, dass er seit mehreren Monaten eine Schwäche seiner Hände und Arme bemerke, sodass er Probleme habe, den Pinsel festzuhalten. Er sei darauf angesprochen worden, dass sich seine Unterarme, aber auch seine Beine verschmächtigt hätten, zumal er früher sehr viel Sport gemacht habe. Zusätzlich habe er bemerkt, dass zu Beginn seines Arbeitstags vermehrt Verkrampfungen der Hände und der Schultern auftreten würden, die nach wenigen Sekunden der Handbewegung aufhörten. Die Verkrampfungen seien nur mäßig schmerzhaft. Sein Vater habe an ähnlichen Beschwerden gelitten und sei mit 45 Jahren an einem Herzinfarkt verstorben. Weitere Vorerkrankungen: Diabetes mellitus, unklare Herzrhythmusstörung, Katarakt.

Untersuchungsbefund

Patient wach, keine Sprachstörung.

Hirnnerven: Pupillen isokor, direkte und konsensuelle Lichtreaktion, Trigeminus und Fazialis intakt, keine Dysarthrie.

Motorik: symmetrische Atrophien und KG-4-Paresen beider Unterarme und Hände, MER bds. abgeschwächt, PBZ bds. negativ.

Sensibilität: regelrecht für Ästhesie, Pallästhesie, Algesie und Thermästhesie.

Koordination: Zeigeversuche regelrecht, Stand und Gang paresebedingt unsicher.

1. **Beschreiben Sie anhand von Anamnese und Untersuchungsbefund das klinische Syndrom!**
2. **Wie lautet Ihre Verdachtsdiagnose? Welche Differenzialdiagnosen müssen ausgeschlossen werden?**
3. **In welche zwei Formen lässt sich diese Erkrankung unterteilen?**
4. **Welche Zusatzdiagnostik muss durchgeführt werden?**
5. **Beschreiben Sie kurz Genetik und Prognose der Erkrankung!**
6. **Welche weiteren Maßnahmen gehören zur Routinediagnostik von Muskelerkrankungen?**

1. Klinisches Syndrom

Der junge Patient berichtet über rein motorische Symptome ohne sensible Mitbeteiligung bei fehlenden Schmerzen und Hypästhesien. Da Atrophien nachweisbar sind und die Muskeleigenreflexe abgeschwächt sind, handelt es sich um ein peripheres Syndrom. Rein motorische Symptome können auftreten bei Pathologien von

- Vorderhornzelle,
- Radix anterior (Vorderwurzel),
- motorischer Endplatte,
- Muskel.

Da sich das Krankheitsbild bilateral symmetrisch und an der oberen und unteren Extremität gleichzeitig manifestiert, ist eine Muskelerkrankung **(Myopathie)** am wahrscheinlichsten. Die Symptome, die vom Patienten geschildert werden, lassen sich in zwei Gruppen einteilen:

- **Myotrophe (dystrophe) Symptome:** Paresen, Atrophien, Muskelschwäche.
- **Myotone Symptome:** Relaxationsstörung mit Verkrampfungen und Besserung nach mehreren Anläufen (Warming-up-Phänomen).

Das zusätzliche Vorkommen von internistischen Erkrankungen wie Katarakt und Diabetes mellitus bei positiver Familienanamnese lenkt den Verdacht ferner auf eine erbliche, systemische Erkrankung.

Weitere Differenzialdiagnosen sind:

- **Myotone Dystrophie Typ II (PROMM):** proximale Variante.
- **Muskeldystrophie:** Typ Becker oder Gliedergürtelvarianten mit symmetrischen Atrophien und Muskelschwäche, selten Krampi.
- **Myotonia congenita (Thomsen):** Auftreten im Kindes- oder Adoleszentenalter, autosomal-dominanter Erbgang, hypertrophe Muskulatur, keine Atrophien, Warm-up-Phänomen.
- **Paramyotonia congenita (Eulenburg):** Auftreten im Kleinkindalter, myotone Symptome unter Kälteexposition, distale Atrophien möglich.
- **MAD-Mangel:** häufiger Enzymdefekt, der zu belastungsabhängigen Schwächen und Schmerzen führt.
- **Myositis:** Myalgien (schmerzhafte Muskelkrämpfe) als Leitsymptom mit variablen, häufig fokalen Paresen.

MERKE

Myopathien treten gehäuft als Begleitsymptom systemischer Erkrankungen auf, da Muskeln auf einen ausgeglichenen Elektrolythaushalt (Natrium, Kalium, Kalzium und Chlorid) angewiesen sind. Wenn begleitend multiple endokrine Störungen bestehen, sollte man die Diagnostik auf genetische Erkrankungen mit begleitenden systemischen Manifestationen oder auf metabolische Störungen mit zusätzlicher myopathischer Komponente fokussieren.

2. Verdachtsdiagnose

Aufgrund der bilateralen, distal-symmetrischen Paresen mit Muskelatrophien und abgeschwächten Muskeleigenreflexen besteht der Verdacht auf eine Muskelerkrankung **(Myopathie).** Das Vorhandensein atropher und myotoner Symptome kommt bei den **myotonen Dystrophien** vor, die die häufigste Myopathie-Gruppe darstellen. Aufgrund des distalen Befalls besteht der Verdacht auf den Typ I oder **Curschmann-Steinert-Erkrankung.** Typisch hierfür sind neben dem jungen Alter des Patienten die positive Familienanamnese (autosomal-dominante Vererbung) und die systemische Mitbeteiligung (endokrin, kardial, ophthalmologisch).

3. Einteilung

Es werden grundsätzlich zwei Formen der myotonen Dystrophie unterschieden, die **distale Form, Typ I** oder **Curschmann-Steinert-Erkrankung** und die **proximale Form, Typ II** oder **PROMM** (proximale myotone Myopathie, ➤ Tab. 52.1). Beide Erkrankungen teilen den autosomal-dominanten Erbgang sowie die häufige Erstmanifestation im jungen Erwachsenenalter, wobei es bei der Typ-I-Erkrankung auch infantile und juvenile Varianten gibt.

Tab. 52.1 Differenzialdiagnose zwischen den myotonen Dystrophien (DM 1 und 2)

	Typ I (Curschmann-Steinert)	Typ II (PROMM)
Myotonie	Gesicht, Zunge, Arme, Hände	Hände, Oberschenkel
Paresen	Gesicht, Augen, oropharyngeal, distale Extremitäten	Hüftbeugung, Schultergürtel
Myalgien	Selten vorkommend	Häufig auftretend
Systemische Manifestation	Katarakt (75 %), Herzrhythmusstörungen, Diabetes, Hypogonadismus	Katarakt, Hypakusis, Herzrhythmusstörungen

4. Zusatzdiagnostik

- **Elektromyografie (EMG):** Dies ist die wichtigste Untersuchung, um die Erkrankung zu erkennen. Es zeigen sich im EMG Zeichen einer Myopathie in Form von kleinen polyphasischen Potenzialen, **Fibrillationspotenzialen** und positiven scharfen Wellen. Daneben kommt es jedoch auch zu myotonen Entladungen, die als sog. **Sturzkampfbombergeräusch** imponieren. Das gemeinsame Auftreten in verschiedenen Muskelgruppen bei einer Person liefert im Grunde den Hinweis auf eine myotone Dystrophie.
- **Molekulargenetik:** Nachweis der CTG-Triplet-Repeats in spezialisierten humangenetischen Zentren als endgültiger Beweis (unterschiedliche Genloci der beiden Formen).
- **Labor:** Hormonstatus (adrenotrope, gonadotrope und thyreotrope Achse), HbA_{1c}, CK.
- Spaltlampenuntersuchung: Katarakt-Nachweis.
- EKG, Langzeit-EKG und TTE: Herzrhythmusstörungen, Kardiomyopathie.
- Lungenfunktion (LuFu): Frage nach Mitbeteiligung der Atemmuskulatur.

5. Prognose

Die myotone Dystrophie ist eine genetisch bedingte Erkrankung, die **autosomal-dominant** vererbt wird mit jedoch unvollständiger Penetranz. Mit einer Prävalenz von 1 : 10.000 gehört der Typ I (Curschmann-Steinert-Erkrankung) zu den häufigsten Myopathien. Der genetische Defekt wurde auf Chromosom 19q13.3 detektiert. Es handelt sich wie bei anderen neurologischen Erkrankungen (z. B. Chorea Huntington) um eine **CTG-Expansion,** wobei auch hier die Länge der Repeats mit dem Schweregrad der Erkrankung korreliert. Von Generation zu Generation kann es zu einer **Antizipation** kommen, d. h., das Risiko eines früheren Auftretens der Erkrankung mit schwererem Verlauf steigt an.

Bei fehlender therapeutischer Beeinflussbarkeit des Krankheitsbilds lässt sich der Verlauf lediglich mit physiotherapeutischen Maßnahmen verlangsamen. Letztlich ist die Lebenserwartung jedoch aufgrund der häufigen kardialen und respiratorischen Mitbeteiligung deutlich eingeschränkt. Bei infantilen und juvenilen Verlaufsformen (Beginn vor dem 18. Lebensjahr) liegt die Lebenserwartung bei 40–50 Jahren, bei adulten Verlaufsformen zwischen 50 und 65 Jahren in Abhängigkeit vom Schweregrad der Erkrankung.

Eine genetische Testung hat somit für den Patienten selbst keinen therapeutischen Nutzen, lediglich der Verlauf der Erkrankung und das Vererbungsrisiko können hierdurch deutlich besser abgeschätzt werden.

6. Myopathie-Diagnostik

Aufgrund der Vielzahl beschriebener Myopathien (> 500 verschiedene Varianten) sollte die Diagnostik immer in Anbindung an ein auf Myopathien spezialisiertes Zentrum erfolgen. Je nach Erkrankung werden hierbei neben den Basisuntersuchungen EMG und EKG weitere diagnostische Methoden durchgeführt:

- **Labor:** CK-Bestimmung (erhöht bei Myositiden, Muskeldystrophien etc.).
- **Laktat-Ischämie-Test:** Unter Ischämie-Bedingungen (Blutdruckmanschette oberhalb des systolischen Werts) wird die Hand bewegt, gleichzeitig werden Ammoniak und Laktat in Minutenabständen bestimmt; reduzierter Ammoniakanstieg bei normalem Laktatanstieg spricht für Myoadenylat-Desaminase-Mangel (MAD-Mangel; häufigste metabolische Myopathie); verminderter Laktatanstieg bei normalem Ammoniakanstieg spricht für Glykogenosen(Typ-II-Pompe und Typ-V-McArdle können beim Erwachsenen auftreten).

- **Laktat-Belastungs-Test:** Während kontinuierlicher Belastung auf Fahrradergometer mit 30 Watt werden in 5-Minuten-Abständen Laktat und Pyruvat bestimmt. Ein überhöhter Laktatanstieg spricht für Mitochondriopathien (chronisch progrediente externe Ophthalmoplegie [CPEO], Myoklonus Myopathie mit „Ragged red Fibers" [MERRF], MELAS [mitochondriale Myopathie, Enzephalopathie, Laktatazidose und schlaganfallähnliche Episoden]).
- **Neurografie mit Dekrement-Messung:** Bei myasthenen und pseudomyasthenen Syndromen kommt es unter Belastung zu einer Amplituden-Reduktion (**Dekrement** bei Myasthenia gravis) oder Amplituden-Zunahme (**Inkrement** bei Pseudomyasthenie – Lambert-Eaton-Syndrom), die pathognomonisch für diese Störungen der neuromuskulären Endplatte sind.
- **Muskelbiopsie:** zum Nachweis struktureller Veränderungen (Myositis, Muskeldystrophien) und zur biochemischen Enzymaktivitätsbestimmung (metabolische Myopathien).
- **Muskel-MRT:** insbesondere zum Nachweis entzündlicher Infiltrate in der Muskulatur bei Myositis.
- **Molekulargenetische Untersuchungen** bei bekannten genetischen Defekten.

MERKE

Für einzelne Erkrankungen wie z. B. den Morbus Pompe existiert eine Enzymersatztherapie (Alglucosidase-alfa), sodass die Diagnosestellung nicht nur der Prognoseabschätzung, sondern auch therapeutischen Zwecken dient! Je früher die Erkrankung erkannt wird, desto eher sind Schäden verzögerbar oder gar verhinderbar.

ZUSAMMENFASSUNG

Die **myotonen Dystrophien** sind eine Gruppe von Muskelerkrankungen, die sowohl mit dystrophischen Symptomen (Paresen, Atrophien, Kontraktionsstörung) als auch myotonen Symptomen (Krampi, Relaxationsstörung) einhergehen. Man unterscheidet die distale (Typ I, Curschmann-Steinert) von der proximalen Variante (Typ II, PROMM). Beiden gemeinsam ist ein autosomal-dominanter Erbgang mit Manifestation im Jugend- oder frühen Erwachsenenalter. Diagnostisch ist das EMG mit dem Nachweis dystrophischer und myotoner Symptome wegweisend, die molekulargenetische Diagnostik beweist die Verdachtsdiagnose lediglich. Aufgrund multipler systemischer Organbeteiligungen (Diabetes mellitus, Kardiomyopathie, endokrine Dysbalance) ist die Lebenserwartung deutlich eingeschränkt und die Patienten versterben in der Regel an kardialen oder respiratorischen Komplikationen.

WAS WÄRE, WENN ...

- ... eine Operation anstünde?
  - Patienten mit Myopathien sollten immer einen Muskelpass (analog zum bekannten Marcumar®-Pass) besitzen, da im Rahmen der Narkose ein erhöhtes Risiko für eine maligne Hyperthermie auftritt.
- ... die Familienanamnese negativ ist?
  - Da es sowohl Spontanmutationen gibt als auch die Herkunftsverhältnisse nicht immer dem entsprechen, was in der Geburtsurkunde steht, sollte bei hinreichendem Verdacht dennoch die Diagnose in Erwägung gezogen werden.

53

Dysarthrie, Dysphagie und Faszikulationen

Simone van de Loo

Anamnese

Der 74-jährige männliche Patient stellt sich in Begleitung seiner Angehörigen vor. Eine direkte verbale Kommunikation mit ihm ist kaum möglich, er kommuniziert schriftlich. Die Angehörigen berichten, dass es seit etwa einem Jahr zu einer relativ rasch zunehmenden Verschlechterung der Sprache sowie im Verlauf zu einer Schluckstörung gekommen sei. Bereits 2 Jahre zuvor seien Muskelzuckungen der Arme und Beine aufgefallen. Der Patient habe gegenüber seinen Angehörigen schon mehrfach den Wunsch zu sterben geäußert. Die Angehörigen berichten von Atemnotzuständen. Negative Familienanamnese.

Untersuchungsbefund

Wacher, allseits orientierter Patient. Kommunikation erfolgt schriftlich. Im Bereich der Hirnnerven finden sich eine sakkadierte Blickfolge, schwere bulbäre Dysarthrie mit Anarthrie sowie Dysphagie. Ausgeprägte Faszikulationen am gesamten Körper mit Betonung der unteren Extremitäten. Ubiquitäre Atrophien der Extremitäten sowie Paresen der Daumenbewegung, Fingerspreizung und -adduktion beidseits. Muskeleigenreflexe allseits gesteigert. Positives Babinski-Zeichen links. Die Sensibilität ist erhalten. Die Zeigeversuche sind sicher. Der Stand ist unsicher, mit Unterstützung ist der Patient jedoch gehfähig.

1. Was ist die Verdachtsdiagnose und womit begründen Sie diese? Wie gehen Sie weiter vor?

2. Welche zusatzdiagnostischen Mittel sind erforderlich?

3. Welche Differenzialdiagnosen müssen Sie bedenken?

4. Was sind die El-Escorial-Kriterien?

5. Welche therapeutischen Maßnahmen stehen zur Verfügung?

6. Wie erklärt sich die Hypersalivation? Wie kann man diese behandeln?

1. Verdachtsdiagnose / Prozedere

Die geschilderte Symptomatik mit schleichend progredienter Dysarthrie, Dysphagie sowie Faszikulationen lenkt den Verdacht auf eine **Motoneuronerkrankung.** Gemeinsam mit dem klinischen Befund mit Nachweis peripherer Atrophien als Zeichen der Schädigung des 2. Motoneurons und parallel gesteigerten Muskeleigenreflexen als Zeichen der Schädigung des 1. Motoneurons liegt der Verdacht auf eine kombinierte Motoneuronerkrankung nahe. Hierzu passt auch die emotionale Labilität, welche sich neben einer depressiven Symptomatik oft in Form eines pathologischen Lachens bzw. Weinens zeigt. Typisch sind die erhaltene Sensibilität, Okulomotorik sowie die zumindest annehmbare erhaltene Sphinkterfunktion bei fehlender Stuhlinkontinenz. Da der Patient bereits aufgrund der bestehenden Symptomatik in einem stationären Aufenthalt war, sollten vor Beginn der teilweise unangenehmen Zusatzdiagnostik zunächst alle Unterlagen sowie zur Verfügung stehende Bildgebungen angefordert und auf Vollständigkeit überprüft werden.

2. Zusatzdiagnostik

Bei der hier geschilderten Symptomatik handelt es sich um ein bereits weit fortgeschrittenes Stadium der Erkrankung, sodass die Diagnose schon fast allein anhand des klinischen Befunds gestellt werden kann. In den meisten Fällen ist dies jedoch nicht der Fall und eine ausführliche und umfassende Zusatzdiagnostik ist erforderlich, um mögliche Differenzialdiagnosen ausschließen zu können. Hierzu gehören daher die Durchführung kernspintomografischer Untersuchungen der Wirbelsäule und des Gehirns, labordiagnostische Untersuchungen und die sehr umfangreiche elektrophysiologische Diagnostik mittels **Elektromyografie** sowie **Elektroneurografie** der motorischen und sensiblen Nerven. Außerdem sollten noch die **motorischen und sensiblen evozierten Potenziale** durchgeführt werden. Ein **Tumorscreening** (CT des Abdomens und Thorax, urologische bzw. gynäkologische Vorstellung) sollte ebenfalls erfolgen. Bei positiver Familienanamnese ist auch eine **molekulargenetische Diagnostik** (SOD-Mutation; SOD: Superoxid-Dismutase) möglich.

Die Unterlagen des Patienten zeigen, dass bereits die meisten erforderlichen Untersuchungen ordentlich durchgeführt worden sind. In den vorliegenden kernspintomografischen Aufnahmen der Wirbelsäule konnten Affektionen des Myelons ausgeschlossen werden. Die MRT des Schädels ist ebenfalls unauffällig. Die umfassende elektrophysiologische Diagnostik mittels Elektromyografie (EMG) sowie Neurografie (ENG) zeigt pathologische Spontanaktivität in allen untersuchten Regionen (bulbär, zervikal, thorakal, lumbosakral). Gleichzeitig konnten Leitungsblöcke in der motorischen Neurografie ausgeschlossen werden. Labordiagnostisch wurden bereits eine Infektion mit Lues bzw. Borrelien, eine Schilddrüsenerkrankung und eine HIV-Infektion ausgeschlossen.

3. Differenzialdiagnosen

Bevor man die Diagnose einer **Amyotrophen Lateralsklerose** (ALS) stellt, sollten alle möglichen Differenzialdiagnosen aufgrund der infausten Prognose der Erkrankung und der wenig erfolgreichen therapeutischen Mittel ausgeschlossen werden. Wie bereits erwähnt, bestimmt das klinische Bild weitere in Betracht zu ziehende Differenzialdiagnosen, allerdings werden hier die wichtigsten noch einmal aufgeführt:

- **Schädigung des 1. und 2. Motoneurons:** Durchführung einer Bildgebung der spinalen Achse zum Ausschluss einer Myelopathie, bakterielle Infektionen, wie zum Beispiel eine Borreliose oder Lues, Schilddrüsenerkrankungen, Paraneoplasien; seltenere Differenzialdiagnosen: GM2-Gangliosidosen, Adrenoleukodystrophie.
- **Schädigung des 2. Motoneurons:** spinale Muskelatrophie (SMA), multifokale motorische Neuropathie (MMN) (➤ Fall 80).
- **Schädigung des 1. Motoneurons:** z. B. primäre Lateralsklerose, spastische Spinalparalyse, HTLV1-assoziierte Myelitis.

4. El-Escorial-Kriterien (Awaji-Kriterien)

Es handelt sich um ein von der WFNALS (engl. World Federation of Neurology: Amyotrophic lateral Sclerosis) erstelltes Schema, anhand dessen die Di-

Tab. 53.1 El-Escorial-Kriterien (Awaji-Kriterien) zur Diagnosestellung der ALS

Sichere (definitive) ALS	Affektion des 1. und 2. Motoneurons (MN) in 3 von 4 Regionen
Wahrscheinliche ALS	Affektion des 1. und 2. MN in 2 von 4 Regionen, Schädigung des 1. MN muss rostral der des 2. MN liegen
Wahrscheinliche, laborunterstützte ALS	Affektion des 1. und 2. MN in 1 von 4 Regionen bzw. nur des 1. MN in einer Region sowie Denervierungszeichen im EMG in mindestens 2 Extremitäten
Mögliche ALS	Affektion des 1. und 2. MN in 1 von 4 Regionen

agnose einer ALS basierend auf dem klinischen Befund, Verlauf sowie dem Befund des EMGs gestellt werden kann. Die El-Escorial-Kriterien unterscheiden zwischen einer sicheren (definitiven), wahrscheinlichen, wahrscheinlichen laborunterstützten und einer möglichen ALS (➤ Tab. 53.1). Untersucht werden demnach immer alle vier Körperregionen mittels EMG (bulbär, zervikal, thorakal, lumbosakral). Tatsächlich ist es jedoch so, dass diese im klinischen Alltag eher hinderlich sind, frühzeitig eine Diagnose zu stellen, sodass 2015 neue Kriterien definiert wurden, welche eine Kombination aus TMS (Transkranieller Magnetstimulation) sowie den Awaji-Kriterien darstellen und zuverlässig die Diagnose einer ALS stellen können.

5. Therapie

Bei insgesamt schlechter Prognose der Erkrankung mit einem tödlichen Krankheitsverlauf innerhalb zumeist 6 bzw. in 50 % der Fälle 3 Jahren, besteht das Ziel der Therapie in der Verbesserung der Lebensqualität sowie der Überlebenszeit. Hierzu steht als medikamentöse Therapie der Wahl **Riluzol,** ein Glutamat-Antagonist, zur Verfügung. Die Indikation ist auf die Diagnose einer eindeutigen oder wahrscheinlichen ALS vor allem im frühen Krankheitsverlauf beschränkt. Voraussetzungen sind eine weniger als 5 Jahre bestehende Symptomatik sowie eine gute Atemfunktion (Bestimmung der FVC [forcierte Vitalkapazität] erforderlich, > 60 %).

Häufige **Nebenwirkungen** sind Schwindel, Übelkeit, Erbrechen, Müdigkeit, Schwächegefühl sowie Transaminasenanstieg und Neutropenie. Eine regelmäßige (initial monatlich, dann alle 3 Monate) Blutbildkontrolle sowie Bestimmung der Transaminasen ist daher erforderlich.

Weiterhin ist die **symptomatische Therapie** der im Verlauf auftretenden Hypersalivation (Anticholinergika), Krämpfe (Magnesium) und der psychiatrischen Auffälligkeiten v. a. einer Depression (SSRI) erforderlich. Schwer betroffene Patienten können zur Verbesserung der Lebensqualität und Unterstützung im Alltag mit einem Sprachcomputer ausgestattet werden, bei Atemnotattacken besteht die Möglichkeit einer nichtinvasiven Heimbeatmung sowie bei schwerer Dysphagie die Anlage einer PEG-Sonde, wobei bei Letzterer alle medizinethischen Aspekte berücksichtigt werden müssen und eine ausführliche Aufklärung der Patienten sowie deren Angehörigen erforderlich ist.

Nicht nur für die Patienten, sondern vielmehr auch für die Angehörigen ist die rechtzeitige Hinzunahme eines **palliativmedizinischen Dienstes** eine große Hilfe. Die Palliativmedizin agiert sowohl stationär als auch ambulant und möchte unheilbar kranken Menschen die zu verbleibende Lebensphase mit der bestmöglichen Lebensqualität sowie dem geringsten Leiden durch spezifische Symptomkontrolle ermöglichen (u. a. Schmerzen, Atemnot, Angst). Hierbei wird ebenfalls das Umfeld des Patienten einbezogen, soweit dies gewünscht ist. Im Falle der ALS wäre bei schwerer Atemnot im Endstadium z. B. die Betreuung zu Hause oder im Hospiz möglich sowie, wenn nach ausführlicher Indikationsprüfung zu vertreten, eine palliative Sedierung möglich. Auch Selbsthilfegruppen sind eine große Unterstützung im Alltag.

6. Pseudohypersalivation

Tatsächlich handelt es sich nicht um eine Hypersalivation, denn der vermehrte Speichel entsteht durch das verzögerte Abschlucken aufgrund der Dysphagie (Pseudohypersalivation). Medikamentös kann u. a. mit Amitriptylin, Atropin oder Scopolamin behandelt werden. Bei schwereren Verläufen kann die Injektion von Botulinumtoxin in die Speicheldrüsen erfolgen. Die früher durchgeführte Bestrahlung der Speicheldrüsen wird durch diese Therapien in der Regel überflüssig.

ZUSAMMENFASSUNG

Die **Amyotrophe Lateralsklerose (ALS)** ist eine kombinierte Motoneuronerkrankung, bei der es zu einer Degeneration des 1. und 2. Motoneurons kommt. Es gibt sowohl sporadische als auch familiäre Formen. Pathogenetisch wird eine glutamatvermittelte Neurotoxizität diskutiert. Die Diagnose einer ALS ist eine Ausschlussdiagnose, was bedeutet, dass alle möglichen Differenzialdiagnosen, allen voran die multifokale motorische Neuropathie (MMN) mittels umfangreicher Zusatzdiagnostik ausgeschlossen werden müssen. Wichtigstes diagnostisches Instrument ist hierbei die Durchführung einer Neurografie sowie einer Elektromyografie (EMG), welche nach den El-Escorial-Kriterien durchgeführt werden muss. Die Prognose der ALS ist schlecht, die Verläufe erstrecken sich über wenige Jahre. Neben einer medikamentösen Therapie mit Riluzol sind vor allem die Ausstattung mit Hilfsmitteln (Rollstuhl, Atemgerät, Sprachcomputer) sowie der Anschluss an eine Selbsthilfegruppe erforderlich. Weiterhin ist eine bereits früh initiierte palliativmedizinische Betreuung – sowohl stationär als auch ambulant – dringend zu empfehlen.

WAS WÄRE, WENN ...

- ... sich der Patient und die Angehörigen bei Ihnen vergewissern wollten, ob die Prognose von maximal 2 Jahren Krankheitsverlauf zutrifft? Dies habe immerhin der Kollege der Fachklinik, welche die Erstdiagnose gestellt habe, so gesagt.
  - Aussagen über den zeitlichen Verlauf von neurodegenerativen Erkrankungen, insbesondere solchen mit relevanter Lebenszeitverkürzung, zu treffen, ist tatsächlich zwischenmenschlich und ethisch nicht tragbar. Es fließen so viele Faktoren in die Diagnostik mit ein, dass eine stete Verlaufskontrolle erforderlich ist. Sicherlich ist Ehrlichkeit eine Tugend, jedoch sollte diese wohldosiert und auf Verlangen erfolgen, eine allgemeinere Aussage über den Verlauf hätte gereicht, falls der Patient dies überhaupt wissen wollte. Die Medien überhäufen die Patienten leider schon mit ausreichend Pseudowissen und führen somit häufig zu Verunsicherung.

54

Fallhand

Rebecca Seiler

Anamnese

In Ihrer Ambulanz wird in den frühen Morgenstunden ein Patient mit Verdacht auf einen Schlaganfall vorgestellt. Der Student berichtet leicht unzusammenhängend, dass er am Vorabend mit Freunden eine Kneipentour unternommen habe. Er könne den genauen Verlauf des Abends nicht sicher wiedergeben, müsse allerdings den Anschluss an die Gruppe verloren haben. Als er am Morgen im Park erwacht sei, habe er bemerkt, dass er die rechte Hand nicht mehr bewegen könne und sich diese taub anfühle. In der Anamnese gibt der Patient einen Nikotinkonsum von einer Schachtel Zigaretten pro Tag seit ca. 7 Jahren an.

Untersuchungsbefund

25-jähriger Patient, 183 cm, 84 kg. Der Hirnnervenstatus ist regelrecht. Es besteht kein Meningismus. Bei der Untersuchung zeigt sich eine Kraftgrad-1-Parese der Finger- und Handgelenkstreckung. Sonst bestehen keine Paresen. Die Muskeleigenreflexe sind mittellebhaft auslösbar. Die Oberflächensensibilität ist im ersten Interdigitalraum der rechten Hand reduziert. Der Finger-Nase-Versuch ist rechts durch die Parese gestört, links leicht dysmetrisch. Es zeigt sich eine ungerichtete Fallneigung im Seiltänzergang. Der Babinski-Reflex ist beidseits negativ.

1. Was sind die Differenzialdiagnosen?

2. Was müssen Sie beim Untersuchungsbefund beachten?

3. Wie lassen sich zentrale und periphere Fallhand differenzieren?

4. Welche Diagnostik veranlassen Sie?

5. Beschreiben Sie den Verlauf des Nervs und lokalisieren Sie die Höhe der Schädigung!

6. Welche weiteren Ausfallsmuster des Nervs kennen Sie?

1. Differenzialdiagnosen

Leitsymptom des Patienten ist eine distale Parese der rechten Hand. Die Innervation der Muskulatur kann an verschiedenen Stellen gestört sein.

- Typisch ist die Fallhand durch eine **Schädigung des N. radialis.** Eine Druckschädigung tritt häufig im Sulcus nervi radialis am Humerusschaft auf. Dies ist in diesem Fall die wahrscheinlichste Differenzialdiagnose.
- Möglich ist auch eine zentrale Genese der Parese („zentrale Fallhand"), die durch eine zerebrale Ischämie oder intrakranielle Blutung entstehen kann, auch wenn aufgrund des jungen Alters des Patienten und seines nur geringen Risikoprofils ohne ein schweres systemisches Grundleiden ein nur geringes statistisches Risiko vorliegt. Eine autoimmune zerebrale Vaskulitis oder eine Gerinnungsstörung können auch bei jungen Patienten zu einer **zerebralen Ischämie** führen. Eine intrakranielle Blutung kann auch traumatisch entstehen. Daran muss bei einer offensichtlich ausgedehnten Kneipentour am Vorabend z. B. im Zuge eines Sturzes gedacht werden.
- Nach epileptischen Anfällen kann es zu länger anhaltenden neurologischen Ausfallserscheinungen kommen. Diese **Todd-Parese** genannte Lähmung stellt auch in diesem Fall eine Differenzialdiagnose dar.
- Eine **Schädigung im Bereich der Nervenwurzeln** (C7), z. B. durch einen zervikalen Bandscheibenvorfall, ist eine mögliche Ätiologie der Beschwerden. Ebenso kann eine **Läsion des Plexus** ähnliche Symptome hervorrufen.
- Eine weitere wichtige Differenzialdiagnose ist die **Hypoglykämie.** Die Hypoglykämie kann ein fokal-neurologisches Defizit verursachen, welches klinisch einem Schlaganfall ähnelt. Daher wird vor jeder Lyse-Therapie eines Schlaganfallpatienten der Blutzucker bestimmt und ggf. ausgeglichen, um diese Differenzialdiagnose nicht zu übersehen.
- Würde die Parese als schmerzhaft geschildert, so müssen lokale Störungen wie eine **Fraktur** im Bereich des Handgelenks oder ein **arterieller Verschluss** bedacht werden.

MERKE

Die Hypoglykämie kann ein fokal-neurologisches Defizit verursachen und muss daher immer ausgeschlossen werden.

2. Klinischer Untersuchungsbefund

Wesentlich ist die exakte klinische Befunderhebung: Welche Muskeln sind betroffen und welche sind es nicht? Sie können lediglich Paresen bei Muskeln identifizieren, die vom N. radialis innerviert werden. Der intakte M. triceps brachii kann Ihnen einen wesentlichen Hinweis auf die Läsionshöhe liefern.

Bezüglich der sensiblen Ausfälle müssen Sie das gestörte Areal exakt eingrenzen: Lässt sich ein Innervationsgebiet eines einzelnen peripheren Nervs oder einer Wurzel identifizieren? Sie arbeiten ein sensibles Defizit im autonomen Versorgungsgebiet des N. radialis heraus.

3. Fallhand

Eine Differenzierung zwischen Fallhand bei Radialisläsion und zentraler Parese kann auch klinisch getroffen werden. In beiden Fällen besteht eine Schwäche der Handgelenksextensoren sowie der Fingerstrecker.

Wird jedoch ein auf dem Tisch liegender Gegenstand, z. B. ein Apfel, kräftig ergriffen, kommt es bei der zentralen Fallhand zu einer reflektorischen Mitinnervation der Extensoren im Sinne einer Dorsalextension und der Gegenstand kann ergriffen werden. Bei der peripheren Radialislähmung gelingt dies nicht.

Daneben gibt es das **Wartenberg-Zeichen:** Werden bei der zentralen Fallhand die Fingerendglieder aktiv gebeugt, wird der Daumen in die Hohlhand eingeschlagen. Das Wartenberg-Zeichen ist positiv. Bei der peripheren Radialisläsion geschieht dies nicht.

4. Diagnostik

Nicht immer ist das klinische Bild eindeutig, deshalb können Sie entsprechend den Differenzialdiagnosen verschiedene Untersuchungen veranlassen:

- Eine **Serumanalyse** und eine Bestimmung des Blutbilds sollten erfolgen, um Begleiterkrankungen zu identifizieren. In diesem Fall muss die Serumanalyse die Bestimmung des **Blutzuckers** beinhalten. Bei differenzialdiagnostisch bedachter Todd-Parese kann die **Kreatinkinase** (CK) bestimmt werden.

- Der Patient berichtet über eine Kneipentour mit Erinnerungslücke. In der Aufnahme zeigen sich Unsicherheiten bei der Überprüfung der Koordination. Unabhängig von dem Krankheitsbild empfiehlt sich hier eine **Bestimmung des Alkoholspiegels** mittels Serumanalyse. Dies dient zur Abschätzung der Geschäftsfähigkeit (➤ Fall 3). Wenn der Patient z. B. gegen ärztlichen Rat die Klinik verlassen möchte, muss sichergestellt sein, dass er in der Lage ist, die Konsequenzen dieses Handelns zu erfassen. Ein mit Alkohol intoxikierter Patient ist nicht geschäftsfähig.
- Um eine zentrale Genese der Symptome auszuschließen, sollte eine Bildgebung durchgeführt werden. Prinzipiell können sowohl Blutungen als auch Ischämien in der Computertomografie (CT) dargestellt werden. Da die geringe Symptomatik des Patienten auf eine kleine Läsion, z. B. eine Ischämie des Handareals, hinweist, sollte in diesem Fall eine **Magnetresonanztomografie** (MRT) durchgeführt werden, da das MRT dem CT in der Auflösung deutlich überlegen ist. Außerdem erlaubt das MRT eine genauere Einschätzung der Ätiologie von zerebralen Läsionen.
- Bei Verdacht auf eine epileptische Genese sollte ein **Elektroenzephalogramm** (EEG) veranlasst werden. Hierbei ist zu beachten, dass das EEG interiktal, also zwischen zwei epileptischen Anfällen, komplett unauffällig sein kann. Bei anhaltendem Verdacht kann die Sensitivität durch Provokation mittels Hyperventilation, Fotostimulation oder Schlafentzug erhöht werden.
- Eine Schädigung eines peripheren Nervs oder des Plexus kann in der **Neurografie** und in der **EMG** nachgewiesen werden. Die Schädigung kommt jedoch bei diesen Methoden frühestens 10 Tage nach Beginn der Symptome zur Darstellung.
- Nach der klinischen Einschätzung kommen im Verlauf ggf. eine **Bildgebung der HWS** oder des Plexus in Betracht. Bei Anhalt für eine entzündliche Genese bei Radikulopathie wird eine **Liquoranalyse** durchgeführt.

MERKE

Ein unauffälliges EEG schließt ein epileptisches Geschehen nicht aus.

5. Verlauf des Nervs und Lokalisation der Läsionshöhe

Der **N. radialis** geht aus dem Fasciculus posterior des Armplexus hervor und führt Fasern der ventralen Äste von C5 bis Th1. Er innerviert die Strecker des Ellenbogens, der Hand und der Finger. Sensibel versorgt er den lateralen Oberarm, die Streckseite des Unterarms und die radialseitigen Finger auf der Streckseite.

Der N. radialis folgt dem Verlauf der A. axillaris bis zum Oberarm. Nach dem Überqueren der hinteren Achselfalte gelangt er zwischen dem Caput longum und dem Caput mediale des M. triceps zum dorsalen Oberarm. In einer Spirale zieht er um den Humerus und liegt dabei direkt dem Periost im Sulcus nervi radialis an. Vor dem Sulcus n. radialis werden die Äste zum M. triceps abgegeben. Im Bereich des Oberarms geht der N. cutaneus brachiii posterior zur sensiblen Versorgung der Streckseite des Oberarms ab. Nach Ankunft an der Beugeseite geht der N. cutaneus antebrachii posterior ab. Der N. radialis versorgt mit seinem motorischen Endast (Ramus profundus) von hier die Extensoren des Handgelenks und der Hand sowie den M. supinator. Der sensible Endast (Ramus superficialis) versorgt die Streckseite des Daumens bis zum Endglied sowie den Bereich der Grundglieder von Zeigefinger und medialem Mittelfinger. Ein kleines Autonomiegebiet liegt im Bereich des ersten Interdigitalraums.

Nachdem bei dem Patienten der M. triceps nicht betroffen ist, muss die Schädigung unterhalb des Abgangs dieser Äste liegen. Des Weiteren ist auch lediglich die sensible Versorgung im Bereich der Hand gestört, der N. cutaneus brachii posterior und antebrachii posterior scheinen intakt, die Rr. profundus und superficialis sind jedoch gestört, was eine Läsion zwischen Oberarm und Ellenbeuge annehmen lässt.

Zu beachten ist, dass Patienten z. T. im Bereich der Parese das Gefühlserleben als verändert angeben, auch wenn keine objektivierbare Läsion eines sensiblen Nervs vorliegt.

6. Läsionsmuster

Abhängig von der Höhe der Nervenschädigung kommt es zu charakteristischen Ausfallserscheinungen:

- **Schädigung in der Axilla:** Hier kommt es zu einem **kompletten Verlust** der Radialisfunktion. Neben der Fallhand liegt eine Schwäche des M. triceps brachii vor. Als Ursache kommen Tumoren der Axilla, aber auch hohe Krücken mit Auflage in der Axilla in Betracht („Krückenlähmung").
- **Schädigung im Bereich des Oberarms:** Leitsymptom ist die **Fallhand** mit intakter Funktion des M. triceps brachii. Gefühlsstörungen können bei Schädigung des N. cutaneus antebrachii posterior oder häufiger des Ramus superficialis vorliegen. Als Ursachen kommen ein Trauma mit Fraktur des Humerus oder eine Schädigung während einer Osteosynthese in Betracht. Häufigere Ursache ist jedoch eine Druckschädigung des Nervs am Oberarm. Diese tritt auf, wenn der Schlaf besonders tief ist (Alkoholintoxikation, Narkose) und Warnsymptome des Drucks nicht bemerkt werden. Begünstigend ist eine harte Unterlage **(Parkbanklähmung).** Die Prognose ist gut mit Erholung des Nervs nach wenigen Tagen bis wenigen Wochen.
- **Schädigung im Bereich des Unterarms:** Die häufigste Form ist die Schädigung des rein motorischen Ramus profundus des N. radialis. Dies kann z. B. bei Radiusfrakturen auftreten. Beim **Supinatorlogensyndrom** kommt es zu einer Schwäche der Fingerstreckung, die Extensoren des Handgelenks sind nicht betroffen. Da sich der Ramus superficialis bereits in Höhe der Ellenbeuge abtrennt, bestehen keine Sensibilitätsausfälle.
- **Der R. superficialis** kann bei Venenpunktionen, distalen Radiusfrakturen oder Shuntanlagen geschädigt werden. Daneben gibt es eine „Fesselungslähmung" nach Druckeinwirkung.

ZUSAMMENFASSUNG

Charakteristische Ausfallserscheinung des N. radialis ist die **Fallhand.** Häufige Ursache ist die „Parkbanklähmung" mit Läsion im Bereich des Oberarms. Darüber hinaus gibt es jedoch noch weitere Schädigungsmuster, die Höhe der Schädigung kann durch die klinische Untersuchung lokalisiert werden. Sichern lässt sich die Diagnose über Neurografie und EMG.

WAS WÄRE, WENN ...

- ... sich eine Patientin mit bekanntem Mammakarzinom und Fallhand vorstellen würde?
  - Insbesondere kommt dann eine maligne Ursache infrage. Metastasen können gerade auch im Bereich der Axilla und des Plexus brachialis auftreten.
- ... Ihr Patient auch eine Schwellung im Bereich des Handrückens beklagen würde?
  - Diese sog. Gubler-Schwellung tritt bei der Radialisläsion gelegentlich auf. Ihre Pathogenese ist nicht geklärt.

55

Akutes schmerzloses Querschnittssyndrom

Christian Henke

Anamnese

Eine 45-jährige Patientin wird vormittags via Notarzt vorgestellt mit einer neu aufgetretenen Querschnittssymptomatik im Sinne einer Tetraparese. Am Vorabend beim Zubettgehen sei noch alles in Ordnung gewesen. Am Morgen sei sie aufgewacht und habe Arme und Beine nicht mehr bewegen können. Daraufhin habe sie starke Angst bekommen. Das Gefühl an Armen und Beinen sei dabei nicht betroffen. Wenige Tage zuvor habe sie beim Sport isolierte Schmerzen im Nackenbereich gehabt.

Vorerkrankungen bestünden keine, Medikamente werden verneint.

Untersuchungsbefund

Patientin somnolent, keine Dysarthrie, keine Aphasie.

Unauffälliger Hirnnervenbefund. Motorik: Tetraparese KG1, schwach auslösbare Muskeleigenreflexe der Arme und Beine, keine Atrophien. Sensibilität: keine Störung der Oberflächensensibilität und Pallästhesie, aber aufgehobene Spitz-Stumpf-Diskrimination und Thermanästhesie der Arme und Beine. Koordination bei hochgradiger Tetraparese nicht prüfbar.

1. **Beschreiben Sie das klinische Syndrom und die anatomischen Strukturen!**
2. **Welche Verdachtsdiagnosen ergeben sich?**
3. **Welche Diagnostik sollte durchgeführt werden?**
4. **Wie sieht die arterielle Versorgung des Rückenmarks aus?**
5. **Welche Therapie ist möglich?**
6. **Wie sieht die Prognose des Krankheitsbilds aus?**

1. Klinisches Syndrom

Klinisch besteht ein **Querschnittssyndrom,** das durch eine Pathologie im Bereich der Halswirbelsäule verursacht sein muss, da es sich klinisch um eine Tetraparese handelt. Aufgrund der Akuität der Symptomatik zeigen die Reflexe hierbei noch keine zentralen Auffälligkeiten. Dennoch ist die Ursache des Querschnitts im zentralen Nervensystem zu suchen.

Im Rahmen der sensiblen Untersuchung fällt eine dissoziierte Sensibilitätsstörung auf mit **Beteiligung der Protopathik** (grober Druck, Schmerz, Temperaturempfinden) bei Aussparung der Epikritik (Oberflächensensibilität und Vibrationsempfinden).

Anatomisch handelt es sich entsprechend um ein **Spinalis-anterior-Syndrom.** Die A. spinalis anterior versorgt dabei die Vorderhörner (Motoneurone) sowie die Vorderseitenstrangbahnen (Tractus spinothalamicus – Protopathik; Tractus corticospinalis – Pyramidenbahn; Tractus spinocerebellares – Tiefensensibilität) (➤ Abb. 55.1).

2. Verdachtsdiagnose

Die Verdachtsdiagnose eines A.-spinalis-anterior-Syndroms ist in der Regel ein vaskuläres Problem im Sinne eines **spinalen Infarkts im Bereich des Halsmarks.**

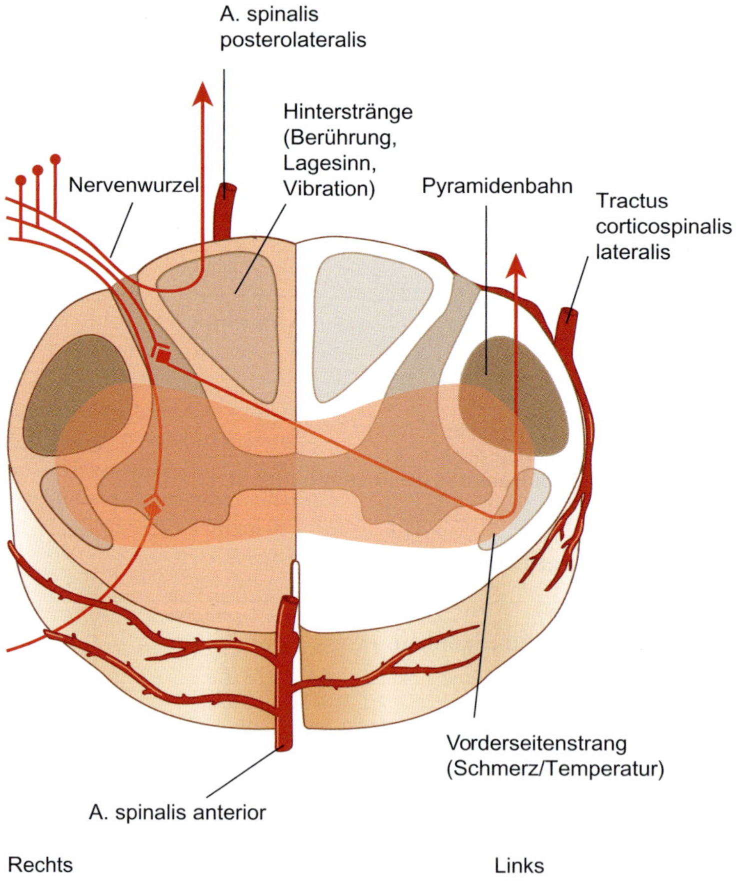

Abb. 55.1 Blutversorgung der Rückenmarksegmente: Die Strukturen, die von der A. spinalis anterior versorgt werden (Tractus spinothalamicus, Tractus corticospinalis, Vorderhörner), sind farblich hinterlegt. [L231]

Häufig finden sich spinale Infarkte im unteren thorakalen Rückenmark, vor allem nach Aortenoperationen.

Differenzialdiagnostisch kommen bei einem schmerzlosen Querschnittssyndromen folgende Diagnosen infrage:

- **Spinaler Infarkt:** am häufigsten zervikal oder unteres Thorakalmark.
- **Myelitis:** subakut, auch schmerzhaft möglich, jüngere Patienten.
- **Guillain-Barré-Syndrom:** subakut nach Infekt, Areflexie und Hirnnervenausfälle möglich.
- **Bilateraler A.-cerebri-anterior-Infarkt:** beinbetonte Tetraparese möglich, in der Regel sind die Finger ausgespart.

Bei schmerzhaften Querschnittssyndromen sind folgende Diagnosen möglich:

- **Aortenverschluss (Leriche-Syndrom):** v. a. unteres thorakales Rückenmark mit Paraparese.
- Bandscheibenprolaps (v. a. medial).
- Spinale oder paraspinale Abszesse.
- Knöcherne Wirbelkörperdestruktion (z. B. bei Metastasen oder Traumata).
- Syringomyelie.

3. Diagnostik

Entsprechend der vermuteten Ursache muss auf Höhe der Halswirbelsäule eine **MRT-Bildgebung** durchgeführt werden, in der sowohl eine Myelitis als auch eine mechanische Kompression nachweisbar sein sollten. Ein spinaler Infarkt ist häufig erst mit einer Latenz von einigen Tagen in der spinalen Diffusionssequenz nachweisbar, sodass bei negativem MRT und weiterhin bestehendem Verdacht die MRT-Sequenzen nach 4–5 Tagen nochmals wiederholt werden sollten (➤ Abb. 55.2).

Neben der MRT-Untersuchung sollten weitere Untersuchungen vorgenommen werden:

- **Elektrophysiologie** (SEP, MEP): zur Prognoseabschätzung des Läsionsumfangs.
- **Doppler-Sonografie** der Rückenmarks-versorgenden Arterien.
- Suche nach **kardialer Emboliequelle:** LZ-EKG, TEE.
- Ggf. **konventionelle Angiografie** (DSA) der versorgenden Arterien.

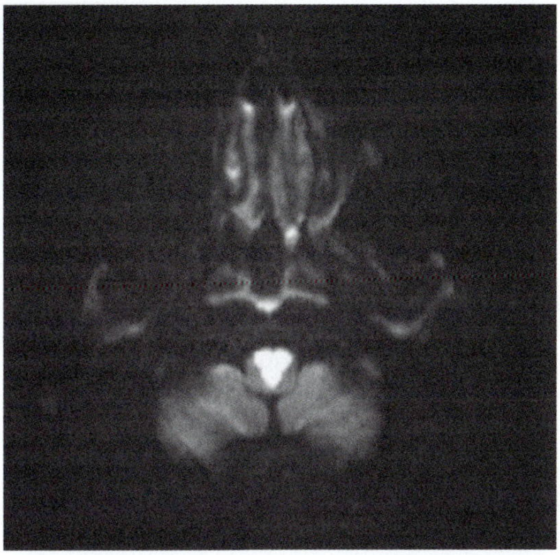

Abb. 55.2 cMRT mit Diffusionssequenzen (DWI) des Hirnstamms. Hier zeigt sich eine Diffusionsstörung, die bilateral symmetrisch die beiden ventralen Anteile der Medulla oblongata sowie paramedian beidseits betrifft und dem Stromgebiet der A. spinalis anterior entspricht. [P618]

Im Rahmen der Schlaganfallabklärung sind häufige Ursachen, die nicht übersehen werden sollten:

- Dissektionen der Vertebralarterien (hier zu vermuten).
- Aortenprozesse inkl. Aortenaneurysmata (abdominell); auch durch Abklemmen während der Operation kann ein spinaler Infarkt auftreten.

MERKE

Ein spinaler Querschnitt ist ein absoluter Notfall und bedarf einer sofortigen bildgebenden Diagnostik. Bei Verdacht auf eine knöcherne Pathologie kann auch eine CT-Untersuchung des betroffenen Wirbelsäulenabschnitts erfolgen, bei unauffälligem Befund sollte aber unbedingt eine MRT-Diagnostik ergänzt werden!

4. Arterielle Versorgung

Die **A. spinalis anterior** entspringt in verschiedenen Abschnitten verschiedenen zuführenden Arterien. Sie läuft dann als unpaar angelegte Arterie ventral des Rückenmarks.

Im zervikalen Bereich entstammt die A. spinalis anterior den Aa. vertebrales und zieht von hier abwärts

nach sakral. Im thorakalen Bereich erhält sie segmentale Zuflüsse aus den Aa. intercostales posteriores, die direkt der Aorta entspringen. Im lumbalen Bereich heißen die segmentalen Arterien dann Aa. lumbales.
Im unteren Thorakalbereich entspringt der Aorta noch die unpaare A. radicularis magna (Adamkiewicz), die als großes der A. spinalis anterior zufließendes Gefäß im Rahmen von Aortenaneurysma-Operationen betroffen sein und Infarkte auslösen kann.
Im Gegensatz hierzu sind die Aa. spinales posteriores paarig angelegt. Die Zuflüsse entspringen analog der A. spinalis anterior, den Aa. vertebrales und den segmentalen Arterien thorakal und lumbal. Aufgrund der Bilateralität sind Infarkte dieser Arterien deutlich seltener.

5. Therapie

Die Therapie ist letztlich abhängig von der Ursache. Bei embolischen Infarkten ist die Emboliequelle aufzuspüren und sekundärprophylaktisch zu behandeln (Antiaggregation oder Antikoagulation). Im Falle von Dissektionen (wie in diesem Fall aufgrund von Alter und zervikaler Lage zu vermuten) sollte eine weitere Diagnostik in diese Richtung erfolgen (➤ Fall 2).
Selten kann durch große ventral bedingte Raumforderungen (Meningeome, Bandscheibenvorfälle) auch ein Infarkt kompressiv bedingt sein, sodass hier auch operative Maßnahmen infrage kommen.
Letztlich extrem wichtig ist die zeitnahe physiotherapeutische Behandlung zur Vermeidung weiterer Komplikationen. Bei leichteren Fällen sollten auch zeitnah ergotherapeutische und bei kaudaler Hirnstammbeteiligung auch logopädische Therapien eingesetzt werden.

6. Prognose

Die Prognose ist individuell von Größe, Lokalisation und Ausmaß der Schädigung abhängig. Grundsätzlich können spinale Infarkte schwere Schädigungen verursachen mit Persistenz motorischer Symptome. Aufgrund der damit verbundenen Immobilität kommt es gehäuft zu weiteren Komplikationen wie Dekubitus, Beinvenenthrombose oder Pneumonie, die jeweils die Gesamtprognose des Krankheitsbildes verschlechtern können. Es sollte bereits frühzeitig die Rehabilitation in einer auf spinale Beschwerden spezialisierten Rehabilitationseinrichtung erfolgen. Weitere häufige Komplikationen aufgrund der Beteiligung des Conus medullaris im Rahmen der Diskonnektion von zerebral aus sind Harn- und Stuhlinkontinenz mit den daraus resultierenden Infektionsrisiken und Einschränkungen im Alltag.

ZUSAMMENFASSUNG

Das A.-spinalis-anterior-Syndrom beschreibt eine vaskuläre Störung der Rückenmarksversorgung, die die anatomischen Strukturen betrifft, die von der A. spinalis anterior versorgt werden. Hierzu gehören neben den Vorderhörnern v.a. die Vorderseitenstränge mit den Pyramidenbahnen (Tractus corticospinales) und den Bahnen der protopathischen Sensibilität (Tractus spinothalamici), in denen Informationen über Temperatur- und Schmerzempfinden weitergeleitet werden. Die Hinterstrangbahnen, die die epikritische Sensibilität (Oberflächensensibilität und Vibrationsempfinden) beinhalten, sind dabei ausgespart, da diese von den Aa. spinales posteriores versorgt werden.
Die häufigste Lokalisation ist der untere BWS-Bereich bei Beeinträchtigung der A. radicularis magna, am häufigsten im Rahmen von Aortendissektionen oder -operationen. Im HWS-Bereich können Dissektionen der A. vertebralis dem Infarkt zugrunde liegen. Letztlich sollten Diagnostik und Therapie analog zu den zerebralen Infarkten stattfinden.

WAS WÄRE, WENN …

- … ein Bandscheibenvorfall auf der betroffenen Höhe nachweisbar wäre?
  - Eine sofortige Notfalloperation könnte das Ausmaß des Infarkts verringern.
- … keine Läsion der Protopathik vorhanden wäre?
  - Dann ist es formal kein A.-spinalis-anterior-Syndrom und es sollten direkt neben vaskulären Ursachen auch entzündliche Genesen in Erwägung gezogen werden (Elektrophysiologie, Liquordiagnostik).

56

Doppelbilder und Bewusstseinsstörung

Johannes Rieger

Anamnese

Ein 70-jähriger Patient wird Ihnen vom Rettungsdienst mit Verdacht auf Schlaganfall vorgestellt. Der Patient schildert, er bemerke schon seit 2 Tagen Gleichgewichtsstörungen. Diesen habe er zunächst keine Bedeutung zugemessen. Seit heute sei es jedoch zusätzlich innerhalb von Stunden zu „Doppelbildern" gekommen, sodass er den Rettungsdienst alarmiert habe. In der Anamnese ist eine Pankreatitis vor 3 Jahren bekannt. Auf Nachfrage berichtet der Patient von einem Gewichtsverlust von ca. 8 kg innerhalb der letzten Monate. Er rauche ca. eine Schachtel Zigaretten pro Tag. Die Frage hinsichtlich Alkoholkonsums beantwortet er etwas unwirsch mit „2–3 Flaschen Bier pro Tag, mal mehr, mal weniger".

Untersuchungsbefund

Kachektischer EZ, reduzierter AZ, somnolent, zeitlich unscharf, ansonsten allseits orientierter Patient.

Hirnnerven: sakkadierte Blickfolge, Blickrichtungsnystagmus in allen Blickrichtungen, horizontale Blickparesen bds., ansonsten Hirnnerven unauffällig.

Motorik: keine umschriebenen Paresen, Finger-Nase-Versuch bds. gering dysmetrisch und Knie-Hacke-Versuch bds. deutlich dysmetrisch, MER allseits lebhaft, ASR bds. nicht auslösbar, Babinski bds. negativ.

Sensibilität: Pallhypästhesie 2/8 an beiden Großzehengrundgelenken, ansonsten Sensibilität intakt.

Koordination: erschwerte Stand- und Gangproben unsicher.

1. **Welche Verdachtsdiagnose vermuten Sie und welche Erkrankungen erwägen Sie differenzialdiagnostisch?**
2. **Was ist die Ursache dieser Erkrankung?**
3. **Welche weiteren diagnostischen Untersuchungen können die Verdachtsdiagnose untermauern?**
4. **Wie behandeln Sie diese Erkrankung?**
5. **Erläutern Sie die Symptome der Korsakow-Psychose!**
6. **Nennen Sie weitere typische Alkoholfolgekrankheiten, die das Nervensystem betreffen!**

1. Verdachtsdiagnose

Die anamnestisch beschriebenen Doppelbilder und der klinische Befund einer horizontalen Blickparese deuten auf eine zentrale Läsion im Bereich des Hirnstamms hin. Zusätzlich bestehen bei dem Patienten eine Ataxie und Vigilanzstörung. Die subakute Entwicklung dieses Symptomenkomplexes würde sowohl zu einer entzündlichen als auch zu einer metabolischen Genese passen. Die anamnestische Angabe des regelmäßigen Alkoholkonsums deutet auf das Vorliegen einer **Wernicke-Enzephalopathie** hin, da diese Erkrankung meistens bei alkoholabhängigen Patienten auftritt. Der Ausfall des ASR und die Pallhypästhesie sprechen für eine begleitende Polyneuropathie, die bei Patienten mit Alkoholabusus ebenfalls häufig anzutreffen ist. Bezüglich der anamnestischen Angaben zum täglichen Alkoholkonsum ist wichtig, dass Menschen, die regelmäßig Alkohol trinken, zur Bagatellisierung und Unterschätzung der Trinkmengen neigen.

Denkbar wären außerdem **entzündliche Erkrankungen** des ZNS wie die Multiple Sklerose bzw. akute disseminierte Enzephalomyelitis (ADEM) mit Läsionen im Bereich des Hirnstamms und des Thalamus. Allerdings ist das Alter des Patienten für die Erstmanifestation einer solchen Erkrankung ungewöhnlich.

Differenzialdiagnostisch könnte die Symptomatik, bestehend aus Okulomotorikstörung, Ataxie und Vigilanzstörung, zu einer **zerebralen Ischämie** im vertebrobasilären Stromgebiet passen. Dagegen spricht jedoch die subakute Entwicklung der Beschwerden, da bei einer zerebralen Ischämie die plötzliche Symptomentwicklung mit vollständiger Beschwerdeausbildung bereits zu Beginn zu erwarten ist.

MERKE

Die klassische klinische Trias besteht aus **Ophthalmoplegie, Vigilanzstörung und Ataxie.** Unter Ophthalmoplegie werden auch Nystagmen subsumiert, Vigilanzstörung kann auch ein Verwirrtheitssyndrom sein. Auch wenn dies die klassische Trias ist, müssen nicht alle Symptome bei einer manifesten Wernicke-Enzephalopathie vorliegen.

2. Ätiologie

Die Ursache der Wernicke-Enzephalopathie ist ein **Vitamin-B_1-Mangel** (Thiamin-Mangel). Dieser entsteht entweder durch Mangelernährung, wie beispielsweise bei chronischem Alkoholabusus, oder infolge einer Resorptionsstörung wie bei chronisch-entzündlichen Darmerkrankungen, einer Hyperemesis gravidarum oder bei Darmoperationen. Thiamin ist ein wichtiges Koenzym bei verschiedenen Enzymen des Zitratzyklus und des Pentosephosphat-Wegs. Der Thiaminmangel verursacht eine gestörte zelluläre Energieversorgung vor allem in Neuronen mit nachfolgendem Zelltod. Makroskopisch kommt es zu Mikroeinblutungen in das betroffene Gewebe. Entsprechend muss auch bei Initiierung einer parenteralen Ernährungstherapie auf der Intensivstation auf die Substitution von Vitaminen und Spurenelementen geachtet werden.

Anatomisch sind bei der Wernicke-Enzephalopathie vor allem die Corpora mamillaria, die periventrikuläre graue Substanz im Bereich des 3. und 4. Ventrikels und der Thalamus betroffen.

3. Diagnostik

Der direkte Nachweis des Vitamin-B_1-Mangels in Laboruntersuchungen ist schwierig und zeitaufwendig und spielt deshalb bei der Diagnosestellung keine wichtige Rolle. Hinweisend auf die Mangelernährung kann zusätzlich ein Vitamin-B_{12}-Mangel bestehen. Dadurch und durch den häufig ursächlichen Alkoholabusus ist oft die makrozytäre Anämie mit Erhöhung des MCV-Werts nachweisbar. Erhöhte Transaminasenwerte weisen ebenfalls auf den schädlichen Alkoholkonsum hin.

Mittels **kernspintomografischer Untersuchung** können Signalanhebungen in T2-gewichteten und diffusionsgewichteten Aufnahmen im Bereich der Corpora mamillaria, periventrikulär, im Hirnstamm und im Thalamus nachgewiesen werden (➤ Abb. 56.1). Das Verteilungsmuster dieser Veränderungen ist häufig symmetrisch und unterscheidet sich dadurch typischerweise von dem bei einer zerebralen Ischämie.

Mittels einer **Liquoruntersuchung** können entzündliche Differenzialdiagnosen ausgeschlossen werden.

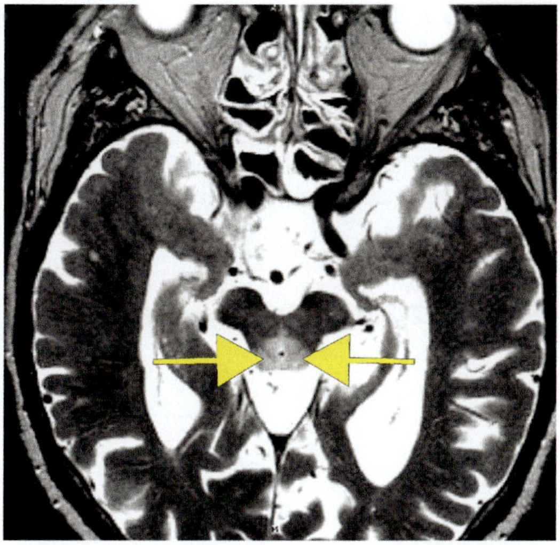

Abb. 56.1 MRT eines Patienten mit Wernicke-Enzephalopathie. Auffällig sind die symmetrischen hyperintensen Läsionen periaquäduktal im Mittelhirn (Pfeile) in der T2-gewichteten Aufnahme. [T1050]

4. Therapie

Die Therapie besteht in der sofortigen intravenösen **Substitution** von Vitamin B_1. Vor allem die Okulomotorikstörung kann sich durch die Behandlung zurückbilden.

Im Anschluss an die akute Behandlung kann die orale Substitutionsbehandlung beginnen, allerdings muss bei Resorptionsstörungen eine dauerhafte intramuskuläre Substitution erfolgen.

5. Korsakow-Psychose

Die Korsakow-Psychose beruht auf der typischen Trias aus **Konfabulationen, Gedächtnisstörungen** und **Orientierungsstörungen.** Ursächlich ist ebenfalls ein Vitamin-B_1-Mangel. Da die Korsakow-Psychose häufig gemeinsam oder im Anschluss an die Wernicke-Enzephalopathie auftritt, entsprechen diese beiden Krankheiten vermutlich einem gemeinsamen Krankheitsbild in unterschiedlicher Ausprägung: der akute Verlauf in Gestalt der Wernicke-Enzephalopathie und die chronische Verlaufsform der Korsakow-Psychose. Therapeutisch behandelt man ebenfalls mit Vitamin-B_1-Substitution. Allerdings sind die Symptome der Korsakow-Psychose meistens nicht reversibel, sodass häufig schwere Residualsymptome in Form eines dementiellen Syndroms bestehen bleiben.

6. Alkoholfolgekrankheiten

Weitere neurologische Alkoholfolgekrankheiten werden im Folgenden dargestellt:

Epilepsie

Durch strukturelle Hirnschädigungen, entweder direkt durch den Alkohol oder durch Traumata in der Folge von Stürzen, kann sich eine Epilepsie entwickeln. Zu differenzieren ist dies von den Alkoholentzugsanfällen, die ausschließlich im Rahmen von Entzügen auftreten und somit provozierte Anfälle darstellen, die keiner dauerhaften medikamentösen Therapie bedürfen.

Alkoholtoxische Polyneuropathie

Diese ist eine vorwiegend axonale, sensomotorische, distal-symmetrische Polyneuropathie. Klinisch bestehen Lagesinnstörungen mit afferenter Ataxie, Parästhesien, Schmerzen und Paresen mit Atrophien vorwiegend der Unterschenkelmuskulatur mit peronealer Betonung. Unter Alkoholabstinenz ist die Polyneuropathie häufig gut reversibel.

Zerebelläre Degeneration

Infolge der toxischen Wirkung von Alkohol auf zerebelläre Neurone kommt es zu einer zerebellären Atrophie. Klinisch besteht vor allem die beinbetonte Ataxie mit Gangstörung. Unter Alkoholkarenz ist die weitere Symptomzunahme oft zu verhindern, allerdings bleibt das vorhandene Defizit meistens bestehen.

Alkoholentzugsdelir

Bei plötzlichem Einstellen eines chronischen Alkoholkonsums ist das Auftreten eines Delirs möglich. Symptome umfassen vegetative Störungen mit Tachykardie, Schweißausbruch und Blutdruckanstieg sowie psychische Störungen mit Orientierungsstörungen, Unruhezuständen und optischen Halluzinationen (➤ Fall 67).

MERKE

Die Wernicke-Enzephalopathie tritt nicht nur bei chronischem Alkoholabusus auf. Deshalb sollte sie bei entsprechender Symptomatik immer erwogen werden, insbesondere da die Symptome nur bei frühzeitiger Substitution von Vitamin B_1 reversibel sind.

ZUSAMMENFASSUNG

Die **Wernicke-Enzephalopathie** ist Folge eines Vitamin-B_1-Mangels. Sie äußert sich in Okulomotorikstörungen, Ataxie und Bewusstseinsstörungen. In der kernspintomografischen Untersuchung können charakteristische Veränderungen in den Corpora mamillaria, im Hirnstamm und im Thalamus nachgewiesen werden. Da die frühzeitige Substitution von Vitamin B_1 entscheidend für die Prognose ist, erfolgt bereits bei Verdacht auf diese Erkrankung die Thiamin-Substitution. Häufig zusammen mit einer Wernicke-Enzephalopathie tritt die **Korsakow-Psychose** auf, die durch Konfabulationen, Orientierungsstörungen und Gedächtnisstörung gekennzeichnet ist. Sie beruht ebenfalls auf einem **Vitamin-B_1-Mangel.** Die rasche Vitamin-B_1-Substitution ist ebenfalls wichtig, allerdings ist die Symptomatik schlechter reversibel als die der Wernicke-Enzephalopathie.

WAS WÄRE, WENN ...

- ... die Kernspintomografie in der Akutsituation unauffällig wäre?
  - Dann sollte bei hochgradigem Verdacht auf das Vorliegen einer Wernicke-Enzephalopathie dennoch rasch und hochdosiert mit Vitamin B_1 behandelt werden, da die Bildgebung nicht immer typische Befunde zeigt.
- ... die Symptomatik plötzlich aufgetreten wäre?
  - ... dann wäre ein Schlaganfall im Bereich der hinteren Zirkulation wahrscheinlich (➤ Fall 13).

57

Aufsteigende Lähmungen

Christian Henke

Anamnese

In Ihrer Ambulanz wird ein 35-jähriger Patient mit einer progredienten Parese der Beine vorgestellt. Der Patient berichtet, dass es im Verlauf einer Woche zu einer Lähmung der Beine gekommen sei. Am Anfang habe er nur eine Schwäche bemerkt und sei vermehrt gestolpert. Aktuell könne er die Beine nicht mehr von der Unterlage abheben. Er beschreibt, dass sich die Beine anders anfühlen und leicht kribbeln würden. In der Vorgeschichte habe er noch nie neurologische Ausfälle gehabt. Er nehme keine Medikamente ein. Vor ungefähr 3 Wochen habe er kurz unter Durchfall gelitten.

Untersuchungsbefund

35-jähriger Patient, 188 cm groß, 92 kg schwer. Der Hirnnervenstatus ist regelrecht. Es besteht kein Meningismus. Bei der Untersuchung zeigt sich eine Paraparese der Beine von Kraftgrad 1. Sonst bestehen keine manifesten Paresen. Der Armhalteversuch ist regelrecht. Die Muskeleigenreflexe sind nicht erhältlich. Der Babinski-Reflex ist beidseits negativ. Die Koordination der oberen Extremität ist regelrecht, die erschwerten Stand- und Gangproben sind nicht durchführbar.

1. Welche Differenzialdiagnosen bedenken Sie?

2. Welche Diagnostik sollte durchgeführt werden?

3. Wie wird die Krankheit behandelt?

4. Welche lebensbedrohlichen Komplikationen müssen beachtet werden?

5. Worüber muss der Patient im Rahmen der Therapie aufgeklärt werden?

6. Erklären Sie die Wirkung und Nebenwirkungen der Glukokortikoide!

1. Differenzialdiagnosen

Bei dem Patienten liegt eine perakut entstandene Paraparese vor. Hier müssen Erkrankungen des thorakalen und lumbalen Myelons und des peripheren Nervensystems bedacht werden. Die Areflexie macht eine peripher-nervöse Genese wahrscheinlicher.

Häufig sind **autoimmune Neuropathien** im Sinne eines **Guillain-Barré-Syndroms,** welches hier die wahrscheinlichste Differenzialdiagnose darstellt.

Im Bereich des Myelons kann es zu einer Funktionsstörung kommen, die zu einer Paraparese führt. Ätiologisch kann es sich um eine **Ischämie** oder eine **Kompression** handeln. **Entzündungen des Myelons** können autoimmun oder erregerbedingt zum Funktionsverlust führen. Differenzialdiagnostisch kann auch eine **Meningeosis carcinomatosa** mit Affektion des Myelons oder der Cauda equina die Symptome erklären.

Das periphere Nervensystem kann akut durch **Intoxikationen** geschädigt werden. Dies kann z. B. bei Intoxikation mit Triarylphosphat oder Arsen auftreten.

Wichtige Differenzialdiagnosen sind die **entzündlichen Polyneuropathien.** Diese können in Form einer Polyradikulitis durch **Viren** (FSME, Echo- oder Coxsackieviren) oder **Bakterien** (z. B. Borreliose) entstehen. Ebenso können Exotoxine der Bakterien (*Corynebacterium diphtheriae, Clostridium tetani, Clostridium botulinum*) zu Neuropathien führen.

Letztlich kann die Parese durch eine Schädigung des Muskels bedingt sein. Hier kann es sich um lokale Störungen, z. B. eine **Myositis,** oder um eine generalisierte Schwäche handeln, die die Beine betont (z. B. Hypo- oder Hyperkaliämie, Porphyrie).

2. Diagnostik

Die Diagnose des Guillain-Barré-Syndroms (GBS) ergibt sich aus dem klinischen Syndrom mit subakut aufsteigender Paraparese, Areflexie und nur leichtgradiger Sensibilitätsstörung. Die Zusatzdiagnostik untermauert die Verdachtsdiagnose und dient dem Ausschluss von Differenzialdiagnosen.

- Zum Ausschluss einer Myelopathie sollte eine Bildgebung angefertigt werden. Das CT kann Bandscheibenvorfälle und Frakturen darstellen. Das **MRT** sollte bevorzugt werden, da hier auch Ischämien und Myelitiden zur Darstellung kommen. Klinisch sind die Arme nicht betroffen, sodass zunächst die LWS und die BWS abgebildet werden sollten. Beim GBS findet sich ein Normalbefund.
- Die wichtigste Untersuchung stellt die **Liquorpunktion** dar. Hier können eine infektiöse Genese sowie atypische Zellen im Rahmen einer Meningeosis carcinomatosa ausgeschlossen werden. Charakteristischer Befund des GBS ist die zytoalbuminäre Dissoziation, d. h. eine deutliche Erhöhung des Liquorproteins bei allenfalls leichtgradiger Zellzahlerhöhung. Dieser Befund ist jedoch nicht immer vorhanden und tritt häufig erst in der zweiten oder dritten Krankheitswoche auf.
- Die **Neurografie** kann die klinische Diagnose einer Neuropathie bestätigen. Hier kann auch zwischen einem axonalen und einem demyelinisierenden Muster unterschieden werden. Beim GBS handelt es sich um eine demyelinisierende Erkrankung. Mittels der evozierten Potenziale (SEP, MEP) kann eine Höhenlokalisation (Myelon, peripher) gelingen.
- Wenn die Genese einer Polyneuropathie nicht aus dem klinischen Syndrom und den Befunden der apparativen Zusatzdiagnostik abgeleitet werden kann, kann eine **Nervenbiopsie** weitere Informationen liefern.

3. Therapie

Beim GBS handelt es sich um eine autoimmun vermittelte Neuropathie. Häufig ist ein leichter gastrointestinaler oder pulmonaler Infekt 1–3 Wochen vor Beginn der Neuropathie. Auch wenn in der Anamnese kein Infekt geschildert wird, findet sich oftmals eine akute humorale Reaktion gegen *Campylobacter jejuni, Mycoplasma pneumoniae*, Zytomegalie- oder Epstein-Barr-Virus. Als Zeichen der autoimmunen Aktivität können Gangliosid-Antikörper nachgewiesen werden (z. B. GM1, GM2, GQ1b, GD1a, Gd1b). Die Therapie basiert auf einer Immunmodulation. Im Unterschied zu den anderen autoimmun vermittelten Erkrankungen der Neurologie gelten **Kortikosteroide,** auch in Kombination mit anderen Therapien, als **wirkungslos.** Intravenöse Immunglobuline und Plasmapherese gelten als gleich wirksam in der Akuttherapie des GBS.

- **Intravenöse Immunglobuline** (IVIG): Die Therapie erfolgt mit 0,4 g / kg KG pro Tag über 5 Tage. Als Nebenwirkung sind Kopfschmerzen, Fieber, eine aseptische Meningitis und eine anaphylaktische Reaktion möglich. Allergische Reaktionen treten gehäuft bei angeborenem IgA-Mangel auf, weshalb dieser vorher sinnvollerweise kontrolliert werden sollte.
- **Plasmapherese / Immunadsorption:** Es werden mindestens fünf Austauschbehandlungen innerhalb von 1–2 Wochen durchgeführt. Nebenwirkung der Therapie sind u. a. Dysästhesien und Muskelkrämpfe durch Elektrolytverschiebungen sowie Nebenwirkungen des zur Hemmung der Blutgerinnung eingesetzten Heparins.
- Patienten müssen zur Thrombose- und Pneumonieprophylaxe **Physiotherapie** erhalten. Meist ist eine **Rehabilitation** im Anschluss an die Akuttherapie notwendig.

4. Komplikationen

Beim GBS kann es zu lebensbedrohlichen Komplikationen kommen. Da das GBS sehr gut auf eine Therapie anspricht, muss maximal therapiert werden, um den Patienten in der akuten Krankheitsphase zu schützen. Auch bei schwer betroffenen Patienten gibt es keinen Grund, auf eine Therapieeskalation zu verzichten.

- **Dysphagie mit Aspiration:** Beim GBS kann es zu Ausfällen der Hirnnerven kommen. Bei Affektion z. B. des N. vagus oder N. glossopharyngeus können Schluckstörungen und die Aspiration von Nahrung auftreten. Bei Patienten mit GBS sollten daher regelmäßig **logopädische Verlaufskontrollen** erfolgen. Bei Vorliegen einer Dysphagie sollte eine nasogastrale oder bei schweren Verlaufsformen vorübergehend eine perkutane Magensonde (PEG) gelegt werden.
- Insbesondere bei Patienten mit rascher Progredienz der Lähmungen kann es zu einer **respiratorischen Insuffizienz** kommen. Bewährt hat sich die mindestens tägliche Bestimmung der **Vitalkapazität.** Bei respiratorischer Insuffizienz kann eine Intubation des Patienten notwendig werden.
- Durch eine Beteiligung des vegetativen Nervensystems kann es zu **Herzrhythmusstörungen** kommen. Bei schweren Verlaufsformen sollten daher EKG-Kontrollen durchgeführt werden oder der Patient zum Monitoring auf der Intensivstation betreut werden. Unter Umständen kann die Indikation für einen temporären Herzschrittmacher gegeben sein.
- Bei Immobilität muss auf eine **Thromboseprophylaxe** geachtet werden.
- Beim GBS kann es zu **Blasenentleerungsstörungen** kommen. Bei Restharnbildung sollte ein transurethraler oder suprapubischer Blasenkatheter angelegt werden.

5. Aufklärung

Die Standardtherapie mit Immunglobulinen (IVIG) bedarf – sofern der Patient hierzu noch in der Lage ist – einer Aufklärung, da Immunglobuline ein Blutprodukt sind. Sie werden aus Spenderplasma gewonnen und beinhalten daher das gleiche niedrige Risiko einer HIV- oder Hepatitis B- oder C-Infektion wie Erythrozytenkonzentrate (EKs) sowie das Risiko allergischer Reaktionen auf Fremdeiweiße. In der Regel werden Patienten hierüber schriftlich aufgeklärt und um ihr Einverständnis gebeten. Sollte ein Patient akut nicht in der Lage sein, so sollte dies auf dem Aufklärungsbogen vermerkt und bei Wiedererlangen der Einwilligungsfähigkeit nachgeholt werden. Alternativ werden Angehörige mit entsprechender Vorsorgevollmacht aufgeklärt.

Besonderes Augenmerk sollte auf Patienten gelegt werden, die Blutprodukte von anderen Personen ablehnen (z. B. Zeugen Jehovas). Streng genommen dürfte hier keine IVIG-Therapie erfolgen, sondern es müsste eine Plasmapherese stattfinden.

6. Glukokortikoide

Die körpereigenen Glukokortikoide werden unter Regulation der Hypophyse in der Zona fasciculata der Nebennierenrinde gebildet. Die Produktion erfolgt in zirkadianen Rhythmen mit höchstem Serumspiegel in den frühen Morgenstunden. Synthetisches Kortison wird bei der Nebenniereninsuffizienz zur Substitution eingesetzt. In der Neurologie sind die Glukokortikoide das häufigste Medikament zur **Behandlung autoimmuner Erkrankungen.**

Glukokortikoide binden an zytosolische Rezeptoren und regulieren als **Glukokortikoid Response Element** (GRE) die Transkription. So stimulieren Glukokortikoide die Synthese von Lipocorticoin-1 und hemmen somit die **Mobilisierung der Arachidonsäure** zur Bildung von Prostaglandinen. Des Weiteren wird die Bildung von Interleukinen (1, 2, 3, 4, 6, 8, 12), des Tumornekrosefaktors-α und verschiedener Adhäsionsmoleküle von Immunzellen reguliert.

Nebenwirkungen entstehen in Form von mineralokortikoider Wirkung (Ödeme, Elektrolytverschiebung) und durch die Regulation des Stoffwechsels mit Steigerung der Glukoneogenese (Diabetes) und des katabolen Proteinstoffwechsels (Stammfettsucht). Weitere Nebenwirkungen sind eine Myopathie, Magenulzera, Akne, Osteoporose, Hypertonie, Gewichtszunahme und Affektveränderung.

MERKE

Beim Guillain-Barré-Syndrom muss auf lebensbedrohliche Komplikationen geachtet werden. Ein Monitoring der Herzfrequenz, der Lungenfunktion sowie der Schluckfunktion ist notwendig. Bei rascher Progredienz der Symptome ist eine Überwachung auf der Intensivstation indiziert.

ZUSAMMENFASSUNG

Beim **Guillain-Barré-Syndrom** handelt es sich um eine akute autoimmun vermittelte demyelinisierende Polyneuropathie. Nach der Definition kommt es über bis zu 4 Wochen zu progredienten Lähmungen, die sich im Verlauf langsam zurückbilden. Ein asymmetrischer Befall ist z. B. als Miller-Fisher-Syndrom oder als Polyneuritis cranialis möglich. Die Therapie besteht aus einer Immunmodulation mittels Immunglobulinen oder Plasmapherese. Bei längerer Progredienz der Symptome spricht man von einer chronisch inflammatorischen demyelinisierenden Polyneuropathie (CIDP).

WAS WÄRE, WENN ...

- ... die Lähmungen innerhalb von 3 Wochen entstehen würden?
  - Eine Progredienz von bis zu 4 Wochen ist noch mit einem Guillain-Barré-Syndrom vereinbar.
- ... zusätzlich zu den Paresen eine ausgeprägte vegetative Symptomatik (Harn- und Stuhlinkontinenz) bestehen würde?
  - Hier muss an einen spinalen Prozess oder auch an eine akute Porphyrie-Attacke gedacht werden. Dieser Befund passt nicht zu einem klassischen GBS.
- ... im Liquor 20 Zellen und eine Eiweißerhöhung zu finden wären?
  - Bis zu 50 Zellen können im Rahmen autoimmuner Prozesse gefunden werden. Es sollte dennoch eine bakteriologische und virale Diagnostik (insbesondere VZV und Borrelien) durchgeführt werden. Ob eine begleitende antibiotische oder antivirale Therapie zusätzlich zur IVIG-Gabe notwendig ist, ist eine Einzelfallentscheidung.

58

Harninkontinenz und Gangstörung

Simone van de Loo

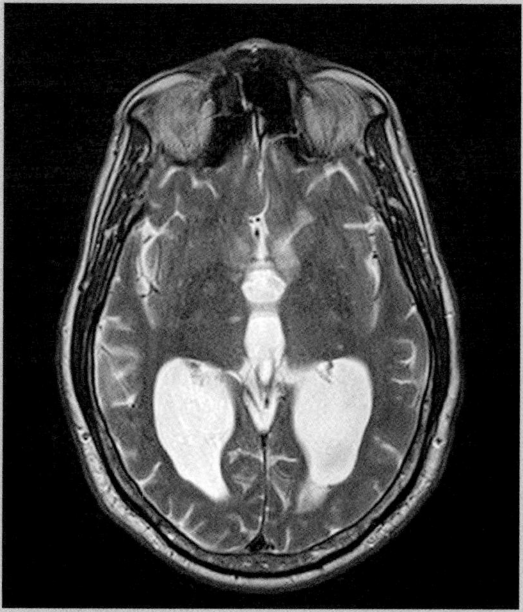

[M464]

Anamnese

Die 70-jährige Patientin berichtet, seit einigen Monaten schlechter gehen zu können. Sie sei unsicher und benötige Unterstützung, die Symptomatik sei progredient. Mit Hilfe könne sie sehr gut gehen. Ihr Ehemann habe bereits einen Rollator gekauft. Sie leide seit Längerem an einer Dranginkontinenz. Durch den Hausarzt sei schon eine Computertomografie des Gehirns angefertigt worden. Sonstige Auffälligkeiten bestünden nicht. Medikamente nehme sie keine ein.

Untersuchungsbefund

Wache, orientierte Patientin. Im Bereich der Hirnnerven unauffälliger Befund. Diskreter Aktions- und Haltetremor beidseits. Keine objektivierbaren Paresen. MER seitengleich erhältlich. Oberflächensensibilität intakt. Koordination regelrecht. Haftender breitbasiger, kleinschrittiger trippelnder Gang mit nach leicht vorne geneigtem Oberkörper. Erschwerte Gangvarianten nicht möglich. Diskrete Bradydiadochokinese. Dranginkontinenz, keine Mastdarmstörung.

1. **An welche Differenzialdiagnosen denken Sie?**
2. **Beschreiben Sie den Befund der zerebralen Bildgebung (➤ Bild oben)!**
3. **Welche weiteren diagnostischen Mittel stehen zur Verfügung?**
4. **Nennen Sie mögliche Ursachen für die hier zu stellende Diagnose!**
5. **Welche therapeutischen Möglichkeiten gibt es?**
6. **Beschreiben Sie den Aufbau des Ventrikelsystems!**

1. Differenzialdiagnosen

Klinisch und anamnestisch stehen hier eine Gangstörung sowie Harninkontinenz im Vordergrund. Folgende Differenzialdiagnosen müssen bedacht werden:

- **Normaldruckhydrozephalus (NPH):** Typisch ist der breitbasige, kleinschrittige und haftende Gang („Bügeleisen-Gang") als Zeichen einer „frontalen Gangstörung" bzw. „Gangapraxie", welcher sich bei Unterstützung oft deutlich bessern kann. Im Liegen besteht meist eine gute Beweglichkeit der Beine. Der beschriebene Tremor kann ebenfalls fakultativ auftreten, ebenso wie eine leichte demenzielle Entwicklung mit im Vordergrund stehender Antriebsminderung und Aufmerksamkeitsdefizit, Orientierungsstörung, Gedächtnisstörung.
- **Subkortikale arteriosklerotische Enzephalopathie** (SAE; früher: Morbus Binswanger): häufigster disponierender Faktor (ca. 90 %) ist ein arterieller Hypertonus, geringer auch ein Diabetes mellitus. Die Symptomatik mit Gangapraxie, Schwindel, fokalen Defiziten und demenzieller Entwicklung sowie Harninkontinenz verläuft meist stufenweise progredient, kann jedoch auch fluktuieren. Entscheidend ist der bildgebende Befund, welcher fleckige bis diffuse Hypodensitäten in der zerebralen CT bzw. Hyperintensitäten in der cMRT aufzeigt, die zumeist periventrikulär und in den Grenzzonenbereichen (Centrum semiovale) nachweisbar sind. Das Vorhandensein von lakunären Läsionen im Bereich der Stammganglien und Pons kann ebenfalls möglich sein.
- **Morbus Alzheimer:** meist lange vorausgehende Demenz.
- **Parkinson-Syndrom:** symptomatisch vor allem der beschriebenen Gangstörung ähnlich, üblicherweise jedoch unilateral beginnend und nicht mit Betonung der unteren Extremitäten – außer bei der vaskulären Form („Lower Body Parkinsonism"), zusätzlich Rigor, Ruhetremor und / oder posturale Instabilität nachweisbar.

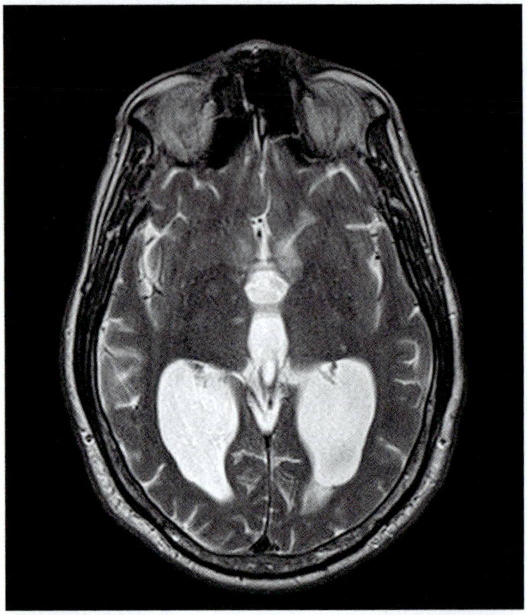

Abb. 58.1 Hydrocephalus communicans [M464]

2. Bildgebender Befund

In der hier abgebildeten MRT des Schädels (➤ Abb. 58.1) zeigt sich eine Erweiterung der inneren Liquorräume mit offenen basalen Zisternen. Der Aquädukt und der 4. Ventrikel sind frei. Suprasylvisch sind enge kortikale Sulci nachweisbar. Weiterhin sieht man periventrikuläre Marklagerschäden (v. a. um die Vorder- und Hinterhörner), sog. Polkappen oder Capping. Zusammenfassend liegt das Bild eines Hydrocephalus communicans vor.

MERKE

Cave: Der **Verschlusshydrozephalus** (Hydrocephalus occlusus) beschreibt eine mechanische Verlegung der Liquorabflusswege im Bereich des Foramen Monroi, des Aquädukts oder der Foramina Luschkae (z. B. durch Tumoren, Blutungen, Entzündungen bzw. kraniozervikale Übergangsanomalien). Hier ist eine Liquorpunktion aufgrund der Einklemmungsgefahr kontraindiziert! Die Patienten klagen zumeist über Kopfschmerzen, Übelkeit, Nackensteife bis hin zu Bewusstseinsstörungen.

3. Zusatzdiagnostik

Aufgrund des differenzialdiagnostischen Verdachts wird ein **Tap-Test** durchgeführt. Dieser beinhaltet neben einer Liquorpunktion inklusive Druckmessung die Messung einer bestimmten Gehstrecke (Anzahl benötigter Schritte, Zeit) sowie kognitive Tests (MMST / DemTect, neuropsychologische Testung), welche jeweils vor und 24 h sowie 48 h nach Liquorablass durchgeführt werden. Bevor ca. 40–50 ml Liquor abgelassen werden (Tap-Test), wird der Liquoreröffnungsdruck bestimmt, der normwertig sein sollte. Alternativ kann über 3 Tage eine Liquordauerdrainage angelegt werden. Über den gesamten Zeitraum können insgesamt etwa 100–150 ml Liquor abdrainiert werden.

Weiterhin sollte man ein Ruhe-EEG durchführen, welches in seltenen Fällen unterschiedlich ausgeprägte Allgemeinveränderungen aufzeigt. Bei diagnostischen Unsicherheiten v. a. bezüglich einer Demenz vom Alzheimertyp können nuklearmedizinische Verfahren (z. B. FDG-PET, IMP-SPECT) hilfreich sein, da sie unterschiedliche Hypometabolismus-Verteilungen aufweisen.

4. Pathogenese

Man unterscheidet einen **idiopathischen Normaldruckhydrozephalus** von einem **sekundären.** Beim idiopathischen Normaldruckhydrozephalus ist die Ursache nicht eindeutig geklärt. Häufig findet sich eine Assoziation mit einer arteriellen Hypertonie, einem Diabetes mellitus sowie zerebrovaskulären Schäden. Der sekundäre Normaldruckhydrozephalus entsteht z. B. nach einer Subarachnoidalblutung oder Meningitis und entwickelt sich deutlich rascher als die idiopathische Variante.

Pathogenetisch liegt beiden eine Störung der Liquorresorption zugrunde. Der Grund dafür besteht entweder darin, dass die extrazerebralen Wege zur Resorption (Hydrocephalus communicans) oder die Resorption selbst (Hydrocephalus malresorptivus) gestört sind. Die intrazerebralen Abflusswege sind jedoch frei. Diskutiert wird aktuell, ob eine verminderte Elimination toxischer Moleküle (z. B. des Amyloid-beta-Peptids) eine pathogenetische Rolle durch erschwerte Liquorresorption spielt. Aufgrund der zunehmenden Druckerhöhung in den Ventrikeln kommt es zu einem Übertritt von Liquor in das Hirngewebe, der zu einer Schädigung der Marklagerfasern führt, was wiederum die klinische Symptomatik hervorruft.

5. Therapie

Bei passender klinischer Trias (Gangstörung, Harninkontinenz, Demenz) sowie bildgebendem Befund ist die Indikation zur Anlage eines **ventrikuloperitonealen Shunts (VP-Shunt)** gegeben. Ein positiver Tap-Test unterstützt hierbei die Indikation zur Shunt-Implantation. Sollte das perioperative Risiko aufgrund zusätzlich bestehender Erkrankungen bzw. des Patientenalters zu hoch sein oder der Patient die Shunt-Implantation ablehnen, sind zumindest regelmäßige therapeutische Liquorpunktionen durchzuführen.

Der zu erwartende positive Effekt betrifft vor allem die Gangfähigkeit sowie die Harninkontinenz, eine relevante Besserung des kognitiven Defizits ist je nach bestehender Schwere der Ausprägung eher nicht zu erwarten.

6. Ventrikelsystem

Das Ventrikelsystem (➤ Abb. 58.2) bildet zusammen mit dem Canalis centralis den **inneren Liquorraum.** Man unterscheidet die paarig angelegten Seitenventrikel (1. und 2. Ventrikel) in den Großhirnhemisphären, welche über die Foramina Monroi mit dem unpaarig angelegten 3. Ventrikel im Zwischenhirn in Verbindung stehen. Über das Septum pellucidum sind die beiden Seitenventrikel medial voneinander getrennt. Der 3. Ventrikel mündet in den Aquaeductus cerebri und steht hierüber mit dem 4. Ventrikel im Rhombenzephalon in Verbindung. Dieser ist über die paarigen Foramina Luschkae (Aperturae laterales) sowie das Foramen Magendii (Apertura mediana) mit dem Subarachnoidalraum, dem äußeren Liquorraum, verbunden.

Die Epithelzellen des Plexus choroideus, lokalisiert in den Seitenventrikeln sowie dem 3. und 4. Ventrikel, produzieren den Liquor. Das Volumen des Liquorraums umfasst 120–200 ml, täglich werden 500–700 ml produziert. Die Resorption erfolgt über die Pacchioni-Granulationen der Arachnoidea (Arachnoidalzotten).

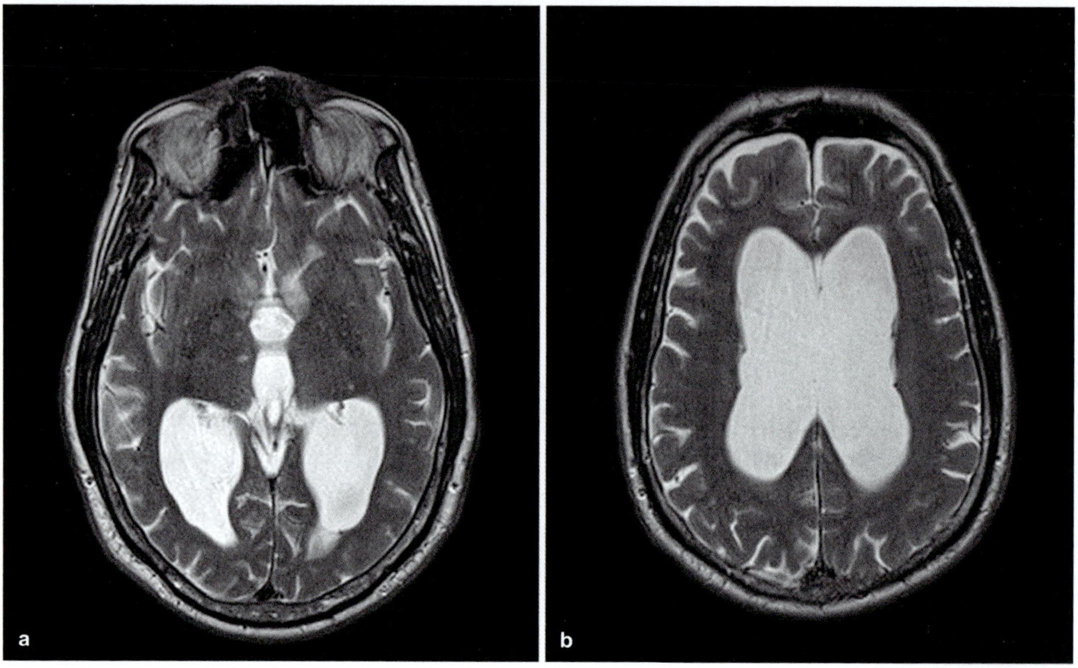

Abb. 58.2 Aufbau des inneren Liquorsystems [S700]

ZUSAMMENFASSUNG

Die klinische Trias aus Gangstörung, Harninkontinenz und demenzieller Symptomatik ist pathognomisch für einen **Normaldruckhydrozephalus.** Bei passender zerebraler Bildgebung mit Nachweis erweiterter innerer und verschmälerter äußerer Liquorräume ist die Indikation einer Shunt-Implantation gegeben. Unterstützend kann ein Tap-Test durchgeführt werden.

WAS WÄRE, WENN ...

- ... die Patientin in der kognitiven Testung einen auffallenden Befund hinsichtlich dementieller Entwicklung hätte und die Angehörigen insbesondere diesbezüglich therapeutische Hoffnung hätten?
  - Sie müssten erstens differenzialdiagnostisch eine Demenz z. B. vom Alzheimer-Typ in Betracht ziehen und zweitens die Angehörigen darüber aufklären, dass die Therapie insbesondere auf Gangstörung und Harninkontinenz einen positiven Einfluss hat. Zudem würde man wohl eher von einer VP-Shuntanlage absehen.
- ... die Patientin erst 2 Wochen nach dem Liquorablass eine subjektive Besserung verspüren würde?
  - Dann wäre eine Liquordrainage mit mehrtägigem Ablass sinnvoll, um objektivierbar physiotherapeutisch und neuropsychologisch eine Besserung zu prüfen.

59

Ungeschicklichkeit und Taubheit der Hand

Rebecca Seiler

Anamnese

Ein 50-jähriger Büroangestellter stellt sich in Ihrer Praxis vor. Er berichtet über seit Jahren wiederkehrende Schmerzen im Bereich des linken Kleinfingerballens, in den letzten Monaten sei nun auch eine Gefühlsstörung in diesem Bereich aufgetreten. Außerdem bemerke er eine Ungeschicklichkeit der linken Hand.

Außer einer komplizierten Fraktur des linken Arms nach einem Fahrradunfall vor Jahren seien keine Vorerkrankungen bekannt.

Untersuchungsbefund

Wacher, bewusstseinsklarer Patient. Hirnnervenstatus intakt. Abduktion des Kleinfingers, Adduktion des Daumens der linken Hand KG 2, ansonsten keine Paresen. Atrophie des Hypothenars links, Kleinfinger spontan in Abduktion. Muskeleigenreflexe seitengleich mittellebhaft. Hypästhesie im palmaren und volaren Bereich der linken Hand sowie des kleinen Fingers. Zeigeversuche sicher, Gang und Stand sicher.

1. **Was sind die Differenzialdiagnosen?**
2. **Was müssen Sie beim Untersuchungsbefund beachten?**
3. **Welche Diagnostik veranlassen Sie?**
4. **Beschreiben Sie den Verlauf des Nervs und lokalisieren Sie die Höhe der Schädigung!**
5. **Was verstehen Sie unter der chronischen Ulnarisneuropathie am Ellenbogen?**
6. **Welche weiteren Ausfallsmuster des Nervs kennen Sie?**

1. Differenzialdiagnosen

Leitsymptom des Patienten ist eine **distale Schwäche der ulnaren linken Hand.** Die Innervation dieser Muskulatur kann an verschiedenen Stellen gestört sein. Die Aufarbeitung der Differenzialdiagnosen erfolgt von peripher nach zentral.

- **Schädigung im Verlauf des N. ulnaris:** Dies ist die häufigste periphere Nervenläsion und bei dem vorstelligen Patienten wahrscheinlichste Differenzialdiagnose.
- Auch Neuropathien wie die **Multifokale Motorische Neuropathie** (➤ Fall 80) können sich zunächst ähnlich präsentieren.
- Ebenso kann eine **Läsion des unteren Plexus** ähnliche Symptome hervorrufen.
- Eine **Schädigung im Bereich der Nervenwurzeln** (C8 oder Th1), z. B. durch einen zervikalen Bandscheibenvorfall, ist eine mögliche Ätiologie der Beschwerden. Wurzelprozesse führen anders als periphere Nervenläsionen auch zu einer Schädigung der paravertebralen Muskulatur, die sich mittels EMG darstellen lässt.
- Auch bei **Vorderhornprozessen** wie der ALS kann eine distale Schwäche der Hand als Leitsymptom auftreten.
- Eine weitere wichtige Differenzialdiagnose sind **intramedulläre Prozesse.** Hier muss gezielt auf eine dissoziierte Sensibilitätsstörung und Zeichen der langen Bahnen untersucht werden.
- **„Pseudoulnarislähmungen"** können bei zerebralen Prozessen auftreten.

2. Klinischer Untersuchungsbefund

Bei der **typischen Stellung der Hand** bei langdauernder Ulnarislähmung sind die Digiti IV und V in den Grundgelenken überstreckt und den Interphalangealgelenken gebeugt. Dies resultiert aus einem Überwiegen der intakten Antagonisten, also der Extensoren der Hand. Außerdem ist der Kleinfinger regelhaft abgespreizt. So kommt es zur klassischen **Krallenhand.** Die Muskeln des Hypothenars sind ebenfalls gelähmt und bei länger bestehender Schwäche atroph. Die Schwäche erkennen Sie in einer Einschränkung der Abduktion und Opposition des kleinen Fingers. Auch die Beugung im Kleinfingerendglied ist gestört.

Das **Froment-Zeichen** ist positiv und weist auf eine Schwäche des M. adductor pollicis hin: Beim Versuch, ein Stück Papier zwischen Daumen und Zeigefinger zu zerreißen, kommt es bei Adduktion des Daumens zu einem kompensatorischem Einsatz des Medianus-innervierten und somit intakten M. flexor polllicis longus mit Beugung des Daumenendglieds.

Die Sensibilität ist nur distal des Handgelenks eingeschränkt. Der N. ulnaris versorgt ab dem Handgelenk den ulnaren Handrücken und die ulnare Handfläche bis zum Kleinfinger und die ulnare Hälfte des Ringfingers.

Bei der **Ulnarisparese** ist die Beugefähigkeit der Fingerendglieder I und II erhalten, bei einer Wurzelläsion von C8 oder Th1 hingegen ausgefallen. Der Sensibilitätsausfall bei C8-Syndrom ist meist über das Handgelenk hinausgehend. Diese Unterscheidungen sind in der klinischen Untersuchung herauszuarbeiten. Die Palpation der Ulnarisrinne bei gestrecktem und gebeugtem Ellenbogen gehört unbedingt mit zur Untersuchung, Provokationstests helfen Ihnen, anders als beim **Karpaltunnelsyndrom,** in der Regel nicht weiter.

3. Diagnostik

Sofern der klinische Befund nicht eindeutig ist, müssen verschiedene Differenzialdiagnosen abgearbeitet werden:

- Eine Schädigung eines peripheren Nervs oder des Plexus kann in der **Neurografie** und in der **EMG** nachgewiesen werden. Hiermit lässt sich auch Ihre Verdachtsdiagnose sichern.
- Im Fall Ihres Patienten ist die zurückliegende Fraktur möglicherweise ursächlich für die aktuellen Beschwerden. Sie sollten also alte Befunde beschaffen und mittels Röntgen eine alte Fraktur oder degenerative Veränderungen darstellen.
- Mittels **CCT oder cMRT** können zerebrale Prozesse dargestellt werden, sofern Sie sie differenzialdiagnostisch erwägen.
- Kommt eine medulläre Pathologie infrage, müssen Sie ein **MRT der HWS** anfordern.

- Bei Verdacht auf Plexopathie sollte eine **Liquoranalyse** durchgeführt werden. Auch der Plexus lässt sich magnetresonanztomografisch darstellen. Dies ist relevant, wenn z. B. der Verdacht auf eine Tumorinfiltration besteht.

MERKE

Lerntipp

Zur systematischen Erarbeitung der Differenzialdiagnosen sollten Sie sich ein Baukastenkonzept erarbeiten: Bei Nervenläsionen können Sie sich entlang des Nervs nach proximal arbeiten. Auch eine gedankliche Systematik z. B. mit traumatischen – ischämischen – entzündlichen – erregervermittelten – hereditären etc. „Schubkästen" kann Ihnen im Alltag eine Stütze sein.

4. Verlauf des Nervs und Lokalisation der Läsionshöhe

Der **N. ulnaris** enthält Fasern aus den Segmenten C8 und Th1 über den Fasciculus medialis. Als N. ulnaris folgt er der A. axillaris, tritt im Bereich des mittleren Oberarms auf die Streckseite über und tritt dann in den Sulcus n. ulnaris ein, eine Rinne, die durch Epicondylus medialis humeri und Olecranon gebildet wird. Hier liegt der Nerv relativ exponiert, teilweise geschützt durch einen Sehnenbogen, der den Sulcus zum Tunnel macht. Nach dem Austritt aus dem Kubitaltunnel verläuft der N. ulnaris an der lateralen Seite des M. flexor carpi ulnaris am Unterarm (➤ Abb. 59.1). Knapp distal des Ellenbogengelenks gehen Äste zum M. flexor carpi ulnaris und zum ulnaren Anteil des M. flexor digitorum profundus ab.

Im distalen Abschnitt des Unterarms geht der sensible R. dorsalis für die dorsale ulnarisversorgte Sensibilität der Hand ab.

Der Rest des Nervs zieht lateral der A. ulnaris durch die Loge de Guyon zwischen Retinaculum flexorum und Os pisiforme. Beim Verlassen teilt er sich in seine Endäste R. superficialis und R. profundus für die sensible Versorgung des ulnaren Anteils der palmaren Handfläche und die Muskulatur des Hypothenars, des M. adductor pollicis und flexor pollicis brevis.

Die Lokalisation der Schädigung gelingt durch das Läsionsmuster nur mit Einschränkung. Aufgrund der sensiblen Ausfälle können Sie die Schädigung bereits proximal des Abgangs des R. dorsalis verorten. Die motorischen Ausfälle beschränken sich auf die Hand. Die Schwäche der Hand ist im Untersuchungsbefund nicht exakt eingeordnet: Liegt eine Parese des M. flexor digitorum profundus mit Schwäche der Flexion im Endgelenk, lediglich eine Schwäche der Mm. lumbricales oder beides vor?

Bei der häufigsten **Ulnarisneuropathie** am Ellenbogen ist meist zunächst nur die Handmuskulatur betroffen, erst spät die Ulnaris-versorgte Unterarmmuskulatur, insofern gibt Ihnen die Ausfallssymptomatik hier nur begrenzt Auskunft.

5. Chronische Ulnarisneuropathie am Ellenbogen (CUNE)

Dieser Sammelbegriff beschreibt ein relativ einheitliches klinisches Bild, wie es bei obigem Patienten vorliegt, dem aber unterschiedliche Pathomechanismen zugrunde liegen. Auch kann zwischen exaktem Läsionsort und Therapieoptionen unterschieden werden. Gemeinsam ist allen ein chronisch-progredienter Verlauf.

Die Symptomatik besteht in Parästhesien und Schmerzen im Ulnaris-versorgten Handbereich. Dazu können sensible Ausfälle vor allem am Kleinfinger kommen, außerdem an der ulnaren Handfläche und dem Handrücken. Allmählich entwickeln sich schließlich die oben beschriebenen Atrophien und Paresen sowie die Krallenstellung der Hand. Die Unterarmmuskeln sind recht spät betroffen.

- **Kubitaltunnelsyndrom im engeren Sinne:** Ein Engpasssyndrom im eigentlichen Sinne. Es entsteht durch Kompression bei Anspannung der Aponeurose des Dachs des Kubitaltunnels wie bei repetitiven Bewegungen oder längerer Beugung. Dann kommt es zu einer Störung der Mikrozirkulation, einer konsekutiven Ödembildung und nachfolgender Myelin- und Axonschädigung.
- **Sulcus-ulnaris-Syndrom:** Dies entsteht durch chronische Mikrotraumatisierung aufgrund einer flachen Ulnarisrinne und daraus resultierender Subluxation bei Beugung – diese ist tastbar!
- **Nervenkompressionssyndrome:** entstehen bei Veränderungen am medialen Ellenbogen z. B. bei

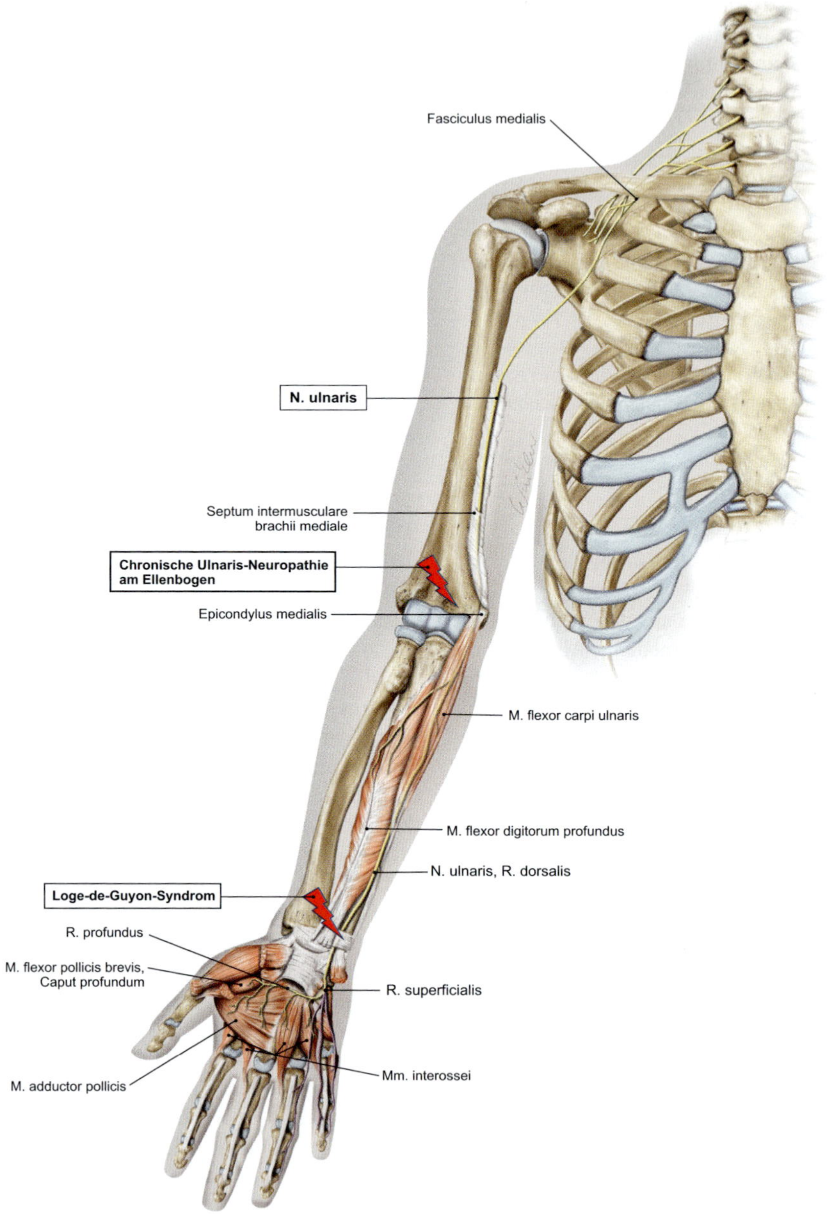

Abb. 59.1 Verlauf des N. ulnaris mit den durch ihn versorgten Muskeln. Darüber hinaus sind die zwei klassischen Lokalisationen für Engpässe eingezeichnet (Loge de Guyon und Ellenbogenpassage). [L266]

rheumatoider Arthritis, bei Dialyse, bei Ganglien oder Weichteiltumoren durch Einengung des Nervenverlaufs. Auch posttraumatisch, bis zu Jahrzehnte nach der eigentlichen Verletzung, können diese auftreten. Dies liegt aufgrund der Anamnese mit zurückliegender Fraktur vermutlich bei Ihrem Patienten vor.

Die Therapie erfolgt je nach Läsionsart, jedoch bei leichteren Fällen zunächst konservativ durch Vermeiden äußerer Druckeinwirkung und repetitiver Bewegung sowie durch die Anlage einer gepolsterten Schiene. Bei Versagen der konservativen Therapie oder Vorliegen von motorischen Ausfällen stehen verschiedene operative Verfahren zur Verfügung. Bei einfachen Fällen erfolgt zunächst eine einfache Dekompression des Nervs.

6. Weitere Ausfallsmuster

Abhängig von der Höhe der Nervenschädigung kommt es zu charakteristischen Ausfallserscheinungen:

- Eine **Schädigung im Bereich des Oberarms** kann bei Narkosen und inadäquater Lagerung des Arms auftreten, aber auch als „paralyse des amants" durch Druckeinwirkung durch den Kopf des Partners oder bei der Versorgung von Humerusfrakturen.
- Am häufigsten tritt die **Schädigung im Bereich des Ellenbogens** auf.
- Schädigung am Unterarm: selten.
- Der **R. superficialis** kann im Bereich der Guyon-Loge zu Schaden kommen, was zu einer sensiblen Störung der 1,5 ulnaren Finger führt, etwa bei Frakturen oder knöchernen Veränderungen.
- Der **R. profundus** führt mit seinem Ausfallsmuster zu einer Schwäche der radial gelegenen ulnarisversorgten Handmuskeln. Die Schädigung tritt z. B. als „Radfahrerlähmung" auf.

ZUSAMMENFASSUNG

Die **chronische Ulnarisneuropathie** am Ellenbogen ist ein Sammelbegriff für verschiedene Schädigungsarten des Nervs und gleichem klinischen Erscheinungsbild. Charakteristische Ausfallserscheinung des N. ulnaris ist die Krallenhand. Therapeutisch kann bei leichter Schädigung zunächst konservativ mit Ausschalten der Provokationsfaktoren behandelt werden. Darüber hinaus gibt es weitere Schädigungsmuster des N. ulnaris.

WAS WÄRE, WENN ...

- ... Sie selbst eine Neurografie beim Patienten durchführen müssten?
  - Durch das „Inching" – also inchweise (englische Maßeinheit) Vorarbeiten – entlang des Kubitaltunnels können Sie einen Latenz- und/oder Amplitudensprung darstellen.
- ... der Patient auch über eine Hypästhesie des medialen Unterarms klagen würde?
  - Das ist mit einer reinen Ulnarisläsion nicht vereinbar. Sie müssen differenzialdiagnostisch an ein C8-Syndrom oder eine untere Plexusläsion denken!

Verwirrtheit, Reizbarkeit, Somnolenz

Simone van de Loo

Anamnese

Die 84-jährige Patientin wird auf der internistischen Station aufgrund von Übelkeit und Erbrechen aufgenommen. Sie werden als Konsiliar hinzugezogen. Die Angehörigen berichten von Antriebsstörung und Appetitlosigkeit. Begonnen hätten die Beschwerden vor etwa zwei Wochen, nachdem sie aus einem Krankenhausaufenthalt in der Nachbarklinik entlassen worden sei. Seither sei sie auch verwirrter als vorher.

An Vorerkrankungen besteht eine ausgeprägte Herzinsuffizienz (NYHA IV) sowie eine hochgradige Mitralklappeninsuffizienz. Das Pflegepersonal ist von der Dame etwas genervt, da sie sehr fordernd sei und ständig Aufmerksamkeit einfordere. In der aktuellen Medikation wurden Citalopram, Melperon, Haloperidol Tropfen bei Bedarf sowie Lorazepam neu angesetzt. Zuletzt hatte sie die sedierende Medikation am Vortag abends erhalten. Des Weiteren erhält sie noch Diuretika, Antihypertensiva und ein Statin.

Untersuchungsbefund

Wache, zu Situation, Zeit und Ort unscharf orientierte Patientin, zur Person voll orientiert. Psychomotorisch verlangsamt, keine Aphasie, allenfalls leichte Dysarthrie. Sakkadierte Blickfolge in der horizontalen Augenfolgebewegung. Keine manifesten Paresen. Keine Ataxie. Muskeleigenreflexe seitengleich sehr lebhaft. Keine Pyramidenbahnzeichen. Sensibilität orientierend unauffällig. Stand und Gang mit Hilfe ungerichtet unsicher.

1. **Welche Differenzialdiagnosen haben Sie? Welche Zusatzdiagnostik sollte durchgeführt werden?**
2. **Beschreiben Sie den bildgebenden Befund. Wie lautet Ihre Diagnose?**
3. **Wie behandeln Sie?**
4. **Erklären Sie den Pathomechanismus der Erkrankung! Welche Risikofaktoren hierfür gibt es?**
5. **Was ist das SIADH?**
6. **Was versteht man unter dem „Locked-in-Syndrom"?**

1. Differenzialdiagnosen und Diagnostik

Das klinische Syndrom besteht aus Desorientiertheit, Vigilanzminderung, sakkadierter Blickfolge bei horizontalen Bewegungen, einer Stand- und Gangataxie und einem sehr lebhaften Reflexniveau bei alter Patientin, was in der Zusammenschau der Befunde auf ein **Hirnstammproblem auf pontiner Ebene** hindeutet. Differenzialdiagnostisch kommen in Betracht:

- Hirnstamminfarkt: apoplektiformes Auftreten erwartet.
- Hirnstammenzephalitis: durch Listerien, Borrelien oder FSME ausgelöst.
- Delir: z. B. durch Harnwegsinfekt mit Verschlechterung einer leichten Symptomatik.
- Mikroangiopathie: kann auch durch Infekte dekompensieren.
- Metabolische Prozesse: zentrale pontine Myelinolyse.

Zur weiteren Diagnostik sollte vor allem der Arztbrief aus dem Voraufenthalt organisiert werden, um die dortige Diagnose und Therapie zu eruieren (Laborbefunde sollten den Verlauf des Serum-Natriums zeigen). Aufgrund der Herzinsuffizienz und Diuretika-Therapie sowie des Erbrechens ist von einer Elektrolytverschiebung auszugehen, die bei zu raschen Natriumschwankungen eine **zentrale pontine Myelinolyse** erklären können.

Diagnostisch sind zusätzlich erforderlich:

- Labor: aktuelle Elektrolytwerte, Serum- und Urinosmolalität.
- cMRT: Ausschluss Hirnstamminfarkt, Nachweis von Demyelinisierungen (➢ Abb. 60.1).
- EEG: Ausschluss epileptischer Anfälle.
- Liquordiagnostik: Ausschluss Enzephalitis.

2. Diagnose

Die cMRT-Untersuchung (➢ Abb. 60.1) zeigt in der axialen und sagittalen T2-Wichtung im zentralen Pons hyperintense Läsionen mit in der sagittalen Ebene ebenfalls deutlich nachweisbarer Kleinhirnatrophie (als möglicher Hinweis auf eine äthyltoxische Genese). In weiteren Sequenzen (hier nicht abgebildet) fände man in der T1-Wichtung hypointense, nicht kontrastmittelanreichernde und nicht raumfordernde Läsionen, die selten auch mild diffusionsgestört in der Diffusionswichtung (DWI) sind.

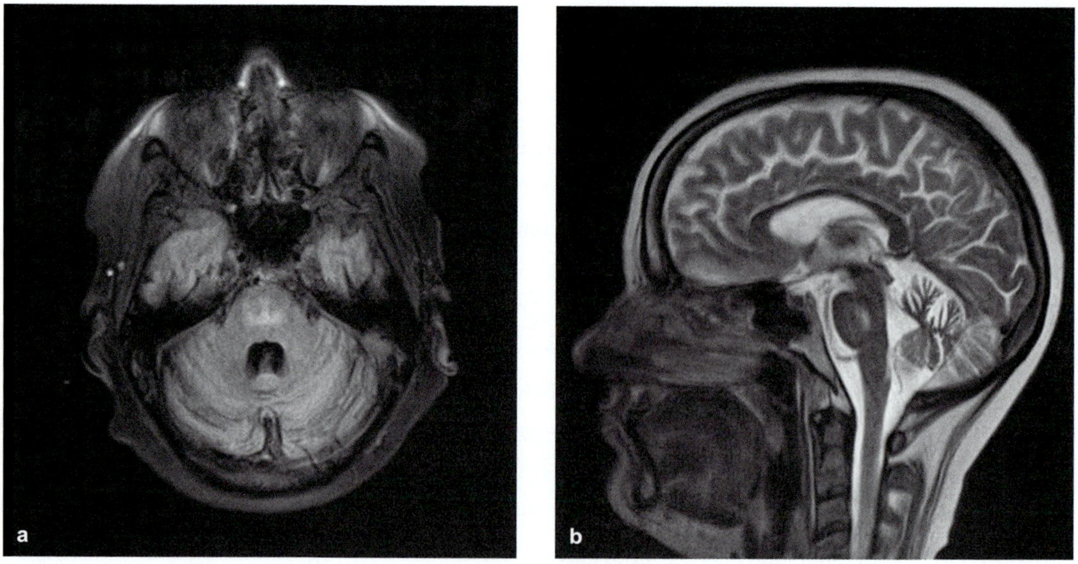

Abb. 60.1 cMRT: hyperintense Läsionen im zentralen Pons in der T2-Wichtung [T953-001]

Es handelt sich von der Lokalisation und vom Signalverhalten her in den angegebenen Sequenzen um eine **zentrale pontine Myelinolyse** nach zu raschem Ausgleich einer hypovolämischen Hyponatriämie. Zurückblickend könnten Sie versuchen, die in älteren stationären Aufenthalten wiederholt nachgewiesenen Hyponatriämien zu verfolgen, welche letztlich im Rahmen der schweren Herzinsuffizienz, der Diuretika-Therapie und aktuell dem zusätzlichen rezidivierenden Erbrechen interpretierbar wären.

3. Therapie

Ziel ist ein langsamer **Ausgleich des Serum-Natriums** auf zunächst > 130 mmol/l. Dieser muss unter engmaschigen laborchemischen Kontrollen erfolgen, abhängig vom Ausmaß der Hyponatriämie ggf. auf der Intensivstation unter Monitoring. Bei chronischen Hyponatriämien sollten auslösende Medikamente und nicht erforderliche Flüssigkeiten abgesetzt werden. Bei schweren Symptomen sollte das Serum-Natrium alle 2 h kontrolliert werden. Verabreicht werden 150 ml 3% NaCl-Lösung (2 ml/kg KG als Maßstab) über 20 min, dann nochmals 150 ml 3 % NaCl-Lösung über 20 min. Diese Schritte werden bis zu einen Anstieg von 5 mmol/l wiederholt, dann wird auf 0,9 % NaCl-Lösung umgestellt. Als Richtlinie gilt, die Infusionen zu stoppen, wenn der Patient symptomfrei ist.

MERKE

Das Serum-Natrium darf nicht mehr als 10 mmol/l in den ersten 24 h und 8 mmol/l jeden weiteren Tag angehoben werden, solange die Serum-Natrium-Konzentration unter 130 mmol/l liegt. In den ersten 48 h sollte ein Anstieg über 18 mmol/l vermieden werden, ebenso ist eine Normo- oder Hypernatriämie zu vermeiden.

4. Pathomechanismus

Aufgrund der niedrigen Serum-Natrium-Werte kommt es zu einem Verlust von Elektrolyten und gleichzeitig von interstitieller Flüssigkeit in den extrazellulären Raum. Dies geschieht, um das Volumen der Zellen zu regulieren. Wird das Serum-Natrium nun zu schnell korrigiert, dehydrieren die Hirnzellen und schrumpfen, was zu einer Schädigung der Myelinscheiden führt **(osmotische Demyelinisierung).** Da sich im Pons eine hohe Dichte kreuzender und absteigender Fasern befindet, werden Schwankungen im Flüssigkeitshaushalt hier wahrscheinlich besonders schlecht toleriert. Neben der Pons gibt es aber auch noch weitere Regionen im Gehirn, in denen die Zellen und Fasern geschädigt werden können. Diese werden dann folgerichtig als **extrapontine Myelinolysen** bezeichnet.

Die klassische Ursache ist die **zu rasche Aufdosierung einer Hyponatriämie.** Hierfür wiederum gibt es unterschiedliche Ursachen:

- Hepatische Erkrankungen (v. a. Alkoholiker sind gefährdet, eine Hyponatriämie zu entwickeln).
- Mangelernährung.
- Hyperemesis und Diarrhöen.
- Medikamente: Diuretika (Schleifendiuretika, HCT), Carbamazepin, Oxcarbazepin, ACE-Hemmer, Antidepressiva und Neuroleptika.

Der größte Risikofaktor ist letztlich der unerfahrene Arzt, der die Regeln der Aufdosierung nicht beherzigt. Da im Einzelfall nicht exakt vorhergesehen werden kann, wie viel Natrium zu einer wie hohen Serumspiegelerhöhung führt, sind regelmäßige Kontrollen (bei deutlichen Hyponatriämien < 120 mmol/l 4- bis 6-stündlich) obligat, um nachzusteuern.

MERKE

Die Schwankungen der extra- und intrazellulären Flüssigkeiten und damit die Zellgröße hängen von den Natriumschwankungen ab. Dabei ist es nicht wichtig, ob es sich um den Wechsel von Hypo- zu Normonatriämie oder von einer Normo- zu einer Hypernatriämie handelt. In beiden Fällen können Myelinolysen auftreten.

5. Syndrom der inadäquaten ADH-Sekretion

Das SIADH oder auch früher „Schwarz-Bartter-Syndrom" beschreibt eine unangemessene Ausschüttung von ADH aus der Hypophyse, welche in einer hypotonen Hyperhydratation sowie stark konzentriertem Urin resultiert. Ätiologisch sind neben malignen Tumoren insbesondere der Lunge und des Gastrointestinaltrakts auch Hirntumoren, Schädel-Hirn-Traumata, Subduralhämatome oder Subarachnoidalblutungen, Meningoenzephalitiden und diverse Medikamente (SSRI, Carbamazepin, Neuroleptika, NSAR) zu nennen. Klinisch zeigt sich ein diffuses Bild mit Kopfschmerzen, Übelkeit und Erbrechen bis hin zu Bewusstseinsstörungen und epileptischen Anfällen. Periphere Ödeme treten nicht auf. Das Serum-Natrium liegt meist unter 130 mmol / l und die Serumosmolarität unter 270 mosmol / l (normal: 285–295 mosmol / l) und unter der des Urins. Trotz der Hyponatriämie wird Natrium im Urin ausgeschieden. Therapeutisch ist eine Flüssigkeitsrestriktion auf maximal 1 l täglich anzustreben. Zudem kann mit einem Vasopressin-2-Rezeptor-Antagonisten (Tolvaptan) behandelt werden. Infusionen isotoner Natriumlösungen sind nicht erfolgreich. Differenzialdiagnostisch muss ein **zentrales Salzverlustsyndrom,** insbesondere bei Auftreten der Beschwerden nach Subarachnoidalblutung, in Betracht gezogen werden. Hier kommt es durch renalen Salz- und Wasserverlust zu einer Hypovolämie – im Gegensatz zu einer Euvolämie beim SIADH. Durch Substitution von Natrium und Wasser sowie durch Behandlung mit Fludrocortison kann behandelt werden.

6. Locked-in-Syndrom

Beim Locked-in-Syndrom handelt es sich um einen Zustand, der durch Wachheit und vorhandenes Bewusstsein bei allerdings massiv eingeschränkter Kommunikationsfähigkeit gekennzeichnet ist. Hervorgerufen wird dieses Syndrom durch eine **ventrale pontine Schädigung,** in deren Rahmen sowohl die Pyramidenbahnen betroffen sind (Tetraplegie) als auch die kortikonukleären Bahnen zu den kaudalen Hirnnervenkernen (N. glossopharyngeus, N. vagus, N. hypoglossus), sodass keine Mundbewegungen und kein Sprechen möglich sind. Auf Höhe der Pons ist gleichzeitig die Koordination der horizontalen Augenbewegungen lokalisiert (N. abducens und paramediane pontine Formatio reticularis; PPRF), sodass letztlich nur noch die mesenzephalen Funktionen (Lidschluss, vertikale Augenbewegungen) intakt sind. Dies entspricht dann auch der einzigen Möglichkeit der Kommunikation.

Hiervon muss das **apallische Syndrom** differenziert werden, bei dem es durch eine Deafferenzierung des Großhirns (z. B. bei posthypoxischem Hirnschaden) zu einer Wachheit bei fehlendem Bewusstsein kommt.

MERKE

Bei jeder wachen, aber kommunikationsunfähigen Person sollte die Kommunikationsfähigkeit via vertikale Augenbewegungen oder Blinzeln überprüft werden, um kommunikationsfähige Personen im Locked-in-Syndrom nicht zu übersehen!

ZUSAMMENFASSUNG

Die **zentrale pontine Myelinolyse** beruht auf einer durch starke Schwankungen des Natriumspiegels hervorgerufenen Schädigung der Myelinscheiden des Gehirns. Durch Dehydrierung der Hirnzellen kommt es zur Demyelinisierung. Ursächlich ist häufig ein zu rascher Ausgleich des Serum-Natriums, sei es iatrogen, bei chronischem Alkoholabusus, Mangelernährung, rezidivierendem Erbrechen oder Diarrhöen sowie durch diverse Medikamente (insbesondere Schleifendiuretika!). Diagnostisch steht neben der Bestimmung des Serumnatriums, der Serum- und Urinosmolalität noch das cMRT zur Verfügung, das typische Veränderungen in der T2-Wichtung im Bereich des Pons nachweisen kann. Differenzialdiagnostisch sollten ischämische, iktale sowie zentralnervös entzündliche Ereignisse, aber auch Intoxikationen entsprechend ausgeschlossen werden. Auf den langsamen Ausgleich des Serumnatriums (10 mmol / l in den ersten 24 h) sollte geachtet werden.

WAS WÄRE, WENN …

- … laborchemisch keine Auffälligkeiten bestanden hätten?
  - Sie müssten differenzialdiagnostisch eine Basilaristhrombose in Betracht ziehen und die zerebrale Bildgebung um eine Angiografie ergänzen (vorzugsweise ebenfalls eine cMRT mit MR-Angiografie aufgrund der besseren Beurteilbarkeit der vertebrobasilären Strombahn).

61

Gedächtnis- und Wortfindungsstörungen sowie Desorientiertheit

Simone van de Loo

Anamnese

Die 75-jährige Patientin stellt sich in Begleitung des Ehemanns vor. Fremdanamnestisch ist zu eruieren, dass seit 5 Jahren eine langsam zunehmende Sprachstörung mit Wortfindungsstörungen auffällig ist. Die Patientin sei zunehmend vergesslich und könne Aufgaben des Alltags kaum noch bewältigen. Sie vergesse Namen bekannter Personen (eigene Kinder). Die Patientin ziehe sich zunehmend zurück und leide an erheblichen Orientierungsstörungen (häufig gegangene Wege, z. B. zum Supermarkt, sind nicht mehr möglich). An Vorerkrankungen wird eine Depression erwähnt, welche bis vor einem Jahr mit Lithium behandelt worden sei. Aktuell bestehe keine Dauermedikation. Die Familienanamnese ist hinsichtlich neurologischer Erkrankungen leer.

Untersuchungsbefund

Wache Patientin, zur Person orientiert, zu Ort, Zeit und Situation nicht orientiert. Kein Meningismus. Wortfindungsstörungen sowie diskrete Benennstörungen, soweit dies beurteilbar ist. Im Bereich der Hirnnerven findet sich ein unauffälliger Befund. Es bestehen keine objektivierbaren Paresen. Die Muskeleigenreflexe sind seitengleich erhältlich. Keine Pyramidenbahnzeichen. Zeigeversuche, Sensibilität sowie Stand und Gang sind unauffällig.

1. **Wie lautet die Verdachtsdiagnose?**
2. **Welche Zusatzdiagnostik veranlassen Sie? Welche Befunde erwarten Sie?**
3. **Was ist Einwilligungsfähigkeit und welche Konsequenzen für Ihr Handeln bringt diese mit sich?**
4. **Welche medikamentöse Therapie steht zur Verfügung?**
5. **Welche Differenzialdiagnosen müssen Sie bedenken?**
6. **Was versteht man unter Neurodegenerationsmarkern?**

1. Verdachtsdiagnose

Die hier geschilderte klinische Symptomatik, einhergehend mit Gedächtnisstörungen, Wortfindungsstörungen sowie einer Orientierungsstörung, beschreibt ein **demenzielles Syndrom.** Unter einer Demenz versteht man eine erworbene Beeinträchtigung des Gedächtnisses, welche in Kombination mit einem zunehmenden Abbau weiterer Hirnleistungen mit konsekutiver Beeinträchtigung im Alltag einhergeht. Unterstützt wird der Verdacht des Vorliegens einer **Alzheimer-Demenz** (Demenz vom Alzheimertyp) zum einen durch das Alter der Patientin (im Mittel ca. 78 Jahre), weiterhin wegweisend sind der schleichende Beginn, die Einschränkung bezüglich komplexer Aufgaben des Alltags, die bestehende räumliche Orientierungsstörung sowie die depressive Symptomatik. Zudem ist die Alzheimer-Demenz die häufigste Demenzform.

2. Zusatzdiagnostik

Die **neuropsychologische Begutachtung** unter Verwendung verschiedener **etablierter Testbatterien** (v. a. CERAD) stellt eines der wichtigsten Mittel zur Bestimmung des Schweregrads der Demenz sowie des psychopathologischen Musters dar. Anhand hiervon können verschiedene Demenzformen unterschieden werden. Ebenfalls kann er als Basis zur Einschätzung der Einwilligungsfähigkeit dienen. Im klinischen Alltag werden meistens der Uhrentest, MMST, DemTect sowie der Montreal Cognitive Assessment (MOCA) durchgeführt. Bei Verdacht auf eine Demenz vom Alzheimertyp ist eine Liquorpunktion mit Bestimmung von Amyloid-beta-Peptid (Aβ-Peptid) sowie Tau- und Phospho-Tau-Protein erforderlich. Das Aβ-Peptid ist bei Alzheimer-Patienten meist um die Hälfte erniedrigt, das Tau bzw. Phospho-Tau dahingegen oft auf das 3-Fache erhöht. Routinelaboruntersuchungen umfassen die Bestimmung des Blutbildes, Vitamin

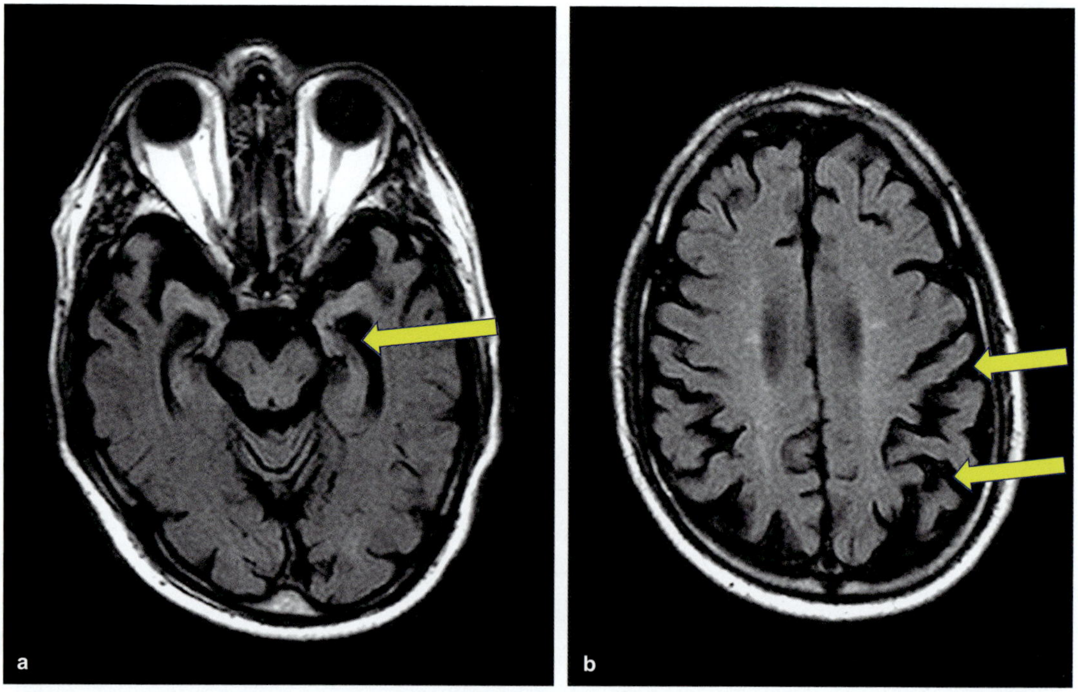

Abb. 61.1 CMRT. Man sieht Zeichen einer generalisierten Hirnatrophie, die jedoch Betonungen der mesiotemporalen Region (a, Pfeil) mit Beteiligung des Hippocampus sowie parieto-okzipital (b, Pfeil) zeigt. [M464]

B_{12}, Leber- und Nierenfunktion, sowie der Elektrolyte (Na, K, Ca). Die EEG-Befunde sind meist unspezifisch. Gelegentlich findet sich eine allgemeine Verlangsamung, welche im Verlauf zunimmt. Die zerebrale Bildgebung (CT oder MRT) ist meist unauffällig bzw. zeigt abhängig vom Krankheitsverlauf eine mehr oder weniger stark ausgeprägte Atrophie, welche mesiotemporal betont ist und zu einer Erweiterung der Temporalhörner führt (➤ Abb. 61.1). Ziel der zerebralen Bildgebung ist vor allem der Ausschluss anderer Ursachen, welche ein demenzielles Syndrom verursachen können. Hierzu gehören zerebrale Raumforderungen, ischämische oder hämorrhagische Ursachen (z. B. chronische subdurale Hämatome; vor allem bei Sturz in der Anamnese) und der Normaldruckhydrozephalus (➤ Fall 58). Die weiterhin zur Verfügung stehende PET-Diagnostik kann anhand ihres Hypometabolismus-Musters bei diagnostischer Unsicherheit unterstützend sein.

3. Einwilligungsfähigkeit

Die Behandlung von an Demenz erkrankten Menschen, gleich welcher Ursache, beinhaltet v.a. eine umfassende Aufklärung der Betroffenen selbst sowie ihres Umfelds, da es im Verlauf der Erkrankung zum zunehmenden Verlust der Alltagsfähigkeiten kommt, was eine umfassende Betreuung entweder durch Angehörige oder in Pflegeeinrichtungen erforderlich macht.

Deshalb ist die Beurteilung der Einwilligungsfähigkeit der an Demenz erkrankten Patienten unverzichtbar und eine Entscheidung hierüber, basierend nur auf Basis einer kognitiven Testung (CERAD, MMST, Uhrentest, MoCa etc.), nicht ausreichend. Eine auch noch so ausführliche Aufklärung über medizinische Maßnahmen – sei es diagnostisch oder therapeutisch – bei einwilligungsunfähigen Personen kann letztlich rechtliche Konsequenzen nach sich ziehen.

Sollten also Zweifel an der Einwilligungsfähigkeit bestehen, ist diese unter Hinzunahme weiterer Berufsgruppen aus Neuropsychologie, Psychiatrie sowie Juristen zu prüfen. Hierzu gehören Informationsverständnis, Kommunikationsfähigkeit, Krankheits- und Behandlungseinsicht sowie Urteilsfähigkeit.

Die genannten Bereiche lassen sich durch einfache Fragen oft abprüfen:

- Haben Sie verstanden, welche Erkrankung bei Ihnen vorliegt und können Sie dies wiedergeben?
- Wissen Sie, warum die Diagnostik erforderlich ist?
- Wie würden Sie ihren aktuellen gesundheitlichen Zustand beschreiben?
- Haben Sie sich bezüglich der geschilderten möglichen Therapie/Diagnostik entschieden?

Bei Defiziten in mindestens einer der genannten Bereiche ist von Einwilligungsunfähigkeit auszugehen.

Da Sie als Ärztin ihren Patienten gegenüber der Aufklärungspflicht unterliegen, ist es in solchen Fällen erforderlich zu prüfen, ob bereits eine Patientenverfügung vorliegt und ob diese auch Gültigkeit besitzt. Eventuell wurde bereits ein gesetzlicher Vertreter bestellt zu einem früheren Zeitpunkt. Falls nicht, ist dies in die Wege zu leiten. Hier können Angehörige die Vorsorgevollmacht innehaben oder aber Berufsbetreuer durch das Betreuungsgericht zum gesetzlichen Betreuer für bestimmte Bereiche bestellt werden. Sollte eine gesetzliche Betreuung erforderlich sein, ist ein Betreuungsgutachten beim Gericht anzuregen.

Für Sie als behandelnde Ärztin ist es wichtig, selbst bei bekanntem dementiellen Syndrom Aufklärungsgespräche auch immer mit dem Patienten zu führen, da die Einwilligungsfähigkeit fluktuieren kann. Gesetzliche Vertreter des Patienten müssen bei einwilligungsunfähigen Patienten anwesend sein und sind verpflichtet zu dokumentieren, über was Sie wen aufgeklärt haben (Untersuchungen, Therapien, Fahreignung).

4. Medikamentöse Therapie

Zur Behandlung der Alzheimer-Demenz stehen verschiedene Substanzen zur Verfügung. Hierzu gehören die **Acetylcholinesterasehemmer,** welche einen geringen positiven Effekt auf Kognition, Alltagskompetenz sowie psychiatrische Begleitsymptome haben. Die am häufigsten eingesetzten Substanzen sind Donepezil, Rivastigmin sowie Galantamin und Memantin. Das Einsetzen von Acetylcholinesterasehemmern sollte aufgrund der unerwünschten Nebenwirkungen sowie kardialen Kontraindikationen (Bradykardie $< 50/\text{min}$, Sick-Sinus-Syndrom) vermieden werden. Aufgrund seines Nebenwirkungsprofils ist Rivastigmin am besten verträglich und weist die geringsten Interaktionen auf, zudem ist die transdermale Applikation eine sehr

gute Variante bei den oft im Alltag nicht kooperativen Patienten.
Auch pflanzliche Präparate aus Gingko biloba können in einer Dosierung von 240 mg täglich zur Behandlung der leichten bis mittelschweren Alzheimer-Demenz eingesetzt werden.
In weiter fortgeschrittenen Stadien der Alzheimer-Demenz kann eine Therapie mit **Memantin** erfolgreich sein. Es führt zu einer Erhöhung des Kalzium-Einstroms am NMDA-Rezeptor für Glutamat. Ein positiver Effekt wurde auf Kognition, Alltagsbewältigung sowie Gesamteindruck gezeigt.
Kombinationstherapien der verfügbaren Antidementiva sind nicht empfohlen.
Bezüglich Demenzerkrankungen laufen immer wieder auch Therapiestudien mit verschiedenen Präparaten, in 2023 wurde erstmals ein Antikörper (Lecanemab) in den USA zur Therapie der Alzheimer-Demenz zugelassen. Der Wirkstoff ist zur Therapie der leichten Alzheimer-Demenz zugelassen und richtet sich gegen das β-Amyloid. Hierdurch kommt es zu einem Rückgang der pathologischen Ablagerungen von Beta-Amyloid-Komplexen im Gehirn. Ziel der Behandlung ist eine Verzögerung des Krankheitsverlaufs, eine Heilung ist nicht zu erwarten. Das Medikament wurde 2024 in Europa zugelassen, es gab jedoch noch keine Markteinführung (Stand: 4/2025).

5. Differenzialdiagnosen

Demenz bei subkortikaler arteriosklerotischer Enzephalopathie (SAE) (➤ Fall 66)
Differenzialdiagnostische Unterschiede sind der deutlich langsamere Verlauf sowie die weniger schwer ausgeprägte Demenz selbst bei langen Verläufen. Im bildgebenden Befund finden sich teils ausgeprägte typische mikroangiopathische Marklagerläsionen sowie lakunäre Infarkte. Es handelt sich um eine subkortikale Demenz mit im Vordergrund stehender Antriebsminderung sowie Verlangsamung von Denken und Handeln. Die Patienten wirken oft krank (keine gute Fassade).

„Pseudodemenz"
Beschreibt eine demenzielle Symptomatik, welche relativ akut auftritt und schwer ausgeprägt sein kann. Dieses Phänomen tritt im Rahmen einer Depression auf. Typisch ist hierbei, dass die Depression der demenziellen Symptomatik vorausgeht. Die Patienten klagen z. B. lange Zeit über Schlafstörungen, Ängste, Grübeln, sind freud- und lustlos (Anhedonie). Im Vordergrund stehen ein Antriebsmangel sowie eine psychomotorische Verlangsamung. Gedächtnisstörungen und Orientierungsstörungen sind nicht vorhanden. Die zerebrale Bildgebung ist unauffällig. Therapeutisch kommt es nach Einsatz von Antidepressiva zu einer Besserung der Symptomatik.

6. Liquordiagnostik

Im Rahmen der Diagnostik neurodegenerativer Erkrankungen erfolgt die Liquordiagnostik einerseits zum Ausschluss einer entzündlichen ZNS-Erkrankung, weshalb man auch immer eine Routine-Liquordiagnostik (Zellzahl, Zellbild, Laktat, Glukose, Gesamteiweiß) durchführt. Andererseits werden, wie bereits in Frage 2 erwähnt, Tau-, Phospho-Tau-Protein und die β-Amyloidfragmente β1–42 (Aβ42) und β1–40 (Aβ40) bestimmt, um einen möglichen Morbus Alzheimer von Nicht-Alzheimer-Demenzen abzugrenzen. Zu Letzteren zählen u. a. vaskuläre Demenz und Lewy-Body-Demenz. Zur Durchführung gilt zu beachten, den steril gewonnenen Liquor in Polypropylen-beschichteten Röhrchen zu versenden, um fehlerhafte β-Amyloidmessungen zu vermeiden, da es in anderen Gefäßen zur Adsorption an der Gefäßwand kommen kann und somit falsch niedrigen Resultaten. Die Bestimmung der genannten Proteine ist zuverlässig hinsichtlich der Abgrenzung zu Gesunden, jedoch nicht ausreichend hinsichtlich einer Unterscheidung zwischen den verschiedenen Demenzformen. Jedoch findet sich die Kombination aus erhöhtem Phospho-Tau und erniedrigtem Aβ1–42 in 90 % bei Morbus Alzheimer, 47 % bei Lewy-Body-Demenz und jeweils weniger als 30 % bei vaskulärer Demenz und kortikobasaler Degeneration – selten auch bei psychischen Erkrankungen. Als Risikoindikator für einen Morbus Alzheimer gilt eine Beta-Amyloid-Ratio (Aβ42 / Aβ40) < 1 mit höherer Spezifität zur Abgrenzung gegenüber den anderen Demenzformen. Die Referenzwerte schwanken in gewissen Bereichen, abhängig vom durchführenden Labor. Tau-Protein unterliegt im Vergleich zu den anderen Parametern altersabhängigen Referenzwerten.

ZUSAMMENFASSUNG

Die **Demenz vom Alzheimertyp** (Synonym: Alzheimer-Demenz, AD) ist die häufigste Demenzform der über 65-Jährigen. Die meisten Verläufe sind sporadisch, wobei eine positive Familienanamnese bei ca. 30 % der Betroffenen besteht. Eine Assoziation mit ApoE 4 scheint zu bestehen, wobei die Inzidenz mit höherem Alter zunimmt. Klinisch im Vordergrund stehen eine Gedächtnisstörung, eine visuell-räumliche Störung sowie eine Benennstörung. Als begleitende Symptome werden oft depressive Episoden sowie im späten Verlauf ein gestörter Schlaf-wach-Rhythmus, Angst und Agitiertheit beobachtet. Bildgebend zeigt sich ein unauffälliger Befund bzw. eine temporoparietale Atrophie mit konsekutiver Erweiterung der Seitenventrikel-Unterhörner. Im Liquor findet sich ein erniedrigtes Amyloid-beta-Peptid bei gleichzeitig erhöhtem Tau- und Phospho-Tau-Protein. Die FDG-PET-Diagnostik kann bei differenzialdiagnostischer Unsicherheit als zusatzdiagnostisches Mittel herangezogen werden. Therapeutische medikamentöse Methoden stehen zur Verfügung, zeigen jedoch meist nur geringe positive Effekte. Demenzen stellen die Behandelnden im ambulanten Bereich insbesondere vor sozialmedizinische Herausforderungen. Im Vordergrund stehen eine ausführliche Aufklärung des familiären Umfelds sowie Unterstützung bei der Organisation eines Schwerbehindertenausweis, Einrichtung von Vorsorgevollmachten/gesetzlicher Betreuung, der weiteren häuslichen Versorgung bzw. Unterbringung in einer Pflegeeinrichtung Unterstützend sollten regelmäßige Ergotherapie zum Hirnleistungstraining, sowie physiotherapeutische Maßnahmen zur Verbesserung der Aktivitäten des täglichen Lebens erfolgen.

WAS WÄRE, WENN ...

- ... die Angehörigen der Patientin Sie als betreuenden niedergelassenen Kollegen nach bereits mehrjähriger Betreuung an einem Freitag um 11:50 Uhr verzweifelt anrufen würden, da die Patientin verreisen möchte und man sie bereits in ein Zimmer gesperrt hat? Was vermuten Sie? Was empfehlen Sie?
  - Wahrscheinlich hat die Patientin ein hyperaktives Delir (➤ Fall 39) entwickelt und Sie empfehlen eine stationäre Einweisung in eine somatische Klinik, um mögliche Auslöser (metabolisch, entzündlich, Exsikkose, Anämie) auszuschließen bzw. behandeln zu können.
- ... die Patientin nun auf Ihrer Station liegen würde? Sie ist unruhig, aggressiv und möchte immer wieder das Zimmer verlassen, um die vermeintlich geplante Reise anzutreten. Die Nachtschwester ist bereits massiv ungehalten. Was tun Sie?
  - Sie überprüfen, ob und welche Neuroleptika angeordnet wurden, und passen ggf. die Dosis an: hochpotent: Haloperidol 1–2,5 mg pro Tag, Risperidon (0,5–1 mg/d); niederpotent Pipamperon Einzeldosis 20 mg, Melperon 25–150 mg. Auf anticholinerge Medikamente (Promethazin) sowie Benzodiazepine sollte wegen paradoxer Reaktion verzichtet werden. Auf eine Fixierung sollte verzichtet werden: Ist dies nicht möglich, muss eine entsprechende richterliche Genehmigung erfolgen bzw. die Patientin auf eine geschlossene Akutstation eingewiesen werden.

Schmerzen in der Schulter

Rebecca Seiler

Anamnese

Bei Ihrem Dienst in der zentralen Notaufnahme werden Sie von den chirurgischen Kollegen um ein Konsil gebeten. Ein 40-jähriger Sanitärinstallateur habe sich dort mit stärksten Schulterschmerzen rechts seit etwa 10 Tagen und einer neu aufgetretenen Schwäche des rechten Arms seit 5 Tagen vorgestellt. Ein Trauma sei nicht zu eruieren, Vorerkrankungen lägen nicht vor. Bei Ihrer Ankunft in der Box beginnt der Patient, Sie wüst zu beschimpfen, wirft Ihnen Unfähigkeit vor und droht an, Ihnen die gleichen Schmerzen zuzufügen, die er im Moment erleidet, wenn Sie ihm nicht sofort helfen.

Untersuchungsbefund

Psychomotorisch unruhiger Patient, zu allen Qualitäten orientiert. Intakte Hirnnerven. Schulterabduktion nur bis 90° möglich, Anteversion KG 3, Scapula alata in Ruhe mit Verstärkung bei Anteversion. Atrophien und Faszikulationen von M. supraspinatus, M. deltoideus und M. infraspinatus rechts. Distal davon keine Paresen, kein sensibles Defizit. Bizepssehnenreflex rechts etwas abgeschwächt, ansonsten unauffälliger Reflexbefund. Schultergelenk passiv frei beweglich.

1. **Wie gehen Sie bezüglich der Anamnese vor? Was müssen Sie bei der klinischen Untersuchung beachten?**

2. **Welche Differenzialdiagnosen müssen Sie beachten?**

3. **Wie sichern Sie die Diagnose?**

4. **Welche Therapie leiten Sie ein?**

5. **Was können Sie dem Patienten über die Prognose sagen?**

6. **Wie gehen Sie mit aggressiven Patienten um?**

1. Klinische Untersuchung

Leitsymptom ist eine schmerzhafte, therapierefraktäre, atraumatische proximale Parese des rechten Arms. Bei der genaueren Einordnung helfen Ihnen Fragen zu folgenden Eigenschaften:

- **Entwicklung über die Zeit:** Erst kommt der Schmerz, nach wenigen Tagen kommen die Paresen!
- **Schmerzcharakter, -intensität und -lokalisation:** neuropathischer, meist dumpf-drückender, aber auch brennend-stechender Schmerz sehr hoher Intensität. Meist im Bereich der Schulter bzw. proximal der Schulter in der Tiefe gelegen.
- **Ausstrahlung in den Arm:** wäre bei radikulären Schmerzen typisch.
- **Provokation durch Bewegung:** Ruheschmerz mit nächtlicher Betonung, der tagsüber in der Regel weniger unangenehm berichtet wird.
- **Hautveränderungen:** bei Zoster-assoziierten Beschwerden.

Dazu sollten die Pulse getastet werden (arterieller Verschluss) und Hinweise auf eine Armvenenthrombose gesucht werden (Rötung, Schwellung, Schmerzen). Letztlich sollte man sich auch immer fragen, ob sich die motorischen Ausfälle auf eine Nervenwurzel oder einen einzelnen peripheren Nerven zurückführen lassen.

2. Differenzialdiagnosen

Ihre Verdachtsdiagnose lautet somit **neuralgische Schulteramyotrophie** (Synonym: idiopathische Armplexusneuritis) rechts.

Diese manifestiert sich mit den beschriebenen Schmerzen, die dem Auftreten der Paresen um Stunden bis Tage vorausgehen. Eine eindeutige Ätiologie kann nicht benannt werden, man geht jedoch von einer monophasisch verlaufenden autoimmunen Entzündung im Sinne einer parainfektiösen Genese aus, da sie regelmäßig nach Infektionen oder Impfungen auftritt. Wahrscheinlich spielen auch biomechanische und genetische Faktoren eine Rolle. Meist ist der obere Armplexus betroffen, in der Regel die dominante Seite und gelegentlich tritt sie beidseits auf. Sensible Ausfälle fehlen oder sind nur gering vorhanden. Manchmal ist das exakte Ausmaß der motorischen Ausfälle schmerzbedingt gar nicht zu ermitteln und muss dann mit dem Abklingen der Schmerzen erfasst werden.

Wichtige Differenzialdiagnosen sind:

- **Radikuläre Kompression z. B. bei Bandscheibenvorfall:** Hier erwarten Sie zum einen von der HWS ausstrahlende Schmerzen, zum anderen ein radikuläres Syndrom mit entsprechenden motorischen Defiziten und sensiblem Ausfall. Ein MRT oder CT der HWS kann diese Differenzialdiagnose ausräumen.
- Eine **Kompression oder Affektion des Nervs** kann auch distal der Nervenwurzeln im Plexusbereich auftreten, z. B. bei lokalen Tumoren oder Tumorinfiltration, auch eine radiogene Armplexusparese ist etwa nach Bestrahlung eines Non-Hodgkin-Lymphoms möglich. Nach Operationen wie der medianen Sternotomie kann es durch Verletzung nervaler Strukturen ebenfalls zum Bild einer Armplexusschädigung kommen.
- Eine **Radikulitis** auch mehrerer Wurzeln kann erregerbedingt sein. Hauptverdächtige sind der Herpes zoster und die Borreliose. Eine Lumbalpunktion schafft Klarheit, bei der neuralgischen Schulteramyotrophie erwarten Sie einen normalen Liquor.
- **Neuritiden** können als Mononeuritis z. B. auch bei Diabetes mellitus auftreten.
- Die **Hereditäre Neuropathie mit Neigung zu Drucklähmungen (HNPP)** kann selten in Form einer Armplexuslähmung auftreten.
- **Engpasssyndrome** können ebenfalls Schulter-Arm-Schmerzen verursachen, sind jedoch in der Regel provozierbar und führen selten und erst spät zu motorischen Ausfällen.
- Eine **Armvenenthrombose** verursacht ebenfalls teilweise stärkste Schmerzen im Schulter-Arm-Bereich, eine Embolie sollte klinisch eindrücklich sein.
- Lokale Syndrome wie die **Periarthropathia humeroscapularis** oder die **Frozen Shoulder** können aufgrund der ebenfalls starken Schmerzen zu differenzialdiagnostischen Problemen führen.

MERKE

Vom Zeitpunkt des Symptombeginns bis zur korrekten Diagnosestellung vergehen im Mittel einige Wochen bis Monate, da häufig zunächst an orthopädische Probleme gedacht wird. Im Gegensatz zu orthopädischen (arthrogenen oder muskulären) Ursachen, die fast immer mit einem bewegungsabhängigen oder zumindest bewegungsverstärkten Schmerz einhergehen, ist der Charakter neuropathischer Schmerzen der, dass sie im **Ruhezustand vermehrt wahrgenommen** werden, während sie tagsüber unter Ablenkung in den Hintergrund treten. Sie werden also nachts oder beim Sitzen/Liegen auf dem Sofa bemerkt. **Dieser besondere Charakter neuropathischer Schmerzen sollte immer erfragt werden.**

3. Diagnostik

Die Diagnose sichern Sie über den Ausschluss der Differenzialdiagnosen:

- **HWS-MRT:** Ausschluss einer radikulären Kompression.
- **Liquordiagnostik:** Ausschluss eines entzündlichen Prozesses (Zoster, Borreliose).
- **Labordiagnostik:** Hinweise auf systemische Vaskulitis, Sarkoidose.
- **NLG und EMG:** Nachweis des Ausmaßes der Nervenschädigung (NLG, insbesondere F-Wellen) und der Aktivität (Spontanaktivität im EMG).

MERKE

Scapula alata

Das Schulterblatt wird im Wesentlichen von drei Muskel(gruppen) fixiert:

Der **N. thoracicus longus** versorgt den M. serratus anterior. Die Läsion dieses Nervs führt zu einer Scapula alata schon in Ruhe. Das Schulterblatt, insbesondere der Angulus inferior, ist nach medial verschoben, der mediale Rand steht zudem ab. Bei Anteversion der Arme, besonders aber beim Andrücken gegen eine Wand wird die Scapula alata verstärkt.

Der **N. dorsalis scapulae** versorgt den M. levator scapulae und die Mm. rhomboidei. Bei einer Läsion dieses Nervs steht der Angulus inferior des Schulterblatts ab und das Blatt ist gering nach außen gedreht. Im Liegestütz wird die Scapula alata eindrücklich.

Der **N. accessorius** versorgt den M. trapezius. Fällt dieser aus, verändert sich das gesamte Schultergürtelrelief. Die Schulter steht tief und das Schulterblatt ist nach außen unten verschoben, wobei der Angulus inferior nach medial rotiert. Wesentlich ist die Einschränkung der Abduktion des Arms.

4. Therapie

Aufgrund der zu vermutenden auto-immunologischen Genese der neuralgischen Schulteramyotrophie besteht die Therapie der Wahl in einer Kombination aus nichtsteroidalen Antirheumatika, Opiaten und einer **gewichtsadaptierten Gabe von Steroiden** (1 mg/kg KG/d). Hierunter kommt es rasch (im Gegensatz zu den meisten Analgetika) zu einer deutlichen Schmerzreduktion, was ebenfalls diagnostisch als Hinweis genutzt werden kann. Mit dem Abklingen der Schmerzen kann die Dosis reduziert werden. Möglicherweise ist auch eine Therapie zur Schmerzdistanzierung erforderlich oder Sie müssen auf ein Präparat zur Therapie des neuropathischen Schmerzes (z. B. Gabapentin, Pregabalin) zurückgreifen. Begleitend wird eine physiotherapeutische Behandlung empfohlen.

5. Prognose

Die Prognose ist grundsätzlich günstig. Die Schmerzen bessern sich in der Regel nach 1–2 Wochen. Die Paresen benötigen je nach Ausmaß wesentlich länger zur Rückbildung, meist mehrere Monate, manchmal auch bis zu 2 Jahre. In etwa 50 % der Fälle kommt es zu einer unvollständigen Remission. Selten kann die neuralgische Schulteramyotrophie rezidivieren.

Relevant für die Prognose ist die frühzeitige Diagnosestellung. Spätestens nach wenigen Tagen, zum Zeitpunkt des Auftretens von Paresen und auch Atrophien ist eine orthopädische Genese hinlänglich ausgeschlossen. Je früher die Entzündungsaktivität mit Steroiden supprimiert wird und je schneller physiotherapeutisch begonnen wird, umso geringer ist das funktionelle Defizit, das es zu antagonisieren gilt.

MERKE

Atrophien und Paresen lassen sich nicht mit einer arthrogenen oder traumatisch-muskulären (orthopädisch behandelten) Erkrankung vereinbaren und bedürfen einer umgehenden neurologischen Vorstellung.

6. Umgang mit aggressiven Patienten

Die Aggression Ihres Patienten kann ganz unterschiedliche Gründe haben. Wesentlich ist, dass Sie die Situation rasch erfassen und entsprechend handeln.

Besteht die Gefahr einer Tätlichkeit, so geht Ihre Sicherheit unbedingt vor und Sie sollten die Situation schnellstmöglich verlassen und Hilfe holen. Ohnehin empfiehlt es sich, als Unterstützung und ggf. auch als Zeugen eine zweite Person mitzunehmen.

Gleichzeitig ist es wichtig, die Geschäftsfähigkeit des Patienten einzuschätzen. Diese ist definiert als die Fähigkeit, selbstständig rechtlich wirksame Handlungen und Geschäfte zu tätigen und bindende Erklärungen abzugeben. Für den Abschluss eines Behandlungsvertrags zwischen Arzt und Patienten ist sie zusammen mit der freien Willensbildung und -äußerung Voraussetzung. Akute behandlungsbedürftige Erkrankungen können die Geschäftsfähigkeit einschränken, wie z. B. eine akute Psychose, Alkoholintoxikation oder ein schwerer Hirninfarkt.

Grundsätzlich müssen Sie sich weder beleidigen noch bedrohen lassen, inwieweit Sie trotzdem versuchen, mit dem Patienten ins Gespräch zu kommen, entspringt Ihrer Einschätzung der Situation.

Eine Gegenaggression sollten Sie grundsätzlich unterlassen, sie führt nie zu einer Deeskalation. Sprechen Sie die Aggressivität an und erklären Sie freundlich, dass Sie sich jetzt Zeit nehmen und es keinen Grund für Aggressivität gegen Ihre Person gibt. Manchmal kann das bloße Anerkennen der schwierigen Lage, in der sich der Patient befindet, schon zu einer Entlastung führen. Vielleicht haben lange Wartezeiten und unergiebige Untersuchungen zu Frust geführt. Unterschätzen Sie nicht das Aggressionspotenzial von Schmerzen. Führen Sie, wenn der Patient das zulässt, eine adäquate Analgesie durch und versuchen Sie es dann nochmal.

MERKE

Ton und Umgang in der zentralen Notaufnahme sind in manchen Häusern rau. Vor Ihrem ersten Dienst in der zentralen Notaufnahme müssen Sie sich über das Notfallkonzept informieren. Sie müssen natürlich das Brandschutzkonzept für den Fall einer Evakuierung kennen, aber auch das Vorgehen bei Gewalt gegenüber Mitarbeitern. Manchmal werden Deeskalationsschulungen angeboten, in denen Sie hilfreiche Maßnahmen kennenlernen, aber auch eine Einweisung in Fixierungsmaßnahmen erhalten. Sie sollten wissen, über welchen Weg Sie den Sicherheitsdienst informieren und welches Polizeirevier für Sie zuständig ist.

ZUSAMMENFASSUNG

Die **neuralgische Schulteramyotrophie (Idiopathische Armplexusneuritis)** ist eine Entzündung, deren Ätiologie vermutlich in einer monophasischen autoimmunen Erkrankung besteht. Sie wird mit stärksten (häufig unter NSAR therapierefraktären) Schmerzen im Bereich der Schulter manifest und es bilden sich innerhalb weniger Tage Paresen des Schultergürtels und Sensibilitätsstörungen im Oberarm aus. Meist sind die dominante Seite und der obere Armplexus (C5-, C6-versorgte Muskulatur) betroffen. Die Therapie erfolgt oral mit Steroiden sowie ggf. einer oralen Analgesie. Die Prognose ist insgesamt günstig, kann aber je nach Diagnosestellung zu langwierigen Ausfällen führen.

WAS WÄRE, WENN ...

- ... der Patient bereits zum dritten Mal mit ähnlichen Symptomen vorstellig geworden wäre?
  - Selten kann die Neuralgische Schulteramyotrophie auch als hereditäre neuralgische Amyotrophie auftreten. Diese wird autosomal-dominant vererbt und führt bei gleichem klinischem Bild zu rezidivierenden Beschwerden mit Seitenwechsel. Die Familienanamnese ist meist positiv.
- ... der Patient auch Belastungsdyspnoe beklagen würde?
  - Das sollten Sie ernst nehmen. Gelegentlich tritt auch eine Läsion des N. phrenicus bei Neuralgischer Schulteramyotrophie auf. Bei einseitigem Ausfall wird keine Ruhedyspnoe, aber eine Dyspnoe bei Belastung oder flachem Liegen beklagt. Der Zwerchfellhochstand lässt sich durch Perkussion darstellen, er kann auch im Thoraxröntgen ersichtlich sein. Das Zwerchfell ist auch einer EMG-Untersuchung zugänglich.

63

Abgeschlagenheit und Doppelbilder

Johannes Rieger

Anamnese

Ein 72-jähriger Patient stellt sich bei Ihnen wegen einer allgemeinen Abgeschlagenheit vor. Diese bestehe schon seit einigen Monaten, er fühle sich immer so „erschöpft". Beispielsweise bereite ihm das Treppensteigen Probleme: Auf dem Weg in seine Wohnung im 3. Stock müsse er sich jetzt bereits nach dem 1. Stockwerk ausruhen, bevor er wieder weiterlaufen könne. Darüber hinaus bemerke er seit wenigen Wochen gelegentlich ein unscharfes Sehen, und manchmal sehe er dabei Dinge „doppelt". Anamnestisch besteht bei dem Patienten eine koronare Herzkrankheit mit Bypass-Operation vor 5 Jahren und ein arterieller Hypertonus.

Untersuchungsbefund

72-jähriger Patient, etwas adipöser Ernährungszustand, guter Allgemeinzustand, diskrete Beinödeme bds., ansonsten internistisch keine Auffälligkeiten. Klinisch-neurologisch: wacher, allseits orientierter Patient, Hirnnervenstatus unauffällig, keine umschriebenen Paresen, erschwerte Stand- und Gangproben etwas unsicher, ansonsten Koordination intakt, MER allseits lebhaft auslösbar, pathologische Reflexe bds. nicht auslösbar, Sensibilität intakt.

1. **Welche Verdachtsdiagnose vermuten Sie bei dem Patienten?**
2. **Erläutern Sie pathophysiologische Aspekte der Verdachtsdiagnose!**
3. **Welche klinischen Untersuchungen können die Verdachtsdiagnose untermauern?**
4. **Welche Zusatzdiagnostik veranlassen Sie?**
5. **Wie behandeln Sie die Erkrankung?**
6. **Welche krisenhaften Verschlechterungen im Rahmen der Erkrankung kennen Sie?**

1. Verdachtsdiagnose

Die von dem Patienten beschriebene vermehrte Ermüdbarkeit und Belastungsintoleranz sind unspezifische Symptome und können bei einer Vielzahl von internistischen Erkrankungen (Herzinsuffizienz, Infekte, Niereninsuffizienz, Tumorerkrankungen, rheumatischen Erkrankungen) auftreten. Auf eine neurologische Ursache der Beschwerden deutet die Angabe des „Doppeltsehens" als Hinweis auf eine Bulbusachsen-Abweichung hin.

Während „monokuläre Doppelbilder", d.h. selbst bei nur einem geöffneten Auge auftretende Doppelbildwahrnehmungen, selten auftreten und auf eine Pathologie innerhalb des betroffenen Auges hindeuten, können die wesentlich häufigeren „binokulären Doppelbilder" durch Erkrankungen an verschiedenen Stellen des die Augenmotilität steuernden Systems auftreten:

- **Intraorbital:**
  - Erkrankungen der Augenmuskeln.
  - Mechanische Behinderungen der freien Bulbusbeweglichkeit.
- **Affektion der Hirnnerven** III, IV und VI.
- **Läsionen im Bereich der zentralen Okulomotoriksteuerung:**
  - Mesenzephalon.
  - Pons.

Gemeinsames Organ der vom Patienten beschriebenen Muskelschwäche und der Doppelbilder ist die Muskulatur. Die belastungsabhängige Betonung der Beschwerden passt zu einem **myasthenen Syndrom.**

Häufigste Ursache dafür ist die **Myasthenia gravis.** Während die Symptomatik anfangs oft mit uncharakteristischer verstärkter Ermüdbarkeit beginnt, treten später spezifische belastungsabhängige Lähmungen hinzu. Diese betreffen bei der **okulären Myasthenie** nur die Augenmuskulatur, bei der **generalisierten Myasthenie** sind andere Anteile der quergestreiften Muskulatur wie die Extremitätenmuskulatur, die Kaumuskulatur, die mimische Muskulatur und die Atemmuskulatur betroffen.

Anhand des Alters der Patienten erfolgt die Unterscheidung zwischen der früh beginnenden Myasthenie (Alter < 50 Jahre) und später beginnenden Myasthenie (Alter > 50 Jahre). Während bei der **früh beginnenden Myasthenie** Frauen häufiger betroffen sind und im Thymus die follikuläre Hyperplasie im Vordergrund steht, betrifft die **später beginnende Myasthenie** häufiger männliche Patienten und die pathologische Untersuchung des Thymus zeigt vorwiegend eine Involution. Weitere seltene Formen der generalisierten Myasthenie sind die Thymomassoziierte Myasthenie und die Anti-MuSK-Antikörper-positive Myasthenie.

2. Pathophysiologie

Bei der Myasthenia gravis handelt es sich um eine Autoimmunerkrankung, bei der es zur Bildung von **Antikörpern** gegen Proteine der Endplatte der quergestreiften Muskulatur kommt. Am häufigsten sind diese Antikörper gegen den nikotinergen, postsynaptischen **Acetylcholinrezeptor** gerichtet. Eine wesentliche Rolle bei der Ausbildung dieser Autoantikörper spielt dabei der Thymus, der eine wichtige Funktion bei Reifungsvorgängen von Lymphozyten innehat. Vermutlich kommt es im Thymus von Patienten mit Myasthenia gravis zu einer Expression von Acetylcholinrezeptoren, die von Lymphozyten als Antigen erkannt werden und die ihrerseits zur Bildung von Autoantikörpern gegen den Acetylcholinrezeptor führen. Aufgrund dieser Antikörper kommt es zu strukturellen Veränderungen der motorischen Endplatte und einer verminderten Anzahl der Acetylcholinrezeptoren. Eine weitere Rolle könnte eine Kompetition der Antikörper mit Acetylcholin um die Bindung an den Rezeptor spielen. Die verminderte Anzahl an Acetylcholinrezeptoren bzw. die reduzierte Bindungsfähigkeit von Acetylcholin kann funktionell zunächst durch erhöhte Freisetzung von Acetylcholin aus der präsynaptischen Nerventerminale kompensiert werden (➤ Abb. 40.1). Bei wiederholter Belastung ist die Menge an freisetzbarem Acetylcholin präsynaptisch erschöpft, und es kommt zu einer verminderten Aktivierung der postsynaptischen Muskelzelle. Dadurch tritt die belastungsabhängige Schwäche der quergestreiften Muskulatur in Erscheinung.

3. Klinische Untersuchungen

Die erhöhte muskuläre Ermüdbarkeit bei Belastung ist mittels des **Simpson-Tests** nachweisbar. Dabei wird der Patient gebeten, 2 min nach oben zu blicken. Bei okulärer Beteiligung der Myasthenie kommt es zu einer ein- oder beidseitigen Ptose. Mittels des **Besinger-Scores** wird die belastungsabhängige Muskelschwäche der verschiedenen Muskelgruppen quantifiziert (Armvorhalteversuch, Beinhalteversuch, Kopfhalteversuch, Vitalkapazität, Kau- und Schluckfunktion, faziale Muskulatur, Simpson-Test).

Beim **Tensilon-Test** wird intravenös der Acetylcholinesterase-Inhibitor Edrophonium gegeben: Bei einer Myasthenia gravis kommt es zu einer prompten, vorübergehenden Besserung der klinischen Symptomatik. Aufgrund möglicher bradykarder Nebenwirkungen sollte der Tensilon-Test unter Monitorüberwachung und Bereithaltung von Atropin erfolgen!

4. Diagnostik

In der **Neurografie** ist bei der Myasthenia gravis durch repetitive 3-Hz-Stimulation ein Abfall der Muskelaktionspotenziale nachweisbar (Dekrement) (➤ Abb. 63.1). Dieses ist Ausdruck der erhöhten muskulären Erschöpfbarkeit. (Beim Lambert-Eaton-Syndrom kommt es nach repetitiver Stimulation zunächst zu einem Inkrement.)

Weiterhin sollten **Acetylcholinrezeptor-Antikörper** bestimmt werden. Bei generalisierter Myasthenie können bei ca. 90 % der Patienten diese Antikörper nachgewiesen werden und beweisen die Myasthenia gravis. Bei isolierter okulärer Myasthenie können bei ca. der Hälfte der Patienten jedoch keine Acetylcholinrezeptor-Antikörper detektiert werden.

Anstatt der Acetylcholinrezeptor-Antikörper können bei ca. 5 % der Patienten mit generalisierter Myasthenia gravis Antikörper gegen die muskelspezifische Tyrosinkinase nachgewiesen werden **(Anti-MuSK-Antikörper).** In einer **Thorax-CT-Untersuchung** ist der Nachweis einer möglichen Thymusveränderung im Sinne einer Thymushyperplasie und eines Thymoms möglich.

Selten ist die myasthene Symptomatik durch ein paraneoplastisches **Lambert-Eaton-Syndrom** verursacht, bei dem spezifische Antikörper gegen präsynaptische Kalzium-Kanalproteine (Voltage-gated Kalzium Channels, VGCC) nachgewiesen werden können.

5. Therapie

Die Therapie der Myasthenie beruht auf drei Komponenten:

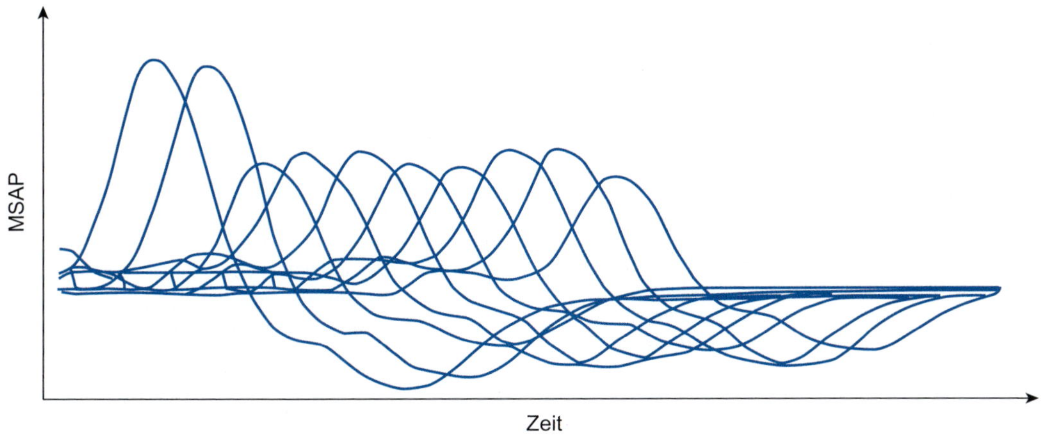

Abb. 63.1 Es ist ein Abfall der Amplituden der motorischen Summenaktionspotenziale vom ersten zum zehnten Reiz hin bei repetitiver Stimulation nachweisbar (Dekrement). [M1478/L143]

- Mittels **Acetylcholinesterase-Inhibitoren** kommt es zur Erhöhung der synaptischen Acetylcholin-Konzentrationen und damit zu einer Zunahme der Muskelkraft. Zum Einsatz kommen vor allem Pyridostigmin und Neostigmin.
- Im Verlauf wird zusätzlich eine **immunsuppressive Behandlung** notwendig, um die Antikörper-Produktion und die Zerstörung der muskulären Endplatte zu hemmen. Zunächst erfolgt die Behandlung mit einem Kortikosteroid, wie Prednisolon, unter der es allerdings bei einigen Patienten anfangs zu einer vorübergehenden Zunahme der myasthenen Symptomatik kommt. Deshalb sollte die Eindosierung langsam und ggf. unter stationären Bedingungen erfolgen. Im Weiteren erfolgt die längerfristige kortikoidsparende Immunsuppression mit beispielsweise Azathioprin, sodass die Steroide langsam ausgeschlichen werden können. Alternativ zu Azathioprin können andere Immunsuppressiva wie Ciclosporin A oder Mycophenolat-Mofetil eingesetzt werden. Bei therapierefraktärer generalisierter Myasthenie können außerdem gegen das C5-Komplement-Protein gerichtete Antikörper (Eculizumab, Ravulizumab) zum Einsatz kommen. Ein weiterer neuartiger Ansatz bei therapierefraktärer Myasthenie ist die Blockade des „neonatalen Fc-Rezeptors (FcRn)" durch Efgartigimod bzw. Rozanolixizumab, wodurch es zu einem vermehrten Abbau von Antikörpern (einschließlich Autoantikörpern) kommt.
- Bei Patienten unter ca. 65 Jahren und Nachweis von Acetylcholinrezeptor-Antikörpern ist außerdem die **Thymektomie** indiziert. Dadurch kommt es längerfristig zu einer Verbesserung der klinischen Symptomatik und es ist die Einsparung von Steroiden und Immunsuppressiva erreichbar. Die Thymektomie ist ein elektiver Eingriff und sollte erst erfolgen, wenn die Myasthenie medikamentös stabil eingestellt ist. Hingegen ist die Thymektomie bei Myasthenie-Patienten, bei denen keine Acetylcholinrezeptor-Antikörper nachgewiesen werden können, vermutlich nicht wirksam. Bei bildgebendem Nachweis eines Thymoms sollte dieses immer operativ entfernt werden, da Thymome lokal infiltrierend und bei Entartung metastatisch wachsen können.

MERKE

Die myasthene Symptomatik kann durch manche Medikamente, wie beispielsweise Aminoglykoside, Muskelrelaxanzien und Betablocker, bis hin zu einer myasthenen Krise verstärkt werden. Diese Medikamente sollten deshalb nicht bzw. nur mit Vorsicht eingesetzt werden.

6. Spezielle Behandlungssituationen

Myasthene Krise

Diese ist Ausdruck einer akuten Krankheitsexazerbation, beispielsweise durch Absetzen der Medikation oder im Rahmen eines Infekts. Es besteht eine allgemeine Schwäche der gesamten quergestreiften Muskulatur, die insbesondere aufgrund der respiratorischen Insuffizienz zu einem lebensbedrohlichen Zustand führen kann. Therapeutisch erfolgt zum einen die intravenöse Behandlung mit Acetylcholinesterase-Inhibitoren. Zusätzlich ist zur Krisenintervention neben intravenösen Glukokortikoiden die Plasmapherese bzw. die intravenöse Gabe von Immunglobulinen effektiv.

Cholinerge Krise

Diese ist demgegenüber durch Überdosierung der cholinergen Medikation verursacht. Ähnlich der myasthenen Krise besteht eine Schwäche der gesamten Muskulatur. Abgrenzbar ist sie von dieser durch die Symptome der cholinergen Medikation, wie Miosis, Bradykardie und Hypersalivation. Die Unterscheidung ist aufgrund der gegensätzlichen Behandlung wichtig: Bei cholinerger Krise werden die cholinergen Medikamente pausiert, gegen die muskarinartige Symptomatik ist Atropin wirksam. Zusätzlich ist wie bei der myasthenen Krise die intensivmedizinische Überwachung der Patienten notwendig.

ZUSAMMENFASSUNG

Die **Myasthenia gravis** ist durch die belastungsabhängige Schwäche der quergestreiften Muskulatur gekennzeichnet. Charakteristisch ist das Vorhandensein von Antikörpern gegen Acetylcholinrezeptoren der motorischen Endplatte. Mittels Neurografie ist der Nachweis der erhöhten Ermüdbarkeit in Form eines Dekrements bei repetitiver Stimulation möglich. Therapeutisch werden Acetylcholinesterase-Inhibitoren, Immunsuppressiva und die Thymektomie eingesetzt. Bei krisenhafter Verschlechterung sind außerdem die Plasmapherese oder intravenös verabreichte Immunglobuline wirksam.

WAS WÄRE, WENN ...

- ... keine Doppelbilder bestünden und die Muskulatur schmerzhaft wäre?
  - In diesem Falle müsste an das Vorliegen einer Polymyalgia rheumatica gedacht werden.
- ... die Doppelbilder abrupt aufgetreten wären?
  - Bei plötzlichem Auftreten ist zunächst immer an einen ischämischen Schlaganfall zu denken und die entsprechende Diagnostik einzuleiten.
- ... Doppelbilder mit unilateraler Pupillenstörung vorhanden wären?
  - Bei Ptose und Miosis müssen die Differenzialdiagnosen des Horner-Syndroms beachtet werden, bei Ptose und Mydriasis sollte an eine Okulomotoriusparese gedacht werden.

64

Tremor, Vigilanzminderung und Dysarthrie

Simone van de Loo

Anamnese

Es stellt sich eine 43-jährige Patientin in Ihrer Praxis vor, da sie seit einigen Wochen unter einem zunehmenden Zittern der Hände, starker Müdigkeit und Schlappheit leide. Sie sei insgesamt auch leicht reizbar und in gedrückter Stimmung. Die Patientin ist alleinerziehend, hat zwei Kinder im Alter von 8 und 6 Jahren und ist berufstätig im Schichtdienst. Im Betrieb sei sie angesprochen worden, ob alles in Ordnung sei, da sie wohl unkonzentriert sei und häufiger Fehler mache. Dabei arbeite sie schon seit Jahren in der Firma in der Warenverpackung und kenne die Abläufe wie im Schlaf. Zuletzt habe eine gute Freundin sie angesprochen, ob sie denn ein Alkoholproblem habe, da sie irgendwie wackelig wirke und undeutlich gesprochen habe. Die Patientin nimmt keine Medikamente ein, ging bisher eher selten zum Arzt und war noch nie ernsthaft krank. Sie lebt seit 2 Jahren vom Ehemann getrennt, dieser hatte ein Alkoholproblem. Außer einem Nikotinabusus keine weiteren relevanten Informationen.

Untersuchungsbefund

Patientin psychomotorisch verlangsamt. Diskrete Dysarthrie, könnte noch Dialekt sein. Wirkt müde und desinteressiert. Im Bereich der Hirnnerven so weit regelrechter Befund. Keine manifesten Paresen. Muskeleigenreflexe seitengleich mittellebhaft erhältlich. Keine Pyramidenbahnzeichen. Irregulärer negativer Tremor der Hände beidseits (Asterixis). Kein Rigor. Zeigeversuche ausreichend sicher. Stand sicher. Gangbild leicht unsicher, breitbasig. Romberg mit ungerichteter Fallneigung. Keine Sensibilitätsstörung. Stimmung insgesamt niedergedrückt.

1. **Welche Zusatzdiagnostik veranlassen Sie?**

2. **Beschreiben Sie das EEG! Welche Besonderheit fällt Ihnen auf?**

3. **Benennen Sie die verschiedenen Stadien der Erkrankung!**

4. **Welche Ursachen gibt es?**

5. **Wie behandeln Sie im konkreten Fall und allgemein?**

6. **Was sind Geschäfts- und Einwilligungsfähigkeit?**

1. Diagnostik

Um die Ursache eindeutig klären zu können, veranlassen Sie weitere Diagnostik:

Routinelabor: Folgen des Alkoholkonsums mit Transaminasenerhöhung, Elektrolytverschiebungen, Gerinnungsstörungen; Hepatitis-Serologie und ggf. HIV-Test, Ammoniak-Bestimmung (gekühltes Röhrchen).

Zerebrale Bildgebung (CCT oder cMRT): Ausschluss ischämischer, hämorrhagischer oder neoplastischer Veränderungen.

EEG (➤ Abb. 64.1): Ausschluss epilepsietypischer Veränderungen, Nachweis enzephalopathischer Muster.

2. EEG-Befund

Das EEG zeigt ein mittelgradig allgemein verändertes Ruhe-EEG im verlangsamten Theta-Rhythmus (5 / s) mit Nachweis bilateraler triphasischer Wellen (➤ Abb. 64.1).

Triphasische Wellen sind Wellenkomplexe mit einer initial negativen, dann deutlich positiven und dann wieder negativen Auslenkung, welche einzeln oder repetitiv als wiederholt hintereinander in Komplexen auftreten können. Der Potenzialverlauf imponiert V-förmig.

Zusammen mit dem Labor und dem vorliegenden EEG-Befund vermuten die Kollegen der Klinik eine **hepatische Enzephalopathie Stadium 1** (➤ Tab. 64.1).

3. West-Haven-Kriterien

Die Diagnose erfolgt maßgeblich auf dem klinischen Befund, der Ammoniakwert korreliert nicht zuverlässig mit dem neurologischen Befund. Man unterscheidet fünf Stadien der hepatischen Enzephalopathie (➤ Tab. 64.1).

4. Ätiologie

Die hepatische Enzephalopathie ist eine potenziell reversible, akute oder chronische globale Störung der Hirnfunktion, welche infolge einer **Lebererkrankung** auftritt. Häufigste Ursache hierfür sind die **Leberzirrhose** oder das **akute Leberversagen.** Bei Kindern muss ebenfalls an das **Reye-Syndrom** gedacht werden, welches bis zum Alter von 12 Jahren bei Virusinfekten und Verwendung von Salicylaten als Multisystemerkrankung auftreten kann. Als auslösende Faktoren beim Erwachsenen sind neben Alkohol und Medikamenten (Sedativa, Analgetika, Inhalations-

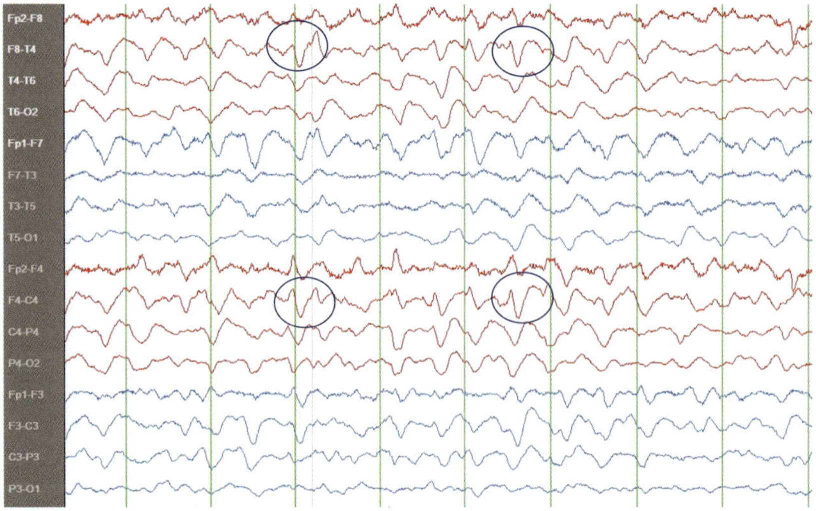

Abb. 64.1 EEG einer Patientin mit hepatischer Enzephalopathie mit bilateral auftretenden, höheramplitudigen, triphasischen Abläufen (Kreise; jeweils dreimalig die gedachte Nulllinie der Kurven überschreitend), die pathognomonisch für metabolische Enzephalopathien sind, nicht jedoch sehr spezifisch. [P618]

Tab. 64.1 West-Haven-Kriterien

Symptom	Stadium 0	Stadium 1	Stadium 2	Stadium 3	Stadium 4
Psychischer Befund	Unauffällig	Unkonzentriert, ängstlich, euphorisch	Antriebsstörung, Wesensänderung	Somnolenz, Sopor, Desorientiertheit	Komatös
Asterixis / „flapping tremor"	Nicht vorhanden	Selten	Irregulär	Häufig	Ständig
EEG-Grundrhythmus	Normal	7–8 / s	5–7 / s	3–5 / s	< 3 / s
Ammoniakspiegel arteriell (nüchtern)	< 150 µg / dl	< 151–200 µg / dl	201–250 µg / dl	251–300 µg / dl	> 300 µg / dl

anästhetika, Diuretika) gastrointestinale Blutungen, Infektionen (u. a. Hepatitis B, C), erhöhte Proteinzufuhr (Diäten), Obstipation, Niereninsuffizienz, Exsikkose und Störungen des Elektrolythaushalts zu nennen.
Im konkreten Fall könnte die Patientin durch einen Hinweis bezüglich einer Diät auch eine alternative Erklärung liefern. Wenn sie sich seit Wochen hauptsächlich von Proteinshakes ernährte, um schnell an Gewicht zu verlieren, könnte auch dies zu einem vermehrten Abbau von Muskelmasse führen, infolgedessen die Harnsäure ansteigt. Weiterhin werden Niere und Leber vermehrt belastet, wodurch sich Ammoniak anreichern kann und nicht suffizient ausgeschieden wird.

5. Therapie

Ziele der Therapie sind:

1. **Beseitigung von auslösenden Faktoren:** Behandlung von Infektionen, Beseitigung von Noxen, Korrektur einer Elektrolytentgleisung.
2. **Beschränkung der Proteinzufuhr** durch eine proteinarme Diät (20–30 g / d) bis zur Besserung der klinischen Symptomatik mit anschließender weiterer Diät mit reduziertem Eiweißanteil (ca. 1–1,2 g / kg KG / d und vorwiegend pflanzlichen Proteinen).
3. **Ausreichende Kalorienzufuhr** durch Kohlenhydrate und Fette (mindestens 1.600 kcal / d) mit Zusatz von Folsäure (1 mg / d) und Vitamin K (10 mg / d).
4. **Magen-Darm-Reinigung** zur Vermeidung der Resorption von Stickstoffen über den Darm:
   - Lactulose 15–30 ml / Tag nicht länger als 6 Monate.
   - Probiotika zur Optimierung der Darmflora.
   - Nicht resorbierbare Antibiotika zur Verbesserung der Lebensqualität und Fahrtüchtigkeit, Rifaximin bzw. Neomycin inital 6–8 mg / d, bei Dauertherapie 2 mg / d. **Cave:** oto- und nephrotoxisch!
5. L-Ornithin-L-Aspartat (Hepa-Merz): 20–80 mg i. v. / d oder 3× 3.000–6.000 mg / d.
6. Flumazenil bei Patientin mit durch Leberzirrhose verursachter hepatischer Enzephalopathie.
7. Ultima Ratio: Lebertransplantation.

Prophylaktisch sollte bei Kindern auf Acetylsalicylsäure verzichtet werden und Risikopatienten sollten auf Ösophagusvarizen untersucht werden. Weiterhin beugen die Hepatitis-B-Impfung sowie eine proteinarme Ernährung mit ausreichender Versorgung an Folsäure und Vitamin K und Probiotika dem Auftreten einer hepatischen Enzephalopathie bei Risikopatienten vor. Letztlich ist ein regelmäßiger Stuhlgang anzustreben sowie der Verzicht auf auslösende Noxen zu empfehlen.

6. Geschäftsfähigkeit

Geschäftsfähigkeit bezeichnet die Fähigkeit, Willenserklärungen rechtsgültig abzugeben und entgegenzunehmen. Geschäftsfähig sind prinzipiell alle Personen, wobei man eine beschränkte und unbeschränkte Geschäftsfähigkeit unterscheidet. Personen zwischen dem 7. und 18. Lebensjahr sind beschränkt geschäftsfähig. Mit Erreichen der Volljährigkeit erlangt man die unbeschränkte Geschäftsfähigkeit. Sollte es durch eine psychische Krankheit, eine abnorme seelische Veranlagung, eine geistige Behinderung, eine Suchterkrankung oder eine andersartige Hirnschädigung zu einer Beeinträchtigung kommen, den freien Willen nicht mehr äußern zu können, liegt Geschäftsunfähigkeit vor. Diese kann auch vorübergehend sein, falls die zugrunde liegende Störung vorübergehend ist.

Einwilligungsfähig ist, wer Art, Bedeutung und Risiken der ärztlichen Maßnahme erfassen kann (BGH, Urteil vom 28.11.1957, 4 Str 525 / 57; BGH NJW 1972, 335; OLG Hamm FGPrax 1997, 64).

Wichtig ist, dass die Einwilligungsfähigkeit unabhängig von der Geschäftsfähigkeit ist. Die Einschätzung der Einwilligungsfähigkeit obliegt dem beurteilenden Arzt. Ist dieser der Meinung, dass der Patient nicht einwilligungsfähig ist, wird beim Betreuungsgericht ein Betreuer bestellt bzw. der Bevollmächtigte zurate gezogen. Sowohl Betreuer als auch Bevollmächtigter sind an die Patientenverfügung gebunden.

ZUSAMMENFASSUNG

Die **hepatische Enzephalopathie** ist eine in der Regel reversible, akute oder chronische globale Hirnfunktionsstörung infolge einer Leberfunktionsstörung. Ursächlich steht die Leberzirrhose (meist ethyltoxisch) im Vordergrund. Auch Medikamente, akute gastrointestinale Blutungen, Infektionen oder Mangelernährung können diese auslösen. Leitsymptom sind Vigilanzminderung, Psychosyndrome sowie Asterixis („flapping tremor"). Die Diagnose erfolgt klinisch und meist besteht keine Korrelation mit dem Serum-Ammoniak-Spiegel. Neben Beseitigung der auslösenden Faktoren wird mit ausreichender Kalorienzufuhr, Magen-Darm-Reinigung zur Vermeidung der Stickstoffaufnahme, L-Ornithin-L-Aspartat, Flumazenil sowie als Ultima Ratio mittels Lebertransplantation behandelt.

WAS WÄRE, WENN ...

- ... Sie die Patientin in die Klinik einweisen würden und diese dann dort kurz nach der Aufnahme verschwinden würde? Müssen Sie die Polizei einschalten?
  – Streng genommen müssen Sie die Polizei nicht einschalten, da die Patientin zwar müde, aber noch orientiert ist. Wahrscheinlich wird sie in den nächsten Tagen wieder vorstellig werden. Dann sollten Sie zeitnah das Thema der gesetzlichen Betreuung auch im Hinblick auf die weitere Versorgung der Kinder klären.

65

Brennende Schmerzen und Hypästhesie der Füße

Simone van de Loo

Anamnese

Ein 68-jähriger Patient berichtet, dass er seit einigen Monaten unter einer Gangunsicherheit sowie Taubheitsgefühlen beider Füße leide. Zudem komme es vor allem nachts zu brennenden Schmerzen der Füße. Seit einigen Wochen habe er ähnliche, aber nur leicht ausgeprägte Beschwerden an den Händen. Die Symptomatik störe ihn sehr. Er leide seit Jahren unter einem arteriellen Hypertonus und Diabetes mellitus. Bis vor 10 Jahren habe ein Nikotinabusus bestanden, Alkohol trinke er nicht.

Untersuchungsbefund

Patient wach und voll orientiert, im Bereich der Hirnnerven unauffälliger Befund. Keine manifesten oder latenten Paresen nachweisbar. Kein Tremor. Die Muskeleigenreflexe sind seitengleich mittellebhaft erhältlich, wobei der Achillessehnenreflex beidseits erloschen ist. Angabe von strumpf- bzw. handschuhförmigen Hypästhesien beider Beine und Hände. Pallhypästhesie beidseits, sonstige Sensibilität (Temperatur / Schmerz) regelrecht. Lagesinn gestört. Gangbild unsicher, leicht breitbasig.

1. Wie lautet die Verdachtsdiagnose?

2. Welche sensiblen Qualitäten können Sie untersuchen?

3. Welchen Befund erwarten Sie in der Elektroneurografie?

4. Welche weiteren zusatzdiagnostischen Untersuchungen sind erforderlich?

5. Welche Therapien stehen zur Verfügung?

6. Nach welchen Kriterien kann das vorliegende Erkrankungsbild eingeteilt werden?

1. Verdachtsdiagnose

Die Verdachtsdiagnose lautet **distal-symmetrische sensomotorische Polyneuropathie** der Arme und Beine bei insuffizient behandeltem **Diabetes mellitus.** Begründet werden kann die Vermutung anhand des klinischen Befunds mit bestehender, langsam progredienter symmetrischer sowie distal an den Beinen betonter sensibler Symptomatik (Kribbeln, Brennen). Weiterhin ist die strumpf- bzw. handschuhförmige Verteilung ein wegweisender Befund. Der weitere klinische Befund mit Nachweis einer beidseitigen Pallhypästhesie, erloschenen Achillessehnenreflexen und einer Gangunsicherheit stützt die Verdachtsdiagnose. Bei weiter fortgeschrittenen Befunden wären zudem Atrophien der kleinen Fuß- und Handmuskeln sowie eine Fußheberparese möglich. Im weiteren Verlauf können sich die Paresen auch auf die Unterschenkel und die obere Extremität ausdehnen. Unter trophischen Störungen der Haut und Nägel versteht man ein gestörtes Nagel- und / oder Haarwachstum sowie Hautfibrosierungen und Hyperkeratosen. Weiterhin kann es zu einer gestörten Schweißsekretion kommen.

2. Untersuchung

In der klinisch-neurologischen Untersuchung sollten folgende Qualitäten geprüft werden: Berührung, Temperatur, Schmerz, Tastsinn, Lagesinn, Vibrationsempfinden.

Hierbei umfasst die **epikritische Sensibilität** oder Feinwahrnehmung den feinen Tastsinn, also die Fähigkeit, räumlich benachbarte Reize voneinander zu unterscheiden und als einzelne Reize wahrzunehmen. Eine Untersuchung ist mittels der **Zwei-Punkte-Diskrimination** (zwei Nadelspitzen) möglich, als Schwellenwert wird der gerade noch wahrnehmbare Unterschied festgelegt. Auch das Vibrationsempfinden, die Pallästhesie, wird hier zugeordnet. Ihre Wahrnehmung erfolgt in den Vater-Pacini-Körperchen und sie wird mittels einer in Schwingung versetzten Stimmgabel, welche an knöcherne Fortsätze gehalten wird (Großzehengrundgelenk, Malleolus medialis, Tuberositas tibiae), untersucht. An der Stimmgabel befindet sich eine Skala von 0–8, an welcher die noch gerade wahrgenommene Vibration abgelesen werden kann (Werte unter 6 sind pathologisch). Eigenempfindungen des Körpers wie Lagesinn oder Anspannung von Muskeln und Sehnen werden auch als **propriozeptive Sensibilität** bezeichnet. Den Lagesinn kann man durch Bewegung der Großzehen (seitlich berühren) nach oben und unten untersuchen.

Unter der **protopathischen Sensibilität** werden Temperatur- und Schmerzempfinden zusammengefasst. Die Leitung erfolgt über den Tractus spinothalamicus, die Afferenzen kreuzen in der Commissura alba anterior auf Segmenthöhe nach kontralateral. Zur Untersuchung der Temperatur können Sprays oder metallische Gegenstände verwendet werden. Der grobe Tastsinn oder die Wahrnehmung von Berührung gehören ebenfalls in diese Gruppe.

3. Elektroneurografie

Die Basisdiagnostik bei Verdacht auf eine Polyneuropathie umfasst eine ausführliche sensible und motorische Neurografie. Mittels dieser Methode kann der Funktionszustand des peripheren Nervensystems untersucht werden. Hierzu werden **Nervenleitungsgeschwindigkeit** sowie **Amplitude** und **distalmotorische Latenz** bestimmt. Das Grundprinzip besteht darin, dass ein peripherer Nerv an einem distalen sowie einem proximalen Punkt mittels eines kurzen elektrischen Stimulus gereizt wird. Es kommt zu einer Depolarisation, und man erhält jeweils ein Summenaktionspotenzial. Durch Bestimmung der Latenzen an den zwei verschiedenen Stellen kann man die Differenzzeit ermitteln. Der Abstand der beiden Punkte ist ebenfalls bekannt, womit man durch den Quotienten Abstand / Zeit die Nervenleitungsgeschwindigkeit erhält. Die Amplitude der Reizantwort erteilt eine Aussage über die Anzahl der stimulierten Nervenfasern.

In dem hier geschilderten Fall handelt es sich um eine **demyelinisierende Polyneuropathie.** Das bedeutet, dass es durch Untergang der Myelinscheiden zu einer verzögerten Reizweiterleitung kommt, welche sich in der Neurografie in einer verspäteten Reizantwort sowie einer verlangsamten Nervenleitungsgeschwindigkeit widerspiegelt. Demgegenüber stehen die axonalen Polyneuropathien, bei denen es zu einer Abnahme des Summenaktionspotenzials kommt. Sehr häufig liegen jedoch auch Mischformen vor, dann z. B. axonal-demyelinisierend (➤ Abb. 65.1).

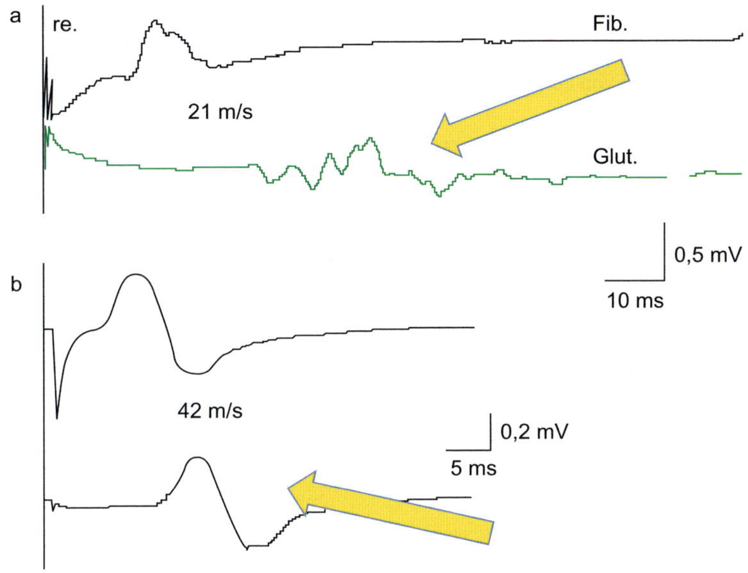

Abb. 65.1 Axonal-demyelinisierende Polyneuropathie [L138]

4. Weitere Zusatzdiagnostik

Die weitere Zusatzdiagnostik richtet sich nach den auszuschließenden Differenzialdiagnosen (metabolisch, entzündlich, paraneoplastisch, autoimmun bedingt). Zum Ausschluss einer proximalen peripheren bzw. zentralen Läsion können die evozierten Potenziale durchgeführt werden. Im Rahmen der weiteren Zusatzdiagnostik sind zahlreiche labordiagnostische Untersuchungen (Blutzuckerprofil, BSG, CRP, Blutbild, Leber- und Nierenwerte, Elektrolyte, CK, TSH, fT_3, fT_4) erforderlich. Weiterhin sollten eine Gammopathie (Immunfixation) sowie ein Vitamin-B_{12}- oder Folsäuremangel ausgeschlossen werden. Bei bestehender diagnostischer Unsicherheit können zusätzlich eine Liquorpunktion zum Ausschluss entzündlicher Genesen oder spezielle Laboruntersuchungen auf Hepatitis (Serologie), Vaskulitiden oder Kollagenosen und Sarkoidose erfolgen. Zudem kann eine Tumorsuche durchgeführt werden. Eine Nerven- und / oder Muskelbiopsie bzw. eine Hautbiopsie bei V. a. Small-Fiber-Polyneuropathie sollten nur bei unklaren Befunden vorgenommen werden.

5. Therapie

Neben der Behandlung der auslösenden Ursache (z. B. in diesem Fall die Optimierung der antidiabetischen Therapie) sollten weitere Auslöser so weit wie möglich vermieden und eine symptomatische Therapie der neuropathischen Schmerzen begonnen werden. Zur Verfügung stehen mehrere systemisch wirksame Medikamente:

- **Trizyklische Antidepressiva:** z. B. Amitriptylin retardiert zur Nacht; Imipramin.
- **Neuronale Natrium-Kanal-Blocker:** Carbamazepin retardiert.
- **Neuronale Kalzium-Kanal-Blocker:** Gabapentin, Pregabalin.
- **SSRI:** Paroxetin, Citalopram (beide off-label).
- **SSNRI:** Duloxetin, bei Therapieversagen auch Behandlung mit Opioiden möglich.
- Weiterhin stehen topische (Lidocain-Gel, Capsicain, Isosorbitdinitrat [ISDN]) sowie nichtmedikamentöse Behandlungsmethoden zur Verfügung (Physio- / Ergotherapie, Psychotherapie, Akupunktur).

6. Kriterien

Klassifikation der Polyneuropathien (➤ Tab. 65.1).
Häufige Ursachen von Polyneuropathien (➤ Tab. 65.2).

Tab. 65.1 Klassifikation der Polyneuropathien mittels Anamnese, Klinik und elektrophysiologischem Befund

Anamnese	▪ Manifestationsalter: kongenital, juvenil oder adult. ▪ Verlauf: akut, subakut oder chronisch. ▪ Hereditär oder nichthereditär. ▪ Schmerzhaft oder schmerzlos. ▪ Motorisch, sensibel, autonom (oder eine Kombination hieraus).
Klinik	▪ Lokalisation distal / distal betont, proximal / proximal betont, symmetrisch / asymmetrisch, bein- oder armbetont, kranial, fokal, multifokal oder diffus. ▪ Motorisch, sensibel, autonom (oder eine Kombination hieraus).
Elektrophysiologie	▪ Motorisch, sensibel, autonom (oder eine Kombination hieraus). ▪ Axonal oder demyelinisierend (Kombination auch möglich). ▪ Floride oder chronisch.

Tab. 65.2 Häufige Ursachen von Polyneuropathien

Vorwiegend motorisch	Guillain-Barré-Syndrom (GBS), Porphyrie, Diabetes mellitus, hereditäre motorisch-sensible Neuropathie (HMSN), multifokale motorische Neuropathie (MMN), medikamentös.
Vorwiegend sensibel	Diabetes mellitus, Vitamin-B_{12}-Mangel, Sprue, paraneoplastisch, toxisch / medikamentös.
Demyelinisierend	Entzündlich (GBS, chronische inflammatorische demyelinisierende Polyneuropathie [CIDP], MMN), hereditär (HMSN Typ I, III, IV), metabolisch (Diabetes mellitus, Urämie), medikamentös-toxisch (Amiodaron, Gold, Tacrolimus).
Axonal	Critical-illness-PNP, HMSN Typ II, Alkohol, medikamentös-toxisch.

ZUSAMMENFASSUNG

Die **diabetische Polyneuropathie** ist die häufigste Ursache einer Polyneuropathie. In der Regel kommt es etwa 8 Jahre nach Diagnose des Diabetes mellitus zum Auftreten der Symptome. Die Pathogenese ist nicht eindeutig geklärt. Wahrscheinlich handelt es sich um einen multifaktoriellen Prozess, bei dem einerseits eine vaskuläre Genese aufgrund ischämischer Nervenschädigungen (Vasa nervorum), eine metabolische Genese aufgrund des positiven Einflusses auf die Symptomatik nach Korrektur der Stoffwechselstörung sowie eine immunologische Genese bei Nachweis entzündlicher Infiltrate diskutiert wird. Die Polyneuropathien können in symmetrische und asymmetrische sowie demyelinisierende, axonale oder gemischte Formen unterschieden werden. Weiterhin ist eine Unterscheidung anhand des Verlaufs in akut (GBS) oder chronisch (CIDP) möglich. Die Therapie besteht in der Behandlung der auslösenden Faktoren sowie einer symptomatischen Therapie der neuropathischen Schmerzen.

WAS WÄRE, WENN …

- … der Patient einen Autounfall verursachen würde? Welche Gründe könnte es geben die Fahreignung zukünftig infrage zu stellen?
  – Wahrscheinlich wird ein verkehrsmedizinisches Gutachten erforderlich sein, in welchem der Diabetes mellitus, abhängig von der Schwere (u. a. Anzahl Hypoglykämien), der arterielle Hypertonus und auch die nachgewiesene Polyneuropathie in die Beurteilung einfließen. Allein bei bestehender Polyneuropathie kann es sein, dass das Führen eines Fahrzeugs nur unter bestimmten Auflagen erlaubt ist bzw. zum Entzug des Führerscheins führt – Letzteres z. B. wenn die PNP so schwer ist, dass davon auszugehen ist, dass die Pedal-Fuß-Koordination und Wahrnehmung relevant beeinträchtigt sind. Falls zudem eine analgetische Therapie besteht, ist zu hoffen, dass der Patient über mögliche Einschränkungen beim Führen von Fahrzeugen hingewiesen wurde.

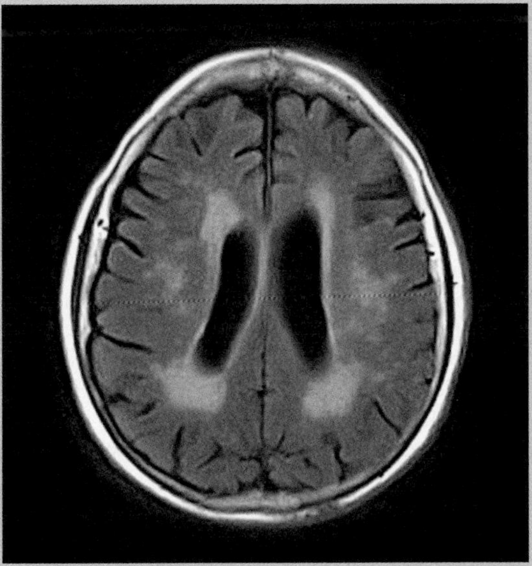

[M464]

Langsam progrediente Vergesslichkeit und Gangstörung

Simone van de Loo

Ein 65-jähriger adipöser Patient stellt sich vor. Er berichtet, seit 5 Jahren unter einer zunehmenden Vergesslichkeit zu leiden. Die Ehefrau gibt an, dass er insgesamt langsamer geworden sei. Sicherlich gebe es auch gute Tage, es gehe ihm jedoch insgesamt eher schlecht. Seit 3 Jahren leide er an einer Depression. Das Gehen falle ihm seit einigen Jahren ebenfalls schwerer. Er sei „krumm" geworden und ihm sei schwindelig. Als Vorerkrankungen sind ein seit 20 Jahren bestehender arterieller Hypertonus sowie ein Diabetes mellitus zu erwähnen. Ein niedergelassener Kollege habe etwas von „Parkinson" erzählt.

Untersuchungsbefund

Wacher, adipöser Patient. Patient wirkt psychomotorisch verlangsamt. Keine Aphasie. Keine Dysarthrie. Kein Meningismus. Im Bereich der Hirnnerven unauffälliger Befund. Keine manifesten/latenten Paresen. Kein Rigor. Kein Tremor. Muskeleigenreflexe seitengleich untermittellebhaft erhältlich, wobei der ASR (Achillessehnenreflex) beidseits ausgefallen ist. Keine Pyramidenbahnzeichen. Oberflächensensibilität bis auf Pallhypästhesie der Füße beidseits unauffällig. Zeigeversuche sicher. Stand sicher. Gangbild mit nach vorne geneigtem Oberkörper, kleinschrittig, breitbasig. Harninkontinenz.

1. **Wie lautet die Verdachtsdiagnose?**
2. **Beschreiben Sie den Befund der zerebralen Bildgebung (➤ Bild)!**
3. **Welche weiteren zusatzdiagnostischen Schritte leiten Sie ein?**
4. **Was beinhaltet die medikamentöse Therapie?**
5. **Wie unterscheidet sich diese Erkrankung von der Alzheimer-Demenz?**
6. **Was ist das CADASIL-Syndrom?**

1. Verdachtsdiagnose

Es bestehen berechtigte Gründe, die zuvor geäußerte Diagnose einer Parkinson-Erkrankung anzuzweifeln und dagegen eine vaskuläre Demenz bei zerebraler Mikroangiopathie zu vermuten. Vor allem die seit Jahren bestehenden vaskulären Risikofaktoren (Adipositas, arterielle Hypertonie, Diabetes mellitus) und die beklagte demenzielle Entwicklung sind hier wegweisend. Die klinische Symptomatik beschreibt zwar ein hypokinetisches Syndrom, allerdings finden sich klinisch nicht die erforderlichen Kardinalsymptome, nämlich Tremor, Rigor, Akinese und posturale Instabilität, welche die Diagnose eines Parkinson-Syndroms erfordern. Differenzialdiagnostisch sollte bei der beschriebenen Symptomatik aus der Trias Gangstörung, Harninkontinenz sowie kognitiven Defiziten jedoch auch an andere subkortikale Demenzformen (insbesondere einen Normaldruckhydrozephalus, NPH [➤ Fall 58]) gedacht werden. Die vaskulären Demenzen stellen nach der Alzheimer-Demenz die häufigste Demenzform dar. Wie in diesem Fall beschrieben, sind kardiovaskuläre Risikofaktoren, allen voran der arterielle Hypertonus, die relevanten disponierenden Faktoren. Die Diagnose fordert neben kognitiven Defiziten zerebrovaskuläre Störungen (TIA, Infarkte). Man unterscheidet:

- **Multiinfarktdemenz:** beruht auf der Summe der Effekte mehrerer Territorialinfarkte. Klinisch finden sich hier typischerweise kortikale Symptome wie Aphasie, Apraxie, Agnosie.
- **Strategische Infarkte:** Lokalisation vor allem im Thalamus, in den Basalganglien und im frontalen Marklager. Typische Klinik: Gedächtnisstörungen, konstruktive Apraxie, Benennstörungen.
- **Multiple lakunäre Infarkte (Status lacunaris):** typische Klinik: Apathie, psychomotorische Verlangsamung, Bradykinese, Orientierungsstörungen, Aufmerksamkeits- und Gedächtnisstörungen, Perseverationen.
- **Subkortikale arteriosklerotische Enzephalopathie, SAE (früher: Morbus Binswanger):** diffuse Marklagerveränderungen, typischerweise kombiniert mit lakunären Infarkten im Bereich des Hirnstamms, der Stammganglien und des Marklagers. Typische Klinik: Abulie, Inkontinenz, akinetisch-rigides Syndrom.

2. Diagnostik

Das zerebrale MRT des Patienten zeigt ausgeprägte hyperintense, teilweise konfluierende periventrikuläre Marklagerläsionen.

3. Zusatzdiagnostik

Aufgrund des Verdachts einer vaskulären Genese werden neben der zerebralen Bildgebung folgende Untersuchungen durchgeführt:

- Doppler- / Duplexsonografie der hirnversorgenden Gefäße: zumeist Nachweis einer Arteriosklerose mit multiplen Plaques, ggf. Stenosen.
- Labordiagnostik inklusive HbA_{1c}, Cholesterin, HDL, LDL.
- EEG: meist unspezifische Veränderungen.
- EKG / Langzeit-EKG: zur Detektion einer möglichen Herzrhythmusstörung (Vorhofflimmern) als kardiale Emboliequelle.
- Langzeit-RR-Messung: Ausmaß der Hypertonie.
- Neuropsychologische Testung: Erstellung des Demenzprofils.

4. Therapie

Im Fokus der Therapie steht die konsequente Einstellung der Risikofaktoren. Vor allem eine strikte Blutdruckeinstellung mit einem Mittelwert von 140 / 90 mmHg ist anzustreben. Bei vorliegendem Diabetes mellitus ist dieser ebenfalls gut einzustellen. Weiterhin ist eine Sekundärprophylaxe mit Acetylsalicylsäure (ASS) und einem Statin zu empfehlen. Zudem sollten die Patienten neben diätetischen Maßnahmen zur Reduktion des Körpergewichts, soweit dies je nach Ausprägung der klinischen Symptomatik möglich ist, zur Durchführung körperlicher Aktivität angehalten werden (Anbindung an Selbsthilfegruppen, Aktionen von Krankenkassen). Die zur Verfügung stehenden medikamentösen Therapien der Demenzen, vor allem die Anticholinergika, sind hier nicht zugelassen.

5. Alzheimer-Demenz

Die Alzheimer-Demenz ist die häufigste Demenzform. Sie gehört zur Gruppe der kortikalen Demenzen und zeichnet sich klinisch durch Gedächtnisstörungen, Sprachstörungen, Benennstörungen, Störungen des Neu- und Altgedächtnisses sowie eine visuell-räumliche Verarbeitung aus. Hierbei handelt es sich um Werkzeugleistungen. Im Gegenteil zu den subkortikalen Demenzen sind Persönlichkeit und Antrieb sowie Psychomotorik eher erhalten, weshalb diese Patienten allgemein weniger krank wirken als der Patient mit einer vaskulären Demenz (keine „gute Fassade"). Wesentlicher Unterschied ist natürlich die Pathogenese. Relevante disponierende Faktoren wie bei der vaskulären Demenz finden sich bei der Alzheimer-Demenz nicht (➤ Fall 61).

6. CADASIL-Syndrom

Die Abkürzung CADASIL steht für „cerebral autosomal dominant arteriopathy with subcortical infarcts and leukoencephalopathy". Es handelt sich um eine autosomal-dominant vererbte Erkrankung, der eine **generalisierte, nichtarteriosklerotische und nichtkongophile Angiopathie** zugrunde liegt. Ebenso gibt es, im Gegenteil zur vaskulären Demenz, keinen Zusammenhang mit einem arteriellen Hypertonus. Klinisch manifestiert sich die Erkrankung mit rezidivierenden subkortikalen Ischämien (TIA, Infarkte) sowie migräneartigen Kopfschmerzen. Im Verlauf können sich eine Pseudobulbärparalyse, spastische Tetraparese sowie ein demenzielles Syndrom ausbilden. Die Symptomatik beginnt meist vor dem 50. Lebensjahr, womit die Patienten jünger sind als die vaskulären Patienten. Die **Diagnose** beruht auf dem klinischen Befund, der positiven Familienanamnese sowie dem Ausschluss kardiovaskulärer Risikofaktoren. Gesichert werden kann die Diagnose mittels Mutationsnachweis aus einer Hautbiopsie. Man unterscheidet drei Stadien (I – III), welche sich an der Ausprägung der klinischen Symptomatik sowie dem Alter der Patienten orientieren.

Die klinische Manifestation sowie der bildgebende Befund ähneln sehr dem der vaskulären Demenz, weshalb dies die wichtigste Differenzialdiagnose ist. Wie bereits erwähnt, liegt der wesentliche Unterschied im Fehlen kardiovaskulärer Risikofaktoren. Zudem zeigt sich im Fall der CADASIL-Erkrankung eine bevorzugte und frühzeitige Affektion der temporalen Regionen in der MRT (➤ Abb. 66.1).

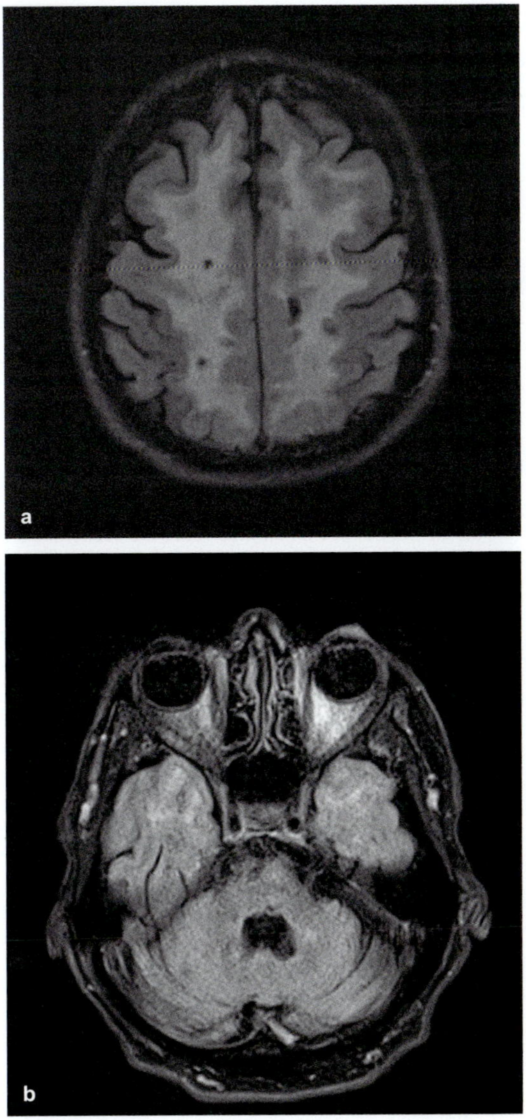

Abb. 66.1 cMRT mit axialer FLAIR-Wichtung eines 54-jährigen Patienten mit genetisch nachgewiesener CADASIL-Erkrankung: a) ausgedehnte, konfluierende Marklagerläsionen mit vereinzelten Defekten durch kleinere ältere Einblutungen. b) Mitbeteiligung der Temporallappen inklusive der Temporalpole. [T953-001]

Um zu dem hier beschriebenen Fall zurückzukommen: Wurde wirklich alles bedacht? Ja, es wurde alles bedacht. Da der Patient seit vielen Jahren an kardiovaskulären Risikofaktoren litt und zudem nicht über migränöse Kopfschmerzen klagt, ist das Vorliegen einer CADASIL-Erkrankung klinisch sehr unwahrscheinlich, wenngleich der bildgebende Befund dies ebenfalls vermuten lassen könnte.

ZUSAMMENFASSUNG

Die **vaskulären Demenzen** bezeichnen auf dem Boden von zerebrovaskulären Erkrankungen hervorgerufene Hirnschäden, welche mit einem demenziellen Syndrom einhergehen. Disponierende Faktoren sind ein über Jahre nicht diagnostizierter bzw. nicht oder insuffizient behandelter arterieller Hypertonus, Adipositas sowie ein Diabetes mellitus. Man unterscheidet verschiedene Formen, zu denen der Morbus Binswanger oder die subkortikale arteriosklerotische Enzephalopathie gehören. Klinisch finden sich neben einem demenziellen Syndrom im Sinne einer subkortikalen Demenz ein akinetisch-rigides Syndrom sowie eine Harninkontinenz. Ziele der Therapie sind die optimale Einstellung und Vermeidung der kardiovaskulären Risikofaktoren. Differenzialdiagnostisch ist neben einem Parkinson-Syndrom insbesondere eine Alzheimer-Demenz auszuschließen.

WAS WÄRE, WENN ...

- ... im Rahmen der Zusatzdiagnostik beidseitige Hygrome auffallen würden? Wie würde dies die Therapie beeinflussen?
  - Bei Nachweis von Hygromen – chronischen Subduralhämatomen – sowie zudem bestehender Gangstörung könnte man sich gegen eine Thrombozytenaggregationshemmung entscheiden, welche im Rahmen der Sekundärprophylaxe ja indiziert wäre. Hier ist es jedoch wie so oft im klinischen Alltag eine Risiko-Nutzen-Abwägung. Somit verordnen Sie ASS 100 mg täglich, weisen explizit auf das Blutungsrisiko hin und empfehlen zudem regelmäßige Ergo- und Physiotherapie zur Sturzprophylaxe.

Akute Dysarthrie und Gangstörung

Christian Henke

Anamnese

Samstag in der Notaufnahme wird Ihnen ein 43-jähriger Patient mit Verdacht auf einen Schlaganfall vom Rettungsdienst vorgestellt. Passanten haben den Rettungsdienst alarmiert, nachdem der Mann durch verworrenes und verwaschenes Sprechen sowie ein unsicheres Gangbild auffällig geworden ist. Ihre Anamnese gestaltet sich schwer, da der Patient zum Teil nicht antwortet und zum Teil ungehalten reagiert.

Der Patient kann berichten, dass er mit Freunden in der Stammkneipe ein paar Bier getrunken habe und sich das Bundesligaspiel angeschaut habe. Nach genauerem Nachfragen können Sie erfahren, dass es ungefähr 5–6 Gläser Bier gewesen seien sowie einige kleine Gläser Schnaps. Während Ihrer Anamnese erbricht der Patient zweimalig, sodass Sie die Anamnese abbrechen müssen.

Im Verlauf trifft die Lebenspartnerin des Patienten ein. Fremdanamnestisch berichtet diese, dass der Patient gewöhnlich Alkohol gut vertrage. Beide tränken zum Feierabend 1–2 Bier sowie am Wochenende auch mehr, wenn sie sich in „netter Gesellschaft" mit ihren Freunden befinden würden. Weitere Erkrankungen seien nicht bekannt, beide seien jedoch auch keine „Arztgänger" und hätten auch keinen Hausarzt. Keine Dauermedikation.

Untersuchungsbefund

43-jähriger Patient. Wach, zur Person gut orientiert, zeitlich, situativ und örtlich unscharf orientiert, keine Aphasie, leichte Dysarthrie, kein Meningismus, Hirnnervenstatus ohne pathologischen Befund, keine latenten oder manifesten Paresen der oberen und unteren Extremitäten, Finger-Nase-Versuch bds. dysmetrisch, Knie-Hacke-Versuch wird bds. abgebrochen und nicht durchgeführt. Muskeleigenreflexe an oberen und unteren Extremitäten seitengleich lebhaft, keine Pyramidenbahnzeichen, kein Defizit der Oberflächensensibilität, Stand unsicher mit pathologischem Romberg-Stehversuch mit ungerichteter Fallneigung, Gangbild unsicher, breitbasig.

Blutdruck 150/90 mmHg, Puls 88/min, BZ 82 mmol/l, Atemalkohol 2,2 Promille.

1. **Welche Verdachtsdiagnose haben Sie und welche Stadien kennen Sie?**
2. **Welche weitere Diagnostik und ggf. Therapie leiten Sie ein?**
3. **Wann ist eine stationäre Aufnahme indiziert? Welche Maßnahmen müssen hierfür ergriffen werden?**
4. **Welche Komplikationen kennen Sie?**
5. **Was können Sie zum Alkoholentzugssyndrom sagen?**
6. **Was macht einen qualifizierten Alkoholentzug aus?**

1. Verdachtsdiagnose und Stadien

Die Aufnahme größerer Mengen Alkohol führt zu einer **Alkoholintoxikation.** Hierbei ist der Schweregrad der Intoxikation nicht nur von der Menge des Alkohols abhängig, sondern auch von der Resorptionsgeschwindigkeit, dem Körpergewicht (Verteilungsvolumen) sowie der Gewöhnung an den Alkohol.

Die Einteilung erfolgt in vier Stadien (➤ Tab. 67.1). Die jeweilig angegebenen Blutalkoholspiegel gelten für Patienten ohne eine Alkoholabhängigkeit. Bei schwer alkoholkranken Patienten besteht hier zum Teil eine Adaptation, sodass bei einem Blutalkohol des Stadiums III – IV mildere Symptome auftreten können.

2. Diagnostik und Akuttherapie

Ausführliche Eigen- und Fremdanamnese zur Beurteilung einer eventuell vorliegenden Alkoholerkrankung. Die Patienten neigen hierbei meist zu Bagatellisierung oder Verleugnung. Eine ausführliche internistische und neurologische Untersuchung ist obligat, um eventuelle Folgeerkrankungen durch chronischen Alkoholkonsum zu differenzieren.

Klinische Untersuchung:

- Foetor alcoholicus.
- Typische Hautveränderungen (z. b. Palmarerythem, Psoriasis, Nagelveränderungen, ödematöses Gesicht mit Teleangiektasien, Rhinophym).
- Tremor der Hände.
- Typischer Habitus („Bierbauch" im Kontrast zur Atrophie der Schulter- und Beinmuskulatur).
- Gangunsicherheit mit breitbasigem Gangbild.
- Vegetative Symptomatik (gastrointestinale Beschwerden, Appetitmangel).
- Verminderte Leistungsfähigkeit, reduzierter Allgemeinzustand.

Als akute **laborchemische Diagnostik** in der zentralen Notaufnahme sind notwendig:

- Atem- und Blutalkoholspiegel.
- Blutzuckerspiegel.
- Elektrolytbestimmung.
- Ggf. Blutgasanalyse.
- Drogenscreening (Mischintoxikation!).

Der durchschnittliche Alkoholabbau liegt bei 0,13 Promille / h. Weder die Gabe von Medikamenten noch

Tab. 67.1 Stadien der Alkoholintoxikation

Stadium	Blutalkohol	Symptome
I Euphorisches Stadium	0,5–1,0 Promille	**Psychopathologische Symptome:** ▪ Hebung der Stimmung und des Selbstwertgefühls ▪ Vermehrter Rededrang **Somatische Symptome:** ▪ Hypoglykämie
II Erregungsstadium	1,0–2,0 Promille	**Psychopathologische Symptome:** ▪ Denkstörung ▪ Enthemmung ▪ Aggressivität („Alkoholfahrten, Wirtshausschlägereien") **Neurologische Symptome:** ▪ Zerebellare Intoxikation (Gangstörungen, Doppelbilder) ▪ Verminderte Schmerzempfindung
III Narkotisches Stadium	2,0–3,0 Promille	▪ Bewusstseinstrübung ▪ Fehlende Spontaneität ▪ Analgesie ▪ Hypothermie
IV Komatöses Stadium	4,0–6,0 Promille	▪ Koma ▪ Erloschene Schutzreflexe ▪ Störung der zentralen Herz-, Kreislauf- und Atemregulation **Cave:** Akute Lebensgefahr!

andere Maßnahmen können dies beschleunigen. Das weitere diagnostische und das folgende therapeutische Vorgehen geschehen in Abhängigkeit von dem Stadium der Intoxikation.

Stadium I:

- Keine weitere Diagnostik, ggf. Entlassung des Patienten in Begleitung eines Angehörigen.
- Weitere Aufnahmeindikationen siehe Frage 3.

Stadium II – IV:

- Engmaschige Überwachung der Vitalparameter (z. b. Alkoholentzugssymptombogen, AESB, AWS) (➤ Tab. 67.2).
- Ggf. Therapie bei Mischintoxikationen (Aktivkohle, Antagonisten).
- Ggf. Rehydratation.
- Bei Bewusstseinsstörungen weitere intensivmedizinische Maßnahmen mit Sicherung der Atemwege.

MERKE

Wichtig ist es, die zum Teil verzögerte Resorptionszeit (bis zu 40 min) zu bedenken, aufgrund derer Patienten erst im Verlauf vital bedrohliche Symptome entwickeln können!

3. Stationäre Behandlung

Bei leichter Alkoholintoxikation (Stadium 1) kann nach Ausnüchterung die Entlassung in Begleitung

Tab. 67.2 AESB für Alkoholüberwachung [H556-001]

	A-Score			B-Score
	RR < 30 J	**RR 30–60 J**	**RR > 60 J**	**Ruhepuls**
0	Bis 120/80	Bis 130/85	Bis 140/90	< 92/min
1	Bis 135/90	Bis 145/95	Bis 155/100	92–103/min
2	Bis 150/96	Bis 160/100	Bis 170/105	104–115/min
3	Bis 160/100	Bis 170/105	Bis 180/110	116–127/min
4	> 160/100	> 170/105	> 180/110	> 127/min

	C-Score						
	3. Tremor	**4. Schwitzen**	**5. Ängstlichkeit**	**6. Psychomotorische Unruhe**	**7. Orientierung**	**8. Trugwahrnehmung/Halluzination**	**9. Krampfanfall**
0	Kein Tremor	Kein Schwitzen	Keine Ängstlichkeit oder Nervosität	Ruhig	Voll orientiert	Keine	Keine in der Vorgeschichte
1	Fingertremor bei ausgestreckten Fingern	Warme, feuchte Hände	Leichte Ängstlichkeit oder Nervosität	Zappelig, leichte Unruhe oder Anspannung	Zur Zeit unscharf (max. 2 Tage)	Wahrnehmungsverschärfung	Einmalig in der Vorgeschichte
2	Händetremor bei ausgestreckten Händen	Umschriebene Schweißperlen	Mäßige oder spontan geäußerte Angst	Mäßige Bewegungsunruhe, nesteln	Zur Zeit nicht orientiert	Vorübergehende Verkennungen, noch korrigierbar	Wiederholt in der Vorgeschichte
3	Deutlicher Ruhetremor der Finger und Hände	Ganzer Körper feucht	Schwere Ängstlichkeit/Nervosität	Dauernde Bewegungsunruhe, Umherlaufen	Zu Ort und Situation unscharf, zur Zeit nicht	Eindeutige, aber noch fluktuierende Halluzination	Ein GM in den letzten 3 Tagen
4	Ruhetremor von Armen, Beinen und Händen	Passives Schwitzen	Massive, panikartige Angstzustände	Massive Erregtheit	Nur zur Person orientiert	Länger dauernde Halluzination, nicht distanzierbar	Ein GM in den letzten 2 Tagen

eines Angehörigen erfolgen. Für Patienten mit bekannter Alkoholerkrankung und bestehendem Entgiftungswunsch kann eine Kontaktaufnahme in der zuständigen psychiatrischen Abteilung zur stationären Weiterbehandlung oder Terminvergabe zur stationären Entgiftung erfolgen.

Besteht in diesem Stadium bereits durch einen Erregungszustand der Verdacht auf eine Eigen- oder Fremdgefährdung, sollte die unfreiwillige stationäre Aufnahme nach aktueller Gesetzesgrundlage angestrebt werden (§1906 BGB, Psych-KG der einzelnen Bundesländer).

Alkoholintoxikationen im Stadium II – IV benötigen weitere stationäre Behandlung.

4. Komplikationen

Die vital bedrohlichste Komplikation ist der **Ausfall der Schutzreflexe** (Stadium 4). Hierbei kann es bei Störung der Herz-Kreislauf- und Atemfunktion zu Aspiration sowie zu letal bedrohlichem Herz-Kreislauf-Versagen kommen.

Patienten ab Stadium 3 der Alkoholintoxikation benötigen eine strenge Überwachung der Vitalparameter und sind im Stadium 4 intensivpflichtig.

Weitere Komplikationen sind Stoffwechselentgleisungen (Hypoglykämie, Dehydratation, Elektrolytstörungen), epileptische Anfälle, Hypothermie, Prädelir und Delir (➤ Fall 39).

5. Alkoholentzugssyndrom

Das Alkoholentzugssyndrom entwickelt sein Maximum meist innerhalb von 48 h und dauert in der Regel bis zu 1 Woche.

Vegetative Symptome sind Hypertonie, Tachykardie, Schwitzen, Hyperthermie, Tachypnoe, Tremor, gastrointestinale Symptome, Muskelkrämpfe, Ataxie und Dysarthrie.

Zu den **psychischen Symptomen** gehören Konzentrationsstörung, psychomotorische Unruhe („Nesteln"), Antriebssteigerung, erhöhte Suggestibilität, Dysphorie, Ängstlichkeit und eine depressive Stimmungslage.

Eine starke Entzugssymptomatik kann zu vital bedrohlichen Herzrhythmusstörungen, hypertensiver Entgleisung, Elektrolytstörungen, Hypo- oder Hyperthermie, Rhabdomyolyse, zu epileptischen Anfällen bis zum Status epilepticus sowie zum lebensbedrohlichen Alkoholentzugsdelir führen.

6. Was macht einen qualifizierten Alkoholentzug aus?

Hierbei handelt es sich um die Behandlung des alkoholkranken Patienten in einer psychiatrischen Einrichtung unter **ärztlicher, psychologischer, pflegerischer, ergo- und physiotherapeutischer Betreuung.**

Ziel der Behandlung ist es, neben der Alkoholentgiftung ein Fundament zur Abstinenz zu schaffen. Die Behandlung dauert in der Regel bis zu 3 Wochen.

ZUSAMMENFASSUNG

Die **akute Alkoholintoxikation** wird in 4 Stadien unterteilt und kann für den Patienten einen vital bedrohlichen Zustand darstellen (Herz-Kreislauf-Versagen, Alkoholentzugsdelir!). Die Therapie der Intoxikation richtet sich nach dem jeweiligem Stadium.

Die Blutalkoholkonzentration (BAK) wird mithilfe der Widmark-Formel in Promille berechnet und richtet sich nach dem unterschiedlichen geschlechterspezifischen Körperflüssigkeitsanteil.

Neben vegetativen und neurologischen Symptomen kann es zu schweren psychischen Symptomen kommen, bei denen der Patient aufgrund von fehlender Krankheitseinsicht und -verständnis zu einer weiteren stationären Behandlung gegen seinen Willen untergebracht werden muss.

Empfehlenswert ist, dass alkoholkranke Patienten durch einen qualifizierten Alkoholentzug behandelt werden.

WAS WÄRE, WENN ...

- ... Sie bei Ihrem Patienten mithilfe der Widmark-Formel einen Blutalkoholspiegel von 3 Promille berechnen würden, dieser sich jedoch klinisch im Stadium II (Erregungszustand) befinden würde?
  - Bei Patienten mit langjähriger Alkoholabhängigkeit kann aufgrund der Gewöhnung an den Alkohol eine Diskrepanz zwischen gemessener Intoxikation und klinischem Bild vorliegen.

68

Subakute Fußheberschwäche

Christian Henke

Anamnese

In Ihrer Praxis stellt sich ein 25 Jahre alter Patient mit einer Gangstörung vor. Ihm sei in den letzten Tagen bereits aufgefallen, dass er vermehrt stolpere. Am heutigen Tag sei es ihm beim Joggen besonders aufgefallen. Er habe das Gefühl, immer mit dem rechten Fuß hängen zu bleiben. Zusätzlich gibt er an, dass sich der rechte Fußrücken seltsam anfühle. Schmerzen bestünden nicht. In der Vorgeschichte gibt es keine relevanten Grunderkrankungen oder Operationen.

Untersuchungsbefund

25-jähriger Patient, 185 cm, 85 kg. Der Hirnnervenstatus ist regelrecht. Es besteht kein Meningismus. In der Überprüfung des Gangs fällt auf, dass der Patient das rechte Bein mehr anhebt. Der Hackengang ist rechts nicht möglich. In der Untersuchung zeigen sich eine Fußheberparese vom Kraftgrad 2 sowie eine KG3-Parese der Fußpronation. Sonst besteht eine normotone Muskulatur ohne umschriebene Atrophien oder Paresen. Die Oberflächensensibilität wird bis auf die in der Anamnese geschilderten Symptome als intakt angegeben. Die Muskeleigenreflexe sind lebhaft auslösbar. Der Babinski-Reflex ist beidseits negativ. Der Patient verneint Blasen- und Mastdarmstörungen.

1. **Welche Differenzialdiagnose ist die wahrscheinlichste und welches sind die häufigsten Ursachen?**

2. **Wie kann zwischen einer Läsion des Nervs und einer Radikulopathie unterschieden werden?**

3. **Wie würde sich eine Schädigung des N. ischiadicus oder des N. tibialis äußern?**

4. **Welche Engpasssyndrome kennen Sie an der unteren Extremität?**

5. **Wie wird die Erkrankung diagnostiziert und behandelt?**

6. **Was versteht man unter einem Kompartmentsyndrom?**

1. Schädigung des N. peroneus communis

Bei dem Patienten liegen eine Fußheberparese und Pronationsparese sowie eine Gefühlsstörung im Bereich des Fußrückens des rechten Beins vor. Hier kommt am ehesten eine Läsion des **N. peroneus communis** (Synonym: N. fibularis communis), ein häufiges Krankheitsbild in der Neurologie, in Betracht. Der Nervenverlauf zieht oberflächlich am Fibulaköpfchen vorbei. Eine Schädigung kann hier durch **Traumata** mit Fraktur der Fibula oder Luxation des Fibulaköpfchens ausgelöst werden. Häufig ist eine **Druckschädigung** durch einen Gips des Unterschenkels oder durch falsche Operationslagerung. Als **Crossed-Legs-Palsy** wird die Schädigung des N. peroneus durch häufiges und langes Übereinanderschlagen der Beine bezeichnet. Besonders gefährdet sind magere Patienten bzw. Personen, die in kurzer Zeit viel an Gewicht verloren haben (Slimmer's Paralysis).

Verletzungen im weiteren Nervenverlauf sind seltener. Möglich ist eine traumatische Schädigung durch Verletzung im Bereich des Sprunggelenks oder in der Peroneusloge. **Iatrogen** kann eine Schädigung durch Operationen im Kniegelenkbereich verursacht sein.

2. Differenzialdiagnosen

Der N. peroneus communis teilt sich in den N. peroneus superficialis und N. peroneus profundus auf. Der N. peroneus superficialis innerviert die Mm. peroneus longus und brevis, welche für die Pronation im Sprunggelenk verantwortlich sind. Zusätzlich versorgt er sensibel den Fußrücken, bis auf ein Hautareal zwischen großer Zehe und zweiter Zehe (sog. Sandalenlücke). Der N. peroneus profundus innerviert alle Fußextensoren (M. tibialis anterior, Mm. extensor digitorum longus und brevis, Mm. extensor hallucis longus und brevis). Sensibel innerviert er den Interdigitalraum zwischen erster und zweiter Zehe. Ein Ausfall des N. peroneus communis bedingt daher eine Fuß- und Zehenheberschwäche **(Steppergang),** eine Schwäche der Pronation sowie eine Gefühlsstörung im Bereich des Fußrückens. Je nach Höhe des Abgangs des N. cutaneus surae lateralis sowie des sensiblen Ramus communicans zum N. cutaneus surae medialis besteht auch eine Gefühlsstörung des lateralen Unterschenkels.

Ein Ausfall der Nervenwurzel (Radikulopathie) L5 verursacht eine sehr ähnliche Symptomatik. Kennmuskeln der Wurzel L5 sind der M. tibialis anterior und der M. extensor hallucis longus, welche auch bei einer Peroneusläsion betroffen sind (communis oder profundus). Das Dermatom L5 mit der Lokalisation vom lateralen Knie über das Schienbein zur ersten Zehe überschneidet sich ebenfalls mit dem sensiblen Versorgungsgebiet des N. peroneus communis.

Die Unterscheidung ist über die Untersuchung der L5-versorgten **Mm. gluteus medius und minimus** der betroffenen Seite möglich. Die Muskeln ziehen von der Außenfläche des Os ilium zum Trochanter major des Femurs und stabilisieren das Becken beim Gehen. Wenn es zu einem Ausfall des M. gluteus medius kommt und die betroffene Seite beim Gehen als Standbein verwendet wird, so sinkt das Becken zur gesunden Seite ab **(Trendelenburg-Zeichen).** Klinisch kann dies überprüft werden, indem man den stehenden Patienten bittet, abwechselnd die Beine zu heben, und den Stand des Beckens überprüft. Eine weitere Unterscheidungsmöglichkeit bietet der **M. tibialis posterior,** welcher von der L5-Wurzel über den N. tibialis versorgt wird. Ein Ausfall der L5-Wurzel würde durch eine Parese des M. tibialis posterior zu einer Schwäche der Supination führen. Eine Peroneusläsion führt zu einer Schwäche der Pronation. Formal ist bei einer L5-Affektion der Reflex des M. tibialis posterior als Kennreflex abgeschwächt. In der Regel ist dieser Reflex jedoch nur bei Patienten mit einem sehr lebhaften Reflexniveau auslösbar und daher in der klinischen Untersuchung selten verwertbar.

3. Schädigung des N. ischiadicus und des N. tibialis

Der N. tibialis versorgt motorisch die Flexorengruppe am Unterschenkel (M. gastrocnemius, M. soleus, M. plantaris sowie den M. tibialis posterior, M. flexor digitorum longus, M. flexor hallucis longus). Zusätzlich innerviert er die plantare Muskulatur, welche für die Spannung des Fußgewölbes notwendig ist. Sensibel versorgt er die Rückseite des Unterschenkels und die Fußsohle. Ein Ausfall des N. tibialis erscheint klinisch als **Fußsenkerparese.** Der Zehengang ist hierbei auf der betroffenen Seite nicht mehr möglich. Gleichzeitig besteht eine Schwäche bei der Supination im Sprunggelenk. Durch die weiterhin innervierten Zehenstrecker (N. peroneus profundus) entsteht eine Krallenstellung der Zehen. Der **Achillessehnenreflex** ist abgeschwächt. Der N. ischiadicus ist der stärkste Nerv des Plexus lumbosacralis. Bevor er sich in den N. peroneus profundus und N. tibialis aufspaltet, innerviert er die Unterschenkelflexoren auf der Oberschenkelrückseite (M. semimembranosus, M. semitendinosus, M. biceps femoris). Bei einem Ausfall kommt es zu einer **Kombination der Schädigungsmuster des N. peroneus und des N. tibialis.** Weder ist eine Beugung noch eine Streckung im Sprunggelenk möglich. Es besteht eine Gefühlsstörung des gesamten Unterschenkels und des Fußes. Zusätzlich kommt es durch die **Lähmung der ischiokruralen Muskulatur** zu einer Parese der Unterschenkelbeugung. Alleinig die Hüftbeugung und die Kniestreckung, welche über den N. femoralis vermittelt werden, sind erhalten. Häufige Ursachen einer Ischiadicusparese sind Lagerungsschäden (v. a. bei Hyperflexion der Hüfte (z. B. im Rahmen einer Hüft-TEP-Operation) oder auch Druckschäden am dorsalen Oberschenkel oder gluteal bei sehr schlanken Personen.

4. Nervenkompressionssyndrome

Neben der Prädilektionsstelle des N. peroneus am Caput fibulae gibt es weitere Engpässe der Nerven des Plexus lumbosacralis:

- **Ilioinguinalissyndrom:** Es kommt zu einer Kompression des N. ilioinguinalis bei seinem Durchtritt durch die Bauchmuskulatur. Es bestehen Schmerzen in der Leiste, welche sich durch Anspannen der Bauchmuskulatur und durch Extension im Hüftgelenk verstärken lassen.
- **Meralgia paraesthetica:** Bei einer Kompression des N. cutaneus femoris lateralis im Bereich des Lig. inguinale kommt es zu Schmerzen an der Außenseite des Oberschenkels. Typischerweise ursächlich ist eine Druckschädigung durch Übergewicht, Schwangerschaft oder Kleidung („jeans disease").
- **Tarsaltunnelsyndrom:** Es besteht eine Kompression des N. tibialis unter dem Retinaculum musculorum flexorum. Symptome treten als Schmerzen im Bereich der Fußsohle (N. plantaris medialis und lateralis) auf. Weniger häufig werden durch eine gleichzeitige Druckschädigung des Ramus calcaneus Schmerzen in der Ferse beschrieben. Die Schmerzen werden durch Stehen und Gehen verstärkt. Durch Überwiegen der Zehenextensoren können Krallenzehen entstehen.

5. Diagnostik und Therapie

Eine Läsion des N. peroneus ist eine **klinische Diagnose.** Sie ergibt sich aus dem Ausfall der Kennmuskeln sowie einer typisch lokalisierten Gefühlsstörung. Differenzialdiagnostisch muss eine Schädigung der Wurzel L5 abgegrenzt werden. Ein Schädigungsmuster, das über das Innervationsgebiet des N. peroneus hinausgeht, muss an eine Polyneuropathie denken lassen. Bei einer Schädigung loco typico im Bereich des Fibulaköpfchen kann die Läsion mittels Neurografie dargestellt werden. Bei unscharf begrenztem klinischem Befund kann die **Neurografie** Hinweise auf eine Polyneuropathie bestätigen. Im weiteren Verlauf können mittels **EMG** Denervierungspotenziale zur Differenzialdiagnostik, z. B. des M. gluteus medius oder des M. tibialis posterior, abgeleitet werden.

Die Therapie der Peroneusschädigung richtet sich nach der Schädigungsursache. Prinzipiell hat die Operation eine schlechte Prognose. Alleinig bei einer nachgewiesenen iatrogenen Durchtrennung des Nervs, z. B. bei einer Knieoperation, kann eine operative Readaptation des Nervs versucht werden. Sonst besteht die Therapie in der **Beseitigung der Druckursache** und **Physiotherapie.** Wenn sich im Verlauf eine anhaltende Fußheberparese zeigt, wird die Funktion über eine Orthese wiederhergestellt. Hierfür gibt es verschiedene Formen von **Peroneusschienen,** welche entweder über Zug am Fußrücken oder durch Stabilisierung an der Fußsohle das Gangbild ausgleichen.

6. Kompartmentsyndrom

Als Kompartment wird eine anatomische Loge bezeichnet, die durch Knochen und Muskelfaszien umgeben ist. Ein Kompartmentsyndrom beschreibt eine **Druckerhöhung** in dieser Loge mit **Kompression** der darin liegenden Nerven, Gefäße und Muskeln.

Durch eine Ischämie kann es zu Muskelnekrosen kommen. Häufigste Lokalisation für ein Kompartmentsyndrom ist der Unterschenkel mit Affektion des ventralen Kompartiments, welches den M. tibialis anterior, den M. extensor digitorum longus und den M. extensor hallucis longus beinhaltet. Meist kommt es durch ein Trauma zu einer Gewebeschwellung. Aber auch übermäßige Belastung, z. B. bei Marathonläufen, kann zu einem Kompartmentsyndrom führen. Die Therapie des akuten Kompartmentsyndroms besteht in der **Fasziotomie,** d. h. in der Eröffnung der Loge, um eine Muskelnekrose zu verhindern. Nach Rückgang der Schwellung erfolgt der schrittweise Verschluss der Faszie.

ZUSAMMENFASSUNG

Eine **Schädigung des N. peroneus superficialis** verursacht eine Gefühlsstörung des Fußrückens und eine Pronationsschwäche. Die Läsion des N. peroneus profundus bedingt eine Fußheberparese (Steppergang) und eine Gefühlsstörung im Bereich des ersten Interdigitalraums. Beide Schädigungsmuster sind bei einer Läsion des N. peroneus communis kombiniert. Klinisch kann durch die Untersuchung des M. gluteus medius und des M. tibialis posterior eine Affektion der L5-Nervenwurzel ausgeschlossen werden. Der Ausfall des N. tibialis verursacht eine Fußsenkerparese, eine Schwäche der Supination und eine Gefühlsstörung im Bereich der Unterschenkelhinterseite und der Fußsohle. Bei einer Schädigung des N. ischiadicus kommt es zusätzlich zu dem Ausfall der Innervation von N. peroneus und N. tibialis zu einer Parese der ischiokruralen Muskulatur.

WAS WÄRE, WENN ...

- ... der Patient abends beschwerdefrei wäre und morgens mit einer Peroneusparese wach werden würde?
  - Dann sollte auch an eine Schlaf-assoziierte Druckläsion gedacht werden. Vor allem verstärkter Alkoholkonsum kann die Schlafarchitektur stören und zu verminderter Bewegung im Schlaf mit dem Risiko von Druckläsionen führen.
- ... parallel Rückenschmerzen bestehen würden?
  - Lumbalgien sind tendenziell eher mit einer spinalen Ursache (Bandscheibenvorfall oder Spinalkanalstenose) assoziiert. Es sollte eine LWS-Bildgebung erfolgen.
- ... eine klinische Unterscheidung nicht sicher möglich wäre?
  - Die Elektroneurografie kann häufig helfen. Manchmal muss jedoch eine EMG durchgeführt werden, die jedoch frühestens ab dem 7.–10. Tag nach Auftreten der Läsion pathologische Spontanaktivität in der betroffenen Muskulatur zeigt.

69

Rasch progrediente Demenz mit Mutismus

Simone van de Loo

Anamnese

Ihnen wird eine 65-jährige Patientin mit einer rasch progredienten Demenz vorgestellt. Retrospektiv wird der Beginn der Symptome mit einer Wesensänderung vor ca. 8 Monaten geschildert. Die Patientin hatte sich zunehmend zurückgezogen und depressiv gewirkt. Dies wurde zunächst auf den Tod eines Familienangehörigen zurückgeführt. Im Verlauf bemerkten die Angehörigen dann aber eine zunehmende Verwirrtheit der Patientin. Sie habe desorientiert gewirkt und ihren Haushalt nicht mehr führen können. Gleichzeitig kommuniziert die Patientin kaum noch mit ihren Angehörigen. Sie habe drei Sprachen sprechen können und viel gelesen. In den Tagen vor der Vorstellung bei Ihnen habe sie nur noch einzelne Worte gesprochen.

Untersuchungsbefund

65-jährige Patientin. Die Patientin ist wach und reagiert auf Ansprache mit kurzem Fixieren des Gesprächspartners. Keine Sprachproduktion während der Untersuchung. Orientierung nicht prüfbar. Die Patientin wirkt ängstlich und sehr schreckhaft. Aufforderungen werden nicht befolgt. Die Extremitäten werden spontan und auf Schmerzreiz bewegt.

1. **Welche Differenzialdiagnosen bedenken Sie?**

2. **Welche Erkrankung vermuten Sie? Nennen Sie die typischen Symptome!**

3. **Was ist die Ätiologie der Erkrankung?**

4. **Welche Aphasieformen außer dem Mutismus unterscheidet man?**

5. **Welche weiteren Erkrankungen gleicher Ätiologie kennen Sie?**

6. **Welche besonderen Hygienemaßnahmen sind bei diesen Krankheiten zu beachten?**

1. Differenzialdiagnosen

Die Symptome der Patientin sind eine Wesensänderung, eine rasch-progrediente Demenz sowie ein Mutismus (Stummheit). Differenzialdiagnostisch kommt eine Vielzahl internistischer und neurologischer Erkrankungen in Betracht.

Diverse **internistische Erkrankungen** können eine Enzephalopathie verursachen, die eine Wesensänderung und eine Verwirrtheit bedingen. Eine hepatische Enzephalopathie, eine Störung der Schilddrüsenfunktion oder der hypothalamisch-hypophysären Regulation können u. a. ähnliche Krankheitsbilder verursachen. Bei einem unklaren Krankheitsbild sollten das Blutbild, die Leberenzyme sowie die Nieren- und Schilddrüsenparameter bestimmt werden. Nach dem klinischen Befund und Auffälligkeiten im Aufnahmelabor werden weitere gezielte Untersuchungen veranlasst.

Als **Medikamentennebenwirkung** kann es v. a. bei zu rascher Aufdosierung und auch beim abrupten Absetzen zu einer Verwirrtheit kommen. Häufig ist diese Nebenwirkung bei Neuroleptika, Antikonvulsiva, Antidepressiva und starken Schmerzmedikamenten. Ebenfalls müssen eine Intoxikation oder ein Entzug bedacht werden. Eine Wesensänderung und Verwirrtheit sind häufige Phänomene des **Alkoholentzugs.**

Auch kann es sich um eine atypisch rasch verlaufende **neurodegenerative Erkrankung** handeln. Infrage kommen z. B. die Alzheimer-Demenz, eine kortikobasale Degeneration, eine Multisystematrophie, ein Morbus Parkinson, eine vaskuläre Demenz (SAE), eine Chorea Huntington sowie eine frontotemporale Demenz.

Eine Wesensänderung kann durch ein **Tumorleiden** verursacht sein. Diese kann bei einem hirneigenen Tumor, zerebralen Metastasen oder einer Meningeosis carcinomatosa auftreten. Auch ohne zerebrale Manifestation kann sich eine psychiatrische Symptomatik im Rahmen eines **paraneoplastischen Syndroms** manifestieren.

Entzündliche Erkrankungen jeder Genese können bei Beteiligung des zentralen Nervensystems eine Demenz verursachen. Dies ist bei bakteriellen, viralen Entzündungen sowie bei Parasitosen der Fall. Typisch ist die Wesensänderung bei der Syphilis. Seltener sind die Pilzinfektionen des ZNS, welche gehäuft bei immungeschwächten Patienten auftreten. Pathognomonisch sind die rasche Demenz und der Mutismus für die **Prionenerkrankungen.** Ebenfalls können autoimmune Erkrankungen eine Verwirrtheit und Wesensänderung verursachen. Hier ist vor allem die **zerebrale Vaskulitis** zu nennen.

Nach Ausschluss einer somatischen Genese muss eine **psychiatrische Erkrankung** in Betracht gezogen werden, z. B. können Negativsymptome der Schizophrenie ein ähnliches klinisches Bild verursachen.

2. Creutzfeldt-Jakob-Erkrankung

Die Diagnose einer Creutzfeldt-Jakob-Erkrankung (CJD) kann nur in der neuropathologischen Untersuchung gesichert werden. In der klinischen Beurteilung wird nach der WHO zwischen der **wahrscheinlichen** und der **möglichen CJD** unterschieden. Erkrankungsgipfel der sporadischen CJD ist um das 60. Lebensjahr. Leitsymptom der Erkrankung ist die **rasche, progrediente Demenz.** Weiteres typisches Symptom ist das Auftreten von **Myoklonien,** die durch Reize provoziert werden können **(„startle response“).** Es kann zu visuellen und zerebellären Störungen kommen. Sowohl pyramidal- als auch extrapyramidalmotorische Symptome sind möglich. Häufig findet sich im Verlauf der Erkrankung ein **akinetischer Mutismus.** In der Zusatzdiagnostik kann das EEG mit dem Nachweis periodischer **triphasischer Komplexe** als typischem Muster die Diagnose einer CJD stützen. Die Standardliquoranalyse ist unauffällig, muss aber zum Ausschluss von Differenzialdiagnosen durchgeführt werden. Hinweisend auf eine CJD ist der Nachweis von **14-3-3-Protein** im Liquor. Im MRT können hyperintense Läsionen im Globus pallidus und Nucleus caudatus nachgewiesen werden. Die sporadische Form der CJD führt im Mittel nach 6 Monaten zum Tod.

Neben der sporadischen Form gibt es eine atypisch verlaufende Form der CJD (vCJD). Wegen der Überschneidung der vCJD mit dem Auftreten der bovinen spongiformen Enzephalopathie (BSE) wird zusammen mit Hinweisen aus den Tierversuchen ein kausaler Zusammenhang postuliert. Die vCJD tritt wie BSE bevorzugt in Großbritannien auf. Zum aktuellen Zeitpunkt (2018) ist in Deutschland kein Fall der vCJD diagnostiziert worden. Das Erkrankungsalter der betroffenen Personen ist mit ca. 30 Jahren deutlich geringer als bei der sporadischen Form. Die Erkrankung beginnt mit psychiatrischen Auffälligkeiten und Ataxie. Die mittlere Erkrankungsdauer beträgt 14 Monate. Die bei der sporadischen Form häufig typischen Befunde in der Zusatzdiagnostik mit EEG-Veränderungen und Nachweis von 14-3-3 sind bei der vCJD seltener. Im MRT gelten hyperintense Läsionen im Thalamus (**„pulvinar sign"**) als typisch.

3. Ätiologie der Prionenerkrankungen

Als Auslöser einer Prionenerkankung wird ein **fehlgefaltetes Protein** angenommen. Der Ausdruck „Prion" ist ein Akronym aus der englischen Bezeichnung für ein infektiöses Protein. Das reguläre Protein wird PrP abgekürzt. Wenn es sich um die infektiöse fehlgefaltete Variante handelt, wird der Index Sc (**Sc**rapie) oder TSE (**t**ransmittable **s**pongiforme **E**nzephalopathie) angehängt. Das physiologische PrP wird bevorzugt von Zellen des Gehirns exprimiert. Die Funktion des Proteins ist ungeklärt.

Bei der sporadischen Form der CJD kommt es wahrscheinlich spontan zu einem Übergang in die fehlgefaltete Form. Die PrP^{TSE}-Variante katalysiert die Umwandlung von normalem zu fehlgefaltetem PrP. Es kommt zu einer Umfaltung von einer α-Helix-Struktur hin zu einer β-Faltblatt-Struktur.

Bei der vCJD wird ein **infektiöser Übertragungsweg** vermutet. Lange bekannt ist die Schafserkrankung Scrapie, die ebenfalls auf PrP^{TSE} zurückgeführt wird. Die Tiere weisen eine Wesensänderung mit vermehrter Schreckhaftigkeit sowie motorische Symptome auf. Namensgebend ist ein Juckreiz, der dazu führt, dass sich die Tiere benagen und an Gegenständen reiben (to scrape). Histologisch entsteht eine spongiforme Enzephalopathie. Es wird angenommen, dass PrP^{TSE} die Artenbarriere überwand, nachdem die Tierkadaver Rindern zugefüttert wurden. Dies oder die Zufütterung von Tiermehl aus Rindern mit sporadischer Form der BSE verursachte in den 1980er- und 1990er-Jahren die BSE-Epidemie. Aufgrund von Tierversuchen und der Überschneidung in der Prävalenz wird angenommen, dass die vCJD durch den Verzehr von BSE-infizierter Nahrung verursacht wird.

Diese Prionentheorie ist weitgehend akzeptiert. Eine kleine Minderheit der Wissenschaft diskutiert die spongiforme Enzephalopathie als Virus-/Viroid-Erkrankung und die Prionenaggregate als Symptom.

4. Aphasien

Allgemein beschreibt eine Aphasie eine Störung des Sprechens bzw. der Sprache sowie des Lesens und Schreibens. Unterschied man vor einigen Jahren noch sensorische und motorische Aphasien, so ist dieses System heute überholt: Man unterscheidet akute von chronischen Aphasien und hier jeweils noch einmal flüssig und nichtflüssig (➤ Tab. 69.1).

5. Prionenerkrankungen

Prionenerkrankungen des Menschen:

- Creutzfeldt-Jakob-Erkrankung (sporadisch, familiär, vCJD).
- Kuru.
- Fatale familiäre Insomnie (FFI).
- Gerstmann-Sträussler-Scheinker Syndrom (GSSS).

Prionenerkrankungen der Tiere:

- Bovine spongiforme Enzephalopathie (BSE).

Tab. 69.1 Klassifikation von Aphasien

	Akut	Chronisch
Flüssig	Mit Paraphasie: sensorisch/Wernicke. Wortfindungsstörungen: amnestisch/anomisch. Korrekturverhalten: akute Leitungsaphasie.	Transkortikal-sensorisch (Echolalie). Leitungsaphasie (deutliche Beeinträchtigung des Nachsprechens).
Nicht flüssig	Totale: global. Erhaltenes Sprachverständnis: Broca. Gut erhaltenes Nachsprechen: transkortikal-motorisch.	Gemischt-transkortikal: Nachsprechen erhalten, reduzierte Sprachproduktion, Echolalie (Demenz-assoziiert). Transkortikal-motorisch: gestörter Sprachantrieb.

- Scrapie.
- Übertragbare Enzephalopathie der Nerze.
- Chronisches Auszehrungssyndrom von Elchen und Großohrhirschen.
- Feline spongiforme Enzephalopathie.

6. Hygiene bei Prionenerkrankungen

Es wird davon ausgegangen, dass es **keine Infektiosität** von CJD im **täglichen Umgang** mit Erkrankten gibt. Epidemiologisch weisen weder das Pflegepersonal noch die Ärzte von CJD-Patienten ein höheres Erkrankungsrisiko auf. Eine Übertragung über die intakte Haut selbst mit hoch belastetem Material erscheint unwahrscheinlich. Eine Ausnahme stellt die Kontamination der Augen da. Für Kot, Urin, Samen, Serum und Galle ist keine Infektiosität nachweisbar.

Es gibt jedoch Fallberichte einer wahrscheinlichen **iatrogenen Übertragung** von CJD. CJD wurde nach Dura-mater-Transplantation, Korneatransplantation sowie nach der parenteralen Therapie mit Wachstumshormonen von Hypophysen von CJD-Patienten berichtet. Außerdem gibt es Fallberichte zur Übertragung von CJD durch kontaminiertes neurochirurgisches Operationsmaterial. Eine hohe Infektiosität wird daher beim Gehirn, dem Rückenmark und den Augen vermutet. Ein mittleres Risiko ist u. a. beim Lymphsystem, bei der Hypophyse und dem Liquor abgeleitet.

Prionen weisen eine hohe Resistenz gegenüber den gängigen Desinfektionsmitteln und Sterilisationsverfahren auf. Alkohol, Aldehyde, trockene Hitze und UV-Bestrahlung gelten als wirkungslos. Zur Desinfektion werden proteindestabilisierende, **hoch alkalische Lösungen** wie Natriumhydroxid eingesetzt. Die Sterilisation erfolgt mittels **Dampfsterilisation mit hohen Temperaturen.**

CJD ist eine meldepflichtige Erkrankung. Die Nachricht erfolgt an das zuständige Gesundheitsamt.

MERKE

Die aktuellen Hygieneleitlinien können über das Robert-Koch-Institut bezogen werden. Bei der Diagnose sind die Nationalen Referenzzentren für die Surveillance transmissibler spongiformer Enzephalopathien (München, Göttingen) Ansprechpartner.

ZUSAMMENFASSUNG

Prionenerkrankungen sind selten. Häufigste Manifestation ist die CJD. Leitsymptome sind eine rasche Demenz und psychiatrische Auffälligkeiten. Eine kausale Therapie existiert nicht. Die Erkrankung führt immer zum Tod. Nach der BSE-Epidemie trat eine Variante der CJD auf, bei der eine Infektion durch BSE-infiziertes Material postuliert wird. Diese vJCD betrifft jüngere Menschen und verläuft langsamer.

WAS WÄRE, WENN ...

- ... Sie im Rahmen des stationären Aufenthalts eine transösophageale Echokardiografie veranlasst hätten und der positive Liquorbefund hinsichtlich einer CJD Ihnen erst nach Entlassung/Versterben des Patienten zugekommen wäre?
  - Sie möchten entsprechend den geltenden Hygienestandards die zuständige Hygienekommission im Haus sowie die entsprechende Abteilung – hier also die kardiologische Diagnostik – informieren, damit das entsprechende Gerät bzw. die Sonde ausfindig gemacht und entsorgt werden kann.
- ... der zuständige Kardiologe Ihnen verbietet, den Vorgang bei der Hygienekommission zu melden, da nur eine Sonde zur Verfügung steht und man dann keine Diagnostik mehr machen kann?
  - Sie kontaktieren Ihren Vorgesetzten (Oberarzt und Chefarzt) und übertragen diesem nun die weitere Verantwortung, da das Verhalten des Kardiologen untragbar ist und mit personellen Konsequenzen einhergehen kann.

70

Kopfschmerz und Sehstörung

Rebecca Seiler

Anamnese

Eine 27-jährige Patientin stellt sich in Ihrer Praxis vor. Sie leide schon seit Monaten unter Kopfschmerzen, diese seien im Wesentlichen dauerhaft vorhanden. Vor Kurzem sei ihr auch aufgefallen, dass sie schlechter sehe. Daher habe sie sich zunächst beim Augenarzt vorgestellt. Dieser habe Stauungspapillen beidseits gesehen und die Patientin an Sie verwiesen.

Untersuchungsbefund

Visus beidseits 80 %, weitere Hirnnerven regelrecht. Kein Meningismus. Keine Paresen, kein sensibles Defizit, Zeigeversuche sämtlich sicher. Muskeleigenreflexe seitengleich lebhaft, keine pathologischen Reflexe. Gangbild sicher.
Gewicht 98 kg bei 165 cm Körpergröße. Blutdruck 128 / 83 mmHg, Puls 72 / min, ansonsten internistisch unauffälliger Untersuchungsbefund.

1. Wie lautet Ihre Verdachtsdiagnose? Welche weiteren typischen Symptome kennen Sie?

2. Wie lässt sich die Diagnose sichern?

3. Welche symptomatischen Ursachen müssen Sie ausschließen?

4. Was wissen Sie über die Pathophysiologie der Erkrankung?

5. Welche Therapie leiten Sie nach Diagnosesicherung ein?

6. Wie klären Sie für eine Lumbalpunktion auf?

1. Verdachtsdiagnose

Sie haben den dringenden Verdacht auf eine **intrakranielle Hypertension** (früher: Pseudotumor cerebri). Unter diesem Begriff werden die idiopathische intrakranielle Hypertension (IIH) und sekundäre Formen subsummiert.

Die klinische Präsentation ist sehr variabel. Neben Kopfschmerzen sind häufige Beschwerden Schleiersehen bis zur Sehverschlechterung mit Visusminderung oder Gesichtsfelddefekte. Die Patienten können jedoch auch über Rückenschmerzen, pulsatilen Tinnitus, Schwindel, kognitive Störungen, Riechstörungen oder Doppelbilder klagen. Hirnnervenausfälle sind relativ häufig, fast immer betrifft das den N. abducens.

Überwiegend – aber nicht ausschließlich – erkranken übergewichtige Frauen im gebärfähigen Alter an einer idiopathischen intrakraniellen Hypertension (Verhältnis Frauen zu Männer 8:1).

2. Diagnostik

Die Diagnose erfordert im Wesentlichen das Vorliegen eines Papillenödems (nur in Ausnahmefällen nicht), einen unauffälligen klinisch-neurologischen Befund (Hirnnervenausfälle sind erlaubt) sowie das Vorliegen eines cMRTs ohne erklärende strukturelle Veränderungen. Einzig kann im Bereich der Hypophyse als Korrelat eine **abgeplattete Hypophyse (empty sella)** zu sehen sein (➤ Abb. 70.1). Weiterhin sind ein unauffälliger Liquorbefund sowie ein Liquoreröffnungsdruck von mindestens ≥ 25 cm H_2O (Wassersäule) erforderlich. Die Druckmessung muss im Liegen und ohne Sedierung erfolgen.

Zwingend ist, wie bei Ihrer Patientin bereits erfolgt, eine **ophthalmologische Vorstellung.** Sie muss auch unter dem Aspekt einer möglichen bleibenden Visusminderung und/oder Gesichtsfeldeinschränkung erfolgen und sollte eine Gesichtsfeldperimetrie, Funduskopie und Visusbestimmung beinhalten. Auch zur Verlaufsbeobachtung kann sie eingesetzt werden.

3. Ätiologie

Entscheidend für die Diagnose einer **idiopathischen intrakraniellen Hypertension,** wie Sie sie bei Ihrer Patientin vermuten, ist der Ausschluss einer sekundären Form.

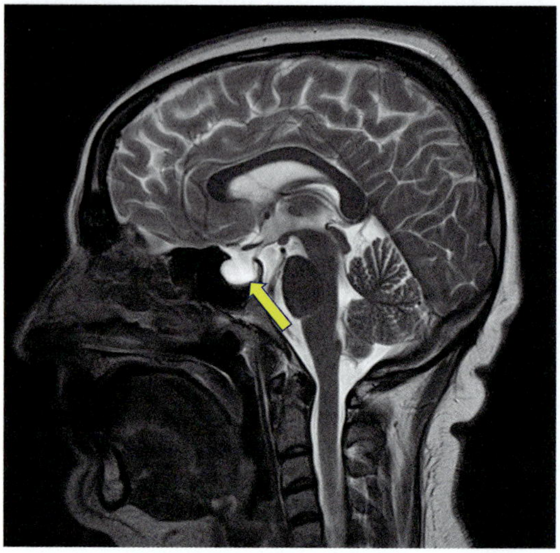

Abb. 70.1 cMRT-Untersuchung mit sagittaler T2-Wichtung. Hierin sieht man in der Medianlinie die Sella turcica und die Hypophyse (hypointens, Pfeil), die abgeflacht auf den Boden der Grube gedrückt wird. Die hyperintense Flüssigkeit, die die Hypophyse verdrängt, ist der Liquor, dessen erhöhter Druck (intrakranielle Hypertension) Ursache der Krankheit ist. [P618]

Ursächlich kann eine venöse Abflussstörung sein, ganz wesentlich ist hier die zerebrale **Sinus- und Hirnvenenthrombose** zu nennen. Eine venöse Abflussstörung kann aber z. B. auch bei Rechtsherzversagen entstehen. Weiterhin müssen Sie an eine **verminderte Liquorresorption** denken – diese kann nach einer SAB oder Meningitis auftreten. Es kann auch eine **Abflussstörung des Liquors** wie etwa bei einem Tumor oder eine **vermehrte Liquorproduktion** im Rahmen eines Plexuspapilloms vorliegen.

Weiterhin gibt es einige **Medikamente,** die zu einer Erhöhung des intrakraniellen Drucks führen können. Wichtige beispielhafte Präparate sind Tetrazykline, Lithium, Isotretinoin oder Indometacin. Eine Medikamentenanamnese ist also wesentlich. Auch endokrine Störungen im Bereich der Sexual- oder Schilddrüsenhormone können zu einer intrakraniellen Drucksteigerung führen.

Bei jedem Patienten mit Verdacht auf idiopathische intrakranielle Hypertension muss eine kranielle Kernspintomografie durchgeführt werden. Einige der diskutierten Ursachen für eine sekundäre intrakranielle

Hypertension können Sie damit ausschließen. Für den Ausschluss einer Sinusthrombose benötigen Sie zusätzlich eine venöse MR-Angiografie.

Krankheitstypische Veränderungen der idiopathischen intrakraniellen Hypertension im MRT gibt es nicht. Es gibt aber klassische Befunde, die auf eine intrakranielle Drucksteigerung hinweisen. Das sind eine abgeflachte hintere Sklera, eine Elongation des N. opticus, abgeflachte Sehnervenscheiden, eine Papillenprominenz oder eine „empty sella".

MERKE

Die Befunde der kraniellen Kernspintomografie können Ihre Diagnose stützen, aber nicht beweisen und ersetzen nicht die diagnostische Lumbalpunktion mit Druckmessung.

4. Pathophysiologie

Die Pathophysiologie der idiopathischen intrakraniellen Hypertension ist aktuell noch nicht verstanden. Wahrscheinlich handelt es sich nicht um eine Überproduktion von Liquor, sondern eine Störung der Liquorresorption und / oder des venösen Abflusses.

Möglicherweise spielen auch hormonelle Faktoren und Prozesse, die sich im Fettgewebe abspielen, eine Rolle – was erklären würde, warum vorwiegend adipöse Patientinnen betroffen sind.

5. Therapie

Erste Maßnahme ist eine rasche Senkung des Liquordrucks mittels Lumbalpunktion zur Linderung der Kopfschmerzen und dem Erhalt des Sehvermögens. Da der Liquordruck signifikant mit dem BMI korreliert, ist für einen langfristigen Therapieerfolg eine **signifikante Gewichtsreduktion** entscheidend. Diese wird häufig von einer medikamentösen Therapie mit **Carboanhydrasehemmern** begleitet – sie reduzieren die Liquorproduktion. Manchmal wird zusätzlich auch Furosemid eingesetzt.

Die **Lumbalpunktion** führt ebenfalls naturgemäß aufgrund der Druckentlastung zu einer Abnahme der Kopfschmerzen und einer Verbesserung von Sehstörungen – allerdings ist dieser Effekt nur vorübergehend. Die Entlastungspunktion sollte daher aufgrund ihrer Invasivität nicht zur regelhaften Therapie eingesetzt werden.

Es gibt auch **invasive Therapieverfahren,** die jedoch nur in therapierefraktären Fällen zur Anwendung kommen sollten. Hierzu gehören die Anlage eines ventrikuloperitonealen Shunts sowie die Optikusscheiden-Fensterung.

6. Liquorpunktion

Eine Liquorpunktion wird zu diagnostischen, seltener auch therapeutischen (bei der IIH kann das der Fall sein, es gibt aber auch eine intrathekale Applikation von Arzneimitteln) Zwecken durchgeführt.

Die **relevanten absoluten Kontraindikationen** müssen parat sein:

- Erhöhter intrakranieller Druck: z. B. bei intrakraniellem Tumor; Anomalien des kraniozervikalen Übergangs – diese können ebenfalls eine Kontraindikation darstellen.
- Gerinnungsstörungen: Thrombozyten unter 20 / nl oder ein Quickwert von < 50 %. Thrombozyten unter 50 / nl sind eine relative Kontraindikation; aktuelles Blutbild und Gerinnungslabor müssen vorliegen.
- Einnahme blutverdünnender Medikamente; unter oraler Antikoagulation dürfen Sie nicht punktieren.
- Lokale Entzündung an der Einstichstelle.

Die Entnahme von Liquor entspricht wie die Blutentnahme im juristischen Sinne einer Körperverletzung, in die der Patient einwilligt. Voraussetzung für eine Aufklärung ist, dass der Patient aufklärungs- und einwilligungsfähig ist. Sollte das nicht der Fall sein, muss die Aufklärung des Vorsorgebevollmächtigten oder gesetzlichen Betreuers erfolgen. Bei Einwilligung oder Ablehnung muss dieser auch den Bogen unterschreiben! Grundsätzlich sollte die Aufklärung standardisiert schriftlich erfolgen. In der Regel gibt es dafür **Aufklärungsbögen,** die man zusammen mit dem Patienten durcharbeitet. Damit müssen Sie zunächst eine Informationslage für den Patienten schaffen, die ihm ermöglicht, zu einer qualifizierten Entscheidung zu kommen. Sie erklären ihm, warum Sie eine Indikation zur Durchführung sehen und welche Informationen bzw. welchen therapeutischen Nutzen Sie dadurch zu gewinnen hoffen. Sie sollten ihm auch darlegen, welche Nachteile Sie durch eine Ablehnung befürchten und wie eine weitere diagnostische oder therapeutische Planung bei Ablehnung der Maßnahme aussieht. Dann erläutern Sie den Ablauf der Untersuchung. Häufig gibt es auf dem Aufklärungsbogen ein Bildchen von Spinalkanal und Rückenmark, das dem Patienten das Verständnis erleichtert, bevor Sie die wichtigen Risiken erläutern:

- Lokale Schmerzen an der Einstichstelle.
- Elektrisierender Schmerz im Bein bei Nadel-Nerv-Kontakt.
- Postpunktioneller Kopfschmerz, häufig mit Schwindel, Übelkeit und Erbrechen.
- Verletzung kleiner Blutgefäße.
- Selten Kreislaufreaktionen und Synkopen, auch unmittelbar bei der Punktion, daher nie alleine punktieren!
- Sehr selten größere Blutungen und Blutungskomplikationen. Sehr selten Subduralhämatome und Epiduralhämatome, die im Extremfall zu dauerhaften Lähmungen führen können.
- Zentrale Einklemmung mit zentraler Störung von Atmung und Kreislauf.
- Lokale Entzündungen und Entzündungen der Meningen. Hier ist es Ihre Aufgabe, dem durch steriles Arbeiten entgegenzuwirken.

Einige der unerwünschten Wirkungen können einen stationären Aufenthalt zur Folge haben, im Extremfall auch eine Operation. Sie sollten das Auftreten der unerwünschten Wirkungen bei der Aufklärung nach ihrer Häufigkeit wichten. Wenn Sie mit Lokalanästhesie arbeiten, müssen Sie auch über anaphylaktische Reaktionen der Lokalanästhesie aufklären.

Bei der **Liquordruckmessung** muss im Liegen punktiert werden. Nachdem die Nadel sicher liegt, entfernen Sie den Mandrin, setzen ein steriles Steigrohr an (das ist ein fertiges Set) und richten die Nadel auf 0 cm aus. Die Liquorsäule steigt auf und pendelt sich in einer bestimmten Höhe ein, die Sie anhand der anliegenden Skala ablesen können. Die freie Liquorpassage können Sie mittels Hustenstoß überprüfen. Gemessen wird in Zentimeter Wassersäule. Wichtig ist, dass der Patient so entspannt wie möglich (aber nicht sediert) ist.

Nach Aufklärung muss dem Patienten ausreichend Bedenkzeit eingeräumt werden, in der Regel mindestens eine Nacht, bei elektiven Eingriffen besser 24 h. Sowohl er als auch Sie müssen auf der Formvorlage mit Datum unterschreiben. Sie sollten sich auch die Ablehnung der Untersuchung unterschreiben lassen.

ZUSAMMENFASSUNG

Die **idiopathische intrakranielle Hypertension** ist eine Erkrankung, deren Ätiologie bis heute nicht verstanden ist. Sie kann insbesondere unbehandelt durch das druckinduzierte Papillenödem zu langfristigen und irreversiblen Visuseinbußen und Störungen des Gesichtsfeldes führen. Wichtig ist die Abgrenzung zu symptomatischen Formen. Die Therapie erfolgt über eine Gewichtsreduktion und den Einsatz von Carboanhydrasehemmern.

WAS WÄRE, WENN ...

- ... eine Patientin mit erhöhten Liquoröffnungsdrücken keine Kopfschmerzen und keine Visusminderung hätte?
  - Dann bedarf es auch keiner wiederholten Liquorpunktionen, da der Sinn hiervon die Verhinderung einer Erblindung, eines bleibenden Schadens des N. opticus oder die Reduktion der Schmerzstärke sind.
- ... Symptome sich unter Gewichtsreduktion bessern würden, diese jedoch nach wenigen Wochen stagnieren würde?
  - Möglich sind bariatrisch-chirurgische Verfahren wie eine Magenband-Operation oder ein Magenbypass, allerdings unter Abwägung aller Risiken dieser Behandlung.
- ... alle von Ihnen eingesetzten konservativen Therapieverfahren versagen würden?
  - Dann müssen Sie zu operativen Therapiestrategien greifen. Es kann die Opticusscheide fenestriert oder ein ventrikuloperitonealer oder lumboperitonealer Shunt eingesetzt werden. Bei Nachweis von Stenose(n) der ableitenden Hirnsinus kann eine endovaskuläre Stentangioplastie eine Therapieoption darstellen. Langzeitergebnisse gibt es hierzu allerdings noch nicht.

71

Hemiparese bei HIV-positiver Patientin

Simone van de Loo

Anamnese

Eine 32-jährige Patientin berichtet, seit 3 Wochen unter Übelkeit mit Erbrechen sowie einer langsam progredienten Schwäche der rechten Körperhälfte zu leiden. Sie fühle sich zunehmend vergesslich. Vor 15 Jahren sei die Diagnose einer HIV- sowie einer HCV-Infektion gestellt worden. Sie sei in regelmäßiger Betreuung bei einem entsprechenden Facharzt. Dieser habe bereits über die Notwendigkeit einer hochaktiven antiretroviralen Therapie (HAART) mit ihr gesprochen, allerdings habe sie sich seither noch nicht wieder bei dem Kollegen vorgestellt. Sie sei in einem Methadon-Programm, bis auf einen Alkoholabusus bestehe kein Substanzmissbrauch mehr.

Untersuchungsbefund

Die Patientin ist wach, leicht psychomotorisch verlangsamt. Leichtgradige sensomotorische Aphasie. Faziale Mundastschwäche rechts, leichte Dysarthrie. Hypästhesie der rechten Gesichtshälfte. Armbetonte KG-3-Parese der rechten Körperhälfte bei sonst nicht nachweisbaren Paresen. Muskeleigenreflexe seitengleich mittellebhaft erhältlich. Babinski rechts positiv. Hemihypästhesie rechts. Dysdiadochokinese beidseits. Gangbild unsicher mit Zirkumduktion des rechten Beins.

1. **An welche Differenzialdiagnosen denken Sie?**
2. **Wie gehen Sie weiter vor?**
3. **Beschreiben Sie die Erkrankung! Wie wird sie behandelt?**
4. **Anhand welcher Parameter erfolgt die Stadieneinteilung bei HIV?**
5. **Was ist IRIS?**
6. **Nennen Sie AIDS-definierende Erkrankungen!**

1. Differenzialdiagnosen

Wegweisend in der Anamnese ist die HIV-Infektion, welche nicht therapiert wird, womit zunächst vor allem opportunistische Infektionen im Rahmen der HIV-Erkrankung, z. B. eine Toxoplasmose oder eine **progressive multifokale Leukenzephalopathie (PML)** in Betracht zu ziehen sind. Differenzialdiagnostisch sind weiterhin bei immungeschwächter Patientin ein Hirnabszess (bakteriell oder im Rahmen einer zerebralen Mykose) oder aufgrund des langsamen Verlaufs und der geschilderten Symptomatik ein primäres ZNS-Lymphom möglich. Übelkeit, Erbrechen sowie Kopfschmerzen mit begleitender Wesensänderung sind zudem pathognomonisch für eine Enzephalitis. Die seitens der Patientin beschriebene demenzielle Entwicklung sollte zudem an eine AIDS-Demenz bzw. HIV-Enzephalopathie denken lassen.

Weitere zugrunde liegende ischämische oder hämorrhagische Ursachen scheiden aufgrund des Verlaufs der Symptomatik aus, da man hier einen akuten Beginn erwarten würde.

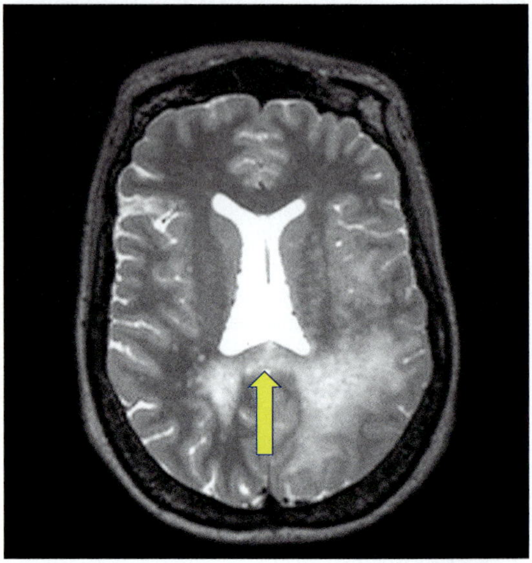

Abb. 71.1 cMRT: FLAIR-Sequenz mit Darstellung subkortikaler Hyperintensitäten ohne Beteiligung des Cortex. Es finden sich die Marklagerveränderungen parietookzipital betont und über die Commissura posterior (Pfeil) zur rechten Seite hinüberziehend. [M464]

2. Weiteres Vorgehen

Unerlässliche zusatzdiagnostische Mittel sind die zeitnahe Durchführung einer zerebralen Bildgebung, wobei die MRT hier vorzuziehen ist. Sie erhalten den in ➤ Abb. 71.1 dargestellten Befund. Die asymmetrisch verteilten, hyperintensen Veränderungen des Marklagers mit Aussparung des Cortex und ohne Kontrastmittelaufnahme bzw. ohne raumfordernden Charakter passen sehr gut zu einer progressiven multifokalen Leukenzephalopathie (PML).

Der hier gezeigte bildgebende Befund wäre jedoch auch mit einer Toxoplasmose, einer schweren Mikroangiopathie, einer lymphomatösen diffusen Infiltration sowie multiplen entzündlichen Herden im Rahmen einer chronisch-entzündlichen ZNS-Erkrankung vereinbar.

Der im Weiteren untersuchte Liquor ergibt eine Zellzahl von 4 / µl (Normbereich: 0–4 / µl), auch Laktat, Glukose und Eiweiß befinden sich im Normbereich, womit bakterielle und typische virale Infektionen als Differenzialdiagnose ausscheiden. Schließlich sichern die weiterführenden viralen Liquoranalysen den Befund. Zum einen zeigen sich hier eine deutlich erhöhte HIV-Viruslast von 8.220 Kopien / ml sowie ein positiver Nachweis von Polyomavirus-DNA (JC-Virus) in der PCR. Eine ebenfalls zur Diagnosesicherung zur Verfügung stehende Hirnbiopsie zur Isolierung der Polyomaviren ist somit nicht erforderlich. Die mikrobiologischen Analysen auf Borrelien, Lues, Toxoplasmen sowie verschiedene Pilzspezies sind alle negativ. Ein Ruhe-EEG dokumentiert eine kontinuierliche regionale Verlangsamung über der linken Hemisphäre. Die CD4-Zellzahl im Serum liegt bei 123 / µl.

Schließlich kann die Diagnose einer progressiven multifokalen Leukenzephalopathie (PML) gestellt werden.

3. Pathogenese, Klinik und Therapie der PML

Die **progressive multifokale Leukenzephalopathie (PML)** ist eine durch das zur Familie der Polyomaviren gehörende JC-Virus hervorgerufene Erkrankung des

Tab. 71.1 Einteilung der HIV-Erkrankung nach der CDC-Klassifikation von 1993 [G1377]

Klinik / CD4-Zellen	Asymptomatisch oder akute HIV-Krankheit	Symptomatisch, aber nicht A oder C	AIDS-Erkrankungen
500 / µl	A1	B1	C1
200–400 / µl	A2	B2	C2
< **200 / µl**	A3	B3	C3

zentralen Nervensystems. Die Erkrankung manifestiert sich fast ausschließlich bei immunsupprimierten Patienten mit einem relevanten Defekt der T-Zell-Immunität. Es handelt sich um eine Reaktivierung des lebenslang im Organismus persistierenden Virus. Der Erstkontakt findet meist bereits im Kindesalter statt und erreicht beim Erwachsenen eine Durchseuchungsrate von 40–60 %. Im immungeschwächten Individuum gelangt das Virus in die weiße Substanz von Großhirn, Hirnstamm, Kleinhirn und Rückenmark und löst dort eine entzündliche Reaktion aus, welche zur Demyelinisierung der Axone und schließlich zum Untergang der Neuronen führt.

Leider existiert keine spezifische Therapie zur Behandlung der PML. Ein Behandlungsversuch kann mit einer antiretroviralen Therapie erfolgen. Zur Verfügung stehen viele sehr gute Medikamente, welche in unterschiedlichen Kombinationen eingesetzt werden können (siehe hierzu www.hivandmore.de). Bei zerebralen Infektionen mit HIV sollte auf eine ausreichende Liquorgängigkeit der verwendeten Substanzen geachtet werden. Optimalerweise sollte die Therapie mit einem entsprechenden Expertenzentrum (Infektiologie) abgesprochen werden. Ziel der Behandlung ist eine Reduktion der Immunrekonstitution. Nach Therapiebeginn ist eine weitere engmaschige klinische Beobachtung erforderlich, da es zur Ausbildung eines **Immunrekonstitutions-Syndroms (IRIS)** kommen kann. Insgesamt ist die Perspektive trotz eingeleiteter Therapie leider sehr schlecht. Die mittlere Überlebenszeit beträgt ca. 4 Monate, selten werden Verläufe bis zu einem Jahr beobachtet.

4. Stadieneinteilung der HIV-Infektion

Die Einteilung der HIV-Infektion erfolgt einerseits nach der klinischen Symptomatik in die **Kategorien A** (asymptomatisch), **B** (symptomatisch, nicht AIDS-definierende Symptome) und **C** (AIDS-definierende Symptome) sowie andererseits anhand der CD4-Zellzahl im peripheren Blut (➤ Tab. 71.1). Klinisch unterscheidet man **drei verschiedene Stadien (I – III)** (➤ Tab. 71.2). Bei neurologischer Manifestation werden wiederum primäre HIV-Manifestationen von opportunistischen Infektionen, Neoplasien und zerebrovaskulären Komplikationen unterschieden. Die opportunistischen Infektionen, Neoplasien sowie zerebrovaskulären Manifestationen werden dem klinischen Stadium III zugeordnet. Hierzu gehören z. B. die ZNS-Toxoplasmose, bakterielle, virale oder durch Pilze verursachte Abszesse oder Meningitiden, das primäre ZNS-Lymphom, parainfektiöse Arteriitis und embolische Infarkte z. B. auf dem Boden einer marantischen Endokarditis.

Tab. 71.2 Klinische Stadien

Stadium I	A1–2, B1
Stadium II	A3, B2–3
Stadium III	C1–3

Die im Fall geschilderte Symptomatik würde dem Stadium III C3 zugeteilt werden.

5. Immunrekonstitutionssyndrom (IRIS)

Das inflammatorische Immunrekonstitutionssyndrom (IRIS) beschreibt eine überschießende Immunreaktion bei opportunistischen Infektionen und wird meistens bei HIV-Infektionen beobachtet. Es ist die wichtigste und gefährlichste Komplikation der antiretroviral behandelten HIV-Infektion. Es kann jedoch auch bei anderen Erkrankungen, z. B. dem **Morbus Whipple**, auftreten. Das IRIS tritt häufig kurz nach Beginn einer HAART-Therapie auf und beschreibt eine Verschlechterung der Symptomatik nach Therapiebeginn, welche teilweise dramatische Verläufe haben kann. Dabei ist die klinische Manifestation sehr mannigfaltig und kann sich z.B. im Auftreten von bakteriellen Infektionen, Kaposi-Sarkomen oder Analkarzinomen manifestieren. Die Symptome betreffen vor allem Lunge, Gehirn und Lymphknoten. Pathogenetisch liegt ein rascher Anstieg der $CD4^+$-Rezeptor-tragenden Zellen zugrunde. Um dieses Phänomen zu vermeiden, sollte man, sofern möglich, zunächst die opportunistische Infektion behandeln und erst im Anschluss eine hochaktive antiretrovirale Therapie (HAART) beginnen.

6. AIDS-definierende Erkrankungen

Nach obiger Stadieneinteilung wird das **Stadium C** der HIV-Infektion nicht nur vom CD4-Zellstatus bestimmt, sondern auch von möglichen Komorbiditäten. Hierzu zählen neben den bereits genannten AIDS-definierenden Erkrankungen auch: Candidose des Respirations- bzw. Verdauungstrakts, Infektionen mit CMV (Pneumonie oder Retinitis, nicht jedoch von Leber, Milz und Lymphknoten), schwere HSV1-Infektionen, Pneumocystis-Pneumonie, Infektion mit *Mycobacterium avium* oder anderen Spezies. Hinzu kommen das **Wasting-Syndrom,** das eine ungewollte Gewichtsabnahme von mindestens 10 % durch heftige, teils schmerzhafte Durchfälle, begleitet von Fieber ohne Erregernachweis beinhaltet, und das **Kaposi-Sarkom,** eine mit Herpes-Virus 8 assoziierte Krebserkrankung mit dermatologischer Manifestation.

AIDS-definierende Tumoren sind das B-Zell-Non-Hodgkin-Lymphom, das Kaposi-Sarkom und das HPV-assoziierte Zervix-Karzinom.

ZUSAMMENFASSUNG

Die **progressive multifokale Leukenzephalopathie (PML)** ist eine durch das JC-Virus hervorgerufene demyelinisierende Erkrankung des zentralen Nervensystems. Die Infektion manifestiert sich bei Vorliegen einer gleichzeitigen relevanten Immundefizienz. Klinisch zeigt sich neben fokal-neurologischen Ausfällen zu Beginn der Erkrankung ein im Verlauf auftretendes hirnorganisches Psychosyndrom. Differenzialdiagnostisch ist die PML von der HIV-Enzephalopathie sowie der zerebralen Toxoplasmose abzugrenzen. Wegweisendes diagnostisches Mittel ist neben der zerebralen Bildgebung der Nachweis des Polyomavirus aus dem Liquor. Obgleich das Risiko eines IRIS besteht, stellt die HAART aktuell die einzige effektive Behandlung der PML dar.

WAS WÄRE, WENN ...

- ... die Patientin bisher nichts von einer HIV-Infektion wissen würde?
  - Dann wäre die Diagnose im Rahmen der von Ihnen durchgeführten Zusatzdiagnostik erstmals gestellt – falls die Patientin einem HIV-Test zugestimmt hatte.
- ... die Patientin HIV-negativ wäre?
  - Auch bei HIV-negativen Patienten kann es PML-Fälle geben. Es empfiehlt sich, einen Immunstatus (CD4-, CD8-, NK-Zellen) zu bestimmen. Auch die Medikamentenanamnese ist wichtig, da verschiedene monoklonale Antikörper (v.a. Natalizumab bei Multipler Sklerose) zu einer erhöhten PML-Neigung führen können.

72

Transiente Paraparese und Schmerzen

Christian Henke

Anamnese

Ein 65-jähriger Rentner berichtet, dass er seit mehreren Wochen zunehmende Probleme beim Wandern habe. Nach wenigen Kilometern verlasse ihn v. a. beim Bergabgehen die Kraft und es träten Schmerzen im Rücken mit Ausstrahlung in beide Beine auf. Ferner habe er letzte Woche zweimalig einen deutlichen Kraftverlust der Beine bemerkt, der ihn gezwungen habe, sich hinzusetzen. Nach 10 min habe er weiterlaufen können. Diese Beschwerden hätten seine Frau und ihn beunruhigt, da er schon mehrere Bandscheibenvorfälle gehabt habe. Verwunderlich finde er, dass er ohne ähnliche Beschwerden Rad fahren könne. Weitere Vorerkrankungen seien ein Hypertonus und eine Hypothyreose. Medikation: Ramipril, Torem.

Untersuchungsbefund

RR 150/95 mmHg, Patient wach, keine Sprachstörung. Kein Meningismus. Lasègue bds. bei 50° positiv.

Hirnnerven: Pupillen isokor mit prompter direkter und konsensueller Lichtreaktion, Trigeminus und Fazialis intakt, keine Dysarthrie.

Motorik: keine Paresen, keine Spastik, MER seitengleich mittellebhaft, PBZ bds. negativ.

Sensibilität: regelrecht für Ästhesie, Pallästhesie, Algesie und Thermästhesie.

Koordination: Zeigeversuche regelrecht, Stand und Gangprüfungen regelrecht.

1. **Was ist die Verdachtsdiagnose? Welche Differenzialdiagnosen kommen in Betracht?**
2. **Welche Pathologien können das Krankheitsbild verursachen?**
3. **Welche Diagnostik sollte durchgeführt werden?**
4. **Wie therapieren Sie die Erkrankung?**
5. **Wie sieht die Prognose aus?**
6. **Wie sehen Klinik, Diagnostik und Therapie eines epiduralen Abszesses aus?**

1. Verdachtsdiagnose

Die Anamnese mit belastungsabhängigen Schmerzen und Paresen der Beine, die nach kurzer Pause vollständig remittiert sind, ist klassisch für eine **lumbale Spinalkanalstenose.** Insbesondere typisch ist das Auftreten unter **Bergabgehen** und beim Laufen, jedoch nicht beim Fahrradfahren, bei dem durch eine Flexion im Hüftgelenk eine **Kyphosierung** der Lendenwirbelsäule bewirkt wird. Initial manifestiert sich das Krankheitsbild als **Claudicatio intermittens spinalis** mit Schmerzen und sensomotorischen Defiziten nach einer bestimmten Gehstrecke, die sich im Verlauf der Erkrankung verkürzt. In diesen zwei Stadien ist die Symptomatik durch Kyphosierung der LWS vollständig reversibel.

Später kann es zu permanenten Beschwerden wie Reflexverlusten, Paresen und Atrophien sowie Hypästhesien kommen.

Klassische Differenzialdiagnosen sind:

- **Claudicatio intermittens:** im Rahmen einer pAVK; fehlende periphere Pulse, primäre Schmerzen in Ober- oder Unterschenkel, Blässe und Kälte der Füße.
- **„Buttock claudication":** belastungsabhängige Ischämie der Cauda equina mit sensiblen Störungen, Blasenstörung und ggf. distalen Paresen im Rahmen einer A.-iliaca-interna-Stenose; keine Besserung auf Kyphosierung der LWS.

MERKE

In der Frühphase der Erkrankung sind die anamnestischen Angaben zum Auftreten der Symptomatik ein wichtiges Unterscheidungskriterium. Bei der Spinalkanalstenose treten die Beschwerden insbesondere beim Bergabgehen auf, beim Bergaufgehen jedoch geben die Patienten selten Beschwerden an (stärkere Flexion im Hüftgelenk). Bei der pAVK ist die Richtung des Laufens gleichgültig, da in beiden Fällen die arterielle Versorgung kompromittiert ist.

2. Ätiologie

Die Spinalkanalstenose ist in der Regel eine degenerativ bedingte Erkrankung, die entsprechend häufiger im höheren Erwachsenenalter und bei Männern vorkommt. Es gibt verschiedene Formen, durch die es zu der hochgradigen Einengung des Spinalkanals kommt mit der Kompression von entweder

- Myelon mit entsprechender **Myelopathie:** Zeichen einer zentralen Parese, sensomotorisches Defizit; oder
- Radix (im Sinne einer **Radikulopathie**): rein-motorisch oder rein-sensorisch; bei Betroffensein des Spinalnervs auch gemischte Symptomatik möglich; peripher-nervale Symptomatik; durch Einengung des Recessus lateralis bedingt.

Als Ursachen der Kompression kommen klassischerweise infrage:

- **Konstitutionell enger Spinalkanal:** meist zusätzlich verändert durch
- **Spondylophyten** (knöchern-ligamentäre Umbauten),
- **Spondylolisthesis** (Wirbelgleiten),
- prolabiertes **Bandscheibengewebe** (meist bei Z. n. Bandscheibenvorfällen),
- **Lipomatosis spinalis** (epidural hypertrophiertes Fettgewebe).

Weitere Erkrankungen, die durch Kompression des Myelons eine Spinalkanalstenose verursachen können, jedoch typischerweise unter Entlastung keine reversiblen Symptome verursachen, sind:

- **Spinales Meningeom** (v. a. im BWS-Bereich): langsam progrediente zentrale Paraparese der Beine.
- **Neurinom:** in der Regel Radikulopathie verursachend.
- **Epiduraler Abszess:** Fieber, Überwärmung, schmerzhafte Bewegungseinschränkung; Gefahr des Durchbruchs nach intraspinal mit konsekutiver Meningitis.
- **Spinale durale AV-Fistel** (arteriovenöse Fistel): sich subakut entwickelnde sensomotorische Symptome mit möglichem Schmerzsyndrom.

3. Diagnostik

Es handelt sich um eine rein anamnestische und klinische Verdachtsdiagnose mit den klassischen Angaben der belastungsabhängigen Schmerzen und Defiziten, die nach Pause nicht mehr vorhanden sind, bei weitgehend unauffälligem klinisch-neurologischem Befund. Zur Bestätigung der Diagnose werden weitere Untersuchungen benötigt:

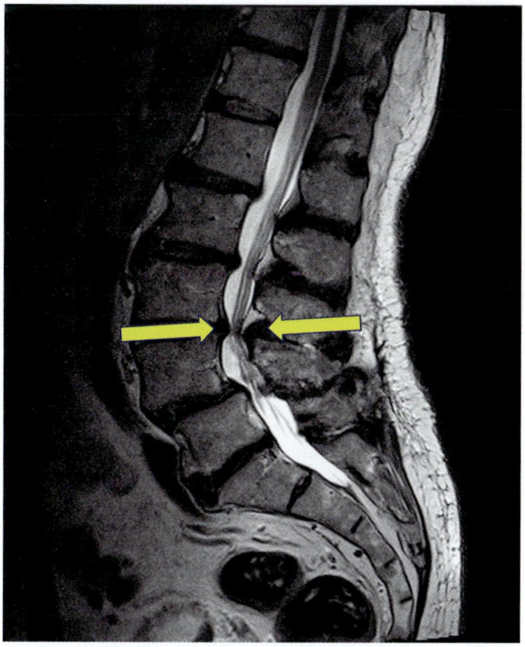

Abb. 72.1 LWS-MRT-Darstellung einer lumbalen Spinalkanalstenose. Man sieht in der sagittalen Schichtung die ventrale Einengung durch prolabiertes Bandscheibengewebe (linker Pfeil) und dorsal durch degenerative Umbauten (rechter Pfeil) im Bereich LWK4/LWK5. [M464]

- **Nativ-Röntgen der LWS:** Darstellung des Spinalkanals, Spondylophyten, Osteoporose, Osteolysen, Frakturen.
- **LWS-MRT:** Darstellung (➤ Abb. 72.1) und Vermessung des Spinalkanals; radiologische Kriterien einer relativen Spinalkanalstenose (ø < 12 mm), absolute Spinalkanalstenose (ø < 10 mm); Ausschluss weiterer Pathologien.
- **EMG:** Ausschluss / Nachweis einer persistierenden Schädigung, die erst im Endstadium zu erwarten wäre.
- **Myelografie oder CT-Myelografie:** präoperative Darstellung der klinisch-relevanten Lokalisation.

4. Therapie

Die Therapie sollte immer in Abhängigkeit von Stadium und Schweregrad der Erkrankung festgelegt werden. So gibt es Patienten mit langen beschwerdefreien Intervallen, die von einer konservativen Therapie profitieren. Im Gegensatz hierzu sollten Patienten mit beginnenden persistierenden Symptomen eher zeitnah einer operativen Therapie zugeführt werden.

Konservative Maßnahmen umfassen:

- **Medikamentöse Therapie:** Analgetika, Antiphlogistika.
- **Epidurale Steroid-Injektionen:** haben gleichfalls prädiktiven Charakter für das Ansprechen einer Entlastungsoperation.
- **Physikalische Maßnahmen:** Balneotherapie, Reizstromtherapie.
- **Physiotherapie:** Flexionsübungen, Stärkung der Rumpfmuskulatur.

Operative Therapie (Therapieerfolg in 60–70 %):

- **Dekompressionslaminektomie:** Entfernung von Wirbelbögen, Ligg. flava und ggf. Anteilen der Facettengelenke.
- **Hemilaminektomie:** unilaterale Fensterung zum besseren Erhalt der ligamentären Stabilität; bei fehlender Stabilität ggf. Fusionierung mehrerer Segmente.

5. Prognose

Da es sich bei der Spinalkanalstenose in der Regel um eine degenerativ bedingte Erkrankung handelt, deren Ursache in der meisten Zahl der Fälle in knöchernen und ligamentären Umbauten zu finden ist, ist prinzipiell keine spontane Regredienz zu erwarten. Im Gegenteil handelt es sich um eine progrediente Erkrankung, die nach den zunächst auftretenden transienten Symptomen zu persistierenden Paresen und im Verlauf auch Atrophien führen kann.

Die Prognoseverbesserung durch eine konservative Therapie kann nicht in Zahlen gefasst werden. Sie ergibt jedoch ohnehin nur Sinn in frühen Stadien mit lediglich leichtgradiger Beschwerdesymptomatik. Sollten bereits Paresen aufgetreten sein, ist eine operative Dekompression anzuraten, die in > 75 % der Fälle eine zeitnahe Verbesserung der Symptomatik mit sich bringt. Leider hält dieser positive Effekt häufig nicht allzu lange an, sodass es zu Rezidiven kommt, die ggf. erneut operiert werden müssen. Über die ersten 5 Jahre profitieren jedoch mehr als 50 % der operierten Patienten von der Operation.

In Abhängigkeit von der Grunderkrankung verbessern zusätzliche kausale Therapieansätze selbstverständlich das therapeutische Outcome (z. B. Gewichtsreduktion bei Lipomatosis spinalis).

6. Epiduraler Abszess

Der epidurale Abszess ist eine Eiteransammlung im Epiduralraum, die die Gefahr eines Durchbruchs nach intraspinal mit meningitischem Syndrom mit sich bringt. Es gibt mehrere Pathomechanismen in der Entstehung dieses Abszesses, wobei die hämatogene Fortleitung die häufigste ist. Als Quelle sollte man insbesondere nach pulmonalen, kardialen, dermatologischen und Zahninfekten suchen. Darüber hinaus kommt der Ausbreitung per continuitatem bei z. B. retropharyngealem Abszess oder Spondylodiszitis besondere Bedeutung zu, da hier der Infektionsfokus saniert werden muss. In seltenen Fällen liegt die Ursache in einem ärztlichen Eingriff bei Z. n. Periduralkatheteranlage oder Operation.

Klinisch zeigt sich im betroffenen Abschnitt eine schmerzhafte Schwellung, Rötung und Überwärmung. Bei lediglich epiduraler Eiteransammlung kann die neurologische Untersuchung vollständig unauffällig sein, erst nach Durchbruch in den Intraspinalraum entsteht ein meningitisches oder meningoradikulitisches Syndrom.

Diagnostisch ist die MRT des betroffenen spinalen Abschnitts Methode der Wahl. Liquordiagnostisch sollte man nach klassischen Erregern suchen. Spondylodiszitiden sind in bis zu 90 % bedingt durch eine Infektion mit *Staphylococcus aureus*, selten auch in Form eines MRSA.

Therapeutisch muss antibiotisch therapiert werden. Bei gekammerten Abszessen, Fokus-Sanierung (z. B. Spondylodiszitis) oder progredienter klinischer Ausfallssymptomatik ist eine zusätzliche operative Entlastung anzustreben. Insgesamt hat das Krankheitsbild eine gute Prognose mit > 70 % vollständiger Restitution.

ZUSAMMENFASSUNG

Bei der **lumbalen Spinalkanalstenose** handelt es sich in der Großzahl der Fälle um eine degenerativ bedingte Erkrankung, die sich klassischerweise in Form einer Claudicatio spinalis mit Schmerzen und sensomotorischen Symptomen der unteren Extremitäten manifestiert. Diese Symptome können durch eine Kyphosierung der LWS verbessert werden, sodass die Symptome häufiger beim Laufen, nicht jedoch beim Fahrradfahren auftreten. Therapeutisch lässt sie sich in leichten Fällen zunächst konservativ mit Analgetika und Physiotherapie behandeln, im Verlauf der Erkrankung wird jedoch eine Dekompressionsoperation notwendig, die in einer wirbelsäulenchirurgischen Einrichtung durchgeführt werden sollte.

WAS WÄRE, WENN …

- … die Schmerzen im Oberschenkel wären und der Betroffene nach kurzer Pause im Stehen weiterlaufen könnte?
  - Dann bestünde der Verdacht auf eine pAVK mit arterieller Stenose im Beckenbereich. In der klinischen Untersuchung sollten die Pulse getastet werden und in der Regel seitendifferent erscheinen.
- … die Symptomatik durch Kopfreklination auslösbar wäre?
  - Dann müsste eine Spinalkanalstenose im Zervikalmark postuliert werden und eine HWS-MRT-Untersuchung erfolgen.

73

Wesensänderung, Apathie, Fieber

Simone van de Loo

Anamnese

Eine junge Frau bringt ihren 40-jährigen Ehemann zur Aufnahme. Sie berichtet, sich ernsthaft Sorgen zu machen, da sich ihr Mann seit einigen Tagen verändert habe und sie ihn kaum wiedererkenne. Vor 2 Wochen habe er einen fieberhaften Infekt gehabt und sei trotzdem zur Arbeit gegangen. In den letzten Tagen sei er leicht reizbar, latent aggressiv und heute Abend habe er mit sich selbst gesprochen und sei dann ohne ersichtlichen Grund ausgeflippt, habe rumgeschrien. Nachdem er sich beruhigt habe, sei sie mit ihm ins Krankenhaus gefahren. Er habe unterwegs noch über Kopfschmerzen geklagt. Keine Medikamenten- oder Drogeneinnahme. Der Patient sitzt während des Gesprächs still da und schaut misstrauisch.

Untersuchungsbefund

Die Untersuchung ist erschwert, da der Patient nicht kooperativ ist und Aufforderungen nur inkonsequent befolgt. Er ist wach und scheint zur Person orientiert zu sein. Im Bereich der Hirnnerven findet sich ein unauffälliger Befund. Latente Hemiparese rechts. Die Muskeleigenreflexe sind seitengleich erhältlich und mittellebhaft. Die Koordination ist nicht prüfbar, ebenso die Sensibilität. Der Patient ist steh- und gehfähig. Temperatur 39 °C.

1. **Wie lautet die Verdachtsdiagnose?**
2. **Welche diagnostischen Schritte leiten Sie ein?**
3. **Welche Therapie beginnen Sie und wann?**
4. **Wie ist die Prognose?**
5. **Was ist die FSME?**
6. **Welche Differenzialdiagnosen zu viralen Enzephalitiden kennen Sie?**

1. Verdachtsdiagnose

Die Symptomatik aus Kopfschmerzen, Fieber, Wesensänderung sowie fokal-neurologischem Defizit mit Hemiparese rechts und Sprachverständnisstörung lässt sie an eine **Enzephalitis,** am wahrscheinlichsten durch Herpesviren ausgelöst, denken. Hierfür sprechen ebenfalls der rasche Verlauf sowie die Angabe eines fieberhaften Infekts vor Tagen. Es handelt sich um ein akutes Krankheitsbild, welches rasches Handeln und frühzeitigen Therapiebeginn erfordert.

Erreger der **Herpesenzephalitis** ist das Herpes-simplex-Virus (HSV Typ I und II). Am häufigsten wird die Symptomatik von HSV Typ I verursacht, bei Vorliegen meningitischer Symptome ist das Vorliegen einer HSV-Typ-II-Infektion wahrscheinlicher. Sie ist die am häufigsten tödlich verlaufende Virusenzephalitis. Pathologisch handelt es sich um eine hämorrhagische und nekrotisierende Entzündung mit Präferenz des Temporallappens und der orbitalen Anteile des Frontalhirns. Seltener betroffene Regionen sind der Hirnstamm und das Myelon. Zirka 30 % der Erkrankungen treten im Rahmen einer Erstinfektion auf, die übrigen entstehen aufgrund der lebenslangen Persistenz des Virus in den Nervenzellganglien durch Reaktivierung. Häufig breitet sich das Virus über den N. olfactorius in die frontalen und temporalen Hirnareale aus.

2. Diagnostik

Da es sich um einen **Notfall** handelt, sollten rasch Blut und Blutkulturen abgenommen werden. Weiterhin wird eine zerebrale Bildgebung veranlasst – zunächst CCT, um keine Zeit zu verlieren –, um einen relevanten Hirndruck auszuschließen. Nach erfolgreichem Ausschluss und dem unauffälligen Laborbefund wird eine Liquorpunktion durchgeführt. Der Liquor ist leicht blutig und zeigt eine Pleozytose von 387 Zellen, eine leichte Eiweiß- und Laktaterhöhung bei normwertiger Glukose. Somit passt der Befund zu dem Verdacht einer am wahrscheinlichsten viralen hämorrhagischen Enzephalitis. Um differenzialdiagnostisch zwischen bakterieller und viraler Meningoenzephalitis zu unterscheiden, bietet sich neben der Liquordiagnostik die Bestimmung der Procalcitonin-Konzentration im Serum an, welche nur bei bakteriellen Infektionen erhöht ist. Dies ist jedoch in der Notfallsituation nicht zwingend erforderlich. Der Patient wird stationär aufgenommen und für den nächsten Tag eine MRT des Kopfs angemeldet.

Am Folgetag liegen sowohl das Ergebnis der HSV-PCR (positiv) als auch der Befund der MRT vor (➤ Abb. 73.1). Es finden sich die typischen temporal sowie frontal gelegenen Veränderungen (in der T2-Wichtung hyperintens; in der T1-Wichtung hypointens). Eine ebenfalls mögliche Affektion des Gyrus cinguli ist in diesem Fall nicht nachweisbar. Das EEG zeigt etwa alle 2–3 s periodisch auftretende steile Wellen frontotemporal gelegen, evtl. auch epilepsietypische Potenziale im Sinne von Spikes, Spike-Waves oder Sharp-Waves.

Histologisch zeigt sich das Bild einer nekrotisierenden hämorrhagischen Meningoenzephalitis mit im akuten

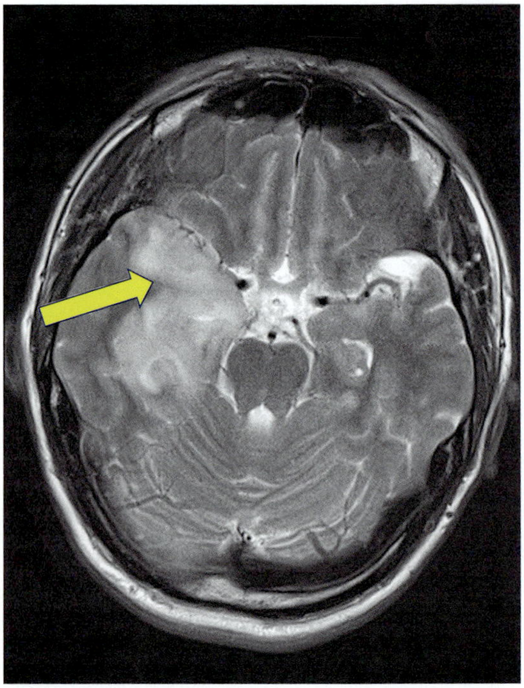

Abb. 73.1 CMRT: T2-hyperintense Signalsteigerungen rechts temporal und temporomesial mit leichter Volumenvermehrung als Ausdruck der Entzündung. Daneben wäre in einer KM-Sequenz auch eine KM-Anreicherung in dieser Region zu erwarten. [M464]

Stadium die Leptomeningen infiltrierenden Granulo- und Lymphozyten in meist perivaskulärer Lokalisation. Klassisch sind zudem Hirngewebseinblutungen sowie durch zunehmende Gewebsuntergänge im weiteren Krankheitsverlauf, trotz Rückgangs der Entzündungsreaktion, das Auftreten massenhafter Makrophagen bzw. Lipophagen. Lichtmikroskopisch können intranukleäre Einschlusskörperchen in aufgeblähten Zellkernen von Neuronen und Oligodendrozyten nachgewiesen werden.

3. Therapie

Direkt nach Durchführung der Liquorpunktion wird mit der Therapie begonnen: **Aciclovir** 10 mg/kg KG 3-mal täglich intravenös. Da der Liquorbefund prinzipiell auch zu einer beginnenden bakteriellen Infektion passen könnte, wird zusätzlich mit **Ceftriaxon** 2 g i. v. und **Ampicillin** 3× 5 g i. v. behandelt. Nach Erhalt des virologischen Befunds kann die antibiotische Therapie abgesetzt werden. Die virostatische Therapie wird über insgesamt 14 Tage fortgeführt. Da Aciclovir nephrotoxisch ist, sind regelmäßige Kontrollen von Kreatinin und Harnstoff notwendig und es ist auf eine ausreichende Flüssigkeitssubstitution zu achten.

4. Prognose

In diesem Fall gut, denn die Therapie wurde schnell eingeleitet. Unbehandelt oder zu spät behandelt, verläuft die HSV-Enzephalitis tödlich. Die Mortalität liegt bei etwa 70 %. Der rechtzeitige Therapiebeginn senkt die Mortalität auf etwa 20 %. Trotz Therapie verbleiben in ca. 50 % der Fälle Residualsymptome, hierbei handelt es sich z. B. um:

- Hemiparesen
- Aphasien (Wernicke-Aphasie, sensorische Aphasie)
- Symptomatische Epilepsie

5. FSME

Die **Frühsommer-Meningoenzephalitis (FSME)** ist eine wichtige Differenzialdiagnose zur Herpesenzephalitis, neben Varicella-zoster- und Japanischer Enzephalitis sowie Meningokokkenmeningitis. In den Endemiegebieten liegt das Infektionsrisiko bei 1 : 100 bis 1 : 1.000 pro Stich. Überträger ist die Zecke (*Ixodes spec.*). Die Inkubationszeit beträgt etwa 21 Tage und beginnt mit einem grippalen Prodromalstadium. Der Verlauf ist meist zweigipflig. Klinisch manifestiert sich die Erkrankung als Meningitis (Kopfschmerzen, Übelkeit, Erbrechen, Lichtscheu), Meningoenzephalitis (zusätzlich Bewusstseinsstörungen), Meningoenzephalomyelitis (zusätzlich Paresen bis hin zur Tetrasymptomatik) oder Meningomyeloradikulitis. Die Diagnosestellung erfolgt durch Liquorpunktion mit Nachweis einer intrathekalen erregerspezifischen Ig-Synthese. Die Therapie ist symptomatisch. In Endemiegebieten wird die Durchführung einer Prophylaxe empfohlen. Der Impfstoff enthält das inaktivierte Virus. Auffrischimpfungen sind alle 3–5 Jahre erforderlich. Mögliche Impfreaktionen sind leichtes Fieber und allgemeines Krankheitsgefühl, meningeale Reizungen sind sehr selten.

6. Differenzialdiagnosen

- **Bakterielle Infekte:** Hirnabszess (➤ Fall 77), Endocarditis lenta (➤ Fall 13), Tuberkulose, Lues.
- **Mykotische Infekte:** Kryptokokkose, Kandidose, Aspergillom.
- **Parasitäre Infektionen:** Malaria, Toxoplasmose, Zystizerkose, Trichinose.
- **Toxisch:** Schwermetalle, NSAR, Barbiturate, Reye-Syndrom.
- **Metabolisch:** Elektrolytstörungen, hyper- oder hypoglykämisches Koma, akute Porphyrie, Phäochromozytom.
- **Autoimmun-entzündliche Erkrankungen:** Sarkoidose, Kollagenose.
- **Degenerative Erkrankungen:** Mitochondriopathien (Morbus Leigh), Adrenoleukodystrophie. Creutzfeldt-Jakob-Erkrankung (➤ Fall 69).
- **Vaskuläre Erkrankungen:** zerebraler Infarkt (➤ Fall 2), Vaskulitis, Sinusthrombose (➤ Fall 28).
- **Neoplasien:** paraneoplastische Enzephalitis (z. B. limbische Enzephalitis), Meningeosis carcinomatosa (➤ Fall 29).

MERKE

Meningitis: Kopfschmerzen, Fieber, Meningismus, Übelkeit, Erbrechen, Lichtscheu.

Enzephalitis: Bewusstseinsstörungen, Fieber, fokal-neurologische Defizite, Kopfschmerzen, epileptische Anfälle.

ZUSAMMENFASSUNG

Die **Herpesenzephalitis** stellt eine Notfallsituation dar, welche sofortiges Handeln und vor allem einen frühzeitigen Therapiebeginn erfordert, weshalb bereits bei Verdacht eine virostatische Therapie begonnen werden muss. Unbehandelt verläuft die Erkrankung in den meisten Fällen tödlich. Typische klinische Zeichen sind Fieber, Bewusstseinsstörungen, Wesensveränderung sowie fokal-neurologische Defizite. Sehr häufig findet sich eine sensorische Aphasie (auch Wernicke-Aphasie). Wichtige Differenzialdiagnosen sind andere virale Infektionen (z. B. VZV, FSME) sowie eine Sinusthrombose (v. a. bei jungen Frauen mit oraler Kontrazeption in Erwägung ziehen).

WAS WÄRE, WENN ...

- ... die Symptomatik apoplektiform aufgetreten wäre?
  - Es sollte an eine Subarachnoidalblutung oder einen akuten Schlaganfall gedacht werden.
- ... neben der Symptomatik auch ein Meningismus vorhanden wäre?
  - Dann könnte es sich um eine Meningoenzephalitis handeln, die ebenfalls bakteriell sein könnte und den Meningitis-Algorithmus durchlaufen sollte.
- ... die Liquordiagnostik trotz passender Klinik ohne Zellzahlerhöhung verbleiben würde?
  - In Fällen einer frühen Liquorpunktion kann ein apleozytärer Liquor bestehen. Bei passender Klinik sollte daher bis zum Eintreffen der negativen HSV-PCR mit Aciclovir behandelt werden.

74

Aphasie, Akinese, Wesensänderung

Simone van de Loo

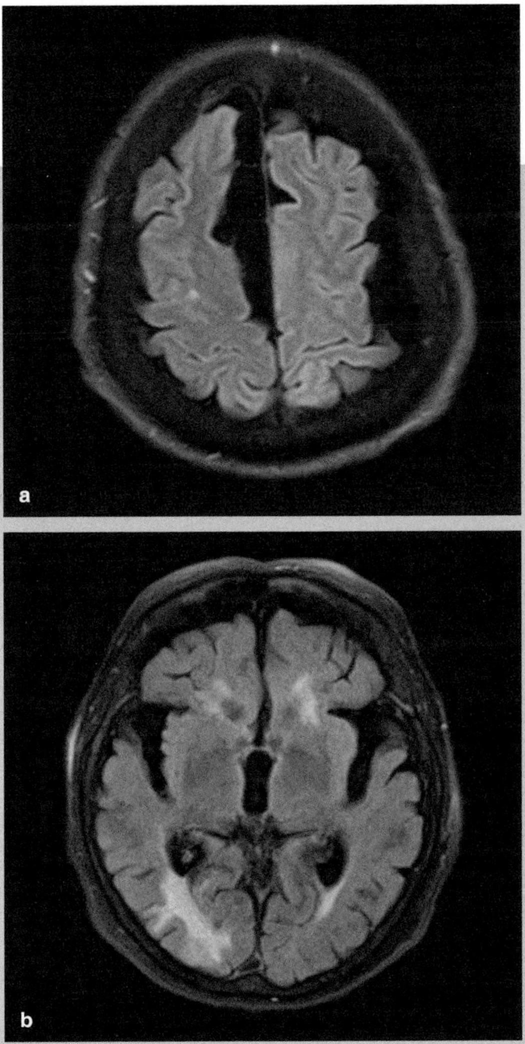

[T953-001]

Anamnese

Der 62-jährige Patient stellt sich in Begleitung der Ehefrau vor. Die Ehefrau berichtet, dass sie bei ihrem Mann eine Demenz vermute. Er verhalte sich auffallend anders, spreche weniger und müsse öfter überlegen, bis ihm die rechten Worte einfielen. Dies sei eher ungewöhnlich, da er doch durch die Tätigkeit in den Vereinen im Dorf oft Reden halten müsse und dies immer gerne getan habe. Außerdem erinnere er oftmals ihm länger bekannte Personen nicht mehr namentlich. Der Patient bestätigt dies. Er gibt an, dass ihm seine Tätigkeit als Filialleiter einer Bank weiterhin leichtfalle und er sich in den letzten Wochen aber nicht mehr gerne alleine aus dem Haus begebe.

Untersuchungsbefund

Der Patient ist wach, orientiert, etwas psychomotorisch verlangsamt. Diskrete Merkfähigkeitsstörungen (drei Begriffe). Er zeigt allenfalls leichte Wortfindungsstörungen sowie verlangsamtes Sprechen. Der Hirnnervenstatus ist unauffällig. Keine manifesten/latenten Paresen. Die Muskeleigenreflexe sind regelrecht seitengleich erhältlich. Keine Pyramidenbahnzeichen. Keine Ataxie in den Zeigeversuchen. Keine Sensibilitätsstörungen. Psychopathologisch keine Auffälligkeiten.

1. Beschreiben Sie den Befund der zerebralen Bildgebung!

2. Wie lautet Ihre Verdachtsdiagnose? Welche Diagnostik möchten Sie ergänzen?

3. Nennen Sie die möglichen Therapien!

4. Zählen Sie häufig assoziierte Erkrankungen auf!

5. Beschreiben Sie den Pathomechanismus der Erkrankung!

6. Welche drei Varianten dieser Erkrankung können Sie benennen?

1. Zerebrale Bildgebung

Es zeigt sich eine **frontal sowie temporal betonte Atrophie.** ➤ Bild a auf der Fallseite: Deutlich rechtsbetont klaffender Interhemisphärenspalt mit ebenfalls Atrophie der äußeren Gyri. ➤ Bild b auf der Fallseite: Hier zeigen sich eine deutliche Atrophie der Temporalhörner mit Erweiterung der Fissura Sylvii und ebenfalls angedeuteter Erweiterung des 3. Ventrikels, der häufig e vacuo erweitert ist. Im Bereich des rechten Okzipitallappens lassen sich eine subkortikale und kortikale Signalalteration nachweisen, die a. e. einem älteren A.-cerebri-posterior-Infarkt rechts entspricht.

2. Verdachtsdiagnose und Zusatzdiagnostik

Sie vermuten das Vorliegen einer **frontotemporalen Degeneration oder Demenz** (FTD, Morbus Pick). Der Verdacht begründet sich auf den klinischen Befund mit reduzierter Wortflüssigkeit sowie Benennstörungen und den Befund der zerebralen Bildgebung. Ergänzend veranlassen Sie noch eine ausführliche neuropsychologische Testung, ein EEG und eine SPECT / PET.

Die neuropsychologische Testung zeigt ergänzend zu den hier bestehenden Auffälligkeiten oft Verhaltensauffälligkeiten sowie Wesensänderung, Antriebsstörungen und im späteren bzw. weiteren Verlauf eine Störung der Exekutive bei allen Aufgaben, welche selbstgesteuertes, zielgerichtetes Denken erfordern. Das EEG ist unauffällig, was lange im Krankheitsverlauf sein kann. In der SPECT / PET zeigen sich dann eine deutliche Perfusionsminderung und ein Hypometabolismus frontotemporal. Im Rahmen der Zusatzdiagnostik sind die gängigen neuropsychologischen Untersuchungen oft nicht wegweisend (z. B. MMST, welcher eher auf die Alzheimer-Erkrankung ausgerichtet ist). Es werden in der Regel standardisierte Tests eingesetzt (u. a. fronto temporal behavioral scale). FTD-Patienten sind scheinbar – ähnlich wie Patienten mit einer Autismus-Spektrum-Störung – in der Fähigkeit der Erkennung von Fremdseelischem eingeschränkt (theory of mind).

Zur Klassifikation der Demenz unterscheidet man klinisch u. a. zwischen lobär, kortikal und subkortikal. Die **subkortikalen Demenzen** fallen insbesondere durch eine Verlangsamung des Denkens und Handelns, Orientierung sowie affektive Störungen auf. Die mnestischen Defizite stehen weniger im Vordergrund. **Kortikale Demenzen** hingegen sind durch kognitive Defizite gekennzeichnet, welche entsprechend den betroffenen Hirnrindenarealen klinisch auffällig werden (Aphasie, Apraxie, Agnosie). Bei der **lobären Verlaufsform** stehen die mnestischen Defizite ebenfalls eher im Hintergrund. Hier kommt es entsprechend der Funktion der betroffenen Hirnlappen zu Persönlichkeitsveränderung und im Verlauf zu mnestischen Störungen.

3. Therapie

Leider existiert bisher keine spezifische Therapie. Die zur Verfügung stehenden Antidementiva (Acetylcholinesterasehemmer) sind nicht wirksam. Symptomatisch können psychiatrische Symptome (Depression, Unruhe, Verhaltensstörungen) mit SSRI und Neuroleptika behandelt werden. Beim Einsatz von Neuroleptika sollten vorzugsweise atypische Neuroleptika eingesetzt werden, insbesondere wenn ein hypokinetisch-rigides Syndrom besteht.

Neben der medikamentösen Therapie ist eine **ausreichende und umfassende Aufklärung** der Angehörigen, welche oft sehr belastet sind, zwingend erforderlich. Aufgrund der meist schwerwiegenden Persönlichkeitsveränderungen ist eine frühzeitige Einrichtung eines Bevollmächtigten sowie einer Patientenverfügung unerlässlich. Zudem sollten die Angehörigen, so weit es geht, entlastet werden, später behandlungsrelevante Entscheidungen treffen zu müssen; so kann es im Verlauf der Erkrankung sicherlich zu Zwangseinweisungen in psychiatrische Kliniken kommen, womit sich in der Regel direkte Angehörige doch schwertun (Fremdbetreuung).

4. Assoziierte Erkrankungen

Aufgrund eines in den letzten Jahren nachgewiesenen gemeinsamem Pathomechanismus besteht eine Assoziation der FTD mit der **Amyotrophen Lateralsklerose (ALS).** So findet man bei vielen Fällen einer frontotemporalen Demenz eine Beteiligung der

Motoneurone auch ohne Manifestation einer ALS. Ebenso zeigt sowohl die sporadische ALS als auch die genetische Variante in einigen Fällen Merkmale einer FTD (ALS-Demenz-Komplex). Das Auftreten kognitiver Einschränkungen bei der Amyotrophen Lateralsklerose, vor allem in Form einer frontotemporalen Demenz (FTD), ist seit längerer Zeit bekannt. Molekularbiologische und histopathologische Erkenntnisse der letzten Jahre ergeben Hinweise darauf, dass ALS und FTD gemeinsame pathologische Mechanismen haben und verschiedene Phänotypen derselben Proteinopathie darstellen könnten. Der zugrunde liegende Pathomechanismus könnte eine fehlerhafte RNA- und DNA-Modulation sein, vermittelt unter anderem durch die Proteine TDP43 und FUS. Diese Ergebnisse haben zur Beschreibung der neuen Kategorie der TDP43-Proteinopathien geführt, zu welcher neben der ALS und der FTD auch kombinierte Krankheitsbilder zählen. Während knapp die Hälfte der FTD-Fälle mit TDP43-Ablagerungen assoziiert ist, finden sich bei der anderen Hälfte Tau-Ablagerungen. Auch hier bestehen klinische Überlappungen zu anderen Tauopathien, z. B. dem kortikobasalen Syndrom. Ausgehend vom Fallbeispiel geben wir einen Überblick über das klinische Spektrum und die aktuellen pathogenetischen Konzepte der FTD.

Aufgrund der Häufigkeit von psychotischen Syndromen, Enthemmung und affektiver Störung werden Patienten mit einer frontotemporalen Demenz häufig leider als Schizophrenie, Zwangsstörung oder Depression fehldiagnostiziert.

5. Pathomechanismus

Man unterscheidet sporadische und genetische Varianten, die Mehrzahl der Fälle ist sporadisch. Die genetische Variante unterscheidet wiederum vier autosomal-dominante Mutationen:

1. Mutation des Gens für Tau-Protein auf Chromosom 17 als familiäre Form mit Parkinson-Syndrom (FTD-P17).
2. Mutation des Gens für Progranulin-Protein auf Chromosom 17 mit intrazellulärer Ablagerung von TDP 43.
3. Mutation mit Repeat eines Hexa-Nukleotids in einer nichtkodierenden Region des Chromosoms 9 als häufige Mutation bei familiärer FTD, ALS und FTD-ALS.
4. Mutation des Valosin-containing Proteins mit Einschlusskörperchenmyositis und Paget-Krankheit.

   Histologische Auffälligkeiten können völlig fehlen, oder aber es gelingt der Nachweis der typischen Pick-Körperchen als Ausdruck der Tauopathie mit intrazellulären Ablagerungen von Tau-Protein oder FTD-P17.

6. Varianten

Man unterscheidet die Gruppe der **frontotemporalen Lobärdegenerationen (FTDL)** in drei klinische Subtypen:

- **Frontotemporale Atrophie:** frontotemporale Demenz, FTD.
- **Semantische Demenz:** bitemporale Atrophie in der zerebralen Bildgebung mit initial Benennstörungen (amnestischer Aphasie) sowie dem Verlust von Wissen über Bedeutung von Begriffen, die Gestalt und Funktion von Objekten. Das semantische Gedächtnis ist quasi ein Wörterbuch, welches das Wissen über die Welt und Fakten enthält wie ein Lexikon.
- **Primär progressive Aphasie:** Bildgebend findet sich eine führend linkstemporale Atrophie mit klinisch bereits früh im Verlauf ausgeprägter aphasischer Störung. Diese zeichnet sich durch eine Sprachverständnisstörung für komplexe Sätze bei erhaltenem Einzelwort- sowie Objektverständnis aus.

ZUSAMMENFASSUNG

Die **frontotemporale Demenz (Morbus Pick, FTD)** ist eine eher seltene Erkrankung, welche um das 60. Lebensjahr beginnt, jedoch auch früher auftreten kann. Klinisch kommt es aufgrund der systemischen Degeneration frontaler und temporaler Hirnregionen zunächst zu auffallenden Wesensänderungen mit Enthemmung, Euphorieverlust, später dann mnestischen Auffälligkeiten. Zudem treten häufig auch aphasische Störungen aufgrund der Affektion des Temporallappens auf. Eine eindeutige Abgrenzung gegenüber der Alzheimer- und Creutzfeldt-Jakob-Krankheit ist schwierig und gelingt oft nicht. Die Erkrankung verläuft relativ rasch progredient und führt in der Regel innerhalb weniger als 10 Jahren zum Tod. Eine kausale Therapie existiert nicht. Aufgrund der ausgeprägten Verhaltens- und Persönlichkeitsänderungen sind die Angehörigen noch stärker belastet als bei anderen dementiellen Erkrankungen (z.B. DAT). Daher sind neben der medikamentösen Therapie eine ausführliche Aufklärung der Angehörigen, Umfeldstrukturierung und psychosoziale Maßnahmen unerlässlich.

WAS WÄRE, WENN ...

- ... die Tochter des Patienten Sie anrufen und Ihnen mitteilen würde, dass ihr Vater gerade zu Hause das komplette Geschirr aus dem Küchenschrank geworfen habe und nun wild schreiend und zornig durch das Haus renne? Was würden Sie ihr raten?
  - Sie informieren umgehend den Rettungsdienst inklusive Polizei, da es sich hier um eine potenziell fremdgefährdende Situation handelt, bei der Dritte zu Schaden kommen können, woraufhin der Patient in die zuständige Psychiatrie eingewiesen wird.

75

Plötzlicher Rückenschmerz mit Parese

Johannes Rieger

Anamnese

Ein 50-jähriger Außendienstmitarbeiter erzählt Ihnen, vor 10 Tagen sei es beim Heben einer Kiste zu einem einschießenden Schmerz vom Rücken, ausstrahlend in das linke Bein bis zur Unterschenkelaußenseite gekommen. Diclofenac habe anfangs die Schmerzen gelindert, sei inzwischen jedoch weitgehend wirkungslos. Seit ca. 3 Tagen sei ein „pelziges Gefühl" an Unterschenkel und Fußrücken vorhanden. Innerhalb der letzten Tage sei er beim Treppensteigen und auf unebenem Grund oft mit dem linken Fuß hängen geblieben. Nun sei er aufgrund der Schmerzen beinahe gar nicht mehr gehfähig.

Untersuchungsbefund

50-jähriger Patient, schlanker EZ, guter AZ, wacher, allseits orientierter Patient, Hirnnerven unauffällig, Parese der Fußhebung links KG 2, Großzehenhebung links KG 1, ansonsten keine Paresen, Finger-Nase-Versuch und Knie-Hacke-Versuch bds. unauffällig, Trendelenburg-Zeichen links positiv, rechts unauffällig, erschwerte Stand- und Gangproben schmerzbedingt nicht durchführbar, MER allseits lebhaft, M.-tibialis-posterior-Reflex bds. nicht auslösbar, Babinski bds. negativ, Hypästhesie an der Außenseite des Unterschenkels und des Fußrückens links, ansonsten Sensibilität intakt.

1. **Welches klinische Syndrom liegt vor?**
2. **Welche Erkrankung und welchen Läsionsort vermuten Sie?**
3. **Welche Differenzialdiagnosen kommen infrage?**
4. **Legen Sie die weiteren diagnostischen Schritte dar!**
5. **Wie behandeln Sie die Erkrankung?**
6. **Was ist die Meralgia paraesthetica?**

1. Lumbosakrale radikuläre Syndrome

Die vom Rücken ausgehenden und in das Bein strahlenden Schmerzen bezeichnet man als **Lumboischialgien.** Die Ausbreitung der Schmerzen in die Außenseite des Unterschenkels und den Fußrücken passt zu dem sensiblen Versorgungsgebiet der Wurzel L5. Passend zu einer Affektion der L5-Wurzel ist darüber hinaus die Parese des L5-innervierten M. tibialis anterior (Fußheberparese) und M. extensor hallucis longus (Großzehenheberparese). Das Trendelenburg-Zeichen weist auf die Schwäche des ebenfalls L5-versorgten M. gluteus medius (Hüftabduktion) hin. Somit entspricht die Symptomatik einem sensomotorischen **L5-Syndrom** links. Ein Kennreflex für die Wurzel L5 ist der M.-tibialis-posterior-Reflex, der allerdings selbst bei Gesunden nicht immer auslösbar ist. Deshalb ist bei diesem Reflex nur die Seitendifferenz diagnostisch verwertbar. Hilfreicher ist oft die Untersuchung des M.-gluteus-medius-Reflexes, der ebenfalls hauptsächlich die Wurzel L5 benötigt und zuverlässiger auslösbar ist: Bei auf dem Bauch liegenden Patienten legt der Untersucher zwei Finger auf den M. gluteus medius lateral am Gesäß und klopft mit dem Reflexhammer auf diese Finger, dieses führt zur sichtbaren Kontraktion des Muskels.

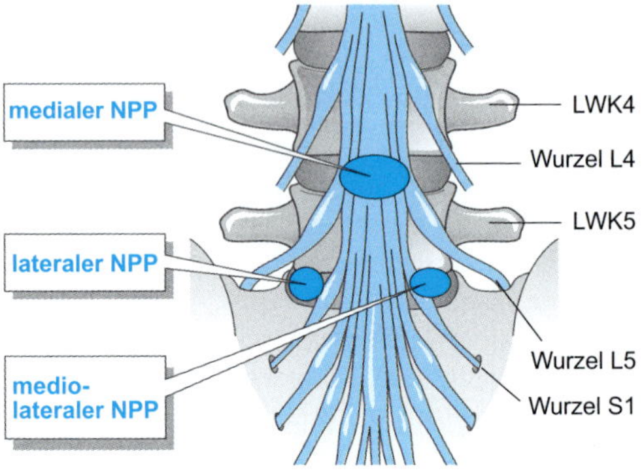

Abb. 75.1 Mögliche Lokalisationen der lumbalen Diskushernie [L106]

Typische lumbosakrale Nervenwurzelsyndrome werden in ➤ Tab. 75.1 dargestellt.

Tab. 75.1 Lumbosakrale Nervenwurzelsyndrome

Wurzel	Schmerz und Sensibilitätsstörungen	Kennmuskeln	Kennreflex
L3	Medialer Oberschenkel	M. iliopsoas (Hüftbeugung) und M. adductor magnus (Adduktion)	Adduktorenreflex
L4	Lateraler Oberschenkel und Unterschenkelinnenseite	M. quadriceps femoris (Kniestreckung)	Patellarsehnenreflex
L5	Unterschenkelaußenseite und Fußrücken	M. tibialis anterior (Fußhebung) und M. extensor hallucis longus (Großzehenhebung)	M.-tibialis-posterior-Reflex, M.-gluteus-medius-Reflex
S1	Fußsohle und Unterschenkelrückseite	M. gastrocnemius	Achillessehnenreflex

2. Lokalisation und Ursache

Die Anamnese eines auslösenden Hebetraumas und die starken Lumboischialgien deuten auf einen **lumbalen Bandscheibenvorfall** mit Kompression der Wurzel L5 links hin. Es werden folgende Typen von Bandscheibenvorfällen unterschieden (➤ Abb. 75.1):

Am häufigsten treten **mediolaterale Bandscheibenvorfälle** auf. Bei diesen kommt es zur Kompression der Wurzel, die unterhalb der betroffenen Bandscheibe austritt: Beispielsweise führt ein mediolateraler Bandscheibenvorfall zwischen den Wirbelkörpern LWK4 und LWK5 zu einer Affektion der Wurzel L5.

Seltener treten **laterale, foraminale Bandscheibenvorfälle** auf. Dabei kommt es zur Kompression derjenigen Nervenwurzel, die im Neuroforamen oberhalb des Bandscheibenfachs verläuft: Ein lateraler Bandscheibenvorfall zwischen LWK5 und SWK1 könnte deshalb ebenfalls zu einem L5-Syndrom führen.

Ein **medialer Massenprolaps** resultiert in einer Kompression sämtlicher am Bandscheibenvorfall nach unten vorbeiziehenden Wurzeln: Es tritt ein sog.

Cauda-equina-Syndrom auf. Klinisch ist das Cauda-equina-Syndrom durch eine schlaffe Lähmung derjenigen Muskeln gekennzeichnet, die von den entsprechenden Wurzeln innerviert werden mit Verlust der entsprechenden Muskeleigenreflexe. Die Sensibilitätsstörung beinhaltet ebenfalls die entsprechenden Dermatome. Besonders charakteristisch ist der Ausfall der sakralen Wurzeln mit Reithosenanästhesie. Die Affektion dieser Wurzeln führt zusätzlich zu einer Blasen- und Mastdarminkontinenz und einem erloschenen Analreflex.

3. Differenzialdiagnosen

Differenzialdiagnostisch zu erwägende Ursachen von **Radikulopathien** umfassen beispielsweise:

- Nervenwurzelaffektionen im Rahmen einer lumbalen Spinalkanalstenose.
- Entzündliche Läsionen der Nervenwurzeln (Radikulitiden) bei:
  a. Neuroborreliose
  b. Herpes-zoster-Infektion
  c. Herpes-simplex-Infektion
- Spondylodiszitis.
- Wirbelkörperfraktur.
- Nervenwurzelläsionen infolge von Tumoren wie Neurinomen, knöchernen Metastasen oder Weichteilmetastasen.
- Diabetische Radikulopathie.

4. Diagnostik

Bei alleinigen Rückenschmerzen (Lumbalgien) ist eine weiterführende Diagnostik normalerweise nicht notwendig, da diese Beschwerden häufig selbstlimitierend verlaufen. Die Zusatzdiagnostik ist jedoch indiziert bei

- länger anhaltenden bzw. therapieresistenten Lumboischialgien,
- Hinweisen auf eine zugrunde liegende nichtdegenerative Erkrankung wie Frakturen, lokal destruierende Veränderungen (Entzündungen, Tumoren),
- neurologischen Ausfallserscheinungen.

In diesen Fällen ist die **CT** bzw. **MRT** der LWS das diagnostische Mittel der Wahl zur Erkennung von Bandscheibenvorfällen, Frakturen und anderen mechanischen Ursachen einer Radikulopathie (➤ Abb. 75.2).

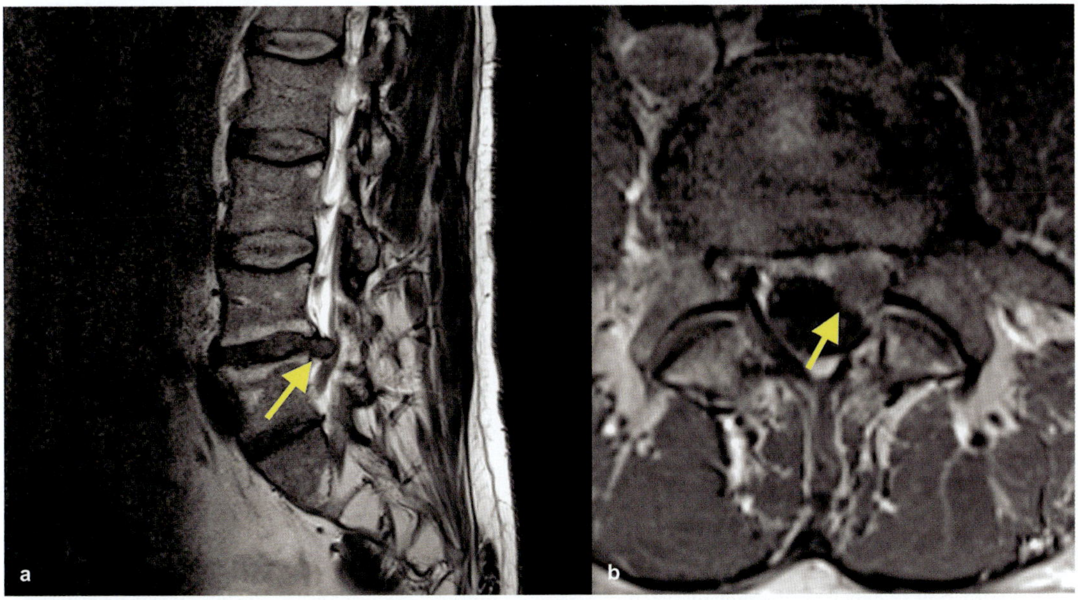

Abb. 75.2 In der sagittalen (a) und axialen (b) kernspintomografischen Untersuchung der LWS ist ein mediolateraler Bandscheibenvorfall zwischen den Wirbelkörpern LWK4 und LWK5 zu erkennen (Pfeile). [M464]

Mittels einer **Liquoruntersuchung** können entzündliche Nervenwurzelaffektionen nachgewiesen werden. Bei belastungsabhängiger Symptomatik und nicht eindeutigem Befund im CT / MRT ist die lumbale **Myelografie** mit Funktionsaufnahmen und **Myelo-CT** hilfreich, um lediglich unter Belastung auftretende Nervenwurzelaffektionen aufzudecken.

Sollten die klinischen Befunde nicht eindeutig sein, ist im **EMG** durch Nachweis von Denervierung der Kennmuskeln am Bein und der paravertebralen Muskeln die radikuläre Herkunft der Paresen nachweisbar.

5. Therapie

Normalerweise erfolgt bei Lumbalgien und Lumboischialgien zunächst die **konservative Therapie** mit

- Rückenschule
- Physiotherapie
- Ggf. analgetischer Behandlung mit NSAR, Metamizol. Bei Nichtansprechen können vorübergehend niedrig-potente, bevorzugt retardierte Opioide (Tramadol, Tilidin) eingesetzt werden.

Die Indikation zur **elektiven Operation** liegt vor bei schweren Lumboischialgien trotz konsequenter konservativer Therapie über mindestens 6–12 Wochen.

Nofallmäßig besteht die Operationsindikation bei:

- Höhergradigen (< Kraftgrad 3) oder progredienten Paresen.
- Blasen- und Mastdarmstörungen.
- Cauda-equina-Syndrom.

Bei dem vorgestellten Patienten ist somit aufgrund der zunehmenden schweren Lumboischialgien und der neurologischen Ausfallserscheinungen mit funktionell beeinträchtigenden Paresen die Operationsindikation gegeben.

6. Meralgia paraesthetica

Die Meralgia paraesthetica kommt durch Kompression des N. cutaneus femoris lateralis an der Fascia iliaca oder dem Leistenband zustande. Prädisponierende Faktoren stellen Übergewicht, Liegen auf hartem Untergrund und eng geschnürte Hosen dar. Symptomatisch äußert sich diese Kompression durch ein Pelzigkeitsgefühl an der Oberschenkelaußenseite sowie brennende und einschießende Schmerzen und Parästhesien in dieser Region. Gelegentlich können die Symptome mittels eines Triggerpunkts an der Spina iliaca anterior superior ausgelöst werden. Therapeutisch sollten einerseits begünstigende Faktoren beseitigt werden, wie Vermeidung von äußerer Druckbelastung, zudem sollte eine Gewichtsabnahme angestrebt werden. Andererseits kann durch Instillation von Lokalanästhetika am Nervenaustrittspunkt häufig eine dauerhafte Beschwerdefreiheit hergestellt werden.

MERKE

Da in der Kernspintomografie sogar bei asymptomatischen Personen häufig lumbale Bandscheibenvorfälle und degenerative Wirbelsäulenveränderungen nachgewiesen werden können, ist die eindeutige Korrelation der klinischen Symptomatik mit dem bildgebenden Nachweis einer entsprechenden Nervenwurzelkompression insbesondere vor einer Operation notwendig!

ZUSAMMENFASSUNG

Lumbale Bandscheibenvorfälle betreffen am häufigsten die Segmente L4, L5 oder S1. Die typischen Symptome sind Lumboischialgien mit Ausstrahlung in die Versorgungsgebiete der betreffenden Dermatome und ggf. entsprechende sensible oder motorische Ausfallserscheinungen. Sofern keine Paresen und Blasen- / Mastdarmstörungen vorliegen, erfolgt zunächst die konservative Behandlung mit Rückenschulung, Physiotherapie und Analgetika. Bei lange anhaltenden therapierefraktären Beschwerden bzw. Paresen ist die Operation notwendig. Eine Sonderform ist das Cauda-equina-Syndrom infolge eines medialen Massenvorfalls, das immer einen Notfall darstellt und operativ behandelt werden muss.

WAS WÄRE, WENN ...

- ... die Fußheberparese nicht mit wesentlichen Rückenschmerzen verbunden wäre?
  - Dabei wäre die Läsion des N. peroneus beispielsweise am Fibulaköpfchen wahrscheinlicher (➤ Fall 68).
- ... die Lumboischialgien subakut aufgetreten und vor allem nachts betont wären?
  - In dieser Konstellation müssten entzündliche Differenzialdiagnosen, wie das Vorliegen einer Neuroborreliose, erwogen werden (➤ Fall 42).

76

Wiederholte epileptische Anfälle

Christian Henke

Anamnese

Sie werden von einer Krankenschwester zu einem Notfall auf Ihre Station gerufen. Die Schwester berichtet, dass es bei einem Patienten, der sich wegen einfach fokalen Anfällen bei erstdiagnostiziertem Hirntumor auf Ihrer Station befindet, zu einem generalisierten epileptischen Anfall gekommen sei. Anschließend habe der Patient nicht auf Ansprache reagiert. Kurz darauf sei es erneut zu einem generalisierten Anfall gekommen.

Als Sie mit der Schwester das Zimmer des Patienten betreten, sehen Sie einen Patienten mit tonischer Anspannung der Extremitätenmuskulatur. Der Patient reagiert nicht auf Ansprache oder Schmerzreiz. Es besteht eine Blickwendung nach rechts.

Vorerkrankungen

68-jähriger Patient, 178 cm, 94 kg. Eine CT hatte eine ausgedehnte links temporale Raumforderung mit perifokalem Ödem gezeigt. Die Liquoranalyse zeigte keine Anzeichen für eine Enzephalitis. Laborchemisch besteht ein Harnwegsinfekt, der mit Trimethoprim / Sulfamethoxazol behandelt wird. Zur Behandlung eines Hypertonus erhält der Patient einen Betablocker. Sonst bestehen keine relevanten Grunderkrankungen.

1. **Was versteht man unter einem Status epilepticus?**
2. **Wie wird der Status epilepticus behandelt?**
3. **Was kann mit dem Elektroenzephalogramm diagnostiziert werden?**
4. **Wie erfolgt die medikamentöse Therapie der Epilepsie?**
5. **Was ist bei der antikonvulsiven Therapie bei Frauen zu beachten?**
6. **In welchem Setting sollten die Behandlung und Überwachung eines Patienten mit einem Status epileticus erfolgen?**

1. Definition

Der Status epilepticus bezeichnet ein **andauerndes epileptisches Geschehen.** Prinzipiell kann jede Anfallsform in einen Status epilepticus übergehen. Dabei ist der Übergang in einen generalisierten Status mit tonisch-klonischen Entäußerungen möglich, oder die Anfallsform bleibt im klinischen Bild bestehen (z. B. Status myoklonischer Anfälle).

- **Status generalisierter tonisch-klonischer Anfälle:** Von einem Status epilepticus spricht man, wenn ein generalisierter Anfall länger als 5 min dauert oder eine Serie von Anfällen auftritt, bei denen das Bewusstsein zwischen den epileptischen Anfällen nicht mehr wiedererlangt wird. Bei dem generalisierten Status handelt es sich um einen Notfall, der sofortiger Therapie bedarf.
- **Einfach fokaler Status:** Der Status ist neu definiert als eine Serie einfach-fokaler Anfälle von nur noch mehr als 10 min Dauer (früher 30 min). Die Symptome richten sich nach dem betroffenen Hirnareal (z. B. fokale motorische Entäußerungen, Sensibilitätsstörungen). Das Bewusstsein ist definitionsgemäß nicht gestört. Der einfach fokale Status ist nicht lebensbedrohlich. Der Patient muss dennoch wegen der Gefahr der sekundären Generalisierung stationär betreut werden.
- **Non-konvulsiver Status:** Bei diesem iktalen Bild handelt es sich um eine wichtige Differenzialdiagnose bei der Vigilanzminderung unklarer Genese. Klinisch zeigt sich eine fluktuierende Störung des Bewusstseins mit allenfalls subtilen motorischen Entäußerungen.

2. Therapie des Status epilepticus

Der Status epilepticus ist ein lebensbedrohlicher akuter neurologischer Notfall und verlangt neben den Allgemeinmaßnahmen eine sofort einsetzende antikonvulsive Therapie. Diese wird gemäß den Leitlinien nach einem Stufenschema durchgeführt.

- Mittel der ersten Wahl sind **Benzodiazepine in ausreichender Dosis.** Die antikonvulsive Wirkung von Lorazepam (4 mg i. v.) hält am längsten an und sollte deshalb bevorzugt verwendet werden. Midazolam (5–10 mg je nach Körpergewicht) intramuskulär oder intranasal zeigen eine gleich gute Evidenz. Diazepam oder Clonazepam können als Alternative eingesetzt werden.
- Bei anhaltendem Status epilepticus werden weitere antikonvulsive Therapeutika eingesetzt. Als Mittel der ersten Wahl sind Levetiracetam, Valproinsäure und **Phenytoin** intravenös schnell in einen therapeutischen Wirkbereich aufdosiert werden kann. Die schnelle Aufsättigung von Phenytoin muss wegen möglicher Herzrhythmusstörungen unter Monitoring erfolgen. Des Weiteren kommt eine intravenöse Therapie mit Lacosamid in Betracht. Es liegen hierbei Berichte über eine erfolgreiche Behandlung vor, wobei zu beachten ist, dass Lacosamid ebenso wie Levetiracetam formal nicht zur Behandlung des Status epilepticus zugelassen ist.
- Letzte Eskalationsstufe ist die **Narkose** unter EEG-Monitoring. Verwendet werden in erster Linie Midazolam und Propofol, jedoch können auch Ketamin oder Isofluran versucht werden. Barbiturate (z. B. Thiopental) werden aufgrund der hohen Nebenwirkungsrate immer seltener eingesetzt.

Während der Therapie des Status epilepticus müssen die weiteren Maßnahmen zur Behandlung des bewusstlosen Patienten durchgeführt werden (Intubation, Intensivstation).

3. Elektroenzephalogramm

Das Elektroenzephalogramm (EEG) kann allgemeine und fokale Veränderungen beschreiben.

- **Vigilanz:** Im EEG können Vigilanzschwankungen beschrieben werden. Diese äußern sich entweder durch eine Veränderung der Grundaktivität oder durch spezifische Muster (Schlafspindel, K-Komplex), welche bestimmten Schlafstadien zugeordnet werden können.
- **Allgemeinveränderung:** Das EEG kann eine generalisierte Veränderung der elektrischen Aktivität zeigen. Die Ätiologie (z. B. Hirnödem, Intoxikation) zeichnet sich dabei nicht spezifisch ab. Das EEG kann jedoch zusammen mit der klinischen Untersuchung zur Verlaufsbeurteilung eingesetzt werden.
- **Herdbefund:** Dies beschreibt eine regionale Verlangsamung der Hirnaktivität. Das EEG ist auch

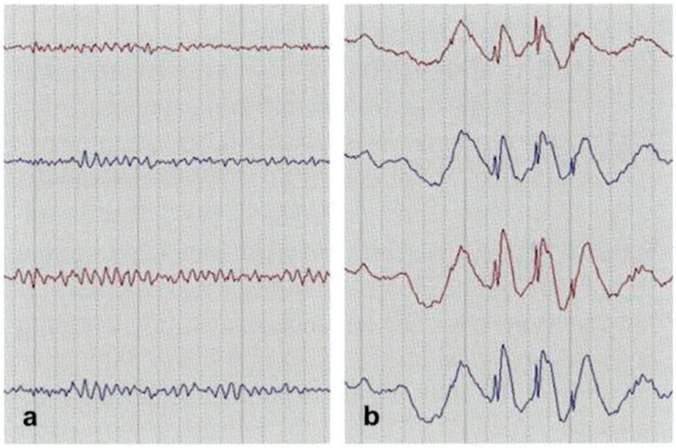

Abb. 76.1 a) Unauffälliges EEG im Alpharhythmus. b) Spike-Wave-Komplex als Zeichen epileptischer Aktivität. [P318]

hier nicht spezifisch für die zugrunde liegende Genese. Der Nachweis eines Herdbefunds kann jedoch die fokale Ursache einer Epilepsie aufdecken.

- **Epilepsietypische Potenziale:** Hierunter werden EEG-Wellen zusammengefasst, die als typisch für die Epilepsie gelten (Spikes, Sharp-Waves, Spike-Waves, ➤ Abb. 76.1). Im EEG können Muster nachgewiesen werden, die spezifisch für ein Epilepsie-Syndrom sind.

Die Epilepsie ist eine klinische Diagnose. Der fehlende Nachweis von epilepsietypischen Potenzialen schließt eine Epilepsie nicht aus. Der alleinige Nachweis einer zerebralen Erregbarkeitssteigerung ist keine Therapieindikation.

4. Medikamentöse Therapie der Epilepsie

Es steht eine Vielzahl an Wirkstoffen zur Verfügung, die jeweilige Therapieplanung ist jedoch komplex und kann hier nicht kurz dargestellt werden. Exemplarisch werden drei gängige antikonvulsive Medikamente vorgestellt.

Lamotrigin (LTG) und Levetiracetam (LEV) sind bei **Epilepsie fokalen Ursprungs** aufgrund ihrer guten Verträglichkeit und des geringeren Interaktionsrisikos Mittel der ersten Wahl. Daneben kommen häufig neuere Medikamente wie Lacosamid und Brivaracetam (nur als Add-on-Therapie zugelassen) zum Einsatz. **Carbamazepin (CBZ)** wird aufgrund häufiger Nebenwirkungen (allergisches Exanthem, Panzytopenie, Transaminasenerhöhung, depressive Verstimmung) als nachrangig angesehen. Carbamazepin wirkt enzyminduzierend und kann u. a. die Wirksamkeit von Kontrazeptiva und anderen Antikonvulsiva abschwächen. Carbamazepin kann in der Schwangerschaft zu einer erhöhten Rate von Fehlbildungen führen. Oxcarbazepin ist die Weiterentwicklung von CBZ mit weniger Nebenwirkungen, jedoch häufigeren Hyponatriämien.

Valproinsäure ist das Mittel der ersten Wahl für **genetisch bedingte generalisierte Epilepsien,** besitzt aber auch eine gute Wirksamkeit für fokale Epilepsien. Valproinsäure besitzt eine relevante enzyminhibitorische Wirkung und kann dadurch den Serumspiegel anderer Antikonvulsiva beeinflussen. Typische Nebenwirkungen sind gastrointestinale Störungen, Tremor und Nystagmus. Valproinsäure kann in der Schwangerschaft, vor allem in Kombination mit anderen Antikonvulsiva, zu einer erhöhten Rate von Fehlbildungen (Neuralrohrdefekte) führen.

5. Antikonvulsive Therapie bei Frauen

Bei Patientinnen im gebärfähigen Alter müssen zwei Besonderheiten bei einer dauerhaften medikamentösen Therapie beachtet werden: Zum einen darf das Medikament nicht mit **oralen Kontrazeptiva** interagieren, zweitens sollte es **keine Fehlbildungen** während der Schwangerschaft auslösen.

Patientinnen müssen zu Beginn der Therapie aufgeklärt werden, dass Interaktionen zwischen dem antikonvulsiven Präparat und einem oralen Kontrazeptivum möglich sind. Als dahingehend unbedenklich gelten Levetiracetam, Lacosamid und Gabapentin. Eine Wirkungsabschwächung kann z. B. durch Carbamazepin, Lamotrigin, Valproat oder Phenytoin verursacht werden. Im Zweifel sollte eine zusätzliche mechanische Kontrazeption erfolgen.

Kein Hersteller empfiehlt die Einnahme eines antikonvulsiven Medikaments während der Schwangerschaft. Insgesamt liegen für viele Präparate, insbesondere die neueren, kaum belastbare Daten zum Fehlbildungsrisiko vor. Alle Patientinnen sollten daher in das **Europäische Register für Schwangerschaften unter Antiepileptikaeinnahme** (EURAP) eingeschlossen werden. Allgemein scheint das Fehlbildungsrisiko bei einer

Monotherapie nur leicht erhöht zu sein, bei einer Kombinationstherapie ist es deutlich erhöht. Die Empfehlung ist, bei Kinderwunsch die Therapie möglichst auf eine Monotherapie mit einem Retardpräparat zu reduzieren, um einen möglichst konstanten Wirkspiegel zu erreichen. Bei der Therapie gebärfähiger Frauen sollten generell Präparate, für die eine erhöhte Fehlbildungsrate beschrieben ist (z.B. Valproat), vermieden werden.

6. Setting bei Status epilepticus

Der Status epilepticus stellt einen **lebensbedrohlichen Notfall** dar; dessen Behandlung und Monitoring sollten auf einer im Idealfall neurologischen Intensivstation erfolgen.

Sowohl die stetige Intubationsbereitschaft als auch die adäquate Überwachung der Vitalparameter können so gewährleitet werden. Auch ist es im intensivmedizinischen Setting durch häufige Blutgaskontrollen möglich, die Gefahren der systemischen Azidose als Folge von wiederholten motorischen Entäußerungen mit dem Risiko einer Rhabdomyolyse mit sekundärem Nierenversagen frühzeitig zu erkennen und zu behandeln.

Die intravenöse medikamentöse Therapie sollte im Idealfall über einen zentralen Venenverweilkatheter erfolgen. Bei der intravenösen Applikation von Phenytoin ist zu beachten, dass diese über einen separaten intravenösen Zugang erfolgen sollte.

ZUSAMMENFASSUNG

Der **Status epilepticus** ist ein lebensbedrohlicher akuter neurologischer Notfall und verlangt neben den Allgemeinmaßnahmen eine sofort einsetzende antikonvulsive Therapie. Mittel der ersten Wahl ist die wiederholte Gabe von Benzodiazepinen. Bei anhaltendem Status epilepticus werden Phenytoin oder Valproinsäure schnell aufdosiert. Bei Versagen der Therapie wird eine Narkose eingeleitet. Die Behandlung und Überwachung des Patienten sollte im intensivmedizinischen Setting, im Idealfall auf einer neurologischen Intensivstation erfolgen.

WAS WÄRE, WENN ...

- ... sich der Status epilepticus trotz intensivmedizinischer Maßnahmen nicht dauerhaft unterbrechen ließe?
  - Bei 20–50 % der Patienten kann selbst unter Einsatz von Anästhetika der Status epilepticus nicht dauerhaft durchbrochen werden. Weil jedoch trotz prolongierten Anfalls eine relevante Anzahl von Patienten in einem zufriedenstellenden neurologischen Zustand überlebt hat (Cooper et al. 2009, Drislane et al. 2009), sollten diese Patienten zunächst weiter konsequent antiepileptisch und intensivmedizinisch weiterbehandelt werden.
  - Hinsichtlich des therapeutischen Vorgehens liegen jedoch in der Regel nur Fallberichte oder kleinere Fallserien vor.
- ... sich der respiratorische Zustand Ihres Patienten unter medikamentöser Therapie kritisch verschlechtern würde, Sie jedoch in Ihrem Haus keine Kapazitäten zur intensivmedizinischen Überwachung und Therapie hätten?
  - Nach kardiopulmonaler Stabilisierung (ggf. Intubation) sollte bei fehlender intensivmedizinischer Überwachungsmöglichkeit die Verlegung auf eine Intensivstation erfolgen.

77

Sekundär generalisierter epileptischer Anfall

Simone van de Loo

Anamnese

Es ist 23:00 Uhr, als sich eine etwa 26-jährige Patientin in Begleitung ihres Freundes und einer Bekannten vorstellt. Die Begleitpersonen berichten, dass die Patientin sich seltsam verhalte. Sie hätten gemeinsam für ein Theaterstück geprobt. Die Patientin habe nur kurze abgehackte Sätze gesprochen oder Worte ständig wiederholt, meist gestikuliert. Während der Fremdanamnese scheint die Patientin aufmerksam zuzuhören. Als Sie die Patientin befragen wollen, presst diese die Lippen aufeinander, spricht jedoch nicht und schüttelt nur den Kopf. Sie wirkt angespannt und durcheinander, gestikuliert und sagt wiederholt: „Nein, geht nicht. Kann nicht." Plötzlich schaut sie auf, schreit und geht zu Boden. Auf dem Boden liegend, beginnt sie mit allen vier Extremitäten rhythmisch zu zucken.

Untersuchungsbefund

Patientin somnolent, reagiert auf Schmerzreize mit gerichteter Reaktion. Im Bereich der Hirnnerven zeigen sich mittelweite isokore Pupillen beidseits mit erhaltenen Lichtreflexen. Keine faziale Asymmetrie. Die Extremitäten werden alle auf Schmerzreiz bewegt. Die Muskeleigenreflexe sind seitengleich erhalten. Keine pathologischen Reflexe auslösbar. Die weitere Untersuchung ist nicht durchführbar.

1. **Welche nächsten Schritte veranlassen Sie?**
2. **Nennen Sie die Ätiologien der Erkrankung!**
3. **Nennen Sie die häufigsten Erreger!**
4. **Welche Therapiemöglichkeiten gibt es?**
5. **Welche Differenzialdiagnosen ziehen Sie in Betracht?**
6. **Wie ist die Prognose dieser Erkrankung?**

1. Prozedere

Nach der Untersuchung der Patientin sollte Blut abgenommen werden. Weiter wird zunächst eine CT des Schädels veranlasst, da aufgrund des gebotenen epileptischen Anfalls (Initialschrei, generalisierte motorische Entäußerungen) eine strukturelle Hirnläsion vermutet werden kann. Der Befund der CT trifft nach wenigen Minuten ein: Es zeigt sich eine solitäre hypodense Raumforderung links frontal, die einen kontrastmittelaufnehmenden hyperdensen Ring besitzt. Nach Rücksprache mit dem diensthabenden Radiologen wird eine MRT angeschlossen. Hier zeigt sich der solitäre Befund wie beschrieben (➤ Abb. 77.1). Anschließend treffen die Laborbefunde ein, welche eine Infektkonstellation sowie ein erhöhtes Prolaktin und eine erhöhte CK nachweisen. Die Befunde sprechen am ehesten für eine entzündliche Genese, einen **Hirnabszess.** Die Patientin wird stationär aufgenommen. Es wird ein Neurochirurg hinzugezogen, der sich den Bildbefund anschaut und die nächsten Schritte plant. Mittlerweile ist die Patientin wach. Sie berichtet, an keinen chronischen Erkrankungen zu leiden. In den letzten Tagen habe sie sich etwas erschöpft gefühlt und vor einigen Wochen eine Erkältung gehabt. Neben einer oralen Kontrazeption bestehe keine weitere Dauermedikation. Klinisch zeigen sich bei Vorliegen eines Hirnabszesses neben der geschilderten Symptomatik (psychische Auffälligkeiten, Herdzeichen, epileptische Anfälle) weiterhin sehr häufig Kopfschmerzen, Übelkeit mit oder ohne Erbrechen, ein Meningismus sowie Hirndruckzeichen.

2. Ätiologie

Hirnabszesse entstehen in 50 % der Fälle durch Fortleitung über benachbarte Strukturen, z. B. Sinusitis,

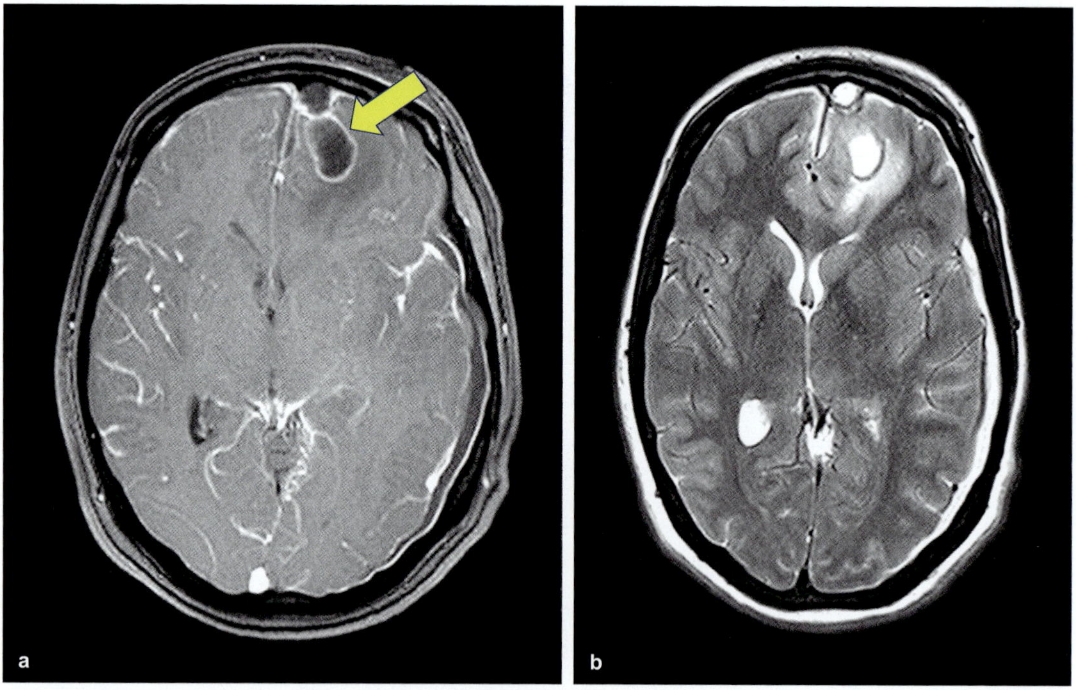

Abb. 77.1 cMRT. a) Nach Kontrastmittel-Aufnahme zeigt sich eine ovaläre Struktur, die vom Sinus frontalis auszugehen scheint und ringförmig Kontrastmittel aufnimmt (Pfeil). b) T2-Wichtung mit Nachweis der links frontalen ovalen Struktur als Hyperintensität mit umgebendem Ödem, das neben einer dezenten Mittellinien-Verlagerung auch zu einer Imprimierung des Vorderhorns des linken Seitenventrikels führt. [M464]

Otitis, dentale Infektionen oder Osteomyelitis. Man spricht dabei auch von einer Infektion **per continuitatem.** Die **hämotogene** Erregeraussaat, in 30 % der Fälle, wird u. a. durch Pneumonien, Endokarditiden (➤ Fall 19) oder begünstigt bei Herzklappenfehlern verursacht. Eine weitere Eintrittspforte für Erreger stellen Schädel-Hirn-Traumata (➤ Fall 5) oder Operationen dar. In diesen Fällen können sich sogar noch nach Jahren sog. Spätabszesse bilden. Seltener ist die Entstehung eines Hirnabszesses auf dem Boden einer septischen Sinusthrombose oder bei eitriger Meningitis.

3. Erreger

Wenngleich es sich meistens um Mischinfektionen handelt, seien hier die häufigsten Erreger aufgeführt: vergrünende Streptokokken („Oralstreptokokken", z. B. *Streptococcus viridans* und *milleri*) sowie obligat anaerobe Erreger des Genus Peptostreptococcus. Seltener liegen durch *Bacteroides spec.*, Enterobakterien oder durch *Pseudomonas spp.* hervorgerufene Abszessbildungen vor. Ebenso selten ist die Verursachung durch *Staphylococcus aureus.* Bei immunsupprimierten Personen sind neben *Toxoplasma gondii* auch Pilzinfektionen durch Candida oder *Cryptococcus neoformans* in Betracht zu ziehen. Findet sich in der Anamnese ein Auslandsaufenthalt vor allem in tropischen Regionen, erweitert sich das Spektrum entsprechend. Eine zerebrale Infektion mit *Entamoeba histolytica* und die Neurozystizerkose sollten dann ausgeschlossen werden.

4. Therapie

Die Therapie richtet sich nach dem Ausmaß des bildgebenden Befunds sowie nach der Klinik. Bei multiplen kleinen oder tief liegenden Abszessen, wenn eine stereotaktische Punktion erschwert ist, erfolgt die rein **konservative Therapie,** welche neben einer symptomatischen Therapie (Antiemetika, Analgetika, ggf. Dexamethason bei ausgeprägtem perifokalem Ödem, Raumforderung bzw. drohender Herniation, Lokalisation im Kleinhirn) aus einer antibiotischen Therapie besteht, die zunächst kalkuliert durchgeführt wird.

- Bei **ambulant erworbenen** Hirnabszessen erfolgt eine Kombinationstherapie mit: Ceftriaxon + Metronidazol i. v. + ggf. ein gegen Staphylokokken wirksames Präparat (z. B. Vancomycin i. v. + Rifampicin i. v.).
- **Nosokomial** erworbene Abszesse werden behandelt mit: Vancomycin i. v. + Ceftriaxon i. v. + Metronidazol i. v.

Nach Erhalt des Erregers sowie des Antibiogramms wird die Therapie entsprechend angepasst und als empirische antibiotische Therapie über insgesamt ca. 4–8 Wochen durchgeführt. Die Dauer der Therapie richtet sich nach der Klinik, Abszessgröße und Lage.

Eine antiepileptische Therapie kann, muss jedoch nicht begonnen werden. Bei supratentoriell liegenden Abszessen kann innerhalb der ersten 2–3 Behandlungswochen eine antiepileptische Therapie begonnen werden. Zeigen sich im EEG keine epilepsietypischen Potenziale, ist ein langsames Ausschleichen möglich.

Die **stereotaktische Punktion** ist die Methode der Wahl, um die Keime isolieren zu können und den Abszess zu entlasten. Weiterhin kann in Fällen diagnostischer Unsicherheit das gewonnene Material z. B. in die Pathologie geschickt werden. Komplikationen, welche bei dieser Art Eingriff bestehen, sind eine durch Keimverschleppung hervorgerufene Ventrikulitis oder Meningitis (4 %). Die komplette Exzision eines Abszesses mittels Kraniotomie wird durchgeführt, wenn sich in der zerebralen Bildgebung eine Kammerung oder Fremdmaterial innerhalb des Abszesses zeigen. Ebenfalls werden sehr große oder solide Abszesse operativ entfernt. Kontraindikation ist die strategisch ungünstige Lage.

5. Differenzialdiagnosen

Man kann Differenzialdiagnosen anhand des klinischen Befunds sowie der zerebralen Bildgebung definieren.

Die klinische Symptomatik mit psychiatrischen Auffälligkeiten, fokal-neurologischen Defiziten, Fieber, Kopfschmerzen sowie Übelkeit / Erbrechen lässt sicherlich ebenfalls eine Herpesenzephalitis (➤ Fall 73) in Betracht kommen. Auch das Glioblastom als häufigster primärer Hirntumor kann sich in dieser Form manifestieren (➤ Fall 8).

Der bildgebende Befund (CT / MRT) lässt neben einem hirneigenen Tumor (Glioblastom) auch weitere infektiöse Genesen bedenken. Hierzu gehört die zerebrale Toxoplasmose, welche bevorzugt bei immunsupprimierten Personen auftritt und sich in der Bildgebung als solitärer Tumor mit Präferenz in den Basalganglien darstellt. Bei Vorliegen vieler kleiner disseminierter Läsionen kann eine Tuberkulose sicherlich primär nicht ausgeschlossen werden. Auch andere granulomatöse Erkrankungen (Sarkoidose, atypische Mykobakteriose) sowie Pilze, *Taenia solium* (Neurozystizerkose durch den Schweinebandwurm) und Nokardien können ringförmig KM-aufnehmende Rundherde bilden.

6. Prognose

Die Prognose richtet sich neben dem Alter der betroffenen Personen nach der klinischen Symptomatik. Ungünstig sind hierbei: rasche Progredienz, frühe Vigilanzminderung, multilokuläre tief liegende Abszesse oder nahe am Ventrikel liegende und rupturgefährdete bzw. rupturierte Abszesse. Längerfristige Komplikationen sind:

- Epileptische Anfälle.
- Fokale neurologische Defizite (Paresen, Aphasien).
- Kognitive Beeinträchtigungen.

ZUSAMMENFASSUNG

Hirnabszesse manifestieren sich meist akut. Das klinische Bild ist bunt gemischt, zumeist besteht jedoch ein Krankheitsgefühl mit Übelkeit / Erbrechen, Kopfschmerzen sowie sehr häufig epileptischen Anfällen. Fokal-neurologische Ausfälle können vorhanden sein und sind abhängig von der Lokalisation des Abszesses. Maßgeblich in der Diagnostik ist die zerebrale Bildgebung mit CT oder besser MRT. Die Therapie richtet sich nach dem Ausmaß des Befunds sowie der Klinik. Neben einer symptomatischen Therapie gegen Übelkeit, Kopfschmerzen sowie bei eventuellen Hirndruckzeichen ist als konservative Therapie eine intravenöse Antibiotikagabe über mehrere Wochen erforderlich. Man unterscheidet eine kalkulierte von einer gezielten antibiotischen Therapie. Bei ausgedehnten Befunden bzw. Verdacht auf eine maligne Raumforderung ist eine operative Sanierung des Abszesses möglich.

WAS WÄRE, WENN ...

- ... sich die Patientin rasch verschlechtern und nun komatös im Bett liegen würde? Woran denken Sie?
  - Möglicherweise kam es zur Ausbildung eines Hirnödems mit der Gefahr einer drohenden Einklemmung.
- ... Sie die Patientin aus der obigen Frage behandeln würden? Was würden Sie tun?
  - Sie fertigen eine erneute zerebrale Bildgebung mit entsprechender Fragestellung an, verabreichen ab sofort Kortikosteroide (Dexamethason i. v. für zunächst einige Tage) und verlegen die Patientin auf die Intensivstation.

78

Verwirrtheit, Desorientierung und Halluzinationen

Simone van de Loo

Anamnese

Der 71-jährige Patient wird mittags mit dem Rettungsdienst in die Notaufnahme gebracht. Er habe auf der Straße in der Stadt gestanden und nicht mehr nach Hause gefunden. Da er einen verwirrten Eindruck gemacht habe, hätten Passanten den Rettungsdienst verständigt. Kurze Zeit später trifft die Tochter des Patienten ein. Sie berichtet, mit dem Vater gemeinsam im Elternhaus zu leben. In den letzten 2–3 Jahren sei er etwas verändert gewesen. Er habe manchmal während der Unterhaltung geschlafen oder sei nach dem Einkauf statt nach Hause zu den Nachbarn gelaufen. Er habe letzte Woche eine Erkältung gehabt. Da habe er behauptet, dass nachts seine verstorbene Ehefrau Tee ans Bett gebracht habe. Sie hatte vermutet, er habe dies geträumt. Manchmal spreche er mit sich selbst, aber das mache sie auch. Sie habe einen Rollator besorgt, da er vor allem im letzten Jahr häufig gestürzt sei. Glücklicherweise habe er sich außer Abschürfungen keine großen Verletzungen zugezogen. Der Patient selbst liegt auf der Untersuchungsliege und versucht, mit der Hand etwas wegzuwischen. Er lächelt und sagt, dass es ihm gut gehe. Das Laufen sei in letzter Zeit etwas schlechter geworden. Auf die Frage, was er mit der Hand mache, gibt er an, die Ameisen wegzuwischen.

Untersuchungsbefund

Der Patient ist wach, zu Person und Zeit orientiert, situativ und örtlich unscharf orientiert. Optische Halluzinationen. Merkfähigkeitsstörungen (drei Begriffe). Keine Aphasie oder Dysarthrie. Leichter Antecollis. Der Hirnnervenstatus ist unauffällig. Keine manifesten/latenten Paresen. Die Muskeleigenreflexe sind regelrecht seitengleich erhältlich. Keine Pyramidenbahnzeichen. Keine Ataxie in den Zeigeversuchen. Keine Sensibilitätsstörungen. Diskreter rechtsbetonter Rigor. Kein Tremor. Drei Ausfallschritte im Pull-Test. Gangbild mit reduzierter Schrittlänge und nach vorne geneigtem Oberkörper. Vier Wendeschritte. Bradydiadochokinese.

1. Welche Verdachtsdiagnose haben Sie und welche Informationen möchten Sie noch erfragen?

2. Welche Zusatzdiagnostik veranlassen Sie?

3. Nennen Sie die möglichen Therapien!

4. Was ist die kortikobasale Degeneration (CBD)?

5. Was sind PET und SPECT?

6. Was ist das Charles-Bonnet-Syndrom?

1. Verdachtsdiagnose

Der klinische Befund mit akinetisch-rigidem Syndrom und kognitiven Einschränkungen würde ein Parkinson-Syndrom mit Demenz vermuten lassen. Bei unauffälligem Routinelabor (mit unauffälligen Elektrolyten, Nieren-, Leber- und Entzündungsparametern) sowie unauffälliger CCT-Untersuchung ist ein Delir bei internistischer Erkrankung eher unwahrscheinlich. Daher ist ein dementielles Syndrom anzunehmen. Allerdings denken Sie aufgrund der optischen Halluzinationen, der Fluktuationen der Wachheit, den häufigen Stürzen und der örtlichen Desorientierung eher an eine mögliche **Lewy-Körperchen-Demenz (Demenz vom Lewy-Körper-Typ, DLBD).** Um die Diagnose noch weiter zu erhärten, sollten Sie sowohl den Patienten als auch die Angehörigen nach dem zeitlichen Auftreten von kognitiven Einbußen und Gangstörung sowie Stürzen fragen. Diese bestätigen den Verdacht, dass die motorischen Beschwerden – also das akinetisch-rigide Syndrom – erst im letzten halben Jahr aufgefallen seien. Dem hingegen sei die kognitive Symptomatik bereits länger auffallend und habe wohl auch in den letzten Monaten zugenommen.

Insbesondere die Angehörige sollten Sie nochmals explizit nach Aufmerksamkeitsstörungen fragen, was leider häufig keine konkreten Hinweise auf eine REM-Schlafstörung erbringt, da die Schlafzimmer von Patienten und Angehörigen oft räumlich getrennt sind und somit nächtliches Schreien oder Unruhe nicht bemerkt werden. Auch die hausärztliche Medikamentenverordnung sollte eruiert werden (Schlafmittel), da es eine erhöhte Sensibilität für Neuroleptika gibt, die zu ausgeprägten Hypokinesien oder Vigilanzminderungen führen kann.

2. Zusatzdiagnostik

- cMRT (➤ Abb. 78.1) zur Entdeckung möglicher Atrophiemuster (parieto-okzipitale Betonung).
- Kognitive Testung: MMST, Panda, Uhrentest
- L-Dopa-Test: kein Ansprechen auf L-Dopa bei Lewy-Körperchen-Demenz zu erwarten.
- DFG-PET / SPECT / CT: Hier zeigt sich ein okzipital und parietal betonter Hypometabolismus.

3. Therapie

Therapeutisch gibt es verschiedene Ansätze:

- **Kognitive Defizite / Halluzinationen:** Acetylcholinesterasehemmer, z. B. Donepezil initial 5 mg einmal täglich abends vor dem Schlafen.
- **Parkinson-Syndrom:** Behandlungsversuch mit L-Dopa als Monotherapie möglich, meist jedoch nur geringe Wirkung. Amantadin und Dopaminergika sollten aufgrund des hohen Potenzials zur Auslösung von Halluzinationen nicht eingesetzt werden.

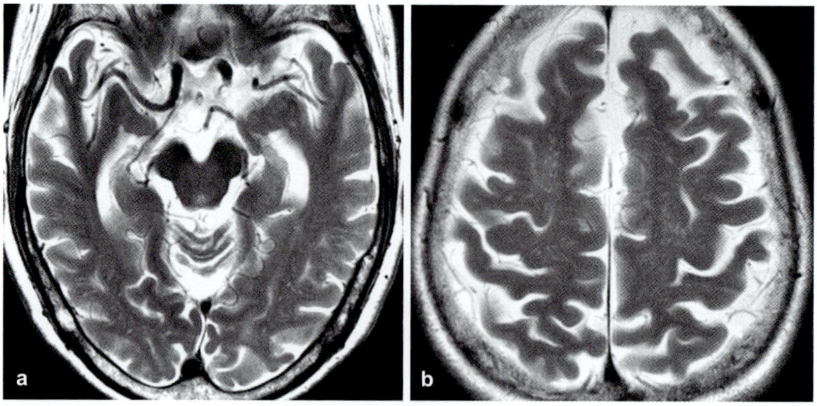

Abb. 78.1 cMRT: a) Die T2w eines Patienten mit kognitivem Abbau und visuellen Halluzinationen zeigt eine geringe diffuse Atrophie. Die Okzipitallappen erscheinen relativ unauffällig. b) Weiter superior kommt eine geringgradige, symmetrische, diffuse Atrophie zur Darstellung. Die klinische Diagnose war eine „wahrscheinliche" Lewy-Körperchen-Demenz (LBD). [R404]

MERKE

Kontraindiziert sind klassische Neuroleptika (Haloperidol, Melperon, Pipamperon) und anticholinerg wirksame Medikamente (z. B. Promethazin, trizyklische Antidepressiva, Antihistaminka u. a.). Auch Risperidon als niedrigpotentes Neuroleptikum ist aufgrund der erhöhten Sensibilität nur mit Vorsicht, wenn überhaupt nur niedrig dosiert einzusetzen. Da Clozapin zentral anticholinerg wirksam ist, ist es nicht sinnvoll einsetzbar.

4. K(C)ortik(c)obasale Degeneration (CBD)

Die kortikobasale Degeneration zählt zu den atypischen Parkinson-Syndromen. Klinisch manifestiert sich die Erkrankung mit Bradykinese, Rigor und posturaler Instabilität, häufigen Stürze und dem **„Alien-limb-Phänomen"** (Fremdheitserleben der eigenen Extremitäten). Die Muskeleigenreflexe sind in der Regel gesteigert und Myoklonien sind nachweisbar. Zudem treten häufig Dystonien auf. Im Verlauf kommt es zur Ausbildung einer subkortikalen Demenz sowie zu affektiven Störungen. Die Symptomatik, insbesondere die Apraxie und das Alien-limb-Phänomen, treten halbseitig auf, sodass das Bild eines asymmetrischen Parkinson-Syndroms entsteht, das mit einem idiopathischen Parkinson-Syndrom verwechselt werden kann. Das fehlende Ansprechen auf L-Dopa, der rasche Verlauf und die zusätzlichen Symptome können jedoch die Diagnose erhärten.

Histologisch wird die Erkrankung den **Tauopathien** zugeordnet, aufgrund des Nachweises von intrazellulären Aggregaten von hyperphosphorylierten Tau-Protein. Eine Therapie mit L-Dopa ist meist wenig hilfreich.

5. PET / SPECT

SPECT steht für **s**ingle-**p**hoton **e**mission **c**omputed **t**omography und ist ein bildgebendes dreidimensionales Verfahren der Nuklearmedizin zur Darstellung funktionaler bzw. molekularer Veränderungen. Mittels dieser Technik können u. a. der zerebrale Glukosestoffwechsel, Blutfluss oder Neurotransmitter-Rezeptoren und -Transporter dargestellt werden. Die SPECT / CT verwendet radioaktiv markierte Tracer, z. B. Iodobenzamide (IBZM) oder Ioflupane (FPCIT), welche entweder postsynaptische Dopaminrezeptoren oder präsynaptische Dopamintransporter (DAT) markieren. Deren Verteilung wird berechnet und mittels CT genauer räumlich zugeordnet.

PET steht für Positronenemissionstomografie, welche ebenfalls mithilfe radioaktiver Tracer ein Objekt markiert und die Verteilung des Tracers dreidimensional rekonstruiert. Es handelt sich auch um eine Kombination aus PET und CT oder PET und MRT.

Nachteile sind bei beiden Verfahren die **Strahlenexposition.** Die PET / CT hat eine relativ geringe Sensitivität und nur geringe räumliche Auflösung. Die PET / CT bedarf einer aufwendigen Synthese des Tracers vor Ort, weshalb ein Radiochemielabor erforderlich ist. Zudem besitzen die Tracer nur eine kurze Halbwertszeit, was eine korrekte Untersuchungsplanung erfordert.

6. Charles-Bonnet-Syndrom

Das Charles-Bonnet-Syndrom wurde durch Charles Bonnet beschrieben, der es zunächst an seinem Großvater bemerkte und später selbst daran erkrankte. Es beschreibt szenische Pseudohalluzinationen bzw. Illusionen, welche häufig bei einem reduzierten Visus auftreten. Meist sind diese von interessantem oder unterhaltsamem Inhalt. Im Gegensatz zu Halluzinationen, bei denen der Patient sicher ist, dass die Sinnesreize real sind, können Patienten mit Illusionen oder Pseudohalluzinationen sich hiervon distanzieren.

Als ursächlich wird eine Minderung des Inputs für den okzipitalen Cortex bei Störungen der visuellen Afferenzen gesehen. Die Lokalisation spielt dabei keine Rolle, da sowohl Augenerkrankungen (Glaukom, Katarakt, Makuladegeneration) als auch Störungen der Sehbahn (durch Schlaganfall, Tumor oder Entzündung) zu den szenischen Illusionen führen können. Diese treten dann im betroffenen Gesichtsfeld auf. Aufgrund von Scham und Angst, für verrückt gehalten zu werden, berichten viele Patienten nicht über diese Phänomene. Auf Nachfrage gibt aber ein hoher Prozentsatz solche Beschwerden an.

ZUSAMMENFASSUNG

Die **Demenz vom Lewy-Körper-Typ (DLBD)** ist die zweithäufigste Demenzform, welche sich mit kognitiven Defiziten, visuellen Halluzinationen sowie im Verlauf akinetisch-rigidem Syndrom manifestiert. Eine kausale Therapie existiert nicht. Neben Antidementiva können einzelne Dopaminergika zur Symptomkontrolle eingesetzt werden. Vorsicht ist beim Einsatz von Neuroleptika und Anticholinergika geboten, da diese häufig delirante Syndrome verursachen können. Relevant ist eine ausführliche Aufklärung der Angehörigen über den Verlauf der Erkrankung sowie das Anbieten möglicher Unterstützung. Die Diagnose wird klinisch gestellt, eine eindeutige Diagnosestellung ist lediglich post mortem möglich. Hier gelingt dann der Nachweis von Proteinaggregaten, welche unter anderem a-Synuclein enthalten.

WAS WÄRE, WENN ...

- ... Sie als konsiliarisch tätige Neurologin den Patienten auf der geriatrischen Station besuchen würden und man um Therapieoptionen bitten würde? Die zuständige Stationsärztin würde berichten, dass im Rahmen der Oberarztvisite bereits Atosil angesetzt worden sei.
  - Sie würden die Kollegen bitten, in Zukunft auf der geriatrischen Station kein Atosil mehr einzusetzen, da dies hierfür nicht zugelassen ist! Gründe sind u. a. die anticholinergen Nebenwirkungen mit zunehmender kognitiver Beeinträchtigung, Verwirrung und Herzrhythmusstörungen. Im Falle von Unruhe sollten zunächst nichtmedikamentöse Lösungen zu Rate gezogen werden (entsprechendes Setting im Patientenzimmer, Ausschluss Blasenentleerungsstörung / Schmerzen etc.). Sollte es hier keinen sinnvollen Lösungsansatz geben, kann mit einem atypischen Neuroleptikum, z. B. Quetiapin (25 mg), behandelt werden, dies jedoch niedrigdosiert und nach vorhergehender Aufklärung über das erhöhte Risiko vaskulärer thromboembolischer Ereignisse.

79

Aufsteigende Paresen mit Harn- und Stuhlinkontinenz

Christian Henke

Anamnese

Eine 28-jährige Patientin stellt sich in Begleitung ihres Mannes in der Notaufnahme vor, nachdem sie eine Schwäche beider Beine innerhalb von 2 Tagen bemerkt hatte. Am Anfang sei sie nur mit den Füßen am Boden hängen geblieben und heute habe sie festgestellt, dass sie sich aus der Hocke nicht mehr ohne Hilfe aufrichten könne. Dazu sei unwillkürlich Urin und Stuhlgang abgegangen, was ihr sehr unangenehm gewesen sei. Es sei auch das Gefühl im Bereich der Beine leichtgradig verändert, was sie aber auf die schlaffen Beinmuskeln geschoben habe. In den Vorerkrankungen habe sie vor wenigen Wochen ein unklares Delir gehabt, das unter Risperidon-Therapie weitgehend remittiert sei. Ansonsten seien nach einer Appendektomie vor 3 Jahren bei persistierenden krampfartigen Bauchschmerzen zweimalige Briden-Operationen durchgeführt worden.

Untersuchungsbefund

28-jährige wache Patientin, zeitlich desorientiert, zu allen anderen Qualitäten orientiert. Keine Sprachstörung. Hirnnervenbefund unauffällig. Schlaffe, symmetrische, mittelgradige Paresen der Beinmuskulatur von Fußhebung und -senkung bis zur Hüftbeugung und -streckung. Areflexie der unteren Extremitäten, schwaches Reflexniveau der oberen Extremitäten. Leichte Hypästhesie der Beine. Patientin nur mit Hilfe steh- und einzelne Schritte gehfähig. Deutlich reduzierter Sphinktertonus. Harninkontinenz.

1. **Beschreiben Sie das Syndrom!**
2. **Welche Differenzialdiagnosen kommen in Betracht? Was ist Ihre Verdachtsdiagnose?**
3. **Welche weitere Diagnostik sollte durchgeführt werden?**
4. **Bei welchen Varianten der Erkrankung können neurologische Ausfälle auftreten?**
5. **Wie sieht die Therapie der Erkrankung aus?**
6. **Worauf müssen Sie die Patientin bezüglich weiterer medikamentöser Behandlungen hinweisen?**

1. Klinisches Syndrom

Beschrieben wird hier eine subakut aufgetretene und aufsteigende Paraparese der Beine, die bei schlaffem Tonus und fehlenden Muskeleigenreflexen (Areflexie) peripherer Lokalisation sein dürfte. Die zusätzlich beschriebene leichte Hypästhesie ohne sicheres Querschnittsniveau kann möglicherweise auch im Rahmen der Tonusminderung gewertet werden. Dazu wird noch eine vegetative Beteiligung in Form von Blasen- und Mastdarmstörung beschrieben. Es handelt sich also um ein **polyneuropathisches Syndrom,** das aufgrund seiner Geschwindigkeit verdächtig auf eine **Polyneuritis** mit motorischer und vegetativer Beteiligung ist.

Dazu kommen noch psychiatrische Auffälligkeiten in Form eines **unklaren Delirs,** das der Paraparese um wenige Wochen vorausgegangen ist und aktuell medikamentös behandelt und daher nicht sicher manifest ist. Lediglich eine zeitliche Orientierung ist noch nachweisbar.

2. Differenzialdiagnosen

Bei aufsteigenden Paresen mit Areflexie hat man direkt das klinische Bild einer akuten Polyneuritis im Sinne eines **Guillain-Barré-Syndroms** (➤ Fall 57) vor Augen. Was hierfür jedoch nicht passend ist und sogar als Ausschluss-Symptom zu werten ist, ist die vegetative Mitbeteiligung in Form von Blasen- und Mastdarmstörung, die hierbei in der Regel nicht vorkommt.

Letztlich hat man bei dieser jungen Patientin einen Symptomkomplex aus rezidivierenden Bauchschmerzen mit nachfolgenden psychiatrischen Auffälligkeiten (Delir) und folgender akuter Polyneuritis, was die hochgradige Verdachtsdiagnose einer **Porphyrie-Attacke** stellen lässt. Man sollte in der Symptom-Interpretation durch andere immer kritisch sein. Die Bauchschmerzen wurden in diesem Fall als Appendizitis und nachfolgende Briden gewertet. Ob dies jedoch tatsächlich so ist oder ob es sich um eine Verlegenheitsdiagnose gehandelt hat, bleibt offen. Die häufigste Porphyrie-Form, die diese Symptomabfolge verursacht, ist die **akute intermittierende Porphyrie** (AIP).

MERKE

Die Abfolge von abdominellen Schmerzen, gefolgt von psychiatrischen Symptomen (Delir, neue Psychose, Halluzinationen) und anschließender peripher-neurologischer Symptomatik (am häufigsten ein GBS-Imitat) inklusive vegetativer Beteiligung ist klassisch für eine akute Porphyrie-Attacke.

3. Diagnostik

Die Verdachtsdiagnose ergibt sich bereits klinisch aus der typischen Abfolge der Symptome. Letztlich sollte **labordiagnostisch** eine hepatische Schädigung ausgeschlossen werden (Transaminasen, Bilirubin). Der **Urin** zeigt in der Regel ein typisches rostfarbenes Aussehen (➤ Abb. 79.1). Er muss jedoch, da die Porphyrine fotosensibel sind, lichtgeschützt gesammelt werden. Letztlich sollte 24-Stunden-Sammelurin auf die Porphyrine und ihre Vorgängerstufen (Delta-Aminolävulinsäure, Porphyrinogen) hin untersucht werden, wobei sicher pathologische Werte ab einer 5- bis 10-fachen Erhöhung der Werte vorliegen.

Darüber hinaus sollte elektrophysiologisch mittels **Neurografie** und ggf. **Elektromyografie** (EMG) nach dem Ausmaß der Schädigung geschaut werden. Hier kommt es oft zu axonalen Schäden, während das klassische GBS eine demyelinisierende Erkrankung ist (auch hier gibt es jedoch axonale Varianten, z. B. AMAN).

Liquordiagnostisch sollten akute Infektionen (Borreliose, VZV-Neuroradikulitis) ausgeschlossen

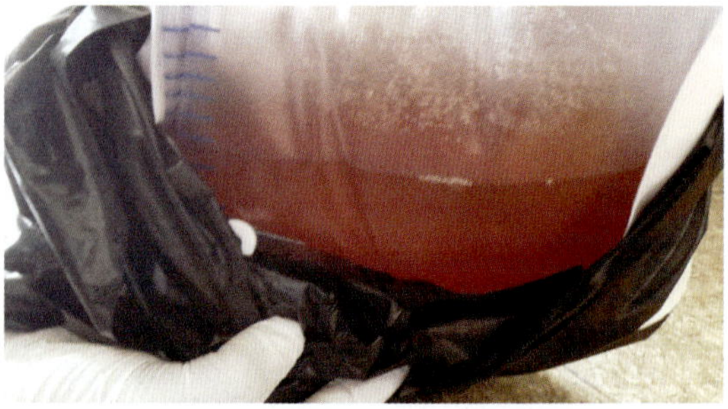

Abb. 79.1 Rostfarbener Urin bei Porphyrie-Attacke [P618]

sein, da die Porphyrie-Diagnostik mehrere Tage braucht. Eine spinale Bildgebung **(BWS- oder LWS-MRT)** zeigt keine regelhaften Veränderungen der Radices oder des Myelons.

4. Krankheitsformen

Es handelt sich bei der großen Gruppe der Porphyrien um angeborene oder erworbene **Defekte der Häm-Biosynthese,** die verschiedene Enzyme im Verlauf des Auf- oder Abbauwegs betreffen können.

Klinisch unterscheidet man akute von chronischen Porphyrien, wobei neurologisch die **akute intermittierende Porphyrie (AiP),** die auch insgesamt die häufigste Porphyrie-Form ist, die wichtigste Form darstellt. Im Rahmen der **Porphyria variegata** kann es ebenfalls zu neurologischen Auffälligkeiten kommen, die sich klinisch nicht relevant von denen der akuten intermittierenden Porphyrie unterscheiden.

Die AIP ist eine autosomal-dominant vererbte Erkrankung mit sehr variabler klinischer Manifestation, sodass Familienanamnesen häufig „leer" sind.

Je nach Lokalisation des Enzymdefekts können unterschiedliche Porphyrine oder Porphyrin-Vorstufen akkumulieren, wobei der klinische Befund letztlich nicht sicher auf die Porphyrie-Form schließen lässt.

Das Schlüsselenzym ist die **Delta-Aminolävulinsäre(ALA)-Synthase,** die die Delta-Aminolävulinsäure herstellt. Hieraus wird durch einen weiteren Schritt das Phorphobilinogen, das wiederum durch eine Desaminase bearbeitet wird. Eine Störung dieses Enzyms verursacht die akute intermittierende Porphyrie und führt zu einer Akkumulation von Porphobilinogen und Delta-ALA.

5. Therapie

Die Therapie der akuten Porphyrie-Attacke beinhaltet die Unterbindung der Porphyrin-Produktion, indem das schrittgebende Enzym, die Delta-Aminoävulinsäure-Synthase, gehemmt wird. Hierzu werden **Glukose-Infusionen** (G40 %) und **Hämin-Infusionen** gegeben. Hämin ist eine schwarze Flüssigkeit, die aus Hämarginat besteht und sehr langsam und kontrolliert über die Venen appliziert werden muss. Es stellt auch hohe Anforderungen an die Gabe in Form von Filtern, PVC-freien Schlauchsystemen und sicher liegenden Venenverweilkanülen, da die Substanz phlebotoxisch ist und daher leicht paravenös laufen kann.

Parallel sollte auf eine gute Schmerztherapie geachtet werden, da die Polyneuritis und auch die Medikamentenapplikation sehr schmerzhaft sein können. An die auszuwählenden Schmerzmedikamente müssen ebenfalls spezielle Anforderungen gestellt werden (siehe Frage 6).

6. Sonstige medikamentöse Therapie

Porphyrie-Attacken können durch verschiedene Auslöser wie Alkoholkonsum, **Fasten,** Stress, Infektionen oder exzessives Sonnenlicht (v. a. die kutanen Porphyrien) ausgelöst werden, worüber der Patient aufgeklärt werden sollte.

Ähnlich wie bei der Myasthenie müssen bei Porphyrie-Patienten die weiteren Medikamente mit besonderer Vorsicht ausgewählt werden. Es gibt eine Menge an Porphyrie-auslösenden Medikamenten, die im schlimmsten Fall eine neue Attacke triggern können. Daher ist es prinzipiell sinnvoll, wenn Patienten mit Prophyrie einen Ausweis bei sich tragen, in dem eine Liste von problemlosen und problematischen Substanzen benannt ist. Unter www.drugs-porphyria.org können Medikamente über eine europäische Datenbank auf ihre Sicherheit bei Porphyrien geprüft werden.

Zu den unsicheren Medikamenten, die bei Porphyrie nicht gegeben werden sollten, gehören u. a. bestimmte Antikonvulsiva (z. B. Valproinsäure und Carbamazepin), Antibiotika (z. B. Rifampicin, Sulfonamide, Pyrazinamide) und Hormone (Östrogene und Progesteronpräparate) und viele weitere Medikamentengruppen. Es empfiehlt sich daher immer, vor Gabe neuer Medikamente einen Check im Internet zu machen.

ZUSAMMENFASSUNG

Porphyrien werden in akute und nichtakute Porphyrien unterteilt. Bei den akuten Porphyrien ist neurologisch besonders die **akute intermittierende Porphyrie (AIP)** relevant. Es handelt sich um eine metabolische Störung mit Defekt in der Hämbiosynthese und Akkumulation von Porphyrin-Vorläufern.

Klinisch-neurologisch kommt es zum aufeinander folgenden Auftreten von abdominellen Symptomen (Bauchkrämpfe), psychiatrischen Auffälligkeiten (Psychose, Halluzinationen u. a.) sowie peripher-neurologischen Schäden (distal-symmetrische Polyneuritis mit Para- oder Tetraparese). Diagnostisch ist der rot-bräunliche Urin charakteristisch mit Nachweis von Porphyrinen oder deren Vorstufen im Sammelurin. Therapeutisch wird eine Kohlenhydrat-Substitution mit zusätzlicher Gabe von Hämin empfohlen. Eine intensivmedizinische Überwachung ist bei vegetativer Begleitsymptomatik häufig sinnvoll.

WAS WÄRE, WENN ...

- ... keine Blasen- und Mastdarmstörung vorhanden wären?
  - Das Krankheitsbild müsste bei aufsteigenden Paresen als Verdacht auf ein Guillain-Barré-Syndrom gewertet und entsprechend mit intravenösen Immunglobulinen (IVIG) behandelt werden.
- ... ein isoliertes Delir mit rezidivierenden Bauchschmerzen vorhanden wäre?
  - Die Porphyriediagnostik aus dem Urin sollte dringend und zeitnah angestrebt werden, da möglicherweise noch vor Ausbruch der peripher-motorischen Störung die Aktivität supprimiert werden kann.

80

Progrediente Taubheitsgefühle und Lähmungen

Christian Henke

Anamnese

In der ambulanten Sprechstunde stellt sich ein 70-jähriger Rentner vor, der berichtet, dass er seit ca. 3 Monaten unter einer Zunahme von Taubheitsgefühlen der Beine leide. Auch habe er seit 10 Wochen Probleme beim Laufen, sodass er gelegentlich bei unebenem Boden hängen bleibe.

An Vorerkrankungen bestehe lediglich ein Hypertonus. Alkohol und Nikotinkonsum werden verneint. Außer Ramipril nehme er keine Medikamente ein.

Untersuchungsbefund

Patient ist wach, keine Sprachstörungen, keine kognitiven Auffälligkeiten. Der Hirnnervenstatus ist altersentsprechend unauffällig. In der motorischen Untersuchung zeigen sich distale Paresen der Beine mit KG4-Paresen der Fußhebung und Fußsenkung beidseits sowie leichtgradig auch der Knieflexion rechts. An den Händen besteht eine KG4-Parese der Fingerspreizung. Die Muskeleigenreflexe sind distal nicht auslösbar, der Bizepssehnenreflex ist unter Bahnung erhältlich. Sensibel bestehen eine Pallanästhesie beider Beine bis zur Tuberositas tibiae sowie eine deutliche Lagesinnstörung der Zehen. Der Romberg-Versuch ist pathologisch und im Gangbild zeigt sich ein bilateraler Steppergang.

1. Was ist Ihre Verdachtsdiagnose und welche Differenzialdiagnosen sind zu berücksichtigen?

2. Welche Diagnostik ist notwendig? Was wären klassische Befunde?

3. Welche Medikamente stehen zur Verfügung? Welche Therapieschemata gibt es?

4. Was wissen Sie über die rein motorische Form, die in der Regel nur eine Extremität betrifft? Was sind relevante Differenzialdiagnosen hierzu?

5. Wie wird diese Form behandelt? Wie sieht die Prognose aus?

6. Welche chronischen Autoimmunneuropathien kennen Sie?

1. Verdachtsdiagnose, Differenzialdiagnosen

Das klinische Bild mit einer distal-symmetrischen, sensomotorischen Symptomatik mit fehlenden Muskeleigenreflexen und Pallanästhesie ist mit einem **polyneuropathischen Syndrom** vereinbar. Da die meisten Polyneuropathien eher schleichende Prozesse sind, die innerhalb von Jahren progredient sind, muss hier von einer raschen Verlaufsform ausgegangen werden. Differenzialdiagnostisch heißt dies:

- **Chronisch-inflammatorisch demyelinisierende Polyneuritis (CIDP):** chronische Variante des Guillain-Barré-Syndroms.
- **Vaskulitische Polyneuropathie:** häufig asymmetrisch und schmerzhaft.
- **Polyneuropathie bei Gammopathie:** Tumorassoziiert und eher schleichend.
- TTR-FAP (**Transthyretin-assoziierte familiäre Amyloidose** mit assoziierter Polyneuropathie): sehr seltene, genetisch untersuchbare Erkrankung mit Polyneuropathie und weiteren Amyloidose-assoziierten Organschäden.

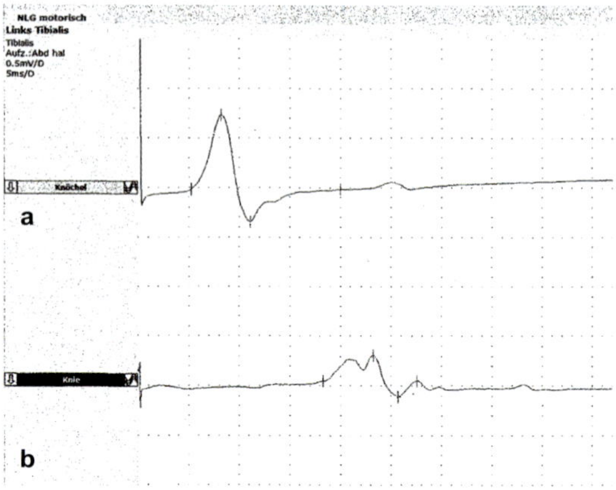

Abb. 80.1 Motorische Neurografie des N. tibialis. a) Bei Stimulation am Knöchel sieht man ein in Amplitude und Latenzen regelrechtes Summenaktionspotenzial. Bei Stimulation in der Kniekehle müsste das Potenzial von der Konfiguration her gleichartig aussehen bis auf eine Rechtsverschiebung der Antwort aufgrund der längeren Strecke zwischen Stimulationsort und Ableiteort. b) Es zeigt sich hier eine Aufsplittung des Potenzials über eine längere Dauer hinweg. Dies bezeichnet man als Chronodispersion. Die Fläche unter der Kurve (AUC) ist dabei bei beiden Stimulationsorten gleich. [P618]

2. Diagnostik

- **Elektroneurografie:** reduzierte Nervenleitgeschwindigkeiten mit evtl. Chronodispersion (Ausdruck der Demyelinisierung, ➤ Abb. 80.1) und Leitungsblöcken (Amplitudensprung zwischen zwei Messpunkten um > 50 %; ➤ Abb. 80.2).
- **Liquordiagnostik:** leichte Eiweißerhöhung, ggf. auch milde Zellzahlerhöhung möglich.
- **Laboruntersuchungen:** Nachweis von Gangliosid-GM1-Antikörpern, Ausschluss vaskulitischer Antikörper und einer Paraproteinämie (Serumelektrophorese und Immunfixation).
- **Nervenbiopsie:** bei unklaren Verläufen zum Ausschluss einer vaskulitischen Genese ist eine N.-suralis-Biopsie möglich.

3. Therapie

Die **CIDP** ist im Gegensatz zum Guillain-Barré-Syndrom (GBS) steroid-responsiv, d. h., dass neben der intravenösen Immunglobulingabe auch eine Steroidtherapie infrage kommt. Als Induktionstherapie wird häufig ein 3- bis 5-tägiger intravenöser Steroidstoß analog zur Therapie des MS-Schubs gegeben (500–1.000 mg Methylprenisolon i. v.). Zur Erhaltungstherapie gibt es die Option der monatlichen Dexamethason-Therapie (4× 40 mg p. o. an 4 aufeinander folgenden Tagen) oder der oralen Prednisolon-Therapie in langsam absteigender Dosierung (beginnend mit 1 mg / kg KG / d). Sollte unter Steroidgabe keine Besserung oder zumindest Stabilität der Beschwerden zu erzielen sein, so wäre eine Therapie mit intravenösen Immunglobulinen (IVIG) zu initiieren. Auch hier ist die Induktionstherapie in der Regel 2 g / kg KG über 5 Tage, dann nach 4–6 Wochen 1 g / kg KG über 3 Tage und anschließend in 4- bis 12-wöchigen Abständen (je nach Klinik) die ambulante Gabe von 0,5 g / kg KG IVIG.

MERKE

Aufgrund des hohen Preises der Immunglobuline sollte vor Beginn der Therapie eine Kostenübernahme durch die Krankenkasse eingeholt werden. In der Regel verlangen die Krankenkassen den Nachweis eines fehlenden Therapieeffekts der wesentlich günstigeren Steroide oder aber eine relevante Kontraindikation gegen eine Steroid-Langzeittherapie (Osteoporose, schwerer Diabetes mellitus).

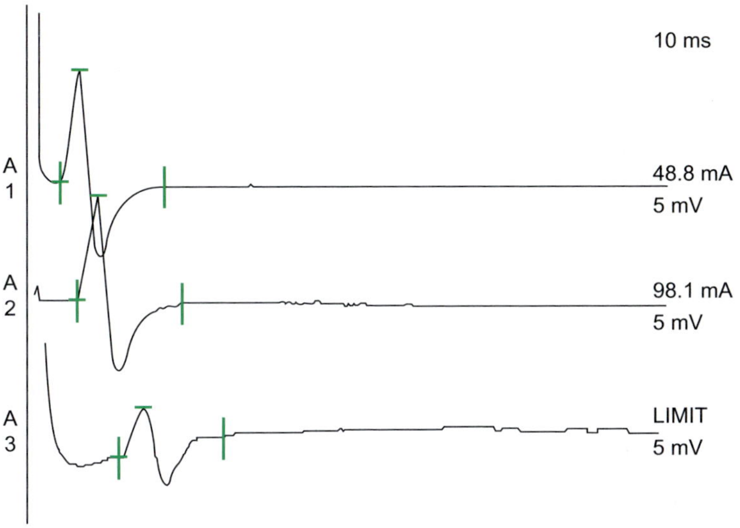

Abb. 80.2 Elektroneurografie: Leitungsblock [L138]

4. Multifokale motorische Neuropathie (MMN)

Die monomele (eine Extremität), rein motorische schleichende Parese ist klassisch im Rahmen der multifokalen motorischen Neuropathie (MMN), ebenfalls einer Autoimmunneuropathie, die mit peripheren Paresen (meist eines Arms) einhergeht. Typisch hierfür sind anamnestische Vorläufe von einigen Monaten bis sogar Jahren.

Es zeigen sich Paresen und im Verlauf auch Atrophien, die distal betont sind und die Handmuskulatur betreffen. Liquordiagnostisch kann eine milde Eiweißerhöhung nachweisbar sein. Elektroneurografisch finden sich ebenfalls die typischen Leitungsblöcke in untypischen Positionen (außerhalb der klassischen Nervenengpässe). Serologisch kann gehäuft der Gangliosid-Antikörper GM1-IgM nachgewiesen werden. Wenn von diesen Symptomen eines oder mehrere nicht nachweisbar sind, so kann das Ansprechen auf Immunglobuline als diagnostischer Marker herangezogen werden.

Differenzialdiagnostisch muss gedacht werden an:

- **Amyotrophe Lateralsklerose (ALS):** Vorhandensein auch von Zeichen des ersten Motoneurons (manchmal aber auch erst im Verlauf der Krankheit), keine Leitungsblöcke im ENG.
- **Guillain-Barré-Syndrom (GBS):** rascherer Beginn, Progredienz maximal über 4 Wochen.
- **AMAN** (akute motorische axonale Neuropathie): rein motorisch, aber schnellerer Verlauf (GBS-Variante).
- **Chronisch-inflammatorische demyelinisierende Polyneuroradikulitis (CIDP):** klinisch meist schon sensible Beteiligung, jedoch immer auch elektrophysiologisch sensible Ausfälle.

5. Therapie und Prognose der MMN

Die multifokale motorische Neuropathie (MMN) ist neben dem GBS eine der wenigen Autoimmunerkrankungen, die nicht steroid-responsiv sind. Daher sind Immunglobuline das Erstwahl-Medikament. Diese werden analog zur CIDP als Induktionstherapie in höherer Dosis gestartet, um dann in Erhaltungsdosis in 4- bis 6-wöchigen Abständen appliziert zu werden.

Sobald die Applikationsabstände geringer werden, besteht auch die Möglichkeit, sich die Immunglobuline zu Hause über ein subkutanes Pumpensystem selbstständig zu applizieren. Diese Therapieform heißt dann entsprechend **SCIG-Therapie** (subkutane Immunglobuline).

Prognostisch ist das Krankheitsbild initial gut beherrschbar, da in der Regel ein Ansprechen auf die Immunglobuline vorhanden ist. So wird zumindest eine weitere Progredienz verhindert, häufig lassen sich die Symptome auch bessern. Im Verlauf kommt es jedoch oft zu einem Wirkungsverlust der Immunglobuline (möglicherweise durch eine sekundäre Neurodegeneration), sodass dann doch eine Progredienz mit bleibenden Defiziten besteht.

6. Autoimmunneuropathien

Andere Immunneuropathien, die ebenfalls mit schleichend-progredienten Verläufen einhergehen, sind:

- **Polyneuropathie mit Paraproteinämie:** Nachweis einer monoklonalen Gammopathie in der Serumelektrophorese und Immunfixation (im Rahmen eines Morbus Waldenström oder auch unklarer Signifikanz [MGUS]).
- **Vaskulitische Polneuropathie:** häufig unilateral, schmerzhaft und mit sensibler Mitbeteiligung.
- Chronisch-inflammatorische demyelinisierende Polyneuritis (CIDP).
- MADSAM, **Lewis-Sumner-Syndrom:** asymmetrische Variante der chronisch-inflammatorischen demyelinisierenden Polyneuritis (CIDP).

ZUSAMMENFASSUNG

Autoimmun-vermittelte Polyneuropathien (Polyneuritiden) sind eine große, heterogene Gruppe von Polyneuropathien, die subakut progredient verlaufen. Die häufigste Form ist die chronisch-inflammatorische demyelinisierende Polyneuroradikulitis (CIDP), die im Gegensatz zur Akutform (GBS) über einen längeren Zeitraum als 4 Wochen progredient ist. Sie zeichnet sich durch eine distal-symmetrische Verteilung aus und ist häufig Steroid-responsiv. Als Alternativtherapie kommen intravenöse Immunglobuline infrage.

Weitere asymmetrische Formen sind die multifokale motorische Neuropathie (MMN – rein motorisch) und das Lewis-Sumner-Syndrom (MADSAM [sensomotorisch]).

WAS WÄRE, WENN ...

- ... der Patient mit CIDP unter Steroiden progredient wäre?
  - Umstellung auf intravenöse Immunglobuline (IVIG) oder genetische Testung einer TTR-FAP.
- ... bei MMN-Verdacht der Liquor unauffällig wäre und keine Gangliosid-Antikörper nachweisbar wären?
  - Bei passender Klinik und Elektrophysiologie kann auch das Ansprechen auf Immunglobuline als diagnostischer Marker genommen werden und die Diagnose erhärten.

Register

Praktisch für die Klinik – die Klinikpraxis-Reihe

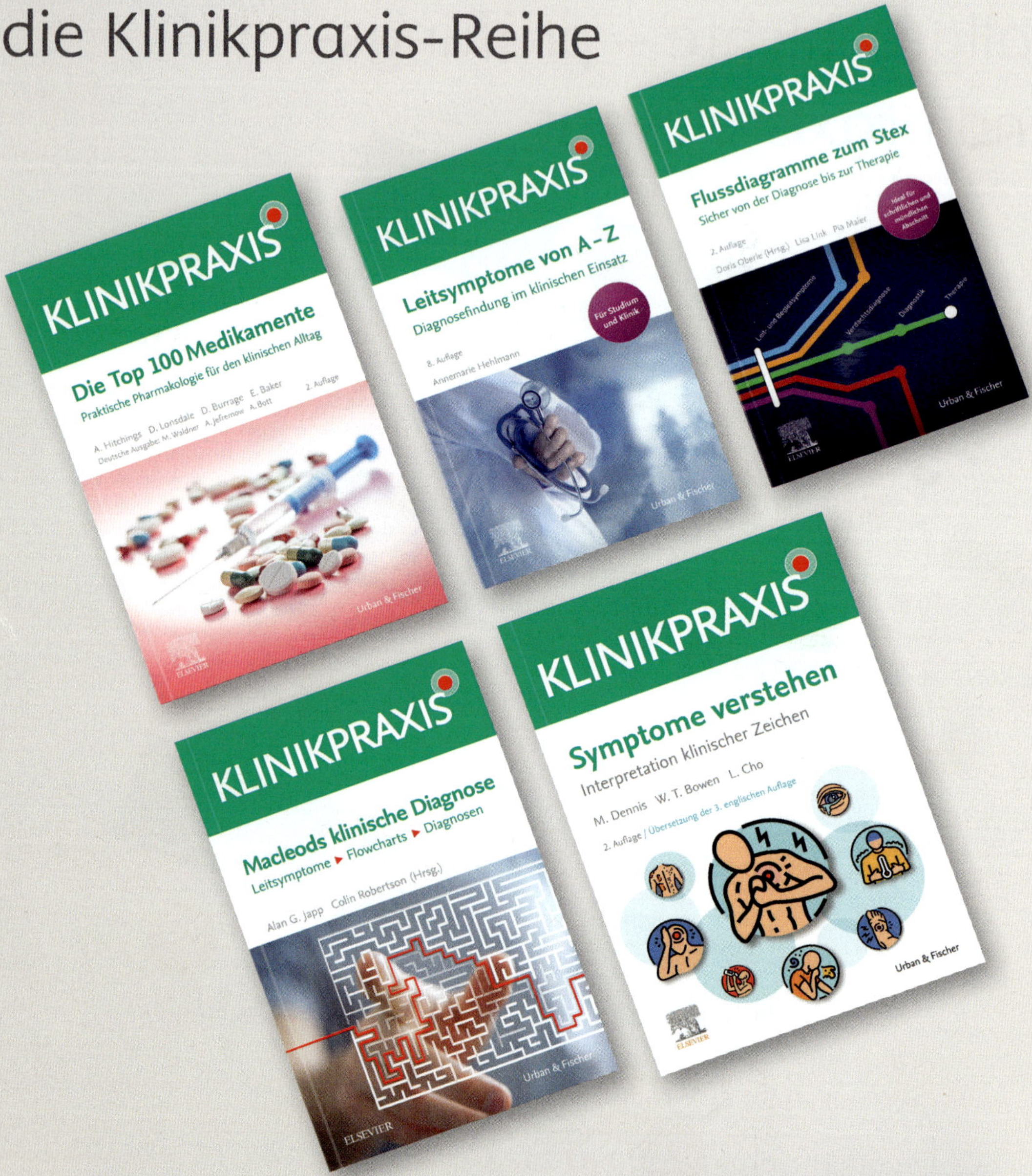

Melden Sie sich für unseren Newsletter an unter www.elsevier.de/newsletter

ELSEVIER

Diese und viele weitere Titel sowie die aktuellen Preise finden Sie in Ihrer Buchhandlung vor Ort und unter **shop.elsevier.de**

20250402c2 Irrtümer vorbehalten. Stand 04/2025